社会工作教学丛书

康复辅导工作

陈惠英　李楚翘　杨晶　编著

商　务　印　书　馆
2011年·北京

图书在版编目(CIP)数据

康复辅导工作/陈惠英等编著. —北京:商务印书馆, 2011
(社会工作教学丛书)
ISBN 978-7-100-05965-7

Ⅰ.①康… Ⅱ.①陈… Ⅲ.①社会康复 Ⅳ.①R492

中国版本图书馆 CIP 数据核字(2008)第 137030 号

KĀNGFÙ FǓDǍO GŌNGZUÒ
康复辅导工作
陈惠英 李楚翘 杨 晶 编著

商 务 印 书 馆 出 版
(北京王府井大街 36 号 邮政编码 100710)
商 务 印 书 馆 发 行
北京市白帆印务有限公司印刷
ISBN 978-7-100-05965-7

2011 年 6 月第 1 版 开本 880×1230 1/32
2011 年 6 月北京第 1 次印刷 印张 21½
定价: 45.00 元

目　　录

社会工作教学丛书

单元一　残疾概念

前言

对一般人来说，残疾（Disability）[①]这个词语可能跟不健全的身体状况、能力退减，甚至失去个人能力同义。可是，不健全的身体状况或身体残缺是否必然会失去个人能力，即所谓一般人印象中的残疾？身体的损伤虽然影响某些器官的功能，但这一状况是否必然会导致个人能力——譬如自我照顾能力、活动能力、工作能力、建立关系的能力、参与社会的能力等——的减退或丧失？

---

① 在本书里，残疾是一个对应英文“disability”翻译而来的总类名词。1997年7月1日之前，香港地区把英文“disability”译作“弱能”，回归后改用“残疾”。在台湾地区，“disability”通常译作“伤残”，而把“disability”的总类称为“身心障碍”，可见在康复界里，无论是英文“disability”或中文“残疾”一词，都是一个字义含糊而具争议性的名词。事实上，“残疾”这个复合词本身并不是一个地道的汉语概念，而是一个外来语概念，后被收入现代汉语词典之内，意谓肢体、器官或其功能的缺陷。然而，在汉语里，残的其中一义是指事物的残缺、不完整；而疾的本义为轻病，后泛指疾病、缺点，并引申为痛苦、疾苦之义。原本，无论是残、疾或复合词残疾，其本来的文义只是对人的身、心状态做客观的描述，可是，当人们用这些文字概念沟通时，却混合了一些主观的联想或个人的优劣感受，使“残疾”一词带有负面意义。此外，残疾概念只集中于人体功能的描述，而忽略了社会因素对残疾的影响，也使残疾概念的内容变得狭窄。

试想想，一个同时是肢体残缺、失明及聋哑的人，他非常富有，可以雇用不同的人来照顾他，让他每天可以较自由地如常生活，那么，这个富有的严重残缺人士，可以被视为残疾吗？

回答"是"的人，会用失去肢体、器官功能的事实来作判断，将这个富有的人也列入残疾人士的类别。其实，这个判断是将残疾等同于残缺（Impairment），一个含有较浓厚医疗意味的理解。

那么从一个医疗含义较重的角度去理解和协助残疾人士时，会出现什么情况？或者，身体残缺是否等同于残疾？假如答案是否定的话，那么何谓残疾？

这个单元将澄清三个重要的康复服务概念：残疾（Disability）、残缺（Impairment）与残障（Handicap）。完成这个单元之后，你将可以：

- 了解残疾、残缺与残障等概念的分别；
- 了解不同角度对残疾的阐述及相关重点；
- 了解这些概念在实务层面对康复服务的含义。

残疾的概念

每天，国良六点起床，梳洗完毕、吃过早点之后，便离家步行至附近的公车站乘车上班。下班后，他通常会到就近的市场购物，之后便回家预备一顿简单的晚餐。晚饭后，他习惯在家里听音乐。

就上述的描述，你觉得国良与其他人有什么不同吗？你是否想过国良是一位残疾人士呢？为什么？

如果告诉你，国良是一位视力范围只有一尺远的弱视人士，你会相信吗？当你知道真相后，你会称他为残疾人士吗？为什么？你认为残疾是一个纯个人问题，还是一个与环境有关的问题？下面先看看残疾、残缺与残障等概念的分别，再来解答上述的问题。

世界卫生组织（World Health Organization，WHO）对残缺、残疾与残障的定义如下：①

残缺——由心理、生理或身体结构与功能的问题或异常等引起的状况。例如，肢体残缺。

残疾——由残缺而出现的能力损失或限制，以致有关人士不能如普通人般生活或活动的状况，例如，聋哑人士因听觉的残缺而失去听觉及说话的能力。

残障——因残缺或残疾而导致的不利处境，该处境进一步限制个人履行相关的社会角色或要求，例如，肢体残缺人士因缺乏有关通道设施而不能自由进出某些地方，从而失去工作或求学的机会或能力等（WHO，1980，p. 10）。

上述对残缺、残疾与残障的定义，拓展了残疾这个概念的内容。因此，社会人士也需要重新审视，究竟将残疾视为一个个人问题的想法是否恰当？假如将残疾视为一个个人问题，社会人士的视线将集中于导致残疾出现的那些身体残缺（例如，疾病或意外等）的因素上，而忽略了社会环境因素的影响。

世界卫生组织对残障概念的界定指出，除了机能局限的影响外，

---

① 有关定义的英文版如下：Impairment：Any loss or abnormality of psychological, physiological or anatomical structure or function. Disability：Any restriction or lack (resulting from an impairment) of ability to perform an activity in the manner or within the range considered normal for a human being. Handicap：A disadvantage for a given individual, resulting from an impairment or a disability, that limits or prevents the fulfillment of a role that is normal, depending on age, sex, and social and cultural factors, for that individual. (WHO, 1980, p. 10)

社会环境也是一个重要的因素，它影响身体有残缺的人能否发挥本身的能力。换句话说，足够的社会环境支持，可以协助身体有残缺的人发展其应付日常生活需要的能力；相反，不利的社会环境条件，却成为这些人士发展能力的阻力。因此，残疾可以说是由个人身体的限制及社会环境的阻力两大因素交织而成的。

从 WHO 对残缺、残疾与残障的分类中，可以了解到：

- 残缺、残疾与残障是三个不尽相同的概念。身体有残缺并不表示他必然会成为一位残疾人士，或必然会出现残障。例如，从机能的角度看，近视可以视为某种程度的视力功能残缺，不过，假如近视的人配用一副合适的视力矫正镜片之后，这个残缺并不会导致残疾。
- 残缺通常指一个永久丧失身体功能的状态，但残疾则多数是非永久的。一般来说，残疾的情况可以通过治疗、训练、辅导、康复计划及改善社会环境或设备等而得到改善，甚至可以帮助身体有残缺的人恢复某些身体功能。例如，弱听人士可以通过助听器克服听觉障碍，部分肢体伤残人士可以通过义肢而自由行动等。
- 残障与外在环境（包括物理环境、社会环境与人际环境等）有着不可分割的关系。如前所述，外在的环境条件可以是一些有利有关人士能力发展的因素，也可以是一些阻力。因此，康复工作者必须认识及评估外在环境与残障的相互关系，以减轻环境因素的一些潜在负面影响，一个较常见的例子是身体有残缺的人在工作中受到歧视。

学习活动 1　(10 分钟)

假如外在环境条件是理想的,一个残疾人士基本上是可以像一个普通人那样生活。很多坐轮椅人士不能自由进出某些地方,并非仅仅因为他们失去肢体的缘故,而是因为公共交通系统并没有照顾到这类人士的特殊需要而作出特别配合所致。很多坐轮椅的人谈到他们的活动问题时说,他们与普通人根本是活在两个全然不同的世界中。他们的生活离不开"如何活动"这个问题,并且事事会以此为优先的考虑。例如,当他们考虑是否去某个地方时,首先考虑的是那个地方有没有合适的交通工具运载他们的轮椅前往、有没有适合轮椅行走的通道、有没有适当高度的扶手,以及有没有为残疾人士而设的洗手间等问题。

假如你也是一位坐轮椅的人,你会发现日常生活中各项活动都会受环境的设备所限制。包括一些自理项目,预备一顿简单膳食或购买日常用品等。由于缺乏运载轮椅的交通设备,你会发现自己再也不可以如往常一样,轻松地乘坐一般公共交通往返学校。当到校园时,你会发觉自己不能够自由进出某些地方,你需要花很大的气力才能够由一个地方到达另一个地方。由于轮椅的不便利及通道的限制,你也会发现自己不可能和以往一样,随意参加社交活动。

上述例子说明,残疾人士需要外在环境条件的配合,才能避免由残缺变为残障。主要的环境配合包括：在交通系统及建筑物内增设轮椅通道、在洗手间内增设扶手及特殊坐厕、增设适合坐轮椅人士高度的按钮或间格，以及给予残疾人士增添特别器材所需的经济援助等。

(1)假设你因意外暂时失去视力，试列出五个与日常生活有关的习惯改变。

(2)你认为需要哪些环境条件的改变，才可以如常地生活？

残疾概念的分类

彼得·汤逊(Peter Townsend，1973，以下称汤逊)提出五大残疾概念的分类

➢ 视残疾为一个不正常或缺失的情况(Disability as abnormality or loss)——这类的残疾通常与肢体、器官或神经系统的功能问题有关。失明、大脑痉挛与肢体伤残等均属于此类。虽然,这类残疾会让有关人士的日常生活出现不便或改变,但未必会导致残障。当然,有人会因为脸部残缺所导致的容貌改变而足不出户;但对于一般残疾人士来说,只要社会有适当的设备及交通设施的配置,一位失去双腿的人基本上可以如常人一样,参与社交生活而不受其残缺所影响。

➤ 视残疾为一个临床状况(Disability as a clinical condition)——这类残疾通常是由疾病而引起的生理或心理的问题。关节炎、癫痫症、精神分裂症及气管炎等均属此类。在这一类别中,医疗诊断通常并不是一件容易的事,因为患有这些病症的人,他们的能力只在病发时才受到阻碍;在没有病发的时候,其能力与常人无异,例如患癫痫症或慢性精神分裂症等人士的情况便是如此。

➤ 视残疾为一个应付日常生活能力的功能限制(Disability as functional limitations on everyday activities)——这一类别着重讲个人在日常生活中的能力表现,包括自我照顾或社交能力等方面,例如梳洗、做饭及外出购物等。但是,康复人员要建立一个客观的评估标准,去评估患者这些日常生活的表现并不是一件容易的事,因为这些日常生活的项目,除了受身体条件影响之外,同时也受年龄、性别及活力等个别因素影响。此外,外在环境条件也是一个不可忽略的重要因素。例如,一个因残缺问题而要坐轮椅的人,若能居住于一个配合其需要而设的住所的话,他可以在这些特别设计的协助下维持正常的生活;反之,则不然。这情况显示了外在环境条件与能力限制的关系。

也许有人会问，是否每个人都有机会因为年老体衰而出现残疾？不是的。因为年老体衰是一个正常的老化过程，故此不能把它列入这个残疾的分类中。

➢ 视残疾为一个异常情况（Disability as deviance）——异常可理解为：相对于一个正常的身体机能或健康情况而言，或在行为表现上，与社会普遍接受的规范行为出现差异。不过，这里也涉及如何界定正常及什么是正常的准则的讨论。

戴维斯（Lennard J. Davis，1997）认为要理解残疾的问题，其焦点不应放在个人层面上（或残疾人士身上），而是要放在社会如何理解常态（normalcy）及这个理解如何构成残疾人士的问题这两个方面。常态的概念跟什么是社会规范（norm）的问题紧扣。戴维斯指出，社会规范本身是由社会建构而来的标准，从历史角度看，社会规范这个词在19世纪才出现在欧洲的文字中，它是由统计学及随后发展的医疗统计学的概念发展出来的。社会规范的概念将大部分人的表现视为社会行为的应有标准，与社会规范相对的是异常概念（the concept of deviations）。

19世纪的欧洲，在优生学的社会潮流影响下，将那些不符合规范表现的人，例如罪犯、穷人、伤残人士、患有癫痫症人士等，冠上一个负面的社会标签。在这个标签下，残疾人士被视为一些含有不良特性（undesirable traits）的人，认为他们不能适应社会生活而予以隔离。正常因而成为了社会规范的典型，也成为评估个人体能及品德的基准。

➢ 视残疾为处于社会的弱势群体（Disability as disadvantage)——从社会资源分配的角度看,残疾人士常被视为弱势群体,例如酗酒人士、单亲母亲或文盲等。这个角度认为残疾人士因为常常缺乏物质资源而生活于不利的生活条件当中,阻碍其能力表现,这个对弱势群体的看法进一步扩展了残疾的概念。

从上述的分类可以看到,残疾这个名词并非一个单一概念。不同的角度提出不同的界定,而每个界定或许补足或批评了别的界定。

汤逊的分类对康复服务工作的提示

在某种程度上,汤逊对残疾概念的分类,与 WHO 对残缺、残疾及残障等概念的界定有不谋而合的地方。例如,他的第一、二项残疾分类便含有残缺概念的元素。不过,汤逊的分类较为精细,他的界定可以协助康复人员建立一些相应的客观标准来评估残疾状况,使资源分配有客观的基础。

汤逊的第三个类别则与 WHO 的残疾概念相似,即残疾是一个个人与环境互动的结果,它是在某些社会条件下显露出来的问题。因此,在一个合适的社会环境下,残疾人士基本上可以过着正常的生活。换句话说,残疾问题并不是一个纯个人问题,外在环境能否配合患者的身体残缺,也是一个重要的影响因素。

汤逊最后两个类别与残障概念相同,两者均指出残疾是由社会所界定的,个人的残障与他是否有身体残缺,两者并没有必然关系。换言之,一个人可以在没有任何身体残缺的情况下出现残障。例如居住于香港的越南船民,他们可能因语言不通及生活习惯不同等原因,在生活上出现能力的障碍,变成一个有残障的人。

不同模式看残疾

这里将介绍四个不同的模式，包括医疗模式、发展模式、社会模式与社区支持模式。

医疗模式

从医疗模式(medical model)来看，残疾人士失去了某些身体器官，导致身体功能受到损害，而把他们看成一个处于无助、无能及依赖境况的人，残疾于是被视为一件悲惨的事件。这是社会过去的一个主流看法。

医疗模式着眼于身体的生理与功能的变化，并用这些变化来界定残疾。这个角度的优点是，能够通过医学语言确切地描述身体在哪部分出现残缺；其缺点是过于重视身体的功能变化而只着眼于医疗诊断的工作，把注意力集中于“病人”的官能或身体的功能变化上，将诊断所得的数据归纳为某些疾病类别，却忽略了人的整体性。而医疗诊断最后也成为残疾分类的主要标准。

这些残疾分类，除了用在治疗及护理照顾方面外，还在行政上成为评定残疾人士需要的指标，以控制资源的规划与分配。这些疾病分类强调了患者在体能或能力上的缺点与问题，这些分类因此也变成了一种标签：一种视残疾人士为一些有别于常人的标签，令医疗模式出现了以下的主要争议：

➢ 在医疗模式中，医生是一个具有诊断权威的角色。他们对患者身体状况的医疗诊断及相应的疗养安排（例如病假等），可以免除患者某些社会角色的义务或责任。虽然如此，很多病人身处其中可能出现得不偿失的情况，因为病人在免除某些社会角色的义务或责任的同时，也失去了平等参与社会的机会。

➢ 其次，很多身体有残缺的人在接受医疗服务时，未必需要同时免除个人的日常职务，譬如糖尿病病人，因为这类疾病原则上只能用医药控制病情而不能根治，一般来说，有效的药物控制可以使患者如常地工作而不需要留在家中休养。对于患有这类病痛的人士来说，医疗的贡献往往只局限于药物控制或在疾病的紧急阶段中介入，但长期疾病管理的责任则落在家庭及个人身上。换言之，医疗模式虽然看到病人的医疗需要，但却忽略了由于这类疾病（尤其是慢性疾病）的影响、病者及其家人在生活上其他多方面的需要，这是医疗模式的局限。

➢ 再者，医疗模式在理解残疾问题时，用病人的概念来理解残疾人士，视残疾为一种病态或一些有异于常人的问题，认为残疾人士需要接受专门的治疗及照顾来恢复正常，于是把他们置于一些提供专业服务的院护设施之内接受治疗，从而把他们从社会中隔离出来。在医疗模式下，康复被视为一个专业治疗过程，隔离式的院护康复服务是其基本的服务形式，例如，精神病院或各类的长期住宿院舍等（李楚翘，1997）。

概括来说，医疗模式的最大缺点，是它在诊断及界定残疾类别时，给患者贴上了异常的社会标签，使他们受到社会的隔离、排斥或歧视而变得依赖等,剥夺了患者选择生活及参与社会的机会。

发展模式

发展模式(developmental model)强调用训练的方式发展残疾人士的潜能,认为如果把残疾人士的各项能力提升到接近正常人的水平的话,他们便能够融入社会,过着正常的生活。所以,发展模式的工作重点跟医疗模式不同,它通过以训练为主的非院护化服务,全面提升残疾人士的能力,包括体能、机能、自我照顾、日常生活与工作等能力。一些采用发展模式提供服务的设施包括,成人训练中心、特殊学校、庇护工场、职业训练中心等。这些设施的特色是设立在社区之内,并主要以日间服务的形式推行(李楚翘,1997)。

究竟用训练的方式如何能够发展或提升残疾人士的能力?在推行上,发展模式主要采用行为学派的观点,一方面把上述的各项能力的训练化为行为目标,另一方面为残疾人士进行评估,了解他们的能力差异及实际生活需要,然后为他们订立一些清晰、可量度而具体的训练目标,并用加强或减弱行为的方法,训练、巩固或扩展残疾人士的能力(李楚翘,1997)。

虽然,发展模式着眼于发展残疾人士的潜能,而且在服务形式上已摆脱了医疗模式的院护式隔离元素,可是,李楚翘认为发展模式仍含有医疗模式的神髓,两者均视残疾为一个个人层面的问题。李楚翘指出,发展模式把残疾视为一种能力不足的问题,这一点跟医疗模式视残疾为个人缺憾是相似的;其次,发展模式采用"评估—设计教学"的分析框架来解决残疾人士能力的不足而提升个人能力的做法,与医疗模式用"诊断—治疗"的思维来针对病人的病因与病征而给予治疗的做法，两者的基本精神也是一致的（李楚翘，1997）。

社会模式

刚才谈到，虽然发展模式在工作重点与形式上，比医疗模式迈进一大步，但它始终未能摆脱医疗模式把残疾视为个人层面问题的思维。社会模式（social model）则提出另一种分析方向，由个人层面转到社会层面。

无可否认，残疾人士在某些外表或能力上，是跟普通人有差别的。因此，部分残疾人士不能跟普通人一样，参与一些与年龄相应的社会活动。于是，有些人觉得残疾人士是一些对社会没有贡献的人，甚至误认为他们是一群对正常社会秩序有潜在威胁的人（Wolfensberger，1972）。

在古代的西欧社会，一般人相信残疾是神对人惩罚的证据，而这些惩罚跟人在过去的生命中或今生中所犯的罪孽有关。[①] 虽然，现代西方社会自启蒙运动之后，已很少人会公开用这个角度批评残疾人士，但在心态上，这个看法仍有它的影响力。于是，残疾的标签仍使人对残疾人士的能力留有一种有别于常人的印象，因而在某种程度上合理化了他们不能享有跟普通人相同的社会待遇的情况。

柏加（Becker，1974）认为，异常（abnormality）并不一定是跟个人的表现或行为有关，而是对某些人或某部分人士所做出的社会标签

---

① 本课程对于宗教如何解释在人世间发生的种种事端与不幸事件，采取一个开放而尊重的态度。而在课程内出现一些对宗教角度或文化观点的批评，只属数据描述或引述的性质，并非本课程作者的立场。

而已。[①] 在标签理论里，柏加认为偏差行为（deviance）不是因犯事者的先天性格使然，也不是社会化的结果，而是社会对某些行为反应的结果（尤其是具权力的机构，例如警务机构等），故此，社会的反应才是偏差行为的成因。标签理论提出，有很多人虽然曾经做出一些违规行为（例如闯红灯、盗窃店铺等），但只有少数人需要为此付出代价，原因是只有那些被捕的人才会被指控有罪而被贴上罪犯的标签；那些没有被捕的，不会受到指控而不必受到罪犯的标签所困。换言之，标签理论在了解偏差行为（deviant behaviours）时，把目光由破坏规则的人（rule-breakers）转移到制订规则的人（rule-makers）身上。从标签理论的角度看，偏差行为是社会对某些行为的界定而来的，世界上并无客观的偏差行为。

据柏加的理解，异常跟偏差行为一样，是社会某些人根据某些规范，将一些表现不合乎规范的人视为违规者或异类，而这些违规者或异类因此受到制裁或隔离，而被排斥于普通人生活或公共生活领域之外，残疾也被视为一项异常的例子。一个常见的情况是，残疾人士由于缺乏自由走动的能力，很多时候在教育及工作上会遇到一些明显或隐藏的歧视。

并且，当某些人被视为异常时，他们还常常会遇到一些不同形式的限制，例如，他们会被安排在一些特定的院舍里生活而跟社区隔离；或者，社会不鼓励一些智障女性作出结婚、怀孕等选择，而令残疾人士出现人为不育的情况。库斯（Kurtz，1977）指出，社会对异常人

① 柏加的观点即为标签理论（labeling theory）的观点。标签理论的基础是互动论（interactionism），互动论强调个人人格与心态行为受社会群体的反应影响。柏加虽非首位提出标签理论的人，不过标签理论的发扬则归功于他在 1963 年出版的《局外人》（The Outsiders），他在书中将此理论的观点作了系统的整理与阐述。

士的种种限制，很多时候是由于社会人士直觉地相信异常人士会为社会带来不安，觉得异常人士的存在会触发其他人质疑现存的社会秩序，冲击人类那份能驾驾自然的自信。

不同残疾类别的异常出现不同的标签。一般来说，大部分人士对肢体伤残人士的接受程度较精神异常的人为佳。戈夫曼（Goffman，1963）指出，外显的残疾标签的影响会比隐性的深。例如有明显特征的唐氏综合征人士，会比平常没有明显外征的癫痫症或糖尿病患者所承受的标签严重。

其实，普通人对残疾的无知或对残疾人士感到恐惧及疏离，很多时候是因为双方的能力差异，以及双方缺乏认识和接触有关。在此背景之下，社会对残疾人士的标签会进一步阻碍残疾人士融入社会的机会。例如，不少残疾人士在孩童入学时期开始便受到排斥及隔离，一直到他们长大后踏入社会工作及进入社区生活，此情形依然没有多大的改变。对于行动不便的人士来说，由于社会缺乏适当的环境设施，他们那份被排斥及隔离的感觉会更强烈。

学习活动 2　（5 分钟）

细读下面钟杰的故事，并分别用医疗模式与社会模式的角度去理解他的残疾。

在 17 岁那年，钟杰被证实患上肺结核病。医生告知他需要接受为期 18 个月的药物及注射治疗，并需要每 3 个月检验治疗的进度。此外，医生还要求钟杰从现在开始，需要有足够的休息及避免因学习而导致身体出现过劳的情况。在接受 3 个月的治疗后，医生发觉钟杰的治疗进度并不理想,因此要求他暂时停学,休养身体。在别无选择的情况下,钟杰唯有暂时休学。

为了防止交叉感染给家人,钟杰有一套专用的碗筷,而且,他使用后的餐具均需要消毒。除此之外,他还需要单独进食。以往,他经常与朋友爬山及露营。但自从朋友得知他染病之后,便开始与他疏远。他曾经无意中听到一位旧日好友对其他人说:我不想与他太接近,因为我担心这样会被传染。从那时起,他开始自我隔离。再者,他委实不想向其他朋友提及和解释休学的理由。

他曾经尝试在这个时期找工作,却因身体问题而不受雇用。他觉得肺结核病令他不能掌握自己的命运与前途。和朋友的生活相比,他感觉自己是一个没有价值及没有贡献的人。他感到自卑、情绪低落及无助。直至有一天,他另一位旧友不理会肺结核的社会标签,乐意与他交往,并推荐一个补习老师的职位给他。这件事令钟杰重拾自信,推动他继续未完成的学业。

(1)当肺结核病被界定为一个医疗问题时,这个界定对钟杰有什么影响?

(2)在钟杰的经验中,他是否只需要药物的治疗?如果不是,他还需要什么?

(3)当钟杰被诊断患有肺结核病时,他的社会环境

(人际关系)出现了什么变化?

(4)上述变化对钟杰造成了什么影响?

如果肺结核病只视为一个医疗问题时,钟杰的需要便全然是在医疗方面。他只要听取医生的嘱咐,接受适当的药物治疗及停学休息,便有很大的机会痊愈。换言之,从医疗角度而言,钟杰能否康复,只是一个医疗问题;而他的康复进度,也可以从客观的医疗化验报告中得知。

不过,从钟杰的故事中可以看到,他不但要面对身体机能上的转变,还要面对疾病所带来的种种转变。这些转变影响他的学业、日常生活模式、社交生活及人际关系。这些转变使他觉得自己与别人不同,因而产生了自卑感及挫折感。故此,要让钟杰康复,机能的康复或消除疾病只是其中一个部分,他更需要重拾自信与重投社会。因此,钟杰不仅需要药物治疗,还需要相关的辅导服务,协助他克服疾病所带来的改变。

在社会环境方面,他过着与普通人不同的生活。在家庭生活方面,肺结核病让他需要与家人分开进食。他的碗筷需要消毒,但其他家人的则不用。在社交方面,他的朋友与他疏远起来,失却了以往的亲密。可以说,他过着与一个普通17岁男孩全然不同的生活。

由疾病而导致的转变是具有深远影响的。在心理上,他感到无助及失落,领略到生命并不受他控制。在自我层面上,肺结核病使他失去了自尊，觉得自己的价值比不上同辈群体。

社区支持模式

社区支持模式（support model）始于20世纪80年代西方康复界对专业化服务及专门化训练项目的成效反思。当时，康复界质疑医疗模式的专业服务及发展模式的专门训练项目，是否真的能体现正常化（normalization）这个康复工作目标的精神？残疾人士在接受康复服务之后，是否真的变得独立、能融入社会并具生产力？或者，这些专业服务或专门训练实际上是否已成为残疾人士全面参与社会的一种阻碍？上述的反思孕育了一种新的康复工作思维——由协助残疾人士适应社会及环境的观点，转变为如何使社会或环境更具适应力，以使残疾人士得到适当的支持。此外，新工作思维更深入探讨应如何落实正常化的概念，提出用功能支持（concept of functional supports）这个概念建立一种以社区为本的服务计划（community - based programs），取代过去持续式专业服务计划的工作方式。社会支持模式关注残疾人士的生活质量，认为应该为残疾人士建立一个正规与非正规的社区支持网络（network of formal and informal supports），以满足残疾人士的日常生活需要（Bradley and Knoll，1995，pp. 10 - 11）。（有关正常化与生活质量概念，可参考单元三；有关社区支持的资料，可参考单元十四。）

换言之，社会支持模式的工作重点是放在社会层面上，而非残疾人士的个人层面上。对于社会支持模式来说，残疾不是一个个人问题或缺憾，而是一个社会层面的问题。以下是四个不同模式的一些重要比较：

模式 事项	个人模式		社会模式	社区支持模式
	医疗模式	发展模式		
残障成因	遗传、疾病、创伤、意外事故。	发展迟缓、残缺造成能力减损。	社会建构残障，包括歧视、污点化过程、社会排斥、环境障碍、社会政策、资本主义生产模式、文化及价值观、专业化过程、康复服务模式及方法。	社会建构残障，并结合孤立、缺乏支持、社区疏离、缺乏常识及信息、社区人士未能包容残障人士等因素。
康复原则	采用专业导向，引用先进医疗科技及知识来对症下药。	相信无论残障类别或程度，残障人士都有一定能力，必须发展潜能； 专业导向、引用科学化训练方式及技巧； 回归主流、正常化。	认为社会有责任包容不同的人； 充权、自主； 朝向全纳社会改革。	采取残障人士及其家庭导向，专业人员支持； 促进社会包容/全纳。
康复目的	复原； 消除、减轻、修补残缺； 补偿性治疗。	发展及提升能力； 促进学习、工作、生活。	改造社会、消减造成残障因素。	促进残障人士参与社会，过社区生活。

（续表）

康复对象	病人、残障人士。	残障人士。	社会及环境。	残障人士、社区人士、社区内团体、地区政府、地区领袖、残障人士家庭。
工作手法	诊断——配方：药物、手术、治疗、配套仪器。	教育、训练、辅导； 以行为学派及个别程序计划主导。	残障人士运动（Disability movement）、倡导、社会行动、组织、推动机构、制度及社会改革。	联系、支持、自助、公共关系、倡导、社区教育、营造社区包容气氛。

表1－1　不同工作模式的比较（李楚翘，2003）

女性主义角度看残疾①

女性主义角度对残疾有不同看法，它指出社会模式角度没有考

①　在女性主义的阵营中，包含了多个不同的观点，其中包括自由女性主义、极端女性主义、社会女性主义等的主要观点，批评在社会化过程中，对两性产生的性别模式作用。它特别关注女性在工作及就业这两个生活范畴中，所遇到的不公平待遇。极端女性主义主要对男权主义提出严厉的批评，并指出两性权利不均是一个结构性的问题。社会女性主义的焦点是关注在资本主义的社会制度下，女性阶级受到的经济剥削及性别压迫的问题。它提出用重建性别文化的方法去解决女性被压迫的问题。在本文的讨论中，只概略谈及女性主义者如何理解残疾的一些普遍观点，而不会涉及个别女性主义角度对有关问题的独特看法。

值得一提的是，女性主义从权利和压迫的角度去理解社会制度或社会现象，尤其是女性在不同社会制度（包括家庭、工作）内的地位问题或种种遭遇，有它独特的社会历史文化脉络，并与西方社会在现代化过程，以及在过程中所出现的种种特殊社会问题有不可分割

虑到性别及残缺程度等因素对残疾人士的影响。虽然，社会模式在西方国家促成了残疾人士争取权利的运动浪潮（disability movement），但它却将残疾视为一个共同类别（unity），忽略了残疾的出现是受性别、年龄、种族、文化及残缺等因素影响，继而构成残疾人士不同的需要。因此，女性主义者较关注究竟什么人会成为残疾人士的问题。

就社会模式而言，上述问题的答案将会是：任何因其残缺而被其他人排挤于外的人，均会成为残疾人士。但脑脊髓肌炎（myalgic encephalomyelitis，ME）的例子指出，虽然它有残缺的情况，但这种残缺是肉眼看不见的，因此难以被人发现。于是，ME 患者必须面对一个矛盾处境：(1)患者需要费力说服别人他身有残缺的事实，以确认他们的残疾；(2)当他们被确认为残疾时，却要面对活在一个以普通人为主的社会里所遇到的种种困难。

此外，患者还需要面对性别定型（gender stereotypes）的问题。一般而言，在心理上女性比男性较为容易接受自己的残疾，因为习惯上女性一直被视为较男性被动及依赖的人群。以 ME 的情况而言，其他人是较趋向相信女性会被 ME 的残缺所影响而出现残疾。表面上，性别定型似乎让女性在残疾这件事上，比男性处于一个较有利的位置上，因为别人承认她们的残疾是事实。不过，女性主义者却认为这只是一个表面的假象，残缺反而令女性处于一个男权及普通人为主的社会压迫的不利处境中。

的关系。故此，读者考虑选用女性主义观点理解本土问题时，须留意社会历史文化差异而出现的适切度等问题。

女性主义角度看 WHO 对残缺、残疾及残障概念

女性主义者认为，WHO 对上述概念的阐述有以下的优点：(1)这些概念提出一些被一般人忽略但可以导致残疾的情况，例如一些没有外显病征却影响患者能力的慢性疾病，如克罗恩病(Crohn's disease)；[①](2)WHO 对残障的界定扩展了医疗角度的残疾概念，并指出某些社会因素——如缺乏适当设施及服务、贫穷、歧视及偏见等——是导致残疾的主因。

但女性主义者认为 WHO 的定义有以下缺点：[②]

- 从 WHO 对残障的界定中可以反映出，它忽略了正常本身是一个社会文化概念。女性主义者认为，什么是处于某个年纪的正常性别角色取决于社会的价值与观念，并涉及与之相关的资源分配等因素。换句话说，女性主义者认为残疾本身并不是一个普遍概念，而是一个受特定社会文化影响的概念，因此，女性主义者强调残疾是一个由社会建构出来的身体状况(Disability is a term that is socially constructed from biological reality)而已。
- WHO 的定义隐约指出，若女性的残缺只令她们不能履行一些与性别角色无关的事项的话，则她们只可称为有残疾而非有残障。依据这个定义，若某社会没有要求女性识字，并

① 克罗恩病是一种原因不明但相信与免疫功能有关，影响消化道的肠道炎疾病，现阶段尚未有药物根治，只能减轻症状。

② 这里的讨论主要参考：Wendell, Susan. (1997). "Toward a Feminist Theory of Disability", in *The Disability Studies Reader*. Lennard J. Davis. (Ed). New York: Routledge.

认为识字超出对女性角色的要求的话，则失明妇女缺乏盲文点字训练的教育机会，并不会构成这些妇女的残障。依这个逻辑推论，则年老只会导致老年人出现残疾而非残障，因为当我们不能履行符合年龄的社会要求时，我们才可以声称为有残障。女性主义者指出 WHO 的定义使残疾人士及老年人士处于一个不利的情况中，因为理论上，只要社会减低对残疾人士及老年人的社会角色要求，他们便不会因残缺而出现残障，但事实则不然。

女性主义者指出，以老化为例，每个人都有可能因年老而出现某种程度的残疾。因此，残疾人士不是有别于我们的其他人，而是我们自己。因此，女性主义者希望建立一个不用健全、残疾或青年、老年分野的残疾概念，并建议取消残疾人士这个类别，而只在个别的社会脉络里理解个人的能力。

➢ 虽然，部分社会人士相信，身体残缺必然会导致残疾，但个别患者的感受却不一样，他们不想被视为残疾人士。另一方面，医疗人员或部分公众人士很多时候看不到一些受慢性疾病影响的患者因疾病而出现的严重身心残缺及经济困难的残疾；反而认为这些患者仍具履行其社会角色要求的能力。当然，没有人希望因残缺而被贴上某些社会标签，不过，假如社会认同某些情况是会引致残疾的话，则这些患者便可以得到社会一些合理的医疗及康复照顾，或亲友的特别关注。因此，社会如何界定某些情况为残疾是有其社会、经济及心理含义的。

概括来说，女性主义角度让我们看到，谁可称为残疾人士是一个多层次的问题。简而言之,残疾概念包含了社会、个人经验及身体状况三个主要的元素。此外,残疾也是一个不断转变的概念,某些身体残缺是否可称为残疾,会随着时间、地点、社会期望、科技发展、教育、社会人士的态度等条件的改变而出现变化。

残疾人士的压迫的社会含义

温韦(Susan Wendell,1996)分享她的残疾经验时说,[①]她认为残疾人士所承受的压迫,实际上是一种对人的真正身体的压迫(The oppression of disabled people is the oppression of everyone's real body)。她指出每个人的身体都有所不同,无论体型、外表、肤色、结构、习惯、发展及功能都会有差异。可是,人们却在有意无意间忽略了这个事实,而不断地构建一个完美而抽象的身体形象,把人的真实身体忘记。人们不但建构一个完美的体态,还相信世上真有一个具无限能力及精力的身体。这些可以从日常生活中找到无数例子,那些鼓吹完美肌肤及纤体、瘦身等广告的信息便是一例。

很多人努力地想达到这些完美体态的要求,还认为他们的身体与这些标准距离不远。事实刚好相反,他们对完美体态的认同,只会使他们慢慢脱离现实,跟他们的真实身体的距离越来越远。

因为社会普遍相信真的有一个完美体态,与之相比,残疾人士的身体便与这个完美体态的差距更大,这种情况使残疾人士很容易产生一些内在而深沉的自我压迫感,例如他(她)们会不自觉地埋怨自

① 温韦(Susan Wendell)因慢性疾病而出现残疾,但医生告知她康复的机会很大。

己拥有一个有残缺的身体而产生挫折感、羞耻感。温韦的讨论指出，这种情况在女性的残疾人士身上尤为显著。一方面，社会人士会因她们的残缺而认为她们不是一个完美的女性，特别在性方面；另一方面，她们自己也会无意识地有这种感觉。因此，对女性残疾人士来说，建立一个真实及正面的自我形象是她们反抗压迫的一个重要课题。

总括来说，残疾人士因拥有一个残缺身体而无法达到一个完美体态状况的事实反映出，完美体态本身并不是一个自然或客观的标准，而是一个人为的社会标准。这个标准不单压迫着残疾人士，还压迫着社会上每一个认同真具有完美体态的人。

从女性主义角度看残疾人士所面对的压迫

女性主义者认为，在一个以男性为中心的社会里，人对身体控制的欲望是其中一个重要的社会文化。这个欲望与社会上对死亡、原欲、自然等恐惧有密切关系（de Beauvoir，1949；Dinnerstein，1976；Griffin，1981）。人将身体理想化，然后把这个理想身体的标准视为一个目标，并相信人能够达到完全控制身体的局面。假如社会普遍认同这个想法的话，那些不能达到控制自己身体的人，很自然便会被社会视为弱者或失败者。在某种程度上，残疾人士正面对这个隐性的社会目光。

此外，社会普遍地弥漫着一种气氛，认为拥有一个健康身体或充满活力是一件值得称赞的事。人们羡慕、赞扬那些在工作上表现出无穷精力或耐力的人。这些人的身体似乎拥有无尽的体力，能应付长时间的工作，这样的工作表现更被社会视为一种道德典范。当健康及精力被普遍视为某种典范时，那些失去健康或不健全的人便会自觉不足。这样说并不表示人们推崇健康或渴望拥有一个健康的身体或体态是一件坏事，这里只想强调，当健康及精力被视为是一种道德典范时，这种社会想法会对残疾人士或患病的人构成某些无形的压迫；正如当美丽被视为女性的一项基本特质时，这个想法只会对大部分女性构成某些不必要的压力。

人可以控制自己的身体的想法，在西方医疗体系内表现得淋漓尽致，认为用药物或医疗技术便可以控制身体及疾病。可是，慢性疾病的出现显露了西方医疗的限制，并间接对控制身体的想法提出怀疑。不过，无论如何，身体可以由我们控制的想法，影响社会人士如何看待那些身体有残缺或残疾的人，而将残疾归咎于患者本身，并相信身体的残缺或残疾是一个纯个人问题。例如，当社会上普遍相信癌症与情绪及饮食习惯有密切关系时，人们便会在有意无意之间，怀疑癌症病患者在生活及饮食习惯上出了问题。事实上，除了个人因素之外，心理及社会因素均会影响疾病与残疾。所以，当社会过分强调由人控制身体的想法时，患者或残疾人士便很容易因不能控制自己的身体而承受自我怀疑与自责的压力。

视残疾为一个社会标签[①]

阐述了医疗模式、社会模式及女性主义角度如何界定残疾之后，接下来要进一步谈谈把残疾视为一个社会标签的看法，以及这个看

---

① 有关标签理论的描述，请参阅第 14 页注释①。

法对康复工作的含义。

关键词：社会标签

故事：一个女孩（小美）坐着轮椅上街，四周的人士用奇怪的眼光看她，有些路人甚至会笑她，说她没用，是残废人，小美因而感到不开心。

问题：如果你是小美，你的心里会有什么感受？如果你是路人，又会如何看待小美？

通常，残疾人士会因为他们的特别需要而受隔离，这个情况对一些具外显残疾的人士来说更普遍，例如失明、聋哑及肢体伤残等人士。对于一些没有外显征状的残疾人士来说，例如糖尿病或癫痫症患者，他们被隔离的机会虽然相对较低，但他们却要承受隐瞒病情的精神痛苦，以及担心因病发而被迫公开病情后将会遇到的排斥等心理压力。其实，很多残障人士最初并没有意识到他们的残疾会使他们成为被隔离及标签的对象，例如，一个因后天因素而出现残疾的人士，他可能觉得自己除了机能出现问题之外，他仍是往常的自己，仍可用往常的方式与其他人交往；但最后他发现，他的残疾实质上使社会上其他人不再视他为一个普通人。

三种不同类型的标签

身体的标签——这些是由不同的身体残缺而出现的标签。

性格上的残障——与个人性格有关的标签，例如，意志薄弱、野蛮、固执及奸诈、狡猾等。

因不同种族、国籍或宗教等而出现的标签。

当个人拥有与普通人不同的特征时，他很容易会因这些特征差异而被贴上标签，以及因他的与众不同而被分隔。当一个人意识到残疾所带来的标签时，他对自我的理解也因此而受到影响。假设他本人拒绝接受这个标签，但又预见到其他人将如何看待他的残疾时，这个意识也足以影响到他的人际交往及社交活动。

很多文献关注到普通人如何看待一个带有社会标签的人的问题。戈夫曼（Goffman，1963）看到，带有社会标签的人很容易被认为是一些有问题的人，或被冠以傻瓜、残废人或瘸子等称号而受到不礼貌的对待。不少人会用特别的眼光看他们，并视他们为异类。而且，残疾人士的自我申辩，很多时候也被视为一种自暴其短的行为，或一种不合适的自我表达方法。

尽管社会不断倡议人是平等及有价值的观念，但不少残疾人士却不相信自己也应该分享这份社会成员的基本权益，因而没有积极地实践这些平等权益。很多残疾人士也用社会界定的正常标准来评价自己，对自己的残疾感到羞愧，并因此否定自己的基本权益。这个自贬的态度不但强化了残疾的标签作用，还阻碍了残疾人士的独立性，并且在不知不觉中催化了他们的依赖。

学习活动 3 （15 分钟）

以下的活动可以协助你进一步了解个人的残疾如何受标签作用所影响。

咏仪是一位患有精神病并接受了政府伤残津贴的少女。康复后，她的病情控制得非常稳定。她在一间庇护工场工作，并在那里建立了良好的工作习惯并掌握了一定的工作技能。由于她的工作表现优异，工场里的训练员认为她可以公开就业。但是每当询问到她的意愿时，咏仪总推说自己仍然有病，不能应付外界的工作要求。当问及她为何总是认为自己有病时，咏仪解释自己患的是精神病，家人说她再也不可以应付外界的工作要求了，因此，她没有信心接受公开就业的挑战。了解之后，工作员发觉家人原来是担心咏仪会复发，也不想她失去伤残津贴的资助，于是对她说出那些话。

（1）从训练的角度看，咏仪是否适宜公开就业？

（2）咏仪公开就业的障碍是什么？

就训练员的角度看，咏仪的工作习惯及表现是适合公开就业的。但是，咏仪的精神病、家人对精神病复发的忧虑和对患者能力的不信任，以及家人不想失去伤残津贴等理由，使咏仪相信自己没有公开就业的能力，强化了咏仪认为自己应该在庇护工场工作的看法及依赖感。

残疾人士的角度

以下是一位在少年时期成为残疾人士的社会科学家的自述：

很不幸，很多协助我康复的人，对我本人及我在康复后的生活有很多不真实及肤浅的假设。他们认为我应该庆幸依然能够生存及仍有一定的工作能力，认为我不应挑战社会固有的秩序……当然，如果（残疾人士）愿意接受残疾的标签，以及不可逾越社会的安排，他们是会受到社会某些保障的……（Kriegel，1969）

很多由残疾人士亲自撰写的文章显示，在一个普通人的世界里，他们时常受到歧视及排斥，而被迫与普通人的生活作出协调。费更斯坦（Finkelstein，1981）还说，“那些将残缺人士排挤于外的社会关系，是造成残疾的主因”，认为残疾问题是源于社会而非个人。所以，解决办法是改善社会及客观外在环境，以满足残疾人士的特别需要，而不是迫使残疾人士适应现存的社会环境。

学习活动 4 （10 分钟）

若干时间之前，一些失明人士服务机构，曾经对奥比斯（ORBIS）的一项宣传语句提出抗议。该宣传语如下：失去视力等于失去人生（Losing eyesight means losing everything）。试说出这些机构的抗议理由，并试解释失明与残疾的关系。

“失去视力等于失去人生”这句话是过于笼统的。事实上，失明虽然是失去了视力，未必等于一定会失去人生。一个失明人士的残疾程度，是视乎社会给予他什么支持。例如，声音指示与点字，是一些可以使失明人士过正常生活的众多设施之一。

再者，该宣传语句含有标签成分，使人错误地联想失明等于失去发展生命意义或实践生命价值的机会，无意之间加强了失明人士是一个依赖、被动及能力不足的人的隐喻。

最后，这宣传语句使对失明人士的印象停留在失明的标签上，而忽略了失明人士与普通人一样，同样拥有作为人的正面素质，忽略了失明人士发展其他能力的潜能。从社会学角度看，失明人士能否发挥潜能，与社会对失明人士的偏见，以及由于缺乏相关的社会设施而令失明人士缺乏参与社区的机会等有关，这些意识强化了失明人士比普通人的能力差的假象。

总结

传统的医疗模式一直视残疾为一个个人问题，但社会模式认为残疾是一个受个人及环境因素相互影响而产生的问题。对于女性主义者而言，社会模式与医疗模式一样，忽视了建构残疾的性别与社会结构等因素。

参考文献

Bradley, Valerie and James Knoll. (1995). "Shifting Paradigms in Services to People with Disabilities", in Orv. C. Karan and Stephen Greenspan (eds.). *Community Rehabilitation Services for People with Disabilities.* Boston, Oxford: Butterworth – Heinemann, pp. 5 – 19.

Corker, Mairian and Sally French. (Eds.)(1999). *Disability Discourse.* Philadephia: Open University Press.

Davis, Lennard J. (Eds.) (1997) *The Disability Studies Reader.* New York: Routledge.

Fawcett, Barbara. (2000). *Feminist Perspectives on Disability.* London: Prentice Hall.

Finkelstein, V. (1981). "To Deny or Not to Deny Disability", in A. Brechin, P. Liddiard, and J. Swain (eds.) *Handicap in a Social World: A Reader.* Sevenoaks: Hodder and Stoughton in association with the Open University Press.

Goffman, E. (1963). *Stigma: Notes on the Management of Spoiled Identity.* Englewood Cliffs, N. J.: Prentice – Hall.

Kurtz, R. A. (1977). *Social Aspects of Mental Retardation.* Lexington, Massachusetts: Lexington Books.

Kriegel, L. (1969). "Uncle Tom and Tiny Tim: Some Reflections on the Cripple as Negro", *The American Scholar*, 38: 412 – 430.

Leake, David W., Ronald K. James and Robert A. Stodden,

"Shifting Paradigms to Natural Supports: A Practical Response to a Crisis in Disabilities Services", in Orv. C. Karan and Stephen Greenspan (eds.) *Community Rehabilitation Services for People with Disabilities.* Boston, Oxford: Butterworth - Heinemann, pp. 20 - 37.

Townsend, Peter. (1973). *The Social Minority.* London: Penguin Books.

Wolfensberger, Wolf. (1972). *The Principle of Normalization in Human Services.* Toronto: Leonard Crainford.

李楚翘,《社区康复:康复服务之新里程》,见蔡远宁、杨德华编(1997),《香港弱智成人服务:回顾与展望》,香港:中华书局。

李楚翘(2003),香港理工大学应用社会科学系社会工作课程学科讲义。

Brechin, A., P. Liddiard, and J. Swain. (Eds.)(1993). *Disabling Barriers: Enabling Environments.* London: Sage, Chapter 4 and 5.

2.

Becker, Howard S. (2003). "Labelling Theory", in Patricia A. Alder and Peter Alder (eds). *Constructions of Deviance: Social Power, Context and Interaction.* Calfornia: Wadsworth/Thomson, pp. 68 - 74.

Giddens, Anthony. (1993). *Sociology.* Cambridge: Polity Press, pp. 128 - 129.

de Beauvoir, Simone. (1952). *The Second Sex.* New York: Aflred A, Knopf.

Davis, Barbara Hillyer. (1984). "Women, Disability, and Feminism: Notes toward a New Theory", *Frontiers: A Journal of Women Studies*, VIII (1): 1 - 5.

Dinnerstein, Dorothy. (1976). *The Mermaid and the Minotaur: Sexual Arrangements and Human Malaise*. New York: Harper and Row.

Fine, Michelle and Adrienne Asch. (Eds.) (1988). *Women with Disabilities: Essays in Psychology, Culture, and Politics*. Philadelphia: Temple University Press.

Griffin, Susan. (1981). *Pornography and Silence: Culture's Revenge Against Nature*. New York: Harper and Row.

Hannaford, Susan. (1985). *Living Outside Inside – A disabled Woman's Experience: Toward a Social and Political Perspective*. Berkeley: Canterbury Press.

Matthews, Gwyneth Ferguson. (1983). *Voices form the Shadows: Women with Disability Speak Out*. Toronto: Women's Educational Press.

Wendell, Susan. (1996). *The Rejected Body: Feminist Philosophical Reflections on Disability*. New York: Routledge.

网络数据

http://www. socialwork. com. hk/artical/sociology/concept/001024. htm

http://www. web. ntpu. edu. tw/ ~ sjou/crime12. doc

http://tmue. edu. tw/ ~ chiag/curriculum/criminology. htm

单元二　康复服务

前言

正如残疾概念一样,康复也是一个受社会价值观影响的概念。随着社会对残疾人士观念的改变,康复的定义也因此而转变。

本单元将首先介绍和讨论不同的康复定义,接着会将这些康复定义跟本土的定义作对比,之后便会进入康复过程的课题,描述康复过程的一些主要理论基础,以及尝试审视一些康复概念的信念与原则。最后将简单介绍一些康复工作常用的团队工作模式。

完成这个单元之后,你将能够:

- 认识本土的康复概念与其他康复定义;
- 了解复健过程;
- 掌握康复概念的理论基础;
- 明白康复概念的信念与原则;
- 了解团队工作模式的主要特点。

简介

美玲是一位精神病患者。发病之前,她是一位会计文员。三年前,她开始抱怨自己不能按时完成工作,例如,为了不断重复修改信件的格式,她不能在时限内完成工作,最后为此而失去工作。

美玲在家里也出现类似的问题,她用了全部时间不断重复整理、清洁她的家,或不断重复折叠衣服。很多时候,她更会无缘无故每天洗手 20 次,这些强迫行为使她变得非常忙碌,整天将自己困在家中。最后,她被家人送往精神病院接受治疗。

在为期 12 个月的治疗里,美玲开始懂得自我放松及学到一些社交技巧,同时参加了一些职业再培训计划。虽然,这个计划要她接受每周五天的训练,并只能在星期六、日回家休息,但她表现得非常投入。入院一年之后,她可以回家居住。现在,她每天仍需返回医院参加职业再培训计划的训练。

完成治疗之后,美玲觉得自己的情况有很大的改善,她感觉自己可以应付日常的生活事务。她已恢复以往的打字速度,她希望可以像往常一样当一名会计文员。住院期间,她结识了一些朋友,大家现在仍有来往,例如,有时会相约一起去旅行或看戏。

美玲的健康与社交能力与未发病前相差不大,能独立地过着一个与普通人无异的生活。现在,她正努力找一份兼职会计文员的工作。可以说,她已经完全康复。

康复的概念

根据韦士达新世界美国语文字典(Wester's New World Dictionary of the American Language)的定义,[①]康复是指通过一些医疗或心理治疗等技术,协助病者或残疾人士回复(restore)[②]一个最理想的健康状态或正常的活动机能;此外,通过职业辅导及训练,协助有缺陷人士或残疾人士重新投入工作。美玲的经历正是这个康复概念的典型例子。以下是一些康复专业人士对康复概念的界定:

医学、护理及辅助医疗百科辞典(The Encyclopaedia and Dictionary of Medicine, Nursing and Allied Health)对康复概念有如下的界定:[③]康复是一个协助病者或残疾人士,回复最高的正常生活状态及工作能力的过程。其目标是要回复病者或残疾人士最理想的身体及心理状态,以恢复(regain)他们的自我照顾能力。这个过程包含了职业训练及心理辅导等元素,协助病者或残疾人士重新学习应付日常生活的技巧。

---

① 英文原文如下:"to bring or restore to a normal or optimum state of health, constructive activity, etc. by medical treatment and physical or psychological therapy" and "to prepare (the handicapped or disadvantaged) for useful employment by vocational counseling, training etc."

② 关于康复的概念中,"回复"等同于英文的restore,"恢复"等同于英文的regain。

③ 英文原文如下:"the process of restoring a person's ability to live and work as normally as possible after a disabling injury or illness. It aims to help the patient achieve maximum possible physical and psychological fitness and regain the ability to care for himself. It offers assistance with the learning or relearning of skills needed in everyday activities, with occupational training and guidance and with psychological readjustment."

这个定义强调康复的目标是回复或恢复（restore or regain）患者的能力。它的工作有三个主要重点：心理辅导、日常生活技巧训练和职业训练；并通过训练与指导的方法去达成上述目标。此外，这个定义也适用于因后天因素而导致的残疾。但它也有不足的地方，简述如下：

- 从它所强调的回复或恢复字词中可以看到，它假设病者在未患病之前都是过着正常人的生活及有正常的工作。而其实不然。部分人士在未病发前已经失去过着正常人生活的能力或机会，例如患有先天性损伤的人。

  此外，也有部分人士在未患病前并不是公开就业的，例如家庭主妇、老年人及儿童。因此，这个定义忽略了那些本身没有公开就业的人，以及那些在患病前或病发前已不是过着正常人生活或有正常工作的人。因此，康复概念应包括那些因先天因素而成为残疾人士的康复工作，以及居家生活（habilitation）的康复工作等范畴。简而言之，康复服务不应只强调回复残疾人士工作的能力，而忽略了为他们争取一个合理生活质量的目标。
- 其次，这个定义并没有顾及那些不能回复自我照顾能力的人群的需要。现实中，有部分残疾人士终身失去独立生活的能力，他们的日常起居均需要别人的长期照顾。对他们来说，成功的康复计划只可以协助他们达到某种程度的独立。因此，康复工作的其中一个目标，应包括促进患者恢复最大限度的日常生活能力。

另一个康复定义是英国于 1972 年在《主要报告》（Main Report）中提出的。此报告提到康复是包括回复病者在生理、精神及社交能力三个领域内的最佳能力。这个定义十分强调社交能力的重要性。它认为,假如康复工作忽略了病者在社交方面的需要,康复工作充其量只能使病者达到适合重新投入工作及身体转好的目标。如此说,康复工作便只是医疗机构的工作,或可将它等同为其中一项医疗服务而已。

因此,这个定义强调康复过程必须顾及患者的社会需要,并提出社会康复是康复过程中不可或缺的一部分。这个定义不再视患者是一个医疗个案,而是尊重患者是一个社会成员的事实。

虽然,《主要报告》提出的定义包含了社会层面的康复,不过这个定义仍有不足之处。首先,作为一个完全的人,人的生活还包含灵性及情感的部分,故此不能忽略了人的情感需要,以及人在患病时的感受。其次,也不能忽略患者的情绪、感受会直接影响他们参与康复计划及与工作员的合作。换句话说,患者的精神或心理满足是推动他们参与及投入康复计划的重要原动力。因此,社会康复成为康复概念的一个重要范畴。

综合上述各个不同康复概念的优点,以下是一个较全面的康复概念的定义:

康复是指协助不同年纪及基于不同成因的残疾人士,回复、维持或改善他们在身体、精神及情感等各方面的状态。残疾人士既是社会及家庭的一分子,因此,不论是在个人层面、家庭层面及社会层面上的需要,均可成为促进残疾人士康复或预防机能退化的关键因素或阻力。(Stewart, 1985, p. 56)①

---

① 英文原文如下:"Rehabilitation implies the restoration or maintenance of, or the im-

这个定义的优点是，它提出了一个更宽泛的康复目标，而这个目标同样适用于先天因素或后天原因所导致的残疾。这些目标包括回复、维持和改善能力三大方面。可以说，这个定义进一步指出家庭及社会对康复过程的重要影响，因此，工作员在策划康复计划时应慎重考虑这两个重要因素，并在推行康复计划时，结合家庭及社会的力量。

不过，这个定义仍有不足的地方，它并没有建议或指明用何种手法去推行康复计划。假如从它所用的词汇来推断，它应是一个含多元科际性质（multidisciplinary nature）的计划。

香港的康复概念的发展

香港的康复服务发展概略①

西方的康复学始于两次世界大战之间，并在 20 世纪五六十年代成为一个普及的综合科学。而香港也在一百多年前开始出现康复服务。香港第一所盲人院是由嘉勒撒修女在 1863 年设立的，而香港第

provement in, the physical, mental and emotional states of a person, of any age, suffering from the effects of congenital mishap, crippling disease, injury, accident or surgical intervention. The social needs of the individual, his family and the society of which the person is a part, are crucial factors in the rehabilitation process which is concerned as much with preventing further deterioration of the condition as it is with alleviating the effects of the condition by appropriate treatment" (Stewart, 1985, p. 56).

① 主要数据源参考 1977 年白皮书及 1992 年绿皮书。

一所聋人学校则于1935年建成。随着公共医疗的发展,医疗康复服务也随之在1939年展开。

香港的康复服务发展曾因战后重建而一度减慢,在20世纪40年代后期才加快发展步伐。在这段期间,专科医疗康复服务是其中一项主要的发展,例如物理治疗、职业治疗及义肢装配服务等。随后,康复服务也开始扩展至社会服务层面。例如为肢体残疾人士、盲人及弱智(现在称为智障)[①]儿童而设的康乐暨训练中心及社交会所;以及在50年代后期为盲人设立的庇护工场等。香港社会福利署也于1954年开始为残疾人士提供辅导服务。

六七十年代主要是开展特殊教育的时期。60年代初期和中期,香港教育署开始为残疾儿童教师提供在职训练、设立特殊学校、住宿特殊学校以及在小学为部分学生推行甄别计划等。60年代后期,香港开始推行视觉甄别计划,以及为学习迟缓儿童在小学开设特班等。70年代开始,香港为学习迟缓及行为问题儿童开设特班及启导班、设立特殊教育服务中心等。此外,其他的服务开展还包括成立医疗康复中心,为弱智人士设立日诊护理及住院护理中心,增设庇护工场及社康会所、职业辅导,以及为残疾人士成立体育康乐会所等。

在1977年,香港政府发表了首份名为群策群力协助弱能[②]人士更生白皮书后,康复服务开始增设、改善及开展了多项不同的服务,包括由1978年开始为所有0至5岁的儿童推行综合儿童体能智力

---

① 有关弱智与智障这两个概念的关系,请参阅第345页注释①。在本书中,一些在介绍回归前的康复服务类别时,仍保留弱智这旧名称。

② 在回归之前,香港的康复界或一般社会人士,普遍将英文的“disability”概念翻译为弱能。在本书中,凡是从当时的政策文件中直接转载的文字,均保留文件中的原本字眼。

观察计划，发展特殊幼儿中心和兼收残疾儿童的幼儿中心及幼儿园，开办早期教育及训练中心，为失明人士提供综合教育课程等。此外，香港劳工处也成立展能就业科，推行辅助职业服务。香港政府也在1983年开设伤残人士中央档案室，统筹有关残疾人士转介服务。此外，香港政府也在1985年修订建筑物规例，规定所有新建公共建筑物等的设计，须符合有关通道设施的要求。

14年后，香港政府在1992年发表第二份名为平等齐参与、展能创新天的康复政策及服务绿皮书。绿皮书提出均等机会及全面参与的康复服务工作方向，并在预防、医疗康复、教育、就业及职业康复、房屋与住宿服务、社区参与及家庭生活、通道设施与交通、残疾人士及家长参与、公众教育及信息等领域提出新建议。

香港的康复概念

以下是香港政府在1976年绿皮书中所发表的有关内容：①

康复工作就是要使弱能人士能尽早恢复正常的生活，而不论其残疾是先天的抑或是由疾病、普通意外、工业意外或战争所形成的。现代的康复工作概念，不独着重照顾弱能人士以及恢复其机能，而且要使他们能适应社会及经济环境。（《1976香港康复服务的进一步

① 英文原文如下："Rehabilitation is the process of restoring a disabled person, whether the disability is congenital or sustained through sickness or injuries in civil, industrial accidents or war, to a condition in which he is able, as early as possible, to lead a normal life. Modern concepts of rehabilitation are concerned not only with the functional restoration and care of the disabled but also with their social and economic adjustment."

发展绿皮书》)

这个定义说明康复工作的主要内容,包括:

- 恢复残疾人士的身体功能;
- 照顾;
- 残疾人士的社会及经济适应。

上述定义有以下的特色:

- 残疾人士需要接受不同的康复服务;
- 康复目标应是通过不同专业服务,使残疾人士尽快重新过上正常生活。

不过,这个定义提出了一个难题:何谓正常生活?如何界定?

有些人认为,正常生活的标准,应参考相同年龄及背景的正常人的需要,作为评估残疾人士需要的指标。持这些意见的人认为,虽然在现实的生活里,普通人也未必能过着满足他们需要的生活,但这个情况并不足以用来否定满足残疾人士需要的借口。相反,社会需要给予残疾人士特别协助,减少他们因残疾而面对的一些不利处境,使他们有机会和其他普通人一样,满足需要。

学习活动 1　(8 分钟)

(1)你认为上述绿皮书对康复概念的阐述中,有什么不足之处?试说明之。

(2)试比较史特活(Stewart)与绿皮书两者对康复定

义的不同。

（3）事实上，残疾概念直接影响康复概念。试比较香港1977年与1992年的康复政策，并说明两者的主要分别。

1992年政策目标如下：[1]

推行、提供全面而有效及必需措施，以预防弱能、发展弱能人士的体能、智能及融入社会能力，并且实现一个物质及社会环境，使他们在社交生活及成长方面均能达致全面参与及机会均等这两个目标。（《1992康复政策及服务绿皮书》，第21页）

1977年所述政策如下：

提供必要的综合性康复服务，使弱能人士能按其弱能情形，充分发挥其体力、智力及社交能力。（《1977年群策群力协助弱能人士更生白皮书》，第7页）

（4）就你对上述几个康复概念的理解，你认为它们对康复政策有什么影响？

---

① 英文原文如下："To promote and provide such comprehensive and effective measures as are necessary for the prevention of disability, the development of the physical, mental and social capabilities of disabled persons, and the realization of a physical and social environment conducive to meeting the goals of their full participation in social life and development, and of equalization of opportunities."（*Green Paper on Equal Opportunity and Full Participation: A Better Tomorrow for All, 1992*, p.5）

比较两份康复政策的目标时会发现，1992年政策目标所出现的一些用词，并没有出现在1977年的政策目标之中，包括有效、预防、社会环境对促成弱能[①]人士全面参与社会的正面影响及平等机会等。

此外，1992年的政策目标提出了个人及环境两个主要层面的工作，而1977年的政策焦点只集中于个人层面的工作上。这个转变反映出，政府已认识到残疾是一个个人与环境因素互动的概念，而非单纯由个人因素所决定。

康复工作过程

康复工作包括三个主要环节：预防残疾、复健和均等机会（江绍康，1994）。

预防残疾

最有效的康复工作，不只是集中于为残疾人士恢复原有能力或发展剩余能力，而是能够成功地防患于未然。事实上，贫穷、意外、不良生活方式等都是造成残缺的部分原因，因此，假若能够从教育或社会保障与福利等方面入手，去减少不利的社会因素出现的话，那些因残缺而致的残疾是可以避免的。

---

① 同第41页注释②。

复健过程

复健过程的最终目标是发展残疾人士最高的日常生活能力,使他们重返社区,与其他人一起生活。复健过程可分为不同的阶段,主要包括评估、治疗、医疗康复、教育及职业训练、社会康复、就业咨询及援助等。

基本上,复健过程始于识别问题与评估问题,待残疾人士的身体状况趋于稳定时,便可以开始接受其他专业的治疗,例如物理或职业治疗等。当他们的身体机能回复到某种程度时,便可以接受有关职业辅导或咨询,为公开就业作准备。

可是,并不是每一位残疾人士会经历所有的康复阶段。有些人只经历两三个阶段便能够重返社区,过着正常的生活。不过,有些人可能永远停留在某一阶段,接受别人永久的照顾。因此,康复过程的阶段划分只作参考之用,当工作员为残疾人士设计康复计划时,必须考虑个别残疾人士的独特问题及需要(参见图 2 –1 复健过程)。

除了顾及个别化的问题外,康复服务的工作方向还要评估残疾人士的限制、弱点,以及他们的能力及潜能。

成功的康复工作是将残疾人士视为一个完全的人,顾及他们在不同层面的需要。因此,康复工作需要不同专业的共同合作,融入不同专业的专长与贡献。其中包括医生、心理学家、教师、导师、社工、物理治疗、职业治疗、语言治疗、职业咨询等。因此,有效的康复服务是以一个团队形式进行,不同的专业均以残疾人士的需要作为制订其工作目标的最后归宿,为残疾人士设计一个合适的康复计划。

在工作实践层面上,这些专业可以隶属于同一康复队伍,在不同

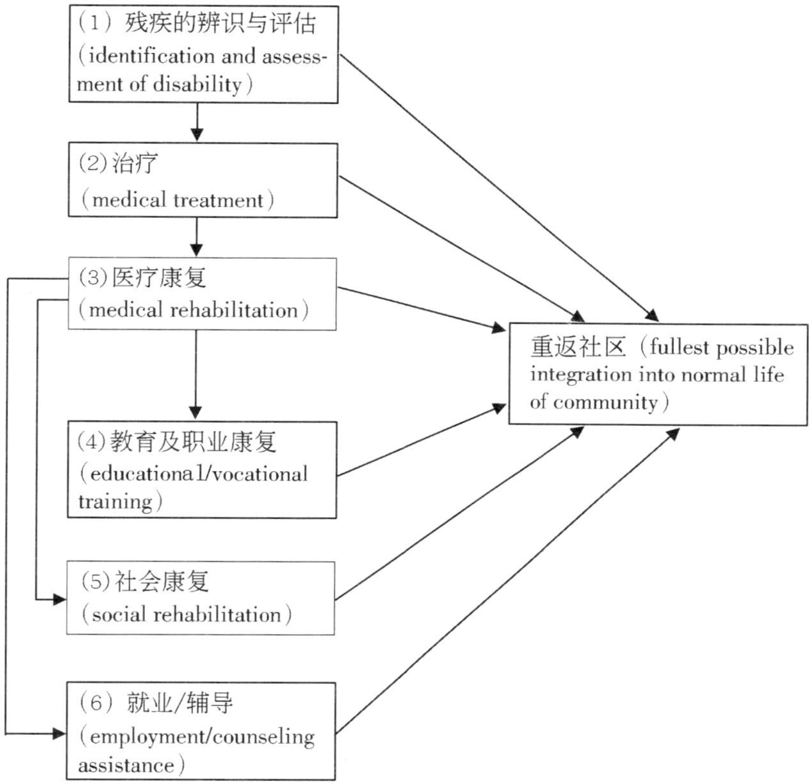

图 2－1　复健过程

的康复阶段介入,为残疾人士提供有关服务;或者,这些专业可以隶属于不同的部门或机构,残疾人士需要经过部门或机构的转介,在不同时段内到相关的部门或机构接受不同的服务。假若合作形式是后一种的话,社工需要留意不同服务的衔接问题,以确保残疾人士能够顺利由一种服务转到另一种服务。此外,社工还要留意残疾人士在接受不同机构服务时的适应问题,以及各专业之间的合作。

学习活动 2 (5 分钟)

假设你的朋友陈先生不幸因意外从楼梯坠下,导致脑部严重受损,左耳失去听觉。之后,他常常被头痛及其他痛楚所困扰。试为他设计一个合适的康复计划。

当医生确定你的朋友有永久听觉受损和头痛的后遗症后,待他的身体情况渐趋稳定时,便可以实施康复计划。当中,医疗康复主要教导他如何使用助听器,以及为他调配一些有效控制头痛的药物。[①] 除此之外,他还需要接受职业训练、社会康复辅导等,以协助他接受失聪及头痛的事实,以及因这些后遗症而可能出现的职业转变等。

均等机会

在单元一曾提及,社会环境因素是导致残疾人士出现残障的原因之一。推动残疾人士参与社区,是一个积极减少这方面障碍的解决方法。江绍康(1994)说,依据均等机会的原则,残疾人士应有同

① 香港地区在 1997 年回归之前,医疗系统是采用现代西方医疗模式为主流;回归之后,中医的地位才得到确认。过去,香港的医疗康复主流,是依赖现代西方医疗模式为基础而发展不同的治疗设施,例如物理治疗与职业治疗等服务。现在,除了主流的医疗康复服务外,香港地区也开设了不少私人的非主流康复服务,例如中医的针灸、推拿等;或由外国传入的自然疗法,包括脊骨神经科、瑜伽等。据悉,部分医院现在也引入了一些非主流康复方法,辅助主流的康复服务。

等权利参与各项主流社会服务和利用公共设施。例如尽可能让残疾人士在正规学校接受教育，在一般劳动市场找工作或参与一般社区活动等。社会立法、社会调查及成立自助组织等，均是一些能够保障残疾人士拥有平等参与机会的具体而可行的方法。

康复服务的理论基础

世界名人如贝多芬、爱迪生及海伦·凯勒等均是一些具有严重身体缺陷而对社会有重要贡献的人。从他们的例子可以看到，除非工作员能够认识到每个身体有损伤的人具有的潜能，给予他们适当的自我发展机会，否则，这些人士对社会的潜在贡献将会失去。

与普通人一样，每位身体有残缺的人在日常生活中也要应付各种不同的生活需要。此外，他们还要面对因个别条件或残疾情况而出现的特别要求。

不可否认，残疾影响患者的自信，影响他们的自我完善能力或自我满足感。因此，一个关怀的社区（caring community）有责任为残疾人士提供适当的协助，满足残疾人士一些特别的需要。

单元一也曾提及，社会因素是引起残疾的重要成因，一些常见的典型例子包括，由于安全措施监管不足的工业意外而导致的残疾，或由于社会的高度竞争而导致个人出现精神问题等。对于这类残疾人士，社会有责任为他们提供适当的康复服务。从这个角度看，康复服务不应被视为一项社会负担；相反，它实在是一项社会责任。

从长远的经济角度来说，康复服务对社会有以下贡献：

➢ 通过康复服务，发展残疾人士的潜力，使他们成为具有某种程度生产力的人,扩大社会的人力资源。

- 在某种程度上,康复工作为残疾人士提供的服务和照顾,可以减轻残疾人士的家人在时间上的负担,让他们可以继续投入工作。换言之,康复服务可以保障社会固有的人力资源。
- 康复服务可以减轻残疾人士对长期院舍照顾等服务的需要及依赖,因此可以减少此类社会服务的开设及有关项目的开支压力。
- 有效的康复服务可以协助身体有残缺的人,重新投入社会和工作,使这些人士不但可以自力更生,还可以成为一个有贡献的纳税人。

学习活动 3 (10 分钟)

有人认为,社会不应花资源去协助那些已失去自我照顾能力的人。他们认为这些人永远都不能回馈社会,所以社会只是在浪费资源。作为一名康复工作员,试从康复工作的理论基础角度讨论上述的看法,好让社会人士明白,残疾人士也可以对社会有某程度的经济贡献。

(提示:其中一个论点是,康复工作可以为残疾人士提供支持及协助,发展他们自我照顾的能力,使他们能独立生活,照顾者因而可以继续投入工作,而不必留在家中扮演纯照顾者的角色。)

除了一些关于价值方面的讨论之外,康复服务还涉及经济层面的讨论。由于康复服务宗旨是要恢复个人的最高能力,降低这些人士对社会的依赖,换句话说,康复服务可以在某种程度上协助他们成为社会上一些较活跃的成员,并对社会作出贡献。因此,康复服务可以视为社会对人力资源的一项投资,长远来说,是利大于弊的。

康复服务的价值信念与原则[①]

与其他专业的工作实践一样,康复服务的工作实践也是从某些哲学原则与价值信念发展而来的,因此,要成为一个成功的康复工作员,必须审视及清楚认识自己对康复服务所持的价值观念。以下是由韦特(Beatrice Wright)编纂,[②]并经韦力加及柏高华基(Regnier and Petkovesk,1985)重新印刷出版的一些主要价值信念:

- 每个人都需要尊重及鼓励。无论个人的残疾如何严重,也不会改变这些人的基本权利。

---

① 在1992年康复政策绿皮书中,有关康复服务的基本工作原则现转载如下:(i)应认识到弱能(即残疾)人士的生命和尊严是一项不可侵犯的权利;(ii)弱能人士,及在若干情况下他们的亲属,应积极参与可能影响其一生的决定;(iii)应为弱能人士及其家人提供适当的康复服务、支持及协助,以降低弱能所带来的不良影响,以使每人在社会上均可担当积极的角色;(iv)在认识到弱能人士是社会上有价值的资源后,社会便应对弱能人士的期望厘定适当的水平,以便在社会建设方面可充分运用资源。此外,也应推行适当的公众教育,以培养市民对弱能人士采取积极的态度;(v)在总体策划程序及行政架构之内,应加入一些措施,确保社会发展计划能够惠及弱能人士;(vi)所有市民,不论是弱能或是健全,都应有相同机会享有公民权;(vii)社会应确保弱能人士不会因其弱能而不能全面参与社会。(第20、21页)

② 在文章内,韦特共罗列了二十个价值信念。本单元只选取了其中十一项作较详细阐述。

换句话说，不论能力与年龄如何，每个人都应该拥有一个活得有质量的生活；以及发展个人能力的权利。在任何情况下，我们都不应该漠视上述人的权利而把人当作物体看待。例如，假如我们重视上述的基本权利，在正常情况下医生就不应在尚未清楚地向病人（或其家人）告知及解释有关治疗计划之前，为病人进行任何药物治疗。

➢ 环境条件直接影响残疾人士的残障程度。

这里指出，身体残障（physical handicaps）是可以由降低、减少外在环境的障碍而得到改善。同样地，社交残障（social handicaps）可以由改善社会人士对残疾人士的态度而消除。此外，假若残疾人士有足够的就业机会的话，便可以降低教育残障（educational handicaps）。最后，若能促进残疾人士的家庭、朋友及社区支持的话，则可疏解残疾人士的情绪残障（emotional handicaps）。

➢ 残疾人士的适应问题，与一些因社会及客观环境条件而出现的现实问题有关。

这句话的含义是，社会及客观环境是疏解残疾人士情绪问题的重要因素。家人及朋友的支持、正面的社会态度及工作机会等，均能促进残疾人士适应及接受自己的残疾。

学习活动 4 （5 分钟）

英华，一个轮椅少年，投诉残疾人士得不到足够的经济支持，社会也没有为他们提供合适的交通设施，采用拒绝离家外出的方法，向社会诉说她的困境。虽然，康复工作员把提升个人自尊作为辅导的目的,可是却忽略了英华的交通需要,没有向她提供有关交通的信息,或为她发掘适当的资源。依据刚才提及的康复价值信念为你对英华目前的康复计划有何意见?试写下你的建议。

____

虽然,提升英华的自尊是康复计划中重要的一环,尽管这个目标也符合上述信念,即每个人也需要尊重、鼓励及独立的项目。但是,就英华的情况而言,也需要改善交通的设施,去满足她的社交需要及促进她参与社区的机会。这是在上述第二及三项内所提及的基本原则。因此,除了辅导服务外,康复工作员更要为英华发掘有关经济、交通、职业及社交等资源。

➢ 康复服务必须尊重人的价值。

　　这里是指,康复工作不应只针对个人的不足之处,更应该认识及发展个人的长处。例如,尽管一个糖尿病病人仍未能有效地控制血糖的水平,如果他已尽力更改过去的生活及饮食习惯的话,康复工作员必须欣赏、称赞及鼓励他所付出的努力,而非只针对血糖控制的结果而批评他。

➢ 残疾的意义受个人对自己及处境的感受影响。

　　康复工作员也要处理残疾人士的负面感受,包括个人的孤独感、自卑感、变幻无常感及负累感等。工作员需要持开放的理解态度,耐心地协助残疾人士接纳自己的残疾情况。一般来说,工作员大多期望残疾人士能完全接受自己的残疾,可是现实中却发现,部分残疾人士不单不能接受残疾的事实,而且还停留在自怨自艾的阶段中。因此,学习与残疾人士同步,也是康复工作员一个不可或缺的工作部分。只有这样,工作员才可以理解残疾人士的真正感受、需要及问题,才可以推动残疾人士认识及接受自己。

- 有效的康复计划需要残疾人士积极、全面地参与。

  只有对残疾人士真诚的尊重,才可以推动他们积极参与康复计划。这是一件非常重要的工作,因为只有通过残疾人士的全面参与,他们的自尊、动力及责任感才可以在过程中得到体现。

学习活动 5 (5 分钟)

成功的康复计划需要残疾人士的参与。因为通过参与,残疾人士才能感受到自己的能力及那份控制感。除此之外,他们还能在过程中得到学习承担责任的机会。假设你是一位残疾人士(或回忆一些以往你曾经遇到的损伤经验),当你已尽力参与治疗或康复计划,但你的努力却未被有关工作员认同时,你会有什么感受?为什么会这样?作为一个残疾(或身体出现损伤)人士,你认为积极参与是否重要?为什么?

约翰的手曾经因意外而折断,并找骨科医生治疗。敷药后,患处仍隐隐作痛,而且痛楚不断加剧。由于为约翰治疗的医师并没告诉

他用了什么药和相关的治疗计划，因此，约翰不能判断自己是否得到了适当的治疗。那些不断加强的痛楚使他开始怀疑伤口是正在恶化而不能愈合。

于是，约翰向该位医师查询治疗详情，但医师却不肯向约翰透露有关情况。一方面，约翰心里觉得很不安及失落；另一方面，他又不敢再向医师询问，担心他的提问会令医师不快，影响医师替自己治疗的热心。约翰觉得，如果医师肯坦白告知有关治疗的详情，哪怕约翰不能完全明白某些具体的治疗内容，但心理上会觉得可以掌握自己的病情，增强约翰参与治疗的责任感。

➢ 和普通人一样，残疾人士也是社会的一分子。他们并不是一个孤立个体，他们也有家庭及朋友。

  康复工作员不能将残疾人士的问题抽离于他身处的社会环境，而作独立处理。若要理解他们问题的关键，工作员必须将问题置于残疾人士所身处的支持系统中（通常是家庭系统），才能对问题有较深入的窥探。一些重要家庭成员的支持与鼓励，会对康复工作的成效产生直接的影响。例如配偶、父母、兄弟姊妹和子女等。

➢ 每个人都是独特的个体，每种残疾情况也是独一无二的。因此，康复计划是按独特的个别条件而设计的。

  康复计划具有个别化的特质，它是依据个别人士的需要而设计的。因此，康复工作员应该避免将残疾人士视为一个同类体（homogenous group），将同一个工作模式用于不同残疾人士身上，而忽略他们的独特性。即便是同一类残疾，在不同的客观条件及个人背景下，也可以出现不同的个别需要，因而要有不同的康复计划。因此，在制订康复计划之前，必须详细评估残疾人士的个人背景、身体状况、家庭系统的支持、个性等情况，才能订立一个切合个别需要的康复计划。

➢ 设计康复计划的时候，工作员需要小心应用某些社会标准作为参考。因为这些标准通常是以一些社会常态作为基础的，它们只代表了大部分人的表现，但却忽略了个别差异的存在。

很多人对智商有一个误解，①认为它是代表个人能力或智能表现的绝对标准。事实上，它只可以反映个人在某个时段的某部分能力表现，以及作为制订某些工作目标的参考。事实上，它并不是一些未来发展的结果，很多曾被评估为智障的人士，在社会上也可以表现出如普通人般的能力。至少，智商并不是一个适合的指标，用来预测个人的公开就业能力。

➢ 协调专业与专业之间、机构与机构之间的合作，是康复工作的重要一环。

---

① 虽然学者们至今仍未能对智力下一个清楚确切的定义，但一个较一致而普遍的看法是视智力为“一种推理、认知及学习的能力”（魏美惠，1996，13 页）。受早期西方的实证思维影响，智力量表偏重于测验学业智力的表现，包括语文、数学推理、空间概念等项目；从 20 世纪 70 年代开始，许多欧美学者开始检讨旧有的智力定义，近代智力研究专家史伯格（R. J. Sternberg）于 80 年代初期扩展智力的概念，认为智力应包括学业智力（Academic Intelligence）与非学业智力（Non-academic Intelligence）两大范围，当中的非学业智力又分为社会智力（Social Intelligence）与实际生活智力（Practical Intelligence）。与此同时，美国学者加勒（H. Gardner）也提出多元智能概念，将人类的智力分为七大类，包括逻辑数理能力、空间概念、肢体运动智能、音乐智力、语言智力、自我解析（Intrapersonal Intelligence）、人际智力等。有关资料请参阅魏美惠《智力新探》（台北：心理出版社有限公司，1996，12 – 17 页）。

全面的康复服务是需要不同专业的参与及合作的。由于不同专业有其个别的服务系统，因此，康复服务需要一个能够促进各专业合作的统筹人员，去协调部门与专业间的参与及合作。

➢ 自助组织是康复服务不可或缺的工作伙伴。除了一些跟个人背景有关的独特问题外，大部分康复人士都会面对一些性质相似的共同问题。

近年来，社会上出现了很多残疾人士自助组织成功地争取资源的例子。对残疾人士来说，这些自助组织成为他们一个重要的支持服务。自助组织能够为成员提供较有效的协助是因为他们拥有共同的经验，能由自身角度了解残疾人士的问题及需要。

多元科际团队工作

康复服务需要多个不同专业的知识及贡献，其中涉及专业与专业之间或部门与部门之间的沟通及合作等问题，团队工作模式便是针对上述问题而出现的一个常用的工作手法。

不同的服务，会采用不同的团队工作模式提供服务。在一般的公共服务机构内，它们多采用以下四种团队工作模式，包括，多元科际模式（multidisciplinary teamwork）、科际模式（interdisciplinary teamwork）、跨科际模式（transdisciplinary teamwork）及跨机构科际模式（interagency teamwork）等。不论何种工作模式，它们都有一些共同的工作理念：

- 沟通的重要性——沟通是团队工作的灵魂，它促成团队工作模式的产生。通过有效的沟通，各专业之间才能交流各自对问题的独特见解。也只有这样，不同专业才能看到有关问题的复杂性，对问题有较全面的认识。
- 合作的重要性——不同专业对康复问题有其独特的看法，并发展出各自不同的工作传统、理念、目标及工作策略等。因此，康复服务的适当性及有效性，是依赖各专业间的真诚合作去厘定问题的重点及制订工作的优先次序等。
- 避免及化解冲突——团队工作为不同专业提供一个开放的讨论场合，让不同专业表达对问题的意见，并通过讨论达成共识，以避免不同专业因理解角度的差异而引起的冲突与误解。
- 个人及专业发展——团队工作着重队员间的专业知识交流、相互沟通及相互支持，间接地促进队员的个人成长及专业发展。

多元科际模式

采用这个模式的团队，由不同专业人员或专业部门所组成。它结合了不同的专业知识，共同解决同一问题，或为某个残疾人士提供服务。

最先采用此模式的是医疗服务机构。在医院内，医生通过咨询个别不同辅助医疗专业的意见，参考了不同的专业意见后，独立地为病人订出适合的治疗方案。这个模式的特色，是各专业拥有相当大的自主性及独立性。虽然他们为同一位病人提供服务，基本上，他们可以依据其专业考虑，各自订立有关的治疗方案。

儿童发展诊所（Child development clinics）便是一个采用多元科际模式的典型例子。诊所的工作是为儿童提供一个全面的发展评估，以及为发展有问题的儿童提供适当的（治疗）服务。通常，这些诊所是由一位儿科医生主理。那些被怀疑有问题的儿童通常会由医生、学校或社会机构转介到儿童发展诊所，接受进一步的评估。评估范围主要包括体能、认知、情绪及社交等方面。

首先，儿科医生会接见儿童及家长，了解儿童有关的医疗背景，以及为儿童进行详细身体检查。假如医疗检查报告认为儿童需要接受其他专科医生检查的话，例如骨科或脑科等，医生便会将儿童转往有关专科进行跟进评估。完成有关身体检查后，社工便开始接见儿童及家人，了解有关的家庭背景。此外，儿童也需要接受临床心理学家的评估，评估其智能发展、社交及情感发展等表现。有需要的话，临床心理学家（或儿科医生）会将儿童转到言语治疗部、物理治疗部或职业治疗部等，评估儿童有关项目的发展或接受治疗。

从以上的例子可以看到，多元科际模式团队的工作特色是团队包含了不同专业的成员。虽然，他们各自有自己的专长，但他们均以儿童的发展需要为其工作目标。他们互相合作，但又保留各专业的自主性及独立性。

科际模式

与多元科际模式相同，科际模式结合了不同专业成员，为个别病人或案主提供多项不同的专业服务。不过，有别于多元科际模式的是，它的工作决策是以团队集体商议的形式进行（team decision-making process），而非独立地由个别专业人员自己决定。

科际模式相信，不同专业所涉及的知识、技巧、角色、责任等，在某种程度上均有机会与其他专业出现重叠。因此，它认为不同专业应以集体商议的方式，就所面对的问题进行讨论，以制定共同的工作目标。简单来说，科际模式的特色是：合作、共同谋事及协调（cooperation，collaboration and coordination）。

此外，由于科际模式的决策过程以集体商议的形式进行，团队队员之间对不同专业的工作策略及内容会有较具体的认识，因此，队员间可以发展出较紧密的支持，以及发挥朋辈督导（peer supervision）的功能。特殊儿童中心便是采用这个模式的其中一个例子。

学习活动 6 （5 分钟）

与多元科际模式相比，科际模式可以在团队内发展出较密切的朋辈支持及朋辈督导的功能。不过，究竟在什么条件下，这些功用才能被发挥出来？试简述之。

加勒（Garner，1982）曾分析采用科际模式的问题，发现专业间常常会出现自我保护的专业主义现象。因此，他提出全队工作模式（total team model）。这个模式的特色是以不同专业组成一个完整的工作单位，不同专业再不隶属于个别的专业部门，而是同属于某一工作单位。因此，机构的结构不再划分为不同的专业部门，而是以服务对象作为机构内部结构设计的基础。

此外,麦因（McClane, 1992）提出五项有助于推行科际模式的条件,包括机构文化、团队奖励、良好的对外合作关系、清楚的工作方向和目标、定期的工作检讨等。

跨科际模式

这个模式是团队工作中较新的发展。它的特色是团队的专业成员并不单是共同处理同一个问题,而是不同专业采用共同(common, or shared techniques)技巧去处理问题。这个模式打破了专业间的知识隔膜及门户界线,鼓励专业间在信息、知识及技巧等层面的交流。

这个模式最早应用于美国一项为有问题初生婴儿及其家人的服务项目中[①]。这个模式目前在美国流行于两大服务类别:早期教育及训练项目和为严重残疾儿童提供教育服务的项目。

跨机构科际模式

传统的科际模式是采用个案为本(case-oriented)的形式进行,意即在同一机构内,为案主提供不同的专业服务。例如,以医院为本的诊疗队伍包含了不同的专业成员,可以为病人提供医疗、社工服务、心理咨询等不同服务。

但自20世纪80年代中期,西方国家扩大了科际模式的定义,因为发觉单一的机构很多时候不能为一些同时具有多种特别需要的人

① 该项服务的英文名称是:The National Organized Collaborative Project to Provide Comprehensive Services for Atypical Infants and Their Families。模式的名称是由该项服务的希德逊(Dorothy Hutchison)教授提出。

提供足够合适的服务。为了满足案主的不同需要,需要与其他机构联手,为案主提供各种不同服务。在这个情况下,科际模式需要以跨机构的模式进行。可以说,跨机构科际模式实际是由科际模式演变出来的。由于这个模式涉及不同机构的参与,机构间的沟通、合作与协调便成为推行有效服务的一个重要课题。

总结

成功的康复计划有赖于残疾人士及其家庭、康复队伍以及社区等多方面的合作。尽管残疾人士本身有其潜能及能力,但他们必须要有各方面的支持及鼓励,才可以面对残疾带来的转变与挑战。通过辅导及适当的支持,残疾人士才能对自己的处境建立较积极的态度,从而有较大的改变动力。这样,他们的潜力才得以发挥。在接受现实及改变的过程中,有些残疾人士会变得较为积极,他们开始利用不同途径表达他们的声音,让社会了解到他们的处境及需要。

家庭是康复过程中一个不可缺少的重要部分。可是,一方面它们需要适当的支持,去面对残疾成员给家庭带来的种种转变,以及学习如何跟出现问题的成员相处和照顾他们的需要;另一方面,家庭也是保护残疾人士权益的重要人物。因此,康复工作员不仅要负起传递专业知识及技能的角色,更是残疾人士及家庭的工作伙伴。由于残疾人士也是社会的成员,因此,有效的康复工作取决于能否去除一些环境障碍或社会屏障,继而为残疾人士创造一个适当的社区康复环境。因此,推动社区参与是康复计划的重要工作。简而言之,康复工作员不仅是个人康复计划的参与者,同时也是残疾人士权益倡议运动中的伙伴。

参考文献

Garner, Howard. (2002). *Helping Others Through Teamwork: A Handbook for Professionals.* Washington, DC: CWLA Press.

Garner, Howard G. and Fred P. Orelove. (Eds.) (1994). *Teamwork in Human Services: Models and Applications Across the Life Span.* Boston: Butterworth – Heinemann.

Garner, Howard G. (1982). *Teamwork in Programs for Children and Youth: A Handbook for Administrators.* Illinois: Charles C. Thomas.

Henderson, George and Willie V. Bryan. (1984). *Psychosocial Aspects of Disability.* Springfield: Charles C. Thomas Publisher.

Hong Kong Government. (1976). *The Further Development of Rehabilitation Services in Hong Kong.* Hong Kong: Hong Kong Government Printer.

Hong Kong Government. (1977). *White Paper on Integrating the Disabled into the Community: A United Effort.* Hong Kong: Hong Kong Government Printer.

Hong Kong Government. (1992). *Green paper on Equal Opportunity and Full Participation: A Better Tomorrow For All.* Hong Kong: Hong Kong Government Printer.

Krueger, David W. (1984). *Rehabilitation Psychology: A Compre-*

hensive Textbook. Maryland: An Aspen Publication.

McClane, W. E. (1992). "The Context for Teamwork", in *Guide to Interdisciplinary Practice in Rehabilitation Settings.* Illinois: American Congress Rehabilitation Medicine.

Regnier, Stephen and Marian Petkovsek. (1985). *Rehabilitation – 25 Years of Concepts, Principles, Perspectives: A Collection of Articles Published in Rehabilitation Literature 1959 – 1984.* Chicago: National Easter Seal Society.

Robertson, Sharon E. and Roy I. Brown. (Eds.) (1992). *Rehabilitation Counselling: Approaches in the Field of Disability.* London: Chapman & Hall.

Scott, Ron. (1998), *Professional Ethics: A Guide for Rehabilitation Professionals.* St. Louis: Mosby.

Stewart, W. (1985). *Counseling in Rehabilitation.* London: Croom Helm.

Wilson, Barbara A. and D. L. McLellan. (Eds.) (1997). *Rehabilitation Studies Handbook.* Cambridge: Cambridge University Press.

其他参考数据:

若你对康复工作的哲学基础有兴趣的话,可参考下列数据:

Bozarth, J. D. (1981). "Philosophy and Ethics in Rehabilitation Counseling", in M. Parker Randall (ed.) *Rehabilitation Counseling.* Boston: Allyn and Bacon Inc., Chapter 3.

Wright, G. N. (1980). *Human Philosophy: In Total Rehabilita-*

tion. Boston: Little Brown and Company, Chapter 12.

中文参考数据:

姚卓英,《伤残复健概论》,台北:杏文出版社,1978。

周永新主编,《社会工作新论》,香港:商务印书馆,1994。

《香港康复服务的进一步发展》,香港:香港政府印务局,1976。

《群策群力协助弱能人士更生》,香港:香港特区政府印务局,1977。

康复政策及服务工作小组,《康复政策及服务绿皮书:平等齐参与,展能创新天》,香港:香港政府印务局,1992。

魏美惠,《智力新探》,台北:心理出版社有限公司,1996。

单元三　正常化概念

前言

正常化是西方社会一个针对旧有的隔离政策及收容所式服务而出现的概念与思维的转变，也是康复工作中的一个重要议题。[①] 受正常化原则的影响，康复界在过去数十年中，很努力地协助残疾人士重返社会，希望他们尽可能过着与普通人无异的生活。虽然如此，康复界却未对正常化政策的康复服务进行评估。直至最近十年，情况才开始有改善。胡夫史毕加（W. Wolfensberger）尝试将正常化的价值基础转化成一些原则，用作评估有关社会服务的参考或指引。本单元将审视昔日的正常化概念，以及胡夫史毕加对有关概念的阐述。

此外，正常化常引起一个关于如何制订正常标准的问题，本单元将简略讨论生活质量这个概念，尝试为上述问题提供一个解决的方向。

完成这个单元之后，你将能够：

---

① 本文的资料与描述，以西方社会的经验为主，读者须留意资料及有关概念发展的独特社会历史文化背景及与之相应的社会问题。

- 掌握尼斯（Nirje）的正常化概念；
- 从社会形象及社会能力等角度，解释何谓有价值的社会角色（concept of social role valorization）的概念；
- 阐述有价值的社会角色概念的七个核心主题；
- 掌握社区照顾与整合的主要概念等；
- 了解生活质量概念与正常化概念的关系。

康复工作的重要原则：与普通人一起生活的工作目标

过去，残疾人士一直被视为一些能力低、贡献少、不幸、缺乏独立能力，与普通人不同的特别群体。通常，他们会被安置在一些收容所或院舍之内，与家人分隔，而不能像普通人一样在社区内生活。随着时代的进步，社会对这些人士的态度开始转变，并渐渐认识到残疾人士的需要，接受这些残疾人士也应该过着与普通人无异的生活的想法。其实，能够与普通人生活在同一社区，应该是残疾人士的一项权利，而非选择。这即是说，一个人无论他的残缺形式如何，例如失明、肢体残缺等，他们也不应被隔离于院舍之内而应该生活在社区。这个源于西方的正常化概念，对于香港康复服务的发展有着深远的影响。

胡夫史毕加提出的正常化概念指出，残疾人士的价值，会因社会人士对患者的残缺特征所产生的歧视而受到贬抑。因此，要残疾人士重拾正常的社会地位，康复工作应将目标放在促进残疾人士的社会形象及社会能力两大方面。虽然，个人自身的价值有别于个人角色的价值,但胡夫史毕加认为正常化的焦点应是在个人角色的价值上,而非其自身的价值中,因为个人自身的价值已是一件毋庸置疑的事。胡夫史毕加尝试将正常化的概念变成一些可操作的原则,并提出有价值的社会角色这个概念,用以阐述正常化概念的核心。

以下将从一个历史角度检视正常化的概念,并尝试从本土经验中进一步讨论有关概念。

从历史角度看正常化概念

尼斯的正常化原则

尼斯(1969)将正常化理解为尽量使智障人士拥有与社会上大部分人士一样的生活条件,让他们过着主流的生活。①

尼斯提出八条正常化原则:

1. 正常化是指残疾人士应拥有一个正常的生活节奏。

    这里强调残疾人士也应拥有一个普通人生活的权利。残疾人士不应整天只躺在床上,或只有吃和睡而没有其他活动。他们也应该跟普通人一样,早上起来,梳洗过后便开始

---

① 英文原文如下:"making available to the mentally retarded patterns and conditions of everyday life which are as close as possible to the norms and patterns of the mainstream of society."现在,已较少用"mentally retarded"这个名称,改为"person with disability or person with mental handicap".

一天的活动,或上学或上班等。但是,要残疾人士过着如普通人般的生活,最重要的是要将残疾人士的福利置于行政效率等考虑之上。

以下便是一个反面例子。一个五岁患有肢体伤残的学童,他每天要六点左右便上校车。由于他上车的车站是第一站,他会留在车内直至司机把不同地点上车的同学全部接完之后,才能够返抵学校上课。因此,他每天需要在车上待三个小时,才能回到学校上课。在这个例子中,学校或机构基于行政的方便,以最节省资源的方式安排校车接送服务,却忽略了某些学生的福利。因此,一些住得偏远的学生,往往要比一些离校较近的同学,花上更多的乘车时间。跟普通人乘车上学、上班的时间相比,残疾人士可能要花上数倍的交通时间,影响了他们的生活节奏。

此外,一些在院舍实习的同学发现,院舍生活与日常生活有很多不同之处,包括那些家居习惯、梳洗或休息等日常起居项目。虽然,一般人每天的起居也有一定的节奏,但这些节奏与院舍的运作时间表不同,一般人以家庭的习惯为基础,个别家庭成员有他们的自主空间,可以随意变动;院舍则以机构的行政运作为基础,受人手、员工的上下班时间表、舍友人数等因素影响,因而使居住在里面的舍友没有多大的自主空间。就以早晨起床、用膳、洗澡、睡觉等为例,院方已编排好这些活动的时间程序,舍友必须遵守而不能随意变动。

2. 正常化意味着残疾人士也应拥有一个常规生活。

普通人也好,或残疾人士也好,都应该拥有常规的生活,包括有规律的作息时间,在工作之余发展自己的兴趣,或者在假日跟家人相聚、探访朋友、购物、参加宗教活动等。

3. 正常化表示残疾人士也可以享有节日、假期或一些个人重要的日子。

大部分社会人士都需要工作及享有假期，残疾人士也应拥有这些权利。他们应该与其他社会成员一样，享有假日或分享共度文化节日的乐趣。可惜的是，在一些院舍中，庆祝节日通常只是一些院舍活动的常规，而不是由残疾人士自己、家人或朋友自发举行的活动。

要留意的是，虽然残疾人士是享有节日及假期的权利，但康复工作员不可因而降低对残疾人士在工作中的责任承担与要求，例如容许残疾人士享有比普通人更长的假期，或无故把他们的假期时限延长。这些做法也是不妥当的，因为在一般正常生活中，工作时间与假期两者界线分明，不会因个人喜好而随意变动。

4. 正常化是指残疾人士也有机会经历不同的生命发展阶段。

不同年龄的发展阶段有不同的社会要求。若要残疾人士做到上述要求，需要有一个理想的环境协助他们发展体能、心理及社交等方面的能力与潜能。例如，不应只安置残疾人士在一些特殊学校内读书，使他们只得到跟其他残疾人士为伍的机会。相反，在可能的情况下，他们应该与一些普通的同龄孩子在普通学校内一起上课，使他们有机会跟普通孩子一样，学习发展符合其年龄要求的社交技巧。只有这样，残疾人士才不会被环境塑造成为一个永远长不大的孩子的模样。

5. 在正常化的原则下，康复工作员需要尊重及考虑残疾人士的选择、意愿及渴求。

很多人有一个错觉，认为残疾人士是一群没能力及依赖的人，其实不然。不可否认，受种种因素的影响，部分残疾人士可能没有能力理解及达成一些涉及法律契约的责任。不过，在日常生活中，大部分残疾人士仍有足够的能力决定自己的饮食起居或衣着等个人选择的问题。在正常化的原则下，这些个人喜好及选择应该得到适当的尊重。

6. 正常化应该尊重残疾人士生活在一个两性关系的社会的事实中。

残疾人士也应有学习与异性交往的机会。很多时候，父母基于一种保护的心态，禁止残疾的子女与异性交往。这个做法未必能解决残疾人士的生理发展需要，还可能使残疾人士缺乏学习正确表达需要的技巧的机会。而且，由于缺乏与异性交往的经验与保护自己的技巧，增加了他们成为性虐待受害者的机会。

7. 残疾人士能否过正常生活取决于他们能否拥有一个正常生活的经济水平。

残疾人士需要有足够的经济条件，应付他们在社区内生活的种种开支，例如一些基本日常生活的支出、社交及闲暇生活的费用等。

8. 另外一个重要的正常化原则是，残疾人士也应享有与普通人士相同的公共服务标准。

以普通公共设施为例，社会应增添一些专为残疾人士而设的医院、学校、院舍及寄宿学校等设施，也应严格遵守这些服务的客观比例基准。例如，机构不能不顾及残疾人士的利益，将一个只能容纳 20 张床位的精神病房的床位增至 40 张。

胡夫史毕加的正常化定义

1972 年的定义：

正常化可定义为：尽量利用一些文化中最常态的方法或途径，协助残疾人士建立一些文化中常态的行为及特征。①

上述定义有以下特点：

- 正常化的原则与社会制度息息相关，因为常态本身是受社会制度影响的。
- 这里的常态是指统计学上的常规，而不是道德层面的伦理规范。这些常态包括社会中一些普遍的惯例或典型的生活经验等。例如，在制度上，香港的儿童进入小学的年龄是六岁。因此，六岁入读普通小学便成为香港小朋友的常规了。
- 正常化过程应尽量运用一些常态方法达成。例如，在条件许可的情况下，残疾儿童应在普通学校内接受教育，而不是被送往特殊学校，跟普通孩子分隔。
- 正常化的目标以常态行为及特征为参考基础。这个目标是

① 英文原文如下："Utilization of means which are as culturally normative as possible, in order to establish and/or maintain personal behaviors and characteristics which are as culturally normative as possible"。从常态理解为统计学的常规来看，胡夫史毕加的文化常态中的文化，应该不是说民族层面的广义文化概念，而是指在社会制度层面的狭义文化概念。

希望把残疾人士培养为具有一些与普通人相若，而又符合年龄的行为。这样的话，他们便不会被社会视为异类，更容易和更有效地融入普通的社区生活。

➢ 在正常化的原则下，残疾人士应该尽量通过得到及使用一般人享有的待遇和设施，以尽量发展达至一般人的行为和特质，包括接受正常标准的规定限制，学习一些适龄的社会要求，但这并不表示他们因此可以发展出与普通人一样的能力。其实，正常化概念的主要精神，是希望康复工作者可以协助残疾人士学习及保持常人的行为。

这个定义所引起的主要批评：

很多残疾人士批评正常化概念，质疑为什么要求残疾人士迎合一般人的常规，而不是反过来，要求普通人接受残疾人士的规范？他们举出残疾人士与普通人能力差距的事实，认为在现实客观条件不足的环境下，很难使残疾人士达到普通人的能力表现。例如，一个15岁的中度弱智少年，他的认知能力根本不足以让他像一个普通同龄少年一样升读高中。这个例子说明在现实条件的限制下，残疾人士很多时候是不可能符合普通人的常规标准生活的。

曾经有一篇报道记载一名德国女律师的事迹：她出生时已失去双手，但一直在普通学校读书，最后考到律师执照，现在正努力倡导残疾人士福利的工作。自小她都是用脚代替手做一些日常的工作，例如写字。不过，她曾经遇到一件事，就是法庭不想她在法庭上用脚来写字，而要求她用义手来写字，因为法庭认为用脚写字不是常态行为。事实上，很多残疾人士也不明白，社会为什么用普通人的标准去评估残疾人士的行为表现？

1977年的正常化定义：

胡夫史毕加重新将正常化定义为:利用一些文化上认为有价值的方法,去建立或(及)保持残疾人士一些在文化上认为是常态或有价值的行为、经验及特征等。①

这个定义有以下特点:

- 由于很多人批评胡夫史毕加在1972年提出的定义含有贬低残疾人士的价值及否定他们有特别服务需要的元素,因此,他于1977年提出新的正常化定义。
- 在新的定义中,文化上认为有价值的方法(culturally valued means)这一项,同时包含了一些适合残疾人士的一般服务,以及针对残疾人士特别需要而设的特别服务等。
- 将文化上认为是常态或有价值的行为、经验及特征视为康复目标,是希望避免社会人士排斥那些表现不能符合常态行为的残疾人士。

这个定义所引起的批评:

- 虽然新的定义是因批评而修改的,但胡夫史毕加所提出的文化上认为有价值这个概念,却比文化上的常态(culturally normative)的概念更为抽象、意义更模糊。因为,在一个多元文化的社会里,康复工作员是很难从众多不同的文化中,归纳出哪些才是具文化价值的方法。
- 有些人提出正常与不正常的分野问题。他们指出正常化概念本身已预设在社会里有一批是正常的人,而另一批是不

① 英文原文如下:“The utilization of culturally valued means in order to establish and/or maintain personal behaviors, experiences, and characteristics that are culturally normative or valued.”

正常的人的看法。但是什么是正常或不正常？正如刚才说过，什么才是文化上的常态？如何决定什么才是文化上的常态？批评者更提出，为什么智能 75 不属于智障范围，而 74 却是？实际上，究竟是否可以把正常与不正常作出如此清楚的划分，抑或它们本身只是一些连续统一体（continuum）而已！

胡夫史毕加提出的有价值的社会角色

胡夫史毕加于 1983 年提出有价值的社会角色的新概念，用来代替正常化的概念。他认为有价值的社会角色最能清楚明确地表现正常化的最高目标。这个概念创造、支持及保障那些处于社会价值受贬抑危机的人应有的社会角色价值。虽然，胡夫史毕加提出了有价值的社会角色的新概念，但它却没有如正常化概念一样，成为康复工作的一个流行概念。

什么是有价值的社会角色？胡夫史毕加解释，这是由社会来决定什么才是有价值的个人特质。例如自南唐之后，中国古代社会的人，均公认裹小脚为一个评审美女的重要标准。[①] 然而在现代社会，脚的尺码已不是用来衡量美女的准绳。反而，身材的比例，才是用来审定美女的标准。因此，一位拥有纤瘦而又不失丰满身材的女性，才是一个被大部分人士公认的标准美女形态。

所以，要明白胡夫史毕加如此强调把创造与支持有价值的社会

---

① 裹小脚这个流行于古代中国社会的习俗，始于南唐李后主的舞伎窅娘，她为了使自己跳舞时的舞姿更美，缠足把脚变小。自此，女性便纷纷仿效成风而流传下来，成为中国古代妇女的一个习俗及审美标准。

角色的元素包含在正常化概念之内的原因，必须先审视异常或社会价值被贬抑的过程，这是因为社会常态是用统计学的多数为基础，故此，只要社会大部分人认为某些个人特质是没有价值的时候，个人的价值才会受到贬抑。换言之，异常只是某些人出现了一些与众不同的表现的处境而已。

究竟表现异常的人有什么遭遇？他们的遭遇可以通过一些被贬抑的社会角色价值的处境呈现出来。通常，他们被社会人士视为一群自尊与地位较普通人为低的人。他们较容易被社会其他人士排斥，得到社会较少的关注，以致影响他们的尊严、适应力、发展及自信心等多方面的发展。例如，残疾人士可能被安置于一些高墙铁窗式的院舍之内，与社会分隔。受这些客观环境影响，残疾人士没有机会学习如何适应普通社会的要求，反而建立了一套由身处环境所模塑及异于常规的行为。可悲的是，在这些环境下，他们的行为表现却与一些扭曲了的社会期望不谋而合。

要改变这个情况，康复工作员需要减低残疾人士有别于常人、与众不同的地方。除此之外，还需要改变社会的价值观，以及社会人士对残疾人士的看法。不可否认，要将残疾人士改变为一个迎合社会价值要求的人，他们需要付出很大的代价；而且有时更会得不偿失。一个典型例子是昔日的中国妇女，为了符合社会的审美标准或文化潮流，需要忍受很大的肉体痛楚来缠小脚。

学习活动 1 （15 分钟）

胡夫史毕加提出，一个人的价值是否被贬抑，取决于社会如何看待某些个人特质。细读下列有关东南亚的一个文件报告，然后解答下列问题：

一个地方修院宣布，象神已转世。这个消息使很多来自不同地方的人聚集在象神诞生的地方。这个被称为象神的孩子，拥有一个很大、很圆、很长的鼻子。他的鼻子长得像象鼻一样，一直伸展到他的口部之下。其实这个小孩只是长相十分奇特，但地方修院却声称这位小孩是象神所赐的礼物。于是，虔诚的信徒抓紧每一个可以看到这位象神的机会，以求得到他的祝福。

(1)依照上文的描述，你认为上述的孩子是否可以形容为一位外貌异常的人？

(2)若这个孩子是生长在香港的话，他是否会被视为不正常、奇异或外貌异常？

(3)在香港的环境下，你认为一位外貌异常的孩子会有什么遭遇？他是否会被隔离？

---

(1)从现代医学角度看，这个孩子的容貌是出现了某些缺陷。

(2)因为在香港的文化里，象神并非一位被普遍认知的神祇。因此，这个拥有如象一般容貌的孩子，将会被社会人士视作容貌异常，而非象神转世。

(3)在香港，大部分人也会觉得这个孩子的相貌怪异，而影响孩子的自我形象。尽管在香港社会里，他不会遭受隔离，但他本人却可能因为自己的容貌过于与别人不同而自我隔离。

学习活动 2 (5分钟)

(1)假若香港有一位知名人士——例如，一位受欢迎的电影明星——他公开表示，他因为受了象神的保佑，才能在电影中亲身演出各种危险动作，你认为他的言行会对该名被称为象神的孩子构成什么影响？

(2)假若某些香港知名人士，包括著名的商业家、政府高级官员、医生、富商等表示，他们家中也有残疾子女。不过，他们对待这些子女如珠如宝，因为自孩子出生后，家业昌盛，他们认为这些孩子为家庭带来好运。你认为社会人士是否会如这些孩子的名人父母一样，珍惜他们？

(1)相信只有那些崇拜该位影星的人，才会对那位孩子持有不同的态度。除非社会上大部分人士认同这位影星对这位孩子的正面评价。也就是说，社会人士相信这个孩子会为社会带来好运，否则，这个孩子仍要面对社会的负面评价。

(2)虽然这些残疾孩子受到家人的重视，但并不表示他们会得到社会的相同对待。不过，如果他们有机会表现其他的正面个人特质，那么，他们就有很大机会被授予某些社会所认知的角色。

有价值的社会角色的重要主题

胡夫史毕加提出两个行动方向，以达致有价值的社会角色的目标：

- 促进残疾人士的社会形象的行动；
- 促进残疾人士能力的行动。

究竟如何促进残疾人士的社会形象及能力？就有价值的社会角色的目标而言，胡夫史毕加提出了七个重要主题，指引康复服务的工作方向。这七个主题包括：

- 无意识的影响（role of unconscious）；
- 角色期望(role expectancy)；
- 保护倾向的结果（conservation corollary）；
- 促进个人能力与发展模式（the developmental model and personal competency enhancement）；
- 模仿学习的影响力（the power of imitation）；
- 社会塑像（social imagery）；
- 社会整合（social integration）。

无意识的影响

胡夫史毕加认为，无意识是指在康复服务工作中，工作员对某些情况缺乏意识，或拒绝主动承认某些已发生的事情。其中一个较常出现的情况是,当一个机构的服务或发展偏离它原先厘定的目标时,有关人士通常会拒绝承认这个事实;或将一些已意识到的转变压抑在个人的潜意识里,而对这些改变充耳不闻。例如一些大型的院舍机构很多时候为了管理上的方便,为了降低传染病的发生机会,不顾院友的个人选择或意愿,而将他们的头发一律剪短。可惜的是,这些院舍并没有意识到这些制度化的做法已剥夺了院友的个人选择权利。

在正常化的概念中,胡夫史毕加强调意识对服务质量的重要影响。他认为工作员应该主动将那些负面感受或关系动力提升到意识层面,用一个主动及积极的态度去面对和解决这些问题。例如,就上述例子而言,员工可以问自己,假若他们是其中的一分子,他们是否愿意在无选择的情况下被剪短头发?胡夫史毕加认为,这些自我提问可以协助员工反省一些习以为常的工作程序。

学习活动 3 (10 分钟)

很多机构没有意识到,它们的某些服务程序有违普通生活常态。试从以下例子中找出一些你认为是有违常态的做法,并建议如何作出改善?

由于负责人认为严重智障人士不懂得看时间,因此在一个为严重智障人士而设的宿舍里并没有安装任何时钟设备。每天七点整,院舍会启动中央系统警报装置,将院友叫醒。当院友起床后,员工会为他们穿上制服,作为日间活动的衣着。梳洗完毕后,院友会被安排到一些指定的座位中进食早餐。每天,院舍也会为院友准备一模一样的早餐。

你认为哪些是有违普通生活常态的程序?

你认为需要改变的地方:

---

(1)用警报装置作为闹钟并不是一个常态的做法。在日常生活里,警报装置是用来唤起市民的火警意识的。而闹钟才是一个正常的家居用品,用来提醒家人起床的时间。因此,院舍也应利用独立的个人闹钟唤醒院友及训练他们自动起床的责任感。

(2)除了某些机构用制服作为员工的工作服外,一般人在家是不必穿着制服的。因此,院友也应同样享有自己选择日常便服的权利。此外,对于严重残疾人士来说,学习在适当场合选择合适的衣着,本身也是一个训练及学习过程。

(3)要求院友在指定位置进食,是一个行政安排多于一个普通生活常态的做法。在正常化的原则之下,为院友尽量编排一些普通常态的生活,才是一个重要的优先考虑。

角色期望

胡夫史毕加提出的第二个重要主题是角色期望及角色循环(role circularity)与异常行为的关系。简单来说,这些概念是指某些角色如何受自我预言(self - fulfilling prophecy)的影响而得以维持。

一个常见的例子是一个已年近三十岁的智障人士,仍然被家人视作小孩,使他得到如小孩般的对待。例如,家人惯常在公众场合,用乳名称呼他;而且,家人并没有意识将他视作一个成人,要求他有成年人的表现。因此,在家人的面前,他一直是以小孩子的角色出现。在这样的人际交往环境熏染之下,他的表现与家人的期望相符合。

正常化概念指出,康复工作人员需要认识及发掘一些对残疾人士有积极意义的社会角色,并要对残疾人士作出相应及合适的角色要求。要达到这个目标,康复工作人员需要注意以下事项:

- 工作员需要为残疾人士提供与年龄相符的活动;
- 工作员需要有明确的身份,协助残疾人士建立一个符合年龄的交往关系;
- 康复机构应设在社区之内,而不是设于一些与普通人分隔的偏远地方等。

换句话说,在服务层面上,康复机构应避免令残疾人士的角色受贬抑。假若残疾人士的角色正处于受贬抑的情况,康复机构应想办法将附加于残疾人士身上的负面角色除去,并协助他们在不同的生活领域内,重新建立一个积极正面的角色。

学习活动 4 (10 分钟)

对那些对残疾人士来说,哪些是异常角色期望(deviant-role expectation)?

医生告知一个女孩子的父母,他们的女儿是一名患有中度智障的人士。父母因此对她寸步不离,不让她单独外出。自小,她的父母便替她选择玩具及衣服。她的父母不断地告诉她，一个乖孩子需要永远跟随着她的父母亲。同时，父母也告诫她，不可以交男朋友，因为所有男性都是坏人。

你认为文中有哪些异常角色期望？

---

(1)那位女孩子的父母不准她单独外出是一个不妥当的做法。事实上，她的父母应教导她如何单独外出，才可向她灌输保护自身安全的概念；以及除了父母之外，她还可以跟随哪些人外出，例如，师长、朋友及亲属等。

(2)父母不鼓励她自行购物的做法也是不合理的。一个较接近常态的做法是父母陪她一起购物，教导她认识购物的程序及如何购买一些日常用品的地方等。

(3)禁止她与异性交往也是一个值得商榷的做法。相反地，她应学习一些社交技巧及自我保护的技巧。

保护倾向的后果

关于保护倾向的后果这个主题，它主要指出一个人的社会角色价值愈低，他愈需要建立一个有正面价值的个人特征，以平衡及减除因角色受贬抑而造成的伤害。例如，一个说话不清、视力不佳、行动怪异而发型奇特的智障人士，会更加令人觉得他外表古怪，有别常人。因此，这些人士更需要注重仪容，减低因仪容而出现的负面形象。其次，一班为数 20 人的残疾人士一起外出，会增加别人对他们的奇异眼光，加深别人对他们的负面印象。相反来说，若他们只是三四人一起外出，这个安排将会大大减少别人的注意力，也减少他们出现负面形象的机会。

换句话说，保护倾向的后果说明，假若引致异常情况出现的密度、严重程度及变化因素等愈大，康复工作员愈需要减少出现这些负面因素的机会。例如，若残疾人士聚集的人数愈多，愈容易引起负面标签的情况发生的话，则康复工作员需要减少他们聚集的人数，将大组活动改以小组形式进行。同时，更需要发掘该等人士的正面个人特质，以减少这些人士被标签的机会。

学习活动 5 （5 分钟）

在一些商场，有时会见到一大批残疾人士结队游憩。若要减少这些人士引起的负面社会形象，你认为可以怎样做？

一天，机构为一大批残疾人士安排外游活动。

他们穿着同一款式的院服，走下旅游车，都因本次的活动感到很高兴。而路人十分在意这批残疾人士，有些路人取笑他们为残废团，若走近他们便成为他们一分子，四周的人立即散开，不想走近他们。一些路人则因穿着与这批残疾人士穿着的衣服款式相近而被笑。

（1）可以安排一个较高的师生比例，例如，一对一的师生比例，以减小组内的残疾人士与普通人士的人数比例差距。除此之外，可以邀请义工或家长一齐同往,也可以达到以上的效果。

(2)改善残疾人士的衣着及仪表,以减小他们在外表上与普通人的差异。

(3) 避免穿着制服外出。虽然,这个安排有利于管理,但这却是一个引起很强烈标签作用的安排。

促进个人能力与发展模式（the developmental model and personal competency enhancement）

正常化建议采用发展模式为残疾人士提供一些促进个人能力发展的服务。发展模式对人有较正面的要求,它假设每个人都有不同的发展潜质,因此,只要配合有效的教导技巧及适合的教材,残疾人士将会有一些更高的个人发展。

学习活动 6 （5 分钟）

一般人也许会有以下的想法:患有严重残疾的人缺乏发展的潜质。试提出三种方法,去消除这个误解。

(1)要让社会人士认知,避免用普通人的能力与残疾人士的相比,并且要尊重及欣赏残疾人士本身的发展速度及能力。

(2)为残疾人士提供一些合适的器材,增加他们的独立能力。

(3)将目光放在残疾人士的能力方面,而非放在他们的弱点上。鼓励及赞赏他们在任何方面出现的改进,以加强他们的学习信心。

模仿学习的影响力

模仿是学习过程中一个重要学习元素。可是,一些价值受贬抑的人很多时候却从一些社会认可的模范群体中被分隔开来,减少他们学习常态的机会。与此同时,他们却被安排与一些相同困境的人在一起,接受一些能力较差的员工所提供的服务。

正常化强调为价值受贬抑的人提供一些正面的常态学习模范,从而希望这些人士能在生活中学习到一些社会认可的生活模式。此外,正常化概念也提醒康复工作员,应加强为残疾人士等提供合适模范对象的意识。因为,人通常较喜欢亲近一些与自己身份相近的人,以及在某种程度上,有学习这些人士的行为的倾向。

学习活动 7 (5 分钟)

社会价值受贬抑的人,很少有机会接触一些具较高社会地位的人。例如,一些有严重行为问题的人,通常会交由一些孔武有力的男性工作员看管或照顾。作为一个社会工作者,试建议为一群社会价值受贬抑的人策划一个小组活动,安排一些具有社会认可价值的人,为他们提供一个正面模仿的学习机会。

(1)在策划的过程中,尽量考虑安排一些具有较高地位的人与他们近距离接触。例如,可安排机构的行政人员或一些地区领袖等,跟这些社会价值受贬抑的人进行一些具有合作元素的活动。要注意的是,工作员须安排足够的时间,让双方建立积极的合作及支持关系。

(2)可考虑邀请一些具社会地位的人共同策划及推行这些活动。

社会塑像

社会塑像(social imagery)强调,形象联想可以影响社会人士对某些联想对象产生强烈的角色期望及价值评价。例如,一般人倾向将失明人士与乞丐两个没有直接关系的处境,惯性地相连在一起。又例如,在一般人的脑海中,不期然的会将罪犯与满面胡须的相貌连在一起。因此,正常化概念指出,人的社会形象可以通过某些积极及正面的方法而得到改善;因此,那些社会价值受贬抑的人,同样也可以通过上述的方法建立一个正面的社会形象。

社会整合

社会价值受贬抑的人通常受到社会的隔离,因而变得无助及失去社会价值。正常化强调这些人士需要融入社会的机会,他们需要与家人同住在社区内,增加他们与普通人相处的学习机会。这就是社会整合(social integration)。

社区照顾与整合概念

正常化概念引入两个非常重要的实务概念:社区照顾(community care)与整合(integration)。以下先谈谈社区照顾的概念。

社区照顾

社区照顾这个概念在20世纪60年代出现。在60年代后期与70年代初期,医院式及大型院舍式的康复服务的成效不断受到质疑及严厉批评;与此同时,受新发展的正常化概念及残疾人士对自己的权益日益关注等因素的影响,社区照顾逐渐成为康复服务的新工作模式。

最初,社区照顾只是医院式及住院式服务的另类选择。但是,随着医院及大型院舍的关闭,残疾人士开始重新投入社区生活,残疾人士也开始面对很多不同的新的适应问题。虽然他们可以在社区内生活,但却得不到足够的服务去解决他们在社区生活的种种问题。例如,部分残疾人士需要奔走于不同的机构之间,接受分割的服务。

面对这些问题,社区照顾概念强调,需要在社区内为残疾人士提供一连串相关的服务,以满足他们的各种不同需要。社区照顾的主要精神,是在可能的情况下尽量让残疾人士在社区内生活。为了达成这个目标,社区照顾的工作包括三大方向:

- 为照顾者提供有关支持;
- 开设一些日间援助式的服务;

- 制定政策,保障残疾人士可以在社区内得到所需的服务。

英国的下议院社会服务委员会(the House of Commons Report from the Social Services Committee),在1985年提交的第二份报告书中,提议四项有关社区照顾工作的原则。有关建议如下:

- 家居生活应是残疾人士的一项优先选择,院舍生活为次。
- 康复工作应朝着正常化及服务整合的最高理想开展,并应尽力避免将服务分割,将残疾人士隔离,或开设一些太多制度规限的服务;而建议为残疾人士提供低约束性社区环境(least - restrictive environment)的服务。
- 小型机构的原则,因而不鼓励开设大型院舍式服务。
- 地区服务的原则,因而不鼓励残疾人士去偏远的地方接受服务。

整合概念

整合概念的定义非常清楚明确:它指为残疾人士,提供满足其特别需要的服务,使他们能与普通人一样,在社区内学习及生活。把这个概念用在教育上,其意思跟主流教育(mainstreaming)一词同义,即是让残疾儿童在主流的教育系统内接受教育,而不是安置于特殊学校内。在香港,1977年的社会福利政策白皮书,可以说是推行整合教育政策的新里程。

简单来说,整合概念可以理解为:

- 康复工作的一个服务模式——跟普通人一样,残疾人士也可以在社区内接受康复服务及生活。与整合服务相对的便是分割式的服务。分割式服务的特点是,残疾人士需要在不同的机构内接受个别独立的服务，但服务机构之间并没有就有关残疾人士的进展或问题而进行沟通。因此，在接受某机构服务之前，残疾人士并不知道有关的康复计划，也不知道他的未来的去向或康复进展等信息。

- 康复服务的工作目标——作为康复工作的其中一个工作目标，整合概念希望残疾人士能重新回归社区，达到在社区内生活的最理想目标。

尼斯提出几个不同层次的整合

- 物理层面的整合（physical integration）——残疾人士同样享有满足基本住房需要的权利。他们可以像其他人一样，在社区内体验日常生活的节奏、享受节日及经历不同人生发展阶段的种种变化等。因此，物理整合强调，残疾人士的院舍须设在社区内，以提供机会让残疾人士在社区内学习、就业及度过闲暇时间等。
- 功能层面的整合（functional integration）——这是物理整合的进一步发展。功能整合倡导无障碍的社会环境。它强调任何人（包括肢体损伤人士）都可以没有障碍地进出社区内的公共设施或公众场合，例如餐厅、酒楼、泳池、洗手间、公共交通设施等。
- 社交层面的整合（social integration）——这是在人际交往层次的融合，包括在邻里、学校、工作及社区等不同层面的整合。这里的主要工作是建立普通人及残疾人士之间的互相尊重、谅解及合作的态度。同时，也要重塑残疾人士的公众形象，以减低因社会标签而出现的负面情况。

- 个人层面的整合（personal integration）——这里强调个人在不同发展阶段中，跟生命中一些重要的人物，建立人际关系的需要。例如与父母、兄弟姊妹、朋友、伴侣、孩子等建立亲密关系的需要。
- 社会层面的整合（societal integration）——这里强调残疾人士的公民权利，包括社会参与、自我发展与自决等权利。因此，社会需要尊重及保障残疾人士的选择权利，让他们行使其最大的参与及自决权利。
- 机构层面的整合（organizational integration）——很多时候，残疾人士受机构条规等限制而不能全面参与社区，以及不能充分行使他们的公民权利。机构层面的整合强调，社区设施应开放给残疾人士使用，同时，也应在设施设计上，减少出现只适合某类人士使用的分野。

学习活动 8 （5 分钟）

人际层面的社会融合不仅是地理上的融合，即不仅在地理上让残疾人士跟普通人生活在同一社区，还要让他们享有及参与社区内种种活动的机会。试协助一些非残疾人士分辨出影响残疾人士社会融合的社会障碍。

---

(1)残疾人士的家人很容易遇到一些使他们尴尬的情况。因

此,康复工作员须先处理家人因需面对别人的眼光而出现的心理障碍等。当家人能正确面对自己的挫折感及忧虑等情绪时,他们才能有效地为其残疾子女或亲属的福利担当一位倡议者的角色。

(2)可以尝试在学校、儿童或青年中心等地,举办一些社区教育项目或活动,以加强社区人士对残疾人士的认识,减少社区人士对残疾人士的误解及标签。

(3)尝试及鼓励残疾人士利用社区设施参加社区活动,例如,与青少年中心合办活动等,以提供及推动残疾人士及社区人士彼此间的交往机会。

低约束性环境概念

两个由正常化概念发展出来的重要社会政策包括去机构化(de – institutionalization)服务概念及低约束性环境概念。去机构化概念提倡减少以大型院舍式的康复设施安置残疾人士,提倡让残疾人士重回社区中生活。

至于低约束性环境概念强调,它不仅应用于院舍服务中,作为提供去机构化服务的理念指引基础,这个概念还推展到教育、工作、居住、支持服务等范畴。它主要提出,若条件许可的话,残疾人士应与普通人一起生活,而不是将他们安置于一些具高约束性的院舍等环境之内。例如,一个患有局部弱听的孩子,若他能适应普通学校的要求及生活的话,应让他在主流学校内接受教育,而不应将他安置于特殊学校之内。

要注意的是,在现实生活中没有人是能够生活在一个绝对没有任何束缚的环境当中的。不同人承受着不同程度的各种约束,无时无刻都生活在各种自然、道德伦理及社会等规范之中。从积极的意义来看，某些约束是可以协助社会保持某种程度整合及维持社会安定与和谐；当然，也有某些约束会对个人的选择或生活质量有影响。从汤布鲁（Turnbull, 1981）所编的书中，他将这些约束的来源归纳于三个不同层面中，经稍作修改后转列如下：

约束对象 / 约束来源	（普遍情况）所有人	（通常但不是所有情况）某些组别	（个别情况）个别人士
自然层面	受结构限制的，天生的，例如人是不能飞行的。	有些人受身体条件影响等种种因素影响，不能生育。	因为意外或先天性因素，失去肢体，以致失去自我照顾能力。
道德层面（具自我束约性的）	自我表现的欲望。	父母应有照顾子女的责任。	道德伦理的个人选择，例如选择独身、婚后是否生育。
社会层面	尊重私有产权、遵守交通规例等。	强迫教育（九年免费教育）；专业守则等。	犯罪入狱；患有癫痫症人士不能驾驶；不接受智障人士申请移民等。

表3－1　不同层面的约束

在现实生活中，有些人承受比别人更多的束缚，当中有些是必要的，有些则不是。例如，一些属于社会层面的普遍权利，是应该受到保障的，包括守法、尊重别人的权利等。可是，一些因个人独特差异而出现于自然层面的限制，则应该被消除（例如，残疾人士因其残缺而出现的限制等）；以及应减少一些存在于个人道德层面的束缚，使个人能自由地选择（例如职业、婚姻的选择等）。概括来说，康复工作需要协助残疾人士把一些不必要的约束去除,以确保他们可以与普通人生活在一起,保障他们作为社会一分子的权利。

在低约束性环境概念之下,合适的安置应包括下列元素:

- 在社区内有充足的支持服务,以满足残疾人士的特别需要。
- 有相关的政策条例或法律条文,可以在服务不足而出现争议时作出合理的裁决,以保障残疾人士在社区内生活的权益。

生活质量

布朗(Brown, 1997, pp. 1 – 11)指出,生活质量(quality of life)本身是一个具争议的概念,自20世纪80年代后期开始,有关生活质量的模式也出现了很大的变化,学者不断将新的元素加入于旧有的概念,将它的意义更新。因此,生活质量不是一个固定的概念。以下尝试描述生活质量概念的一些重要特征。

生活质量概念

生活质量是一个多元范畴的概念(multi – dimensional),它关注个人在不同的生活领域中是否感到满意。世界卫生组织把生活质量定义为:个人对生活的看法与感受,而这些主观个人感受均受社会文化、价值观、个人目标、期望及标准等影响而各有不同(何宝英等,1999,页9)。

费斯及柏利(Felce and Perry, 1996)将它定义为一个涉及运用客观评估方法及个人主观感受，去评估残疾人士的个人发展表现、活动（或服务）的切合性及他们在不同生活范围的幸福感或满足感，包括身体、物质、社交及情绪等的概念。① 此外，生活质量也是一个整体概念（holistic concept），它认为除了经济因素之外，社会人士的态度、政治气候及专业人士的技巧等，也是一些影响残疾人士生活质量的重要因素。因此，它不但关心残疾人士的就业需要，还顾及个人在教育、社交、人际、闲暇等各层面的需要。

依据上述定义，费斯与柏利（Felce and Perry, 1997）将个人对生活质量的满足感归纳于五个主要范畴：（Brown, 1997, pp. 58 –62）

➢ 对身体状况的满足感（physical well – being）

这里主要涉及健康的范畴，包括残疾人士对健康、安全感、自由走动能力及体能（health, personal safety, mobility and fitness）等四大方面的满意程度。在健康方面，除了顾及身体有没有患病之外，还关注个人的精神及社交的状况。而在安全感方面，它主要关心残疾人士因机能限制而导致受伤的威胁感，这是关注人身安全的项目。

➢ 对物质条件的满足感（material well – being）

费斯及柏利认为这是与收入息息相关的项目，主要包括八个主要内容：经济及收入、居所质量、个人私隐、邻舍关系、私人财产、饮食质量、交通及经济保障或有关经济的安全感（finance and income, housing quality, privacy, neigh-

① 英文原文如下："An overall general well – being that is comprised of objective and subjective evaluations of physical, material, social and emotional well – being together with the extent of personal development and purposeful activity, all weighted by a personal set of values. (Felce and Perry 1996, p. 52)" (Johnstone, 1998, p. 59).

bourhood, possession, meals or food, transport, security and tenure)等。

➢ 社交方面的满足感（social well－being）

这里主要涉及两大方面:人际关系和社区参与。细分的项目包括:人际关系、家居生活、家人及亲友关系、社交生活、社区参与、活动及被接纳感或支持网络等（personal relationships, household life, family and relatives, friends and social life, community involvement, activities, and acceptance and support）。

➢ 情绪方面的满足感（emotional well－being）

这里涉及的项目有:积极情感、压力、精神健康、自尊感、地位、信仰及性生活等（positive affect, fulfillment－stress, mental health, self－esteem, status and respect, faith and belief, and sexuality）。

➢ 生产能力的满足感（productive well－being）

这里关心残疾人士在家庭、工作、教育及余闲等方面,在个人发展及时间运用上的满意程度。主要的评估方向有:行使自决权的能力(包括自信及有关技巧的知识),行使选择及控制权的状况及独立能力等（competence, independence, choice and control, production and activity, job, home－life and housework, leisure and hobbies）。

尽管不同学者对生活质量的评估范围有不同的划分,基本上生活质量的概念在横向方面,主要与残疾人士对身体健康、心理健康、家庭、工作、人际、社区、闲暇等感受紧密相连,而在纵向方面则直接受残疾人士的独立程度、选择权、参与程度等主观评价的影响。

简单来说,生活质量着重残疾人士对自身生活的感受。因此,生活质量除了采用一些一直沿用至今的心理评估项目外,还强调残疾人士的个人内在感受。这些个人感受可以从残疾人士的行为、认知及对环境等的评价中反映出来。因此,如果康复工作员不了解哪些是残疾人士认为重要的事项的话,就无法关注他们的生活质量。

生活质量与正常化

过去,残疾人士一般是安置在一些大型院舍之内,被社会隔离。大型院舍式照顾的特色是集体管理,它着重院友的规律与遵循,强调管理效率与控制,忽略了院友的个人需要及独特性。这种院舍式照顾的做法在20世纪50年代遭到很多批评,认为康复服务应顾及残疾人士的生活条件,以及参与社会的机会,正常化便是在这些批评中酝酿及产生的。

孔尔等人(Holm, Holst and Perlt, 1994)认为,正常化概念可总结为两个主要理论方向:

- 着重残疾人士的发展与学习;
- 着重残疾人士的社会权益及参与机会。

上述第一个正常化概念理论的发展方向的代表人物是前述的胡夫史毕加。他强调残疾人士的行为正常化,认为应采用一些具社会文化特色的方法,协助残疾人士建立一些社会认同的行为。这个概念的特色是将康复服务由一个强调照顾与护理的思维,转变成一个着重残疾人士发展与学习的思维。受新的思维影响,昔日院舍式架构内的医护管理位置,被换上了社会工作者或教师;而活动设计的原则由着重教育与训练的大方向,取代了以医护为先的角度。虽然如此，孔尔等人认为胡夫史毕加的正常化概念，并没有在机构层面出现很大的管理或合作问题。

上述第二个正常化概念的发展，是由宾麦基逊（Niels Erik Bank - Mikkelsen）提出的。他认为正常化的重点工作不在残疾人士的个人行为上，而在他们身处的社会条件上，这样才能保障残疾人士的社会权益及参与机会，方能体现正常化的最高目标。换言之，胡夫史毕加着重残疾人士本身的正常化，而宾麦基逊则着重社会条件的正常化。宾麦基逊的正常化概念，更加彻底地反对康复服务采用院舍照顾的模式推行，导致康复工作出现较深层的转变。新的正常化概念认为康复服务应在正常（ordinary）的社区内推行，让残疾人士融入社区（Goode, 1994, pp. 6 - 7）。

孔尔等人认为，虽然我们可以在理论上勾勒出两个主要的正常化发展方向，但实际上，它们是交织地影响着康复服务在不同领域的发展，包括政治层面、教育层面及管理层面等。他们认为正常化概念对康复服务有以下两个主要影响：

- 提出什么因素影响残疾人士能否过正常的生活，并订出一个正常生活的常态，作为建立残疾人士正常生活的参考蓝图；
- 训练及教导残疾人士一些尽量接近正常生活的技巧，为生活正常化作准备。

孔尔等人认为，正常化的生活不应只在形式上出现转变，例如，将康复服务搬入社区，或设立小型院舍取代大型院舍等。他们强调服务思维的转变才是正常化概念的核心。因此，要体现残疾人士正常化生活的真谛，必须在生活中让残疾人士有选择及参与决策的权利。换句话说，如果康复服务只着重形式的改变，而残疾人士仍是依循一些由管理层安排的严格程序生活的话，这只是将旧有的院舍生活植入社区之内。这样并不是正常化生活的理想典型，因为残疾人士依然没有机会在院舍的生活中，体验一些由自己掌控的生活，也没有机会从中增进一些人际沟通等生活技能。

孔尔等人又提出另一个推行正常化生活的问题：究竟怎样确定什么才是正常生活？这又回到究竟用什么标准来厘定正常定义的问题上了。假若我们采用普通人的标准，作为正常生活标准的话，则难免又陷入因残疾人士的客观条件及能力差异等而出现的需要与表现差异等困境之内。因此，孔尔等人认为推动残疾人士生活正常化的关键，不在于要过怎样的正常生活，而是对残疾人士而言，什么才是好的生活。这便属于生活质量的范畴了。

简而言之，所谓残疾人士生活正常化，并不在于要他们过着与普通人一样的生活，事实上这也是没有可能的事，而应关注他们的生活质量。综合孔尔等人的理解，保障生活正常化的生活质量应包含以下元素：

- 掌控权——残疾人士应有选择自己生活的掌制权及参与决策。庄信（Johnson，1998，p. 65）也把选择权及掌控个人生活的权利为残疾人士生活质量的重要指标之一。
- 自尊感——在生活上能得到别人的尊重，以及感受到自己的重要性。
- 社交网络——能建立自己的社交网络，并能自由地与之保持联系。

总结

正常化本身是一个抽象概念。尼斯及胡夫史毕加努力将这个概念转化成为一些可操作的原则。此外,胡夫史毕加后来更提出有价值的社会角色概念,进一步将正常化概念的重要元素,转化成为七个可操作的工作主题。

从某种程度上来说,生活质量概念可被视为是正常化概念的延伸。除了用一些外在的客观标准去评估残疾人士的需要及有关服务质量之外,生活质量更强调康复工作需要考虑残疾人士的个人感受,并视这些个人感受为服务策划及评估基础的重要元素。于是,在过去纯专业的客观评估准则中,渗入了残疾人士的个人感受的元素。这个转变意味着残疾人士的声音,开始在服务行政层面上受到应有的尊重。从这个角度看,生活质量不仅是正常化的延伸,在某种程度上它还体现了残疾人士的充权(充权定义见下一单元)。

参考文献

Bayley, M. (1991) 'Normalization or Social Valorization: An Adequate Philosophy?' in S. Baldwin and J. Hattersley (eds.) Mental Handicap: Social Sciences Perspectives. London: Tavistock/Routledge Publications, Chapter 3.

O'Brien, John. (1981) The Principle of Normalization—A Foundation for Effective Services. London: Community and Mental Handicap Educational and Research Association.

Brown, Roy I. (1997) Quality of Life for People with Disabilities: Models, Research and Practice. London: Stanley Thornes (Publishers) Ltd.

Holm, Per, Jesper Holst and Birger Perlt. (1994) "Co – Write Your Own Life: Quality of Life as Discussed in the Danish Context", in David Goode (ed.) Quality of Life for Persons with Disabilities: International Perspectives and Issues. Cambridge: Brookline Books, Chapter 1.

Johnstone, David. (1998) An introduction to Disability Studies. London: David Fulton Publishers, Chapter 4.

Schalock, Robert L. (Ed.) (1990) Quality of Life: Perspectives and Issues. Washington: American Association on Mental Retardation.

Brown, Roy I. (Ed.) (1984) Integrated Programmes for Handicapped Adolescents and Adults. London and Syndey: Croom Helm.

Brown, Roy I., Max B. Bayer, and Patricia M. Brown. (1992) Empowerment and Developmental Handicaps: Choices and Quality of Life. London: Chapman and Hall, Chapter 1 –2.

Bruininks, Robert H. and K. Charlie Lakin. (Eds.) (1985) Living and Learning in the Least Restrictive Environment. London: Paul. H. Brooks Publishing Co..

Corker, Mairian and Sally French. (Eds.) (1999) Disability Discourse. Buckingham: Open University Press.

Goode, David. (Ed.) (1994) Quality of Life for Persons with Disabilities. Cambridge: Brookline Books.

Gow, Lyn, James Ward and Rosalia Chow. (Eds.) (1989) Integration of People with Handicaps in Hong Kong. Proceedings of a Conference on Integration Held in Hong Kong on October 21, 1989.

Malin, Nigel. (1987) "Community Care: Principles, Policy and Practice", in Nigel Malin (ed.) Reassessing Community Care. London: Croom Helm.

New Models in Social Welfare Institutional Service Practice – Based on the Normalization Concept – English Edition 1986. Translated by Kyoko Tsunekawa, under the supervision of Lawrance H. Thompson and Yuichi Nakamura. Tokyo: Japanese Research Institute on Social Welfare.

Renwick, Rebecca, Ivan Brown and Mark Nagler. (Eds.) (1996) Quality of Life in Health Promotion and Rehabilitation: Conceptual Approaches, Issues, and Applications. Thousand Oaks: Sage Publications.

Schalock, Robert L. (Ed.) (1990) Quality of Life: Perspectives and Issues. Washington, D. C.: American Association on Mental Retardation.

Seed, Philip and Gillian Kaye. (1994) Handbook for Assessing and Managing Care in the Community. London and Bristol: Jessica Kingsley Publishers.

Turnbull, H. Rutherford. (Ed.) (1981) The Least Restrictive Alternative: Principles and Practices. Washington, D. C.: American Association on Mental Deficiency.

Wolfensberger, Wolf. (1972) The Principle of Normalization in Human Services. Toronto: Leonard Crainford.

Wolfensberger, Wolf. (1980) "A Brief Overview of the Principle of Normalization and the Definition of Normalization", in R. J. Flynn and K. E. Nitsch (eds.) Normalization, Social Integration, and Community Services. Texas: Pro – ed. Austin.

何宝英等(1999),《轻度弱智成人生活质素调查报告》,香港特区:香港理工大学应用社会科学学系及圣雅各布福群会复康部。

单元四　充权

前言

充权（empowerment），也有人译作赋权。[1] 充权本身是一个复杂而带有浓厚西方文化价值的概念，与西方的社会历史发展及民主政治思想有密切的关系。受20世纪80年代出现的残疾人士运动（disability movement）[2]影响，充权继而成为社会服务的一个重要议题。然而，在不同的社会环境及生活范畴里，出现了不同形式的充权，令这个概念的意义变得模糊，这个情况可以从日常生活的词汇中反映出来（Barnes and Warren, 1999, p. 121）。例如，消费者（consumer）的选择，使用者（user）的声音，顾客（customer）的参与，伙伴关系（partnership）等。

事实上，充权是一个广泛的、多层面的概念，它既是一个价值取向，更是一个人性观；它是一个理解社会和演绎问题的角度，也是一

---

① 在中文文献中，英文"empowerment"出现了不同的中文译法，其中较常见的有充权或赋权。除此之外，江绍康（1994）在《康复社会工作》一文中，则将之译为展能。

② 在外国文献中，英文残疾人士运动一般称作"Disability movement"，也有作者称之为"Disabled people's movement"（Barnes, Mercer and Shakespeare, 1999, p. 2）。

个工作策略;它是一个过程,同时也是一个行动的结果。概括而言,充权的核心概念是权力,并用之来勘察社会制度及在不同生活范畴里人际互动的关系。从这个角度看,社会问题、人的种种遭遇与困境,会被理解为一些与权力及压迫有关的问题,不同位置的人被看成处于一种利益冲突或利害对立的关系中,例如贫与富、主流与非主流、男与女、父与子、老与少、上司与下属、老板与员工、医生与病人、正常与残疾……基于上述的理解,充权概念把人能否具体地行使权力视为解决问题的重点,强调要保障人的权利,这也是充权概念如何理解人权与公义的基础所在。

完成了这个单元之后,你将可以:

- 从充权现象中了解残疾人士争取本身权益的历史发展;
- 了解在充权概念下残疾人士在社会中的弱势处境;
- 掌握在康复工作中实践充权概念的一些重要议题。

充权与康复工作

西蒙(Barbara Levy Simon, 1994, pp. 34 - 46)认为充权(Empowerment)概念与西方社会传统如何理解人的本质、国家、社区,以及三者的相互关系等有不可分割的关系。充权的发展可以追溯至16及17世纪的新教革命(Protestant Revolution)[1]。新教主义强调信徒要在现世体现其自身的宗教责任及基督的救赎,而非只着重追

---

[1] 新教革命是指部分教徒在16世纪脱离罗马天主教教会,并成立新的基督团体的宗教革命。

求身后的永生。可以说,新教的宗教信条将救赎的责任由神转向个人,加强个人在现世生活中身体力行,以及努力体现自身的宗教责任。西蒙认为这个做法在某种程度上减低了个人在宗教领域经验中所产生的虚无、宿命的感受,加强了个人对生命的自主及控制感。因此,西蒙视这个强调个人责任或努力的做法含有强烈的自主元素,并视之为充权的雏形。

充权概念的发展与西方社会的经济、文化、制度及政治发展息息相关,因此,充权在不同国家的发展,均受当地的社会、历史、文化背景影响而有其独特的发展脉络。概括来说,对充权有较直接影响的社会事件,是在 20 世纪 80 年代出现于西方国家(特别是英、美等地)的多个重要社会运动,其中有环保主义、绿色运动、和平主义及消费主义等。这种社会气候滋养了残疾人士运动(Disability movement)及由妇女、黑人、同性恋者提出的反社会压迫运动等。充权便在这些社会运动中体现出来。

充权与残疾人士运动

残疾人士运动最大的特色是,它挑战旧有的社会意识,反对残疾人士必须依赖别人照顾而不能独立生活,以及将残疾人士视为一个社会包袱等负面看法。此外,这个运动还提出残疾人士也有参与社会及政治的权利的新观点。

残疾人士运动开始于英、美等西方国家,并在 20 世纪发展成一个全球性的现象(Shakespeare and Watson, 2001, p. 549)。联合国曾在 1975 年发表了一份残疾人士权利宣言,宣言中提出,凡涉及有关残疾人士的权益事务的决议,都需要向有关残疾人士团体作出咨询。[1] 这份宣言在某种程度上确立了残疾人士的政治地位，更改变了有关残疾人士的服务政策及方向。上述的转变，促进了那些相继出现于80年代由残疾人士自己组织的自助团体的发展，体现了残疾人士的充权。

其实，残疾人士为自己争取权益并非是一朝一夕的事，在英国与美国各有其发展脉络。英国的残疾人士运动可以追溯至60年代，由两位残疾妇女成立的残疾生活金小组（Disability Income Group, DIG）开始。至80年代，社会提出新的社区照顾概念，促成了残疾人士成立一些自助团体，为残疾人士提供服务。另一方面，英国新设的公民权利条例（civil rights law），令一些较激进的残疾人士对那些由传统慈善团体充当残疾人士权益代言人的做法提出异议，带动了社会人士的激烈辩论。当时，在任20年的英国保守党政府，一直不肯承认残疾人士受社会歧视的事实，因此，残疾人士未能成功争取就免受歧视立法。直至1996年，残疾歧视法案（Disability Discrimination Act）才获得通过，至此，英国残疾人士的部分权益才受到法律保障（Shakespeare and Watson, 2001, p. 550）。

美国残疾人士运动与英国不同，相比之下，英国残疾人士运动是在一个传统福利国家思维、强大工会传统，以及社会主义思想等社会条件下滋长；而美国的残疾人士运动则主要受人权、自由经济、多元价值观，以及其信奉的自主、平等机会和尊重残疾人士等社会价值观影响。可以说，美国残疾人士运动是在一连串的公民权益运动中孕育出来的。这些公民权益运动包括，妇女运动、同性恋运动、越战受

---

① 英文原文如下："organizations of disabled persons may be usefully consulted in all matters regarding the rights of disabled persons", from the United Nation Declaration of the Rights of Disabled Persons (1975) Sections 3447.12. (Campbell and Oliver, 1996, p. 19)

伤退伍军人运动等。与此同时,美国残疾人士运动也受消费主义、独立生活运动(Independent living movement, ILM)及自助(self - help)思潮影响,这些运动强调个人自主及个人权益(self - reliance and individual rights)。学者指出,英国残疾人士运动的焦点主要涉及政治自主及民主参与等概念,而美国的则较强调消费者权益等概念(Shakespeare and Watson, 2001, p. 550)。

值得一提的是美国的独立生活运动。据班纳斯、玛沙及莎士比亚(Barnes, Mercer and Shakespeare)的分析,残疾人士的政治运动后来发展为一个全球性现象,跟始于美国70年代的独立生活运动有非常密切的关系。当年,大量由越战退役归来的伤兵,对美国社会造成很大的冲击,加上当时积极争取公民权益的社会运动气氛,继而引发起独立生活运动的产生及发展。独立生活运动提出一个重要的观点:在评估残疾人士的独立生活能力时,不能忽略环境或社会因素对残疾人士造成的障碍,并提出这些因素至少跟一些实际的身体损伤所造成的能力障碍是具同等分量的(Barnes, Mercer and Shakespeare, 1999, p. 4 及 p. 68)。

倡议独立生活运动人士认为,那些院护式康复机构的专业人员拥有全部的决策权力,以及他们对残疾人士抱着一种如孩童般依赖的期望,均成为残疾人士康复的障碍。因此,残疾人士独立生活倡议者提出自助、非医疗化(self-help & de-medicalization)的观点,结合非院舍化、主流化、正常化(de-institutionalization, mainstreaming and normalization)等观念,并采用一种激进的消费主义(radical consumerism)思维,提出社会应该让残疾人士有面对失败的机会及在开放市场里生活的权利,以体现当时美国资本主义社会流行的一种理想生活形态,即一种强调消费者主权、自力更生及经济与政治自由(consumer sovereignty, self-reliance, and economic and political freedom)的生活方式(Barnes, Mercer and Shakespeare, 1999, pp. 68 –69)。

班纳斯、玛沙及莎士比亚等认为,美国的独立生活运动是一个达致充权的根本行动(a radical move towards"self-empowerment")(Barnes, Mercer and Shakespeare,1999,p. 148),并视1972年于美国加州伯克利成立的独立生活中心(Centre for Independent Living, CIL)为一个新里程碑。这个中心是以自助小组形式出现的中心,由残疾人士管理。设立这个中心的灵感,是源于60年代末伯克利大学一些有利于残疾人士进出的校园设备及大学内一种普遍支持残疾人士的文化气氛,使入读该大学的残疾人士显著增加等事件。自第一个位于伯克利的独立生活中心成立之后,其他地区也相继成立类似的中心。独立生活中心提供的服务包括,轮椅维修服务、建设轮椅通道、提供适合残疾人士居住房屋的资料与转介服务、朋辈辅导(peer counseling)、政策倡议等(Barnes, Mercer and Shakespeare, 1999, p. 148)。

学习活动 1　(15 分钟)

有学者指出(Shakespeare and Watson, 2001, p. 549),残疾人士运动是一个世界现象,不同国家的残疾人士都参与其中。试从1977年的康复政策白皮书及1992年的康复政策绿皮书的政策目标中(请参阅单元二"本土的康复发展"的部分),看看香港是否也受这股世界潮流影响?试说明之。

江绍康（Chi and Cheung, 1996, p. 46）在有关康复社会工作的讨论中指出，1981 年的国际伤残年（The International Year of Disabled Persons, 1981）及随后的联合国伤残人士十年（United Nations Decade of Disabled Persons, 1983 - 1992）进一步增加香港康复服务的发展冲力，并推动了残疾人士本身的意识醒觉。在这时期，香港出现了很多由一些残疾人士或家庭所组织的自助组织。江绍康指出，受消费者权益的思潮影响，残疾人士及家人不仅表达他们的需要，还积极提出在机构及政策层面参与策划及服务提供的要求。1992 年绿皮书倡议的残疾人士平等权利及 1995 年通过的反歧视法案，便是残疾人士充权运动争取了十年的一些成果，这些成果为社会服务带来新的一页，开展了一种采用消费者伙伴（a partner of the consumers）观念的社会工作模式（Chi and Cheung, 1996, p. 46）。

除此之外，江绍康认为从组织的性质发展看，也可以反映香港残疾人士的充权状况。他列举的例子有，伤健运动（PHAB movement）、自助运动（self - help movement）、健乐运动（Gateway movement）[①]、社区康复计划（Community - based rehabilitation projects）等。

充权与香港康复服务的发展

杨罗观翠（蔡远宁、杨德华，1997，22 - 33 页）指出，政府在 1977 年已提出协助残疾人士融入社会的康复政策，不过在 80 年代以前，

① 健乐运动始于 60 年代中期，由英国智障家长组织（MENCAP）为其子女推动平等参与、余暇在社区所提出的新概念。见冯慧瑛，《倡导、自助、互助的道路——香港小故事》，数据来源：www. chinchi. org, hk/68/6. htm。

香港的康复服务方向仍以保护和照顾为主。虽然这些服务设在社区之内，但在推行模式上仍采取分隔方式，将残疾人士与社会人士分开。例如，庇护工场、特殊学校、训练中心等服务。此外，当时的社会普遍对残疾人士有误解及偏见，加上残疾人士的家长仍普遍持有家丑不外扬的观念，这些态度影响了残疾人士融入社区的机会。直至在80年代后期，残疾人士运动出现后，上述情况才有改善。在香港，残疾人士运动主要通过发展各种类型的自助组织，推动残疾人士参与社会。

综合杨罗观翠的分析，影响香港的残疾人士运动与充权的因素如下：

社区参与意识提升

杨罗观翠指出，70年代的社会运动及争取改善民生的行动，提高了香港市民的社区参与意识及对权益的觉醒，间接推动了弱势社群反省自己的社会处境，提高参与社区的意识。

周永新在《见证香港五十年》一书中也谈及，香港市民在70年代以前对自己的权利全无认识，而政府对市民拥有的权利也不愿多谈。他说权利一词在当时的社会里，犹如外来语，市民不习惯用这个词汇，也不重视自己的权利（周永新，1997，122－125页）。直至在80年初，政府提出的地方行政改革方案，以及在1984年中英政府签署联合声明之后，政府才开始重视培植公民意识，官员也开始习惯采用权利观念；而市民也渐渐对自己的权利有较深切了解。周永新将当时香港市民对权利的觉醒，形容为一个重要的社会现象。杨罗观翠指出，这种市民对自身权益的觉醒，渐渐发展为一种民主化的社会关系（social relation）观念，影响其他的社会关系，包括家庭关系、社会人际关系，以及机构管理、生产质量等。其后，这种民主化的社会观念扩展到社会服务的范畴，使受助者的自主与自决权受到重视，体现了充权。

资源因素

其实，资源不足一直是政府实现1977年所制订的康复政策的一个障碍。虽然如此，这个情况却催化了残疾人士的家人参与积极推行康复服务的工作。在缺乏资源的条件下，康复人员渐渐发觉家人的参与是一个重要的辅助资源，可以弥补某部分的资源不足，因而开始推动残疾人士家人参与康复过程。因此，残疾人士的家人得到较以往更多接触社会及发掘潜能的机会，促使他们开放自己；并且通过参与，家人增加了对残疾子女能力的认识，提高了他们接受残疾事实的能力。这些转变使残疾人士及家人均变得比以前积极，营造了一个有利的自我反思环境。

社会服务方向的转变

杨罗观翠在文章中指中，香港早期的社会福利服务以救济、治疗及矫正问题为主，强调建立受助者需要适应社会的能力。在这个以治疗及照顾为主的工作模式中，受助者以一个有问题的被动者角色去接受福利，形成服务机构与受助者的不平等的服务关系。随着80年代中香港的政制开放、公民意识的提高，以及受90年代的消费主义等影响，市民对社会福利的观念也开始改变。社会人士开始接受社会福利是一种公民权利和社会义务的看法，受助者的意见开始受到重视，并在制度上取得较平等的地位。

周永新也有类似的观察，他认为市民在70年代用请愿手法向政府表达意见，其目的是希望政府体察民情，为社会的不幸人士求助。到今天，请愿的目的，变成是请愿人士诉说自己的权益受损，或投诉政府没有重视他们应有的权益，而要求政府官员作出交代。因此，无论在意识上或行动目的上，已反映出充权概念较以往深入民心了。

充权与自助组织

虽然，个别社会有其独特的残疾人士运动发展的方式，不过在众多的不同发展经验中，它们仍有一个共通的地方，便是在残疾人士运动过程中出现了不同的类型，而以残疾人士权益为基础的团体。加顿（J. Charlton, 1998, p. 130）认为这些组织是国际残疾人士运动的核心。他发觉这些团体均有以下特色：

- 坚守充权及人权的原则。
- 基本上，这些团体均是一些独立的组织，它们不隶属于任何现有的康复机构的行政管理架构之内。在运作上，它容纳了残疾人士及健全人士（independence and integration）。
- 这些团体多以自助组织的形式出现，并有独立的决策权（self – help and self – determination）。

综合不同国家的经验，加顿将这些团体分为十个类别（Shakespeare and Watson, 2001, p. 554）。以组织的规模划分，以下将之归纳为三个大类别：

地方或本地组织

- 地方自助组织。
- 地方倡导及活动中心，例如，整合生活计划中心（Centres for Integrated Living）①。
- 因个别事件而成立的地方倡导小组。

跨地区组织

- 区域性团体，例如，非洲南部残疾人士协会（Southern African Federation of the Disabled）。
- 因个别事件而成立的全国倡议组织，例如，美国残疾人士争取公共交通服务组织（American Disabled for Accessible Public Transit，ADAPT）。
- 全国会员组织，例如，澳洲的残疾妇女组织。
- 全国组织联盟，例如，英国残疾人士组织（British Council of Disabled People）。
- 个别残疾类别的全国性组织，例如，印度盲人协会（National Association of the Blind—India）。

---

① 整合生活计划中心的主要工作是在实践层面，为弱能人士提供建议、支持及服务。（Shakespeare and Watson，2001，p. 555）

跨国组织

- 国际性组织，例如，国际残疾人士协会（Disabled Peoples' International）。
- 公共政策小组，例如，在美国奥克兰成立的残疾人士世界组织（World Institute on Disability）。

充权概念

充权是一个影响广泛社会生活的概念，它不但影响社会福利政策及服务方向、政治领域等，更影响到劳资关系、消费者权益及行政管理等范畴。简单来说，充权涉及如何理解人权及公义等价值原则的问题，更触及具体行使权力的问题。因此，除了在价值层面了解及探讨充权概念之外，更可以从具体的生活层面看充权。正如在刚才充权与康复工作的讨论中，采用了发展角度看充权，并在当中描述了一些构成充权概念的重要思想，以及概略地阐述充权与康复工作发展的关系。可以说，充权既可作为康复工作的工作原则，也发展为康复工作的工作模式。以下从不同层面看充权：

充权作为康复政策的价值基础

在本单元充权与残疾人士运动的描述中看到，充权可被视为康复工作的新里程。戴维斯（Ken Davis）认为，充权是将社区照顾的康复传统，推向采纳公民权利作为康复服务基础的新方向（Barnes and Warren，1999，pp. 15－24）。这个转变标志着将残疾的概念，从一个个人层面的问题转为一个涉及社会制度层面的问题。

戴维斯指出，社区照顾与公民权利是两个对权利基础有不同假设的概念与实践。他认为社区照顾仍不能脱离旧有的照顾与控制的服务传统（caring and controlling tradition）。这个服务传统可以追溯至英国的贫穷法案，这个法案倡议采用行政模式（administrative model）为残疾人士提供康复服务。这个模式认同残疾不能治愈的事实，但需要照顾的看法。它纯粹以一个专业医疗角度去界定残疾问题，并采用客观标准将残疾分类，以达到在行政层面上有效地控制及管理残疾问题的目的。残疾人士在这个模式中是没有发言权的，只有专业意见才被社会认可。某人一旦被评定为残疾人士，这些专业界定将影响他可享有的福利，同时剥夺了他的部分公民权利。

戴维斯认为，20 世纪 60 年代的社区照顾并没有摆脱社会控制的思维，大部分政府官员只将社区照顾等同为户外赈济（outdoor relief）。他们只将行政控制模式由院舍转为户外的形式而已，而非发展一个以社区为基础的新思维服务方向，去取代旧有的院舍式服务。

80 年代出现的充权概念则强调民主参与、社会平等及公义等价值思想，认为残疾人士也应与其他人一样，具有公民的权利。社会应尊重残疾人士的基本权利，并协助他们能够有效地行使该权利，使他们能自主地生活。因此，菲金士坦及史多特（Finkelstein and Stuart）认为，充权概念已摆脱行政模式控制或社会控制的思维，强调康复服务的角色在于支持而非治疗与照顾。

受残疾人士运动思潮影响，英国在 1990 年提出一项新的社区照顾方案（Community Care Act 1990）。新方案的重点有：

- 为残疾人士提供最大支持，使他们能独立地在家生活。
- 在社区内为有需要的残疾人士，设立一些接近家庭生活形式的院舍服务。
- 让残疾人士表达需要及对服务有更多参与或选择（Ramcharan, et. al., 1997, p. 156）。

充权作为康复工作模式

从充权角度分析，在社会控制或行政模式中，残疾人士或弱势人士均处于一个权力不均的社会关系当中，生活在一个无权或被剥夺权利的状态之下。一方面，他们没有参与、选择或决策的权力；另一方面，他们没有能力推动或取得资源。因此，充权概念把焦点放在解放弱势者的权力行使，使他们可以自由地运用应有的权力，参与社会决策及选择自己的生活。

除了康复工作外，充权概念在过去二十年中更渐渐地被广泛应用在其他公共服务或工作领域内，包括社会工作、医疗护理、教育、管理等；充权因此渐渐成为一种新的工作模式概念。在社会福利服务范畴内，充权可视为一种推动社会转变的手段，使处于弱势的人能在个人及政治层面中，满足其需要（Gutiérrez, Parsons and Cox, 1998, pp. xix – xxii）。

综合不同的充权实践与研究等讨论，古迪斯等人（Gutiérrez, Parsons and Cox, 1998, pp. 4 – 11）认为以充权为基础的工作模式应包括下列元素：

充权的基本信念

相信人有自我完满的能力（self – efficacy）。这个信念尊重人的自我价值，认为人有能力为自己争取福利。更重要的是，在通过争取福利过程中除了得到那份掌握命运的感受，个人还能参与推动社会系统的改变。

确认集体经验对充权的重要性

通过同路人的经验，能够较有效地改变个人对自己的负面感受，以及建立对问题的远见，继而扩展寻求那些在个人层面以外解决问题的方法。

反思问题

这是采用一种批判的角度，将问题置于某个社会的文化政治脉络下，在价值层面及宏观层面上反思问题的构成元素，以对问题有不同的了解。

行动

依据对问题的反思结果，建立一些解决问题的方案。方案的内容包括，行动策略、推动资源、知识运用及技巧等方面。

充权作为一个转变过程

维斯（Rees，1997）在讨论发展障碍人士及家人的充权问题时指出，充权[1]是一个由无权状态转变为拥有多方面不同权力的过程，以达到让上述人士可以行使权力的目的。维斯更视充权为达至正常化过程的一部分，认为充权可以使这些人士由依赖者的角色转为一个积极及主动的参与者，继而协助他们除去负面定型，改善他们对自己的看法。

维斯认为充权包含四个特点（蔡远宁、杨德华，1997，7 页）：

- 一个随着时间发生转变的过程。
- 一个对社会、个人都是公平的结果。
- 一个获得操控权的经验。
- 一个发生在多重关系之间的经验。这些关系可以是在家庭关系上、社工工作关系上等。此外，充权经验也可在机构层面或社会层面出现。

维斯认为，充权是一个多阶段的过程，当中有些阶段会重叠在一起，维斯将充权分为四个主要阶段，当中涉及一些有关的工作重点，现简述如下（蔡远宁、杨德华，1997，13－15 页）：

无权状态

维斯认为，无权状态是充权过程一个必须清楚认识和处理的阶段。这个阶段的特点是受助者处于一个无助及无望的状态，因此，这阶段的主要工作是建立受助者一些具体的希望与信心，而工作员的支持与关怀是受助者的希望与信心的基础。

---

① 在维斯的中文译本原文之中，“empowerment”是译为赋权。

教育及意识

这是一个工作员与受助者互相学习、分享意见及讨论事项的阶段，但不能急于求成，因为充权概念认为，假若受助者习惯生活于一个无权的状态之下，他们会对身边所发生的事缺乏兴趣，或者已习惯于不表达个人的意见。因此，这个阶段必须先培养受助者关注切身的问题，协助他们认识人与环境的相互关系，使他们建立一个较广阔的视野。

对话沟通及团结一致

概括地说，充权涉及权力的再分配，而整个过程也离不开跟弱势社群人士生活有关的种种福利设施及服务。换言之，充权不能避免触及福利服务机构的政治与管理。维斯认为，受助者需要学习运用一套有关做什么及怎样做的政治语言，去跟这些机构进行讨论或协商。因此，他将充权过程视为协助受助者学习一套有关政治语言的过程，认为受助者必须掌握这套语言，并用之与机构对话，讨论及交流其意见，才可以减低双方因语言差异而出现的误会，这样才能加强双方的团结感，进而促进双方的对话信心与谅解。

采取行动和身份

维斯认为行动是充权的最后一个阶段。在这个阶段，受助者会由无权状态的依赖角色，变为积极而主动的角色。这样，受助者便会随着这种角色转变而对自己改观，别人对他们的看法与态度也随之改变。维斯认为，当无权者可以行使本身的权力，并影响到资源分配时，他们的政治身份也会出现相应的转变。

充权视为平等交往关系的体现

罗拔斯（Roberts）认为新的社区照顾政策出现了两个与充权有关的内容：咨询和参与（consultation and participation）（Ramcharan, et. al., 1997, pp. 156 – 171）。在咨询和参与的前提下，机构必须开放决策途径，让残疾人士及有关团体表达意见，以及参与部分的决策。罗拔斯认为在某种程度上，这些转变改善了机构（服务提供商）与残疾人士（接受服务者）两者原有的权力差距，因为上述的转变会直接冲击双方在原有制度下的高低或权威与从属的人际关系模式，转向一个较为平等的互动方向发展。

按维斯对充权的理解，充权的理想目标是无权者或被去权者能够行使他们应有的权力，以得到平等生活及资源分配的机会（蔡远宁、杨德华，1997，8 页）。这个理想包含了一个重要信息，充权意味着双方不会因客观条件的差距，而影响双方的沟通及共同决策的机会，因此，决策是由双方的协议而达成，也是双方努力沟通的成果。

可是，在实践充权概念的过程中，双方却因种种原因，对充权出现不同的理解与期望而导致误会，影响双方的合作。这些原因包括（Kinlaw, 1995, pp. 13 – 22）：

忽略发展充权的客观因素

在机构层面实践充权时，必须考虑两个影响充权发展的因素：机构权力开放的步伐与培植受助者参与能力的速度。坚尼鲁（Kinlaw, 1995, pp. 13 – 14）指出，在政治与社会层面实践充权，跟在机构层面实践充权的目的是有所不同的。前者着重弱势社群是否在分配社会资源上有效发挥其影响力，而后者则着重建立一个共同参与的理想。因此，在机构层面实践充权时，机构必须顾及机构的服务表现，同时又要平衡受助者的诉求与其参与能力，才能决定机构的开放步伐。基于上述的考虑，机构必须按部就班地开放参与途径，把充权定位为一个机构的发展过程。

忽略个人发展影响力的重要性

充权概念相信，个人在过程中能体现最终的决策权力，以及提升个人的解决问题能力，包括处理人际关系的能力、掌握及推动不同资源的能力、分析问题的能力、参与讨论问题的能力等。要培养受助者这些能力，除了要培养他们的充权意识之外，还要他们学习如何行使权力，以促进个人成长，达到体现决策权的最高目标。

忽略其他体现充权的途径

虽然，决策权可视为充权的最高工作目标，但它并非体现充权的唯一途径。参与咨询及意见表达，参与组织同路人小组，参与成立倡议组织，学习建立沟通网络等等，也是体现充权的一些重要参与途径。

学习活动 2 （20 分钟）

一些混合幼儿院老师谈及她们对推动家长参与的意见时表示，原则上她们认同家长参与的理念，只是她们在推行时曾遇到一些不愉快的经验，使她们在推动家长参与时，常常出现左右为难的感受。一些常见的情况是，当机构开放渠道让家长参与时,双方很容易出现决策上的冲突或选择上的矛盾,使原本相安无事的关系变得紧张。与此同时,一些家长分享他们对家长参与的看法时失望地表示,家长参与只是形式上的转变,机构并不会听从他们的意见或选取他们的建议。

当你看到上述双方对家长参与的感受及意见时,你认为他们的问题症结在哪里?

充权作为一种工作模式,工作员需要抛开过往的专家角色,重新界定在现有的工作关系中双方的权力关系(目前,香港很多机构称接受服务的人为用家或顾客)。在新的工作关系中,工作员将由一个拥有高权力的专家主导角色,变为一个与接受服务人士平等的促进者角色(facilitator)。而接受服务者则从一个被动角色,转为一个积极参与者的角色,这些角色转变使双方拥有平等的决策权及共同承担决策结果的责任。换句话说,新的合作形式将以伙伴关系(clients and workers as partners)出现,代替了旧有由专业人士主导的工作关系。

可是,充权工作模式的伙伴关系在实践时却常常遇到不少与决策权力有关的矛盾,古迪斯等人指出,伙伴关系本身并不等于工作员会无条件地接受对方的态度、行为及决定。一个双方都能接受的决议是建立在一个开放对话及讨论的基础之上,而这个基础却受很多因素影响。古迪斯等人列出以下几个重要因素(Gutiérrez, Parsons and Cox, 1998, pp. 9-11):

被自己的旧有角色认知所影响

受医疗模式影响，大部分工作员习惯性地相信，他们对问题的认识会较服务接受者为多；而且，由于过去接受服务者一般会以一个弱者或有问题人士的形象出现，令大部分工作员觉得自己应负起解决案主问题的责任。

被个人的权力与地位观念所影响

受医疗模式的专业思维所影响，工作员不知不觉间已习惯于在协助过程中履行专家角色，使他们在新的伙伴关系中难以放下专家的权力。

能否认识及欣赏对方的优点

一方面，工作员需要从不同层次认识服务接受者的问题与限制，并欣赏对方在困难中所作的努力；另一方面，服务接受者也须欣赏工作员拥有的专业知识，并视之为解决问题的重要资源。在这个互相欣赏的前提之下，双方才可以建立对对方的尊重态度，从而有利于合作。

能否尊重及接受意见

其实，双方应该认知到本身对理解问题的限制，也应该考虑到对方因种种客观条件影响而出现的特殊限制，从而达到互相理解的目的，以消减那些因偏见而产生对对方能力的误解。这种互相谅解的态度，也是双方能否在一些涉及利益或含有政治元素的问题上建立共同利益的关键。

残疾人士面对的社会压迫

充权概念的核心主题是权力问题。充权用权力概念去理解人际互动的问题,因而产生了拥权者与无权者、既得利益者与受压迫者、主流与弱势社群等的对立群体,继而把复杂的人际互动问题约化为一些由于权益差距而产生的压迫。充权概念理解压迫是一个在本质上因权力分布不均而产生的现象,由此带出了权力操控的问题,继而产生因权力不均而导致的对立感受——权威与从属（domination versus subordination）、优越与卑微（superiority versus inferiority）。这些权力不均的情况出现在不同的社会关系里,包括富与贫、男与女、官与民、主流种族与少数族裔、健全人士与残疾人士、雇主与雇员、医生与病人、老师与学生、父母与子女等。

简单来说,充权要解决的主要问题是,弱势社群因本身的身体条件或社会位置而出现无权或被去权（powerless or being disempowered）的状况,以及因此而经历的种种社会压迫（social oppression）。加顿（Charlton, 1998, pp. 21 – 36）将这些压迫分为以下几个层面：

- 政治经济层面；
- 社会文化及价值层面；
- 错误的意识与疏离（false consciousness and alienation）；
- 权力与意识形态（power and ideology）。

政治经济层面

加顿指出，以往很多学者喜欢用一个纯学术的分析角度，用异常或标签（deviance or stigma）等概念去描述残疾人士的处境，但这些缺乏残疾人士声音的分析，并不能一针见血地指出残疾人士在这些异常或标签背后所承受的压迫，而很多压迫是与社会的政治经济结构有关。因此，一些残疾人士权益活跃分子提出了残疾人士压迫理论（Theory of disability oppression），描绘残疾人士所面对的压迫。

这个理论指出，政治及经济影响和限制了残疾人士的日常生活内容。原本，政治经济角度一向是用来分析阶级跟社会经济生产模式、政治权力不均及特权等关系的问题；现在，这个角度更扩展到用来分析及演绎一些涉及社会关系的问题，其焦点是放在权力的差距与社会资源分配的关系上，强调权力不均在个人、家庭或社会等层面所造成的问题。这个政治经济角度聚焦于在不同的社会关系中谁拥有操控权力与分配资源的力量，谁处于无权及欠缺资源的社会位置之上，以及残疾人士如何在这些社会关系当中被摒除于外。

社会文化及价值层面

加顿观察到一个普遍的社会文化现象，便是描述残疾为一个异常（abnormal）状态，通过故事、文字、宗教及传媒等途径，把残疾人士塑造为一个可怜人的形象，这种残疾人士的形象变成一些隐藏于意识中的信念，渐渐成为理解残疾人士的一种主流文化，深入民心。这些固有的信念不但影响社会人士怎样理解残疾人士的需要、采用何种方式与之交往，还影响社会用什么形式向残疾人士提供服务，而旧有院舍式的康复服务，便是在某种历史文化环境下产生的服务形式。

加顿补充，社会文化本身并非一成不变的东西，它也是受特定历史时空的经济、政治及社会制度等条件影响，因此，某些观念会随着社会历史流传下去，有些则不断更新。一方面，残疾人士在社会历史进程中不断的自我反思，更新一些固有的残疾主流文化，为残疾观念增添新的重要元素；另一方面，社会环境气候的转变，以及在残疾人士的表达声音中，社会人士渐渐改变一些旧有的残疾观念，社区照顾及充权便是在这些不断更新的残疾观念中发展出来的服务方向。

错误的意识与疏离

这里将谈及残疾人士在心理层次的压迫。刚才说到，社会文化价值影响社会怎样理解残疾人士，与此同时，社会文化价值也影响残疾人士的自我理解。受昔日的主流残疾文化影响，残疾人士很容易将自己跟普通人比较，认为自己无论在身体条件或能力上都不及普通人。这些看法令残疾人士容易产生一些自怜、自怨或自卑等感受。加顿把残疾人士的这些自我认知称为错误意识，他更将残疾人士那些因错误意识影响而产生的自我认知，以及社会人士因错误意识而对残疾人士的需要与能力有错误理解的情况称为疏离。

加顿提出的错误意识与疏离会导致如下的后果：

- 强化残疾人士的压迫感；
- 将上述压迫感内化；
- 阻碍找寻压迫感的源头；
- 影响反思处境的能力。

权力与意识形态

加顿指出，要描述一些由于贫穷、排外及自卑等个人处境而产生的压迫的特征是较为容易的事，可是，要仔细说明这些压迫如何构成及由此而延伸出来的问题则较困难，原因是这些问题跟权力或意识形态有关。其次，个人虽然在政治、经济及文化等范畴经历被压迫，但他本身同时亦是参与构成及延伸压迫的一方。换言之，个人是一个经验者，也扮演着一个构成者的角色，而那些被内化的残疾观念及自我认知，则是一些构成对残疾人士压迫的内在元素。由于这些内化了的意识会变成个人一些想当然的思维或反应，因此，残疾人士一般是难于对自己的想法提出质疑的。

学习活动 3 （20 分钟）

在一些中文文献内，英文词汇“empowerment”有两个较常见的中文翻译：一为赋权，一为充权。[1] 学术界虽然并未就何者的译本为佳提出精密的阐述或严谨的讨论，但依你的理解，认为哪个译本最能接近残疾人士运动的思想核心？试说明之。

---

[1] 例如在蔡远宁、杨德华所编的《香港弱智成人服务回顾及展望》一书中，“empowerment”译为赋权，但在赵维生及黄昌荣所编的《青年工作与充权：理论与实践》一书中，及吕大乐与黄洪有关香港低收入住户的研究中，则译为充权。

虽然,学术界仍未就英文词汇"empowerment"提出统一的译法,但在本单元内会选用充权代替赋权,主要原因如下:

平等权利的基本假设

杨罗观翠指出,英文"empowerment"包含了取得权力,发展、争取权力,促使他人得到权力,或给多权力等(蔡远宁、杨德华,1997,27页)的意义。不过从词义看,充权与赋权这两个译法似乎仍有意义上的差距。从价值层面考虑,英文"empowerment"的价值基础是尊重每个人与生俱来的平等权利,确保人的尊严。若从这个价值逻辑推论,残疾人士也应与社会上其他人一样,应享有相同的公民权利,以达到平等权利。可是在现实生活中,基于种种的社会因素,残疾人士未能享有应有的权利,或不能行使某些公民权利或享有的独立生活机会,以致未能保护及运用一些他们有权享用的社会资源(吕大乐、黄洪,1995,3页),包括在社区内生活、参与社会活动、教育及参与经济活动等。

因此,要改善残疾人士这个特殊处境,其重点并不在于赋予残疾人士一些新的权利,而是要确认他们应有的权利及扩大他们的行使权。扩大行使权可以是用由上而下的策略,或由下而上的影响,"扩大他们运用各方面资源的条件"(吕大乐、黄洪,1995,3页),以扩充他们行使基本权利的机会。虽然赋权与充权两者均包含了确认权利及扩大行使权的元素,不过似乎充权一词更适用于描述上述两种策略。

加强平等权利的意识

从充权概念的分析看,残疾人士是否能有效行使权利,与社会结构的限制有关;不过,令残疾人士这个处境持续的主因,则是社会对残疾人士的看法(或意识形态)。因此,充权概念把意识醒觉视为改变残疾人士上述处境的核心工作,而意识醒觉的工作包括,残疾人士对自身权力的意识提升,以及康复工作者本身对在工作关系中所出现的权力差距的意识提升。因此,充权一词较赋权一词更能表达双方应具有平等权利意识这个重要含义。

充权与意识觉醒

从以上的描述中看到,意识提升是充权过程中不可或缺的一环。除了康复人员在工作实践中须具有充权的意识外,残疾人士本身的意识觉醒(disability consciousness),更是一个关键部分。与加顿的残疾人士压迫理论观点互相呼应,金宝和奥利弗(Oliver, 1996)也指出,残疾人士普遍都有一个个人悲剧理论意识(the ideology of personal tragedy theory),认为残疾是一件个人悲剧,或是一种个人命运。一位残疾人士①曾经这样描述自己的处境:

"我从未想过除了把残疾视为一件完完全全、可怕的个人悲惨命运之外,还可以怎样去理解它。"(Campbell and Oliver, 1996, p. 106)

---

① 这位残疾人士的名字叫亚斯伯·摩利逊(Elsepth Morrison)。她自小便因残疾需要在医院度过童年。她一直认为身为一位残疾人士是一件失败的事。直至成年后她在一间工场内遇到其他残疾人士,才开始产生自己属于某些人的身份认同感,建立了自我的新感受。之后,她积极参与残疾艺术的工作,并成为《伦敦残疾人士艺坛》杂志(*Disability Arts in London*)的编辑。她现在的工作是在英国伦敦广播电台,负责制作残疾人士节目的监制。(Campbell and Oliver, 1996, p. 12)

当残疾被视为与悲惨命运同义时，它加强了残疾人士的失落与无望感受。残疾人士普遍觉得他们是不可能过着普通人的生活，他们很难找到工作，不可能过着随心所欲的生活。他们看不到前景，对将来也没有希望。面对这些困境，金宝和奥利弗（Campbell and Oliver, 1996）[①]观察到很多残疾人士采取一个否认的态度去面对残疾的事实，以及响应因残疾而出现的负面个人感受。尽管表现的方式各有不同，但他们均不认同残疾人士的身份，费力地在残疾人士圈子内表现与众不同，希望普通人不会将他们与残疾人士视为一伙而视之为异类。

学习活动 4　（5 分钟）

细读以下故事，试说出故事的主人翁的心态。

阿琪是一名轻度智障的年轻少女，她很在意自己的行为，很留意时下青年人的衣着打扮。可以说，她的打扮比任何一位时下青年更追上潮流。

第一幕：书架上全是时下流行的书籍、信息杂志……

第二幕：再显示一名卡通人物（阿琪，黑色头发）正坐着看流行杂志，当她看到其中一页：金色头发，时下最强！

---

① 珍·金宝也是一位残疾人士。她是英国残疾人士协会（the British Council of Organization of Disabled People, the BCODP）主席。该机构成立于 1981 年。在任期间，金宝曾推动了多个有关残疾人士独立生活、公民权利、朋辈辅导及平等机会等创新计划。她还成立了一间关于残疾人士权益及独立生活的训练及计划管理顾问机构。至于米基·奥利弗则是一位脊骨创伤协会（Spinal Injuries Association, SIA）管理委员，也是 BCODP 的创会会员，以及一位学术及政治活跃分子。他的志愿是在英国肯特郡（Kent）成立一个残疾人士地区性联盟。（Campbell and Oliver, 1996, pp. 3 – 4）

之后，便立即跑去染发。

第三幕：阿琪身穿一身潮流，正不断询问其他朋友自己的打扮是否像一个普通人。

问题：虽然阿琪在外表上她可能与普通人无异，但她却需要不断地向周遭的朋友问同一个问题——我的打扮是否像一个普通人？究竟阿琪有什么心态？你又能否理解？

以上的故事反映出，那位年轻的智障少女不能确认自己的自我身份。她的打扮并不是在追求个人风格，而是用来否认她是一位残疾人士这个事实。为了要告诉别人她是不是一位残疾人士，她要努力学习做一个普通人。一方面，她吃力地否认自己本来的身份；另一方面，她需要不断地从别人的评价中去找寻一个不属于她自己的身份。她的行为显示她不能在自我层面中确认自己的真正身份：她既不承认自己是一位残疾人士，但也不能肯定自己是否像一位普通人。

虽然，社会大部分人士仍视残疾是一个个人命运悲剧，然而，意识觉醒可以使残疾人士在本质上认识到，残疾是一个社会性问题，而非单纯是一个个人损伤的问题。以下篇幅将介绍残疾人士如何在主流残疾文化中，重建自我形象及身份的一些重点。

金宝及奥利弗认为，否认态度无助于残疾人士解决或面对因残疾而引起的种种问题。相反，残疾人士需要在意识层面里转化，才可以看清楚他们身处的世界及自己的处境。总结金宝及奥利弗提出的建议，要达到意识转化须包含下列的主要工作：

克服羞耻感

金宝及奥利弗综合不同残疾人士的经验,认为个人的羞耻感是残疾人士产生否认态度的核心,而这份羞耻感是跟残疾人士的能力限制、希望满足别人对自己的期望,以及社会人士对残疾人士的歧视态度等有关。因此,她们认为克服残疾人士的羞耻感是意识转化的先决条件。要克服个人的羞耻感,残疾人士需要对自己有合理的要求,包括:

- 不要对自己有过分的苛求,要对自己有合理的期望及接受自己的限制。
- 面对受到歧视的处境时,残疾人士不应自怨自艾,他们需要采取积极及主动方法去解决问题。例如,他们可以表达感受,向有关机构投诉,或向有关政策团体争取合理的权益等。

分享及总结经验

与同路人分享相关经验,也是个人意识转化过程中不可或缺的一环,因为在经验分享的过程中,可以为参与者提供一个短暂自我抽离的思考空间,让他们冷静地从别人的经验中反思自己的问题及总结有关经验。与此同时,经验分享也可以让残疾人士在众多的经历中,总结到一些较高层次的看法,拓宽视野。例如,一些在个人经验中较为模糊的社会结构影响因素等。

自我认识

自我认识是意识转化的核心部分，它包括建立一个更广阔的批判视野，超越残疾人士普遍接受的个人悲剧理论意识，以重新理解自己的处境。因此，自我认识的范围主要包括：

- 认识残疾并非单纯一个个人问题，而是一个涉及社会层面的问题。
- 残疾人士在社会上的地位及相应的歧视也非自然而来或不可改变的。

去除主流社会文化中的标签

在一个以普通人为主的社会里，大部分残疾人士因为个人的条件差异，被冠上一些负面标签。残疾人士一直用不同的方法去除这些由主流社会文化所产生的标签，包括：

个人层面

在早期，部分残疾人士虽然不承认残疾是属于个人层面的问题，但这些想法在社会中未成气候，加上残疾人士彼此缺乏交流，因此残疾人士只能个别地向主流社会文化提出质疑。

社会文化层面

上世纪 80 年代中期，一个对主流社会文化提出质疑的较进取方式是，通过艺术去表达残疾人士对身份的探索，这些方法将残疾人士运动推前一大步。

政治层面

这个做法较文化推广活动来得更直接和积极，因为政治参与直接冲击社会人士对残疾人士一些固有的形象，残疾人士不再以一个弱者、宿命者及依赖者的形象出现。政治层面的参与一方面可以体现残疾人士的公民权利，另一方面则让社会人士看到他们的能力及积极性。

实践充权的主要阻力

理想的充权状态是使当事者能够有效行使应有的权力，在社会工作关系中，最能体现上述充权状态的是合作关系（collaborative relationship）。西蒙（Simon, 1994）认为，合作关系不同于专家及案主关系中的单向合作关系（unidirectional cooperative relationship），也有别于希慎恽（Hazenfelf, 1987）所提出的平权伙伴关系（Simon, 1994, p. 8）。

西蒙认为，以充权为基础的合作关系与由韦诺（Reynolds, 1951）所提出的联盟关系相似。这种合作关系强调共同进退、双向互惠、全情投入及敏锐的接纳能力（ongoing availability, reciprocity, engrossment, and acute receptivity），它主要建基于以下三个重要的合作态度之上：

- 双方（工作员与受助人本身）均感受到受助人所面临的问题的迫切性。

- 双方均同意采用一个较开放的决策方式去共同处理所面对的问题。
- 双方都同意在合作过程中,不会因个别的客观条件差异(包括社会地位、种族、性别、教育程度等)而影响交往,并用尊重及诚恳的态度对待对方。

合作关系的基本精神是相互合作。但韦诺却质疑在一个科层制社会结构之内,在一个专业与受助者的关系当中,能否出现上述的合作关系。西蒙指出在现实环境中,当受助者接受某个机构的服务时,平权的合作伙伴关系是很难达到的,因此,结构性的权力不均情况,将会是相互合作关系须要解决的一个重要问题。韦其(Weick,1982)更指出,即使是最热心实践充权工作的专业人员,也很容易坠入这个由结构性权力不均而引起的权力陷阱(power trap)之内。很多学者认为,权力陷阱是由受助人的惯性无助表现,及与专业人士欲在知识领域内保留控制权的意图交织而成的(Simon, 1994, p. 11)。因此,权力陷阱也可被视为一个相互的、习以为常的交往结果。

参考西蒙对实践充权的阻碍的讨论,以下把一些常见的权力陷阱综合为:

舍日常交往语言而用专业语言

这是一个常见的情况。很多工作员会在有意无意之间,用一些抽象的专业语言跟受助者沟通,使受助者强烈感到两者之间的知识差距,而抹杀了自己在解决问题过程中的贡献。这个情况过分强调了工作员的能力与贡献,增加了受助者本身的无能感。

不必要的专业距离

在受助过程中，部分专业人员趋向采取类似治疗模式中的诊断做法，将受助者所面对的问题归类，使受助者成为某一类问题的人。这个做法加强了受助者需要援助的感受，强化了他们的弱点。此外，工作员对遵守专业守则的一些僵化做法，也会增加专业与受助者之间的距离。例如，对受助者提出的问题专业人员不给予直接确切的答案等。

希望处于优势的欲望

一个伴随结构性权力不平均而来的常见情况是那份个人优越感。很多工作员在潜意识中，将这份优越感等同为工作的安全感。因此，当工作员要把权力开放给受助者时，他们很多时候会因为失去那份安全感而不愿意开放权力，或对受助者的参与出现反感。这也是在学习活动 2 中，为何幼儿工作员对家长参与的事件中出现矛盾感受的其中一个原因。因此，韦诺等学者警告，这份与职位有关的优越感将是发展一个相互合作关系的重要障碍（Simon，1994，p. 12）。

要避免坠入上述的充权陷阱，西蒙认为工作员首要的工作是将注意力集中于受助者的长处上，以防止工作员因受助者所面对的种种不利处境的影响，而对他们能力出现误解。在工作策略上，工作员需要：

- 坚守人在困境中仍有发展及成长能力的信念。
- 用宏观的角度理解受助者的问题，避免将受助者的问题个人化。

- 通过真诚对话，了解受助者身处环境中的各种动力，发掘受助者的潜能与人际资源。
- 通过朋辈的小组经验，提升受助者的参与意识，推动他们主动发掘内在及外在资源。
- 为受助者提供有关知识与技能的训练，加强其应付问题的能力，实践充权。

总结

可以说，充权与西方社会的残疾人士运动有不可分割的关系。促成这个运动的内在主因是西方国家的残疾人士发现，由于处境与条件不同，社会机构与专业人士不能从残疾人士的角度出发去理解残疾人士的真实需要。此外，受到公民运动、女性主义及独立生活运动等思潮的影响，残疾人士意识到生活在一个普通人的社会里所受到的种种社会限制，因而积极地为自己谋求最大的公民福利。在这些内在及外在的诱因影响下，残疾人士开始意识到，残疾问题并不是一个单纯的个人问题，而是一个与社会结构有密切关系的社会问题。因此，他们不能单单依靠政党及有关的社会机构或专业人士等去解决问题，而是自己必须积极地负起解决这个问题的部分重要责任。

参考文献

Barnes, Colin, Geof Mercer and Tom Shakespeare. (1999) *Explo-*

ring Disability: *A Sociological Introduction.* Cambridge: Polity Press.

Barnes, Marian and Lorna Warren. (Eds.) (1999) *Paths to Empowerment.* Bristol: The Policy Press.

Barton, Len and Mike Oliver. (Eds.) (1997) *Disability Studies*: *Past*, *Present*, *and Future.* Leeds: The Disability Press.

Campbell, Jane and Mike Oliver. (1996) *Disability Politics*: *Understanding Our Past*, *Changing Our Future.* London and New York: Routledge.

Chi, Iris and Siu - kau Cheung. (Eds.) (1996) *Social Work in Hong Kong.* Hong Kong: Hong Kong Social Workers Association Ltd., pp. 46 - 57.

Kinlaw, Dennis C. (1995) *The Practice of Empowerment*: *Making the Most of Human Competence.* Hampshire, England: Gower Publishing Limited, pp. 13 - 22.

Oliver, M. (1992) "Changing the Social Relations of Research Production", in *Disability*, *Handicap and Society*, Vol. 7 (2).

Simon, Barbara Levy. (1994) *The Empowerment Tradition in American Social Work*: *A History.* New York: Columbia University Press.

Blokland, Hans. (1997) *Freedom and Culture in Western Society*, translated by Michael O' Loughlin. London and New York: Routledge.

Campbell, Jane and Mike Oliver. (1996) *Disability Politics*: *Understanding Our Past*, *Changing Our Future.* London and New York: Routledge.

Charlton, James I. (1998) *Nothing About Us Without Us*: *Disability Oppression and Empowerment.* Berkeley: University of California

Press, Chapter 2, 6, 7.

Fetterman, David m., Shakeh J. Kaftarian, and Abraham Wandersman. (Eds.) (1996) *Empowerment Evaluation: Knowledge and Tools for Self-Assessment and Accountability.* Thousand Oaks: Sage Publications, Chapter 1, 13, 14.

Gutiérrez, Lorraine M., Ruth J. Parsons, and Enid Opal Cox. (1998). *Empowerment in Social Work Practice: A Sourcebook.* Pacific Grove: Brooks/Cole Publishing Company.

Lashley, Conrad. (2001) *Empowerment: HR Strategies for Service Excellence.* Oxford: Butterworth Heinemann, Chapter, 2 – 5.

Mackelprang, Romel and Richard Salsgiver. (1999) *Disability: A Diversity Model Approach in Human Service Practice.* Pacific Grove: Brooks/Cole Publishing Company, Chapter 12 – 13.

McDermott, F. E. (1975). "Against the Persuasive Definition of 'Self – determination'", in *Self – Determination in Social Work: A Collection of Essays on Self – determination and Related Concepts by Philosophers in Social Work Theorists*, ed F. E. McDermott, London: Routledge of Kegan Paul.

Miley, Karla. (1999) "Empowering Processes for Social Work Practice" in Wes Shera and Lilian M. Well (eds), *Empowerment Practice in Social Work: Developing Richer Conceptual Foundations.* Toronto: Canadian Scholars' Press Inc., 3 – 12.

Ramcharan, Paul, Gwyneth Roberts, Gordon Grant, and John Borland. (Eds.) (1997) *Empowerment in Everyday Life: Learning Disability.* London: Jessica Kingsley Publishers.

Simon, Barbara Levy. (1994) *The Empowerment Tradition in American Social Work: A History.* New York: Columbia University Press.

Hazenfeld, Yeheskel. (1987) "Power in Social Work Practice", *Social Service Review*, 61 (3): 469 – 83.

Reynolds, Bertha C. (1951) *Social Work and Social Living.* Silver Spring: National Association of Social Workers.

Shakespeare, Tom and Nick Watson. (2001) "Making the Difference: Disability, Politics, and Recognition", in Gary L. Albrecht, Katherine D. Seelman, and Michael Bury (ed.) *Handbook of Disability Studies.* Thousand Oaks: Sage Publications, 546 – 564.

Weick, Ann. (1982). "Issues of Power in Social Work Practice", in Ann Weick and Susan T. Vander, eds. *Women, Power and Change.* Washington, D. C.: National Association of Social Workers, pp. 135 – 85.

吕大乐、黄洪(1995),《去权与充权:关于香港低收入住户的探索性研究》,香港:香港乐施会。

江绍康,《康复社会工作》,见周永新主编(1994),《社会工作学新论》,香港:商务印书馆。

阮新邦(1999),《批判诠释与知识重建:哈伯玛斯视野下的社会研究》,北京:社会科学文献出版社。

周永新(1997),《见证香港五十年》,香港特区:明报出版社有限公司。

赵维生、黄昌荣编(1999),《青年工作与充权:理论与实践》,香港:香港政策透视。

蔡远宁、杨德华编(1997),《香港弱智成人服务回顾及展望》,香港:中华书局。

网络数据

冯慧瑛,《倡导、自助、互助的道路——香港小故事》,www. chin-chi. org,hk/68/6. htm。

单元五　理解残疾人士及其家庭的处境(一)

前言

不可否认,残疾问题对社会、残疾人士本身及家庭均会造成一些长久的冲击,而三者对残疾的反应,也直接影响残疾人士的康复过程。为了使大家对残疾问题有较深入的理解,以下连续六个单元将探讨不同类别的残疾人士及其家庭,面对残疾时所承受的压力及有关需要。

为了对残疾问题有一个概略认识,以下两个单元暂把不同的残疾视为一个大总类,并从发展角度(developmental perspective)、残疾人士的个人角度(individual perspective)及社会系统角度(social system perspective)出发,概略地描述残疾人士及其家庭在面对残疾问题时一些普遍的社交心理反应、生活适应问题及需要等。而接下来的四个单元,将再进一步讨论个别残疾类别的特有处境及问题。

完成这两个单元(单元五和单元六)之后,你可以:

- ➢ 从社会系统角度解释残疾问题对家庭的冲击;
- ➢ 认识残疾问题对不同家庭成员的冲击;

- 从发展角度出发，了解残疾人士及其家庭在不同的生理阶段所面对的问题及特别需要；
- 从残疾人士的自身感受，描述他们的亲身经历；
- 比较上述三个角度的差异及重点；
- 明白个人在面对残疾问题时，一些普遍的心理反应；
- 掌握个人及家庭在残疾的问题中，各个适应阶段的主要特征；
- 掌握如何促进残疾人士与其家庭面对残疾的一些正确态度与方法。

残疾人士与家庭[①]

社会模式认为，残疾不是一个纯个人的问题，社会、家庭及个人均处于一个相互影响的动力关系之中。因此，要认识残疾导致的影响，以及要更有效解决问题，除了要关注在个人层面和社会层面所出现的问题外，还要关注残疾对家庭的影响。

受医疗模式影响，过去的康复工作将焦点放在残疾人士身上，而非在残疾人士与其家庭的相互关系上。虽然在现实生活中，家庭经常负起照顾者或家居训练者的责任，可是却缺乏家庭在康复过程中的角色的研究。正如沙利文与达玲（Seligman and Darling, 1989,

---

① 本文对家庭的理解，是以西方经验为主，选用现代西方心理学或社会学等分析角度，描述残疾事件对家庭的变化及影响。虽然本课程中没有处理因文化差异而出现的本土化问题，但读者在阅读时却须留意中西方文化之间的差距，以及由此延伸的适用度等问题。

p. 1)所说,受心理分析角度(psychoanalytic perspective)的限制,以往的康复工作只强调家庭在心理层次上对残疾人士的贡献与影响,却忽略了家庭本身因残疾问题而出现的种种潜在人际关系的变化。

以协助残疾儿童康复为例,研究指出心理分析角度过分强调儿童与母亲间的依附关系,使康复人员视母亲为一个必然的参与者,而在整个康复过程之中,有意无意地忽略了父亲的角色。这个情况间接地减弱了家庭成员在处理残疾这一事件时的凝聚力和互相支持的力量,部分家庭甚至因此出现夫妻间、亲子间、兄妹间或隔代间的人际关系问题,使残疾问题更为复杂。

家庭为本医疗服务(family-centred health care)的发展,是最早影响康复工作将家庭视为整体的环境因素。家庭为本的医疗服务发展可追溯至以下几个实验计划(Seligman and Darling, 1989, pp. 2 –4):

➢ 碧咸试验计划(Peckham Experiment)——这个计划于1926年至1939年间在伦敦南部进行,由一队不同专业人员所组成的科际研究队伍(interdisciplinary teams)负责。该计划视家庭为一个介入的研究单位,目的是希望通过加强家庭的力量,达到促进健康的目的。

➢ 康莱计划(Cornell Project)——这是一个于1939年在纽约对15个家庭进行两年研究的项目。其主要研究目的是了解家庭与健康的关系,以及探索用科际研究队伍的工作模式与家庭交往的方法。

➢ 蒙特福医疗小组(Montefiore Medical Group)的研究——受碧咸试验计划的启发,一个由科际队伍组成的医疗小组——蒙特福医疗小组,于1950年至1959年期间为一百个家庭进行疾病预防的研究计划。

其后，家庭医学（family medicine）、家庭系统理论、家庭治疗的发展及家有残疾儿童的研究等，对家庭为本的康复工作有更直接的影响（Seligman and Darling，1989，pp. 2－4 及 Beckman，1996，pp. 1－3）：

- 家庭医学（family medicine）的发展——医疗界最初在 1969 年提出家庭医学这个崭新的医疗方向，建议将家庭元素融入医疗服务中。但直到 20 世纪 80 年代，它才被发展成一个新的医疗专科。
- 家庭治疗——这是一种始于 20 世纪 50 年代，受家庭系统理论影响，而提倡以家庭为治疗单位的心理治疗方法。家庭治疗除了对家庭为本医疗服务的发展有很重要的影响之外，更影响了社会工作界、精神疾病方面及康复工作的发展。
- 家有残疾儿童的研究——20 世纪 80 年代开始，学者渐渐关注到残疾儿童对家庭的影响。最初的研究焦点集中于压力与家庭功能的关系上，发现家有残疾儿童对家庭功能的种种负面影响，包括婚姻关系、手足关系、家庭经济状况、人际社交关系、日常家居生活及家庭闲暇安排等（Blacher，1984，p. 29）。到 80 年代中期，研究焦点转为探讨家庭在早期训练中扮演的角色，很多学者视这个研究转变为迈进家庭为本服务的关键。因此，在众多康复服务中，为残疾儿童而设的早期训练计划（early intervention programs），可以说是一项最能体现家庭为本康复哲学（family－centred philosophy）的康复项目。

家庭为本康复工作模式的理论基础[①]

家庭系统理论（family systems theory）以及社会生态模式（social ecology model）是家庭为本工作模式两个重要的理论基础，两者都认为须要将家庭元素融入康复工作之内，发展了一个强调以家庭为本的新康复工作模式。

家庭系统理论

家庭系统理论视家庭为一个互动的单位。在结构上，这个互动单位可依据家庭成员之间某些相同的特质，例如根据家庭角色、权力位置或经济贡献等，划分为不同的次系统（subsystem）。敏洛青(Minuchin, 1974)将一般家庭分为四个基本次系统，分别是：

- 由夫妇组成的婚姻次系统（marital subsystem）；
- 由父母与子女组成的亲子次系统（parental subsystem）；
- 由兄弟姊妹组成的子女次系统（sibling subsystem）；
- 包括祖父母家庭、姻亲家庭、亲友、朋友、有关专业人士等组成的外家庭次系统（extrafamilial subsystem）（Turnbull et al., 1986, p. 49）。

不过，划分次系统的基础与界线并非固定不变的。家庭结构的特征、家庭所处的发展阶段及当前的问题等因素，均会影响划分次系

① 有关家庭为本工作模式的实践等讨论，将在单元十一中进行。

统组合的依据，而重新组成某些具有共同特质的新次系统单元。由于这些次系统之间处于一个互动循环关系中，因此，任何影响某一家庭成员的事情，均影响其所属的次系统，继而影响其他次系统。简单来说，家庭次系统能够概括地体现残疾问题如何影响家庭成员之间的互动关系。

学习活动 1 （10 分钟）

细读下文，试述这个家庭的次系统，并说明这些次系统以什么为划分基础？

莉莉是一个五岁大的学习迟缓的孩子。由于学习问题，她被转介到早期训练中心接受定期训练。莉莉的母亲是主要的参与训练人，但父亲也出席孩子的估评测验及参与训练中心的简介会等，因此，夫妇俩很清楚莉莉的问题，他们了解训练的目标及方法，也很乐意让女儿接受服务。虽然莉莉的整体发展仍落后于普通标准，但接受训练后，她的语言表达能力与自理能力明显比半年前改善了很多，这进一步加强了夫妇两人参与训练的信心。

可是，莉莉的祖父母却有不同的看法。他们认为莉莉没有大问题，只是不爱说话及较懒散而已。他们想起莉莉的叔叔在幼年也有相似的问题，长大后却很正常。而且，他们觉得训练中心的训练只是一些游戏项目，很怀疑这些游戏如何能改善莉莉的问题。除此之外，由于莉莉的母亲忙于陪同孩子到早期训练中心及语言治疗等地方接受训练，看管其他子女及家务的责任常常落在两位老人家身上,使他们感到很不自由。因此,他们很反对莉莉接受训练。至于莉莉的两位哥哥,分别是七岁与十岁,他们也不喜欢母亲整天带妹妹四处走,认为妈妈只顾陪着妹妹而没有理会他们。因此当母亲要求他们协助妹妹进行某些训练项目时,他们表现得很抗拒。他们也不喜欢与祖父母一起,觉得两位老人家很啰唆,令他们在家感到沉闷。兄弟俩很希望母亲不用再陪妹妹去训练中心,并像以往一样,时常带他们到公园玩耍。

以莉莉的家庭为例子,家庭的次系统除了可以根据权力、家庭位置、角色或经济贡献等条件划分之外,莉莉的问题造就了其他划分次系统的基础。以上个案至少可以找到两个次系统新的划分基础:

(1)以个人发展表现作为划分基础,分别可出现正常发展与残疾两个主要次系统组合。

(2)以成员对训练所持的态度而划分出三个不同的次系统组合:

第一,基于对训练的相同理解,父母亲组成了一个愿意参与训练的次系统。

第二,由于对孙女的问题及训练缺乏正确的认识,祖父母均共同处于反对参与训练的阵营之内而组成另一个次系统单位。

最后,兄长因为感到被母亲忽略而对妹妹产生妒意,组成了一个抗拒参与训练的次系统。须留意的是,一旦某些成员改变他们固有的训练态度的话,现存的次系统组合也将随之有所更改。

莉莉的例子反映出,发展问题不但影响莉莉个人的学习能力及表现,还对其他家庭成员造成不同程度的影响。家庭治疗大师敏洛青认为，家庭互动有以下几个特质（Seligman and Darling，1989，p. 4）：

- 家庭塑造人——家庭是一个社会系统单位。个人的行为受某一家庭系统的特有条件影响及塑造，人活在其中，并不断适应这个系统的限制及要求。
- 人与家庭处于一个互动循环——虽然家庭塑造个人，与此同时，个人也通过人际交往等过程，不断地影响家庭。因此，当个人感受某些问题或压力而积极作出改变时，这些问题与转变同时也会对其他成员构成压力及影响。
- 视个人为一个次系统（subsystem）——个人除了是家庭系统内的成员之外，也可视为在家庭系统概念下的其中一个次系统。换言之，当某成员出现问题时，工作员不能只处理出现问题的次系统或个人部分，而是要视家庭为一个整体去考虑问题。

简而言之，个人与家庭的关系是互相依存（interdependent）的。要了解家庭在面对残疾这件事时，家庭动力有什么转变的话，需要了解以下几个构成家庭动力的主要元素，包括家庭结构（family structure）、家庭互动情况（family interaction）、家庭功能（family functions）及家庭生命周期（family life cycle）。现简述如下（Seligman and Darling，1989，pp. 5 – 12 及 Skrtic，et al.，1984，pp. 229 – 236）：

家庭结构——每个家庭都有其独特之处。成员的特征（membership characteristics）、文化习性（cultural style）及家庭的意识形态（ideological style）等均是一些影响家庭结构的重要元素，使家庭各具特色。

- 成员的特征——残疾人士的家庭很容易被视为是一个相同的（homogenous）类别，忘记了残疾人士的家庭本身也是一些各具特色及各有独特形态的系统，例如单亲家庭、核心家庭、被其他问题困扰的家庭，如精神问题、滥用药物、失业等，这些不同的家庭形态可使残疾这一问题更为复杂。
- 家庭的文化习性—— 是一些跟种族、宗教、地域及阶级等有关的价值信念，影响家庭成员的观念、人生目标的选择、沟通方式及人际交往模式等。例如，与现代西方人的家庭比较，中国人的家庭明显有较清晰的辈分尊卑概念，影响中国人在日常生活中待人接物的表现，这个情况以老一辈的中国人尤为显著。以莉莉的家庭为例，上一辈的意见仍具有某种程度的影响力，虽然祖父母对训练的态度未必能左右莉莉父母亲的最终决定，不过老人家的意见却容易对后辈造成一定的压力。

此外，研究也指出，阶级也影响家庭如何理解残疾这事件。一项关于家有残疾儿童的态度与阶级的关系的研究发现，由于上层社会普遍对下一代有较高的期望，因此这些家庭较趋向视残疾儿童问题是一件家庭悲剧（Skrtic, 1984, p. 232）。生长于这些家庭的正常孩子（特别是男孩子）需要面对较大的父母压力，去弥补残疾成员未能达到的个人成就。与上层家庭相比，低下阶层的父母对子女的成就要求较低，这些家庭的主要问题是经济与照顾的压力。这些家庭的正常孩子首要面对的问题不是成就要求，而是照顾残疾儿童的责任。因此，对低下阶层家庭来说，残疾的问题被视为是一个家庭的负担，是一个家庭悲剧。

➢ 家庭的意识形态——内容包括家庭信念、价值观、次文化观念等。它们对家庭有多方面的影响，包括家庭的适应模式、教育方法、对教育的态度、工作态度、沟通模式及家庭目标的选择等。以犹太人家庭及意大利人家庭为例（Seligman and Darling，1989，p. 6），犹太人家庭很注重孩子的学术表现，意大利人则着重家庭成员间的相交及聚合性。当家庭事务与学校活动出现冲突时，犹太家庭普遍主张以学校事务为先，而大部分意大利家庭则会将家庭聚会放在首位。换言之，家庭的意识形态将影响家庭成员如何看待及理解残疾问题，以及处理态度与方法等。

学习活动 2 （20 分钟）

小强是一位患有唐氏综合征的一岁大孩子。本来，他与母亲居于大陆，直至最近才获发单程签证到香港。出生第二天，他独特的长相使乡间的亲友断定他是一个不正常的孩子。女方的家人希望女儿能为男方家养育一个正常的孩子继后香灯。一方面，他们担心女婿没有能力养育一个残疾孩子；另一方面，也不想听到乡里对残疾孩子的闲言，故劝女儿放弃小强，好让她可以再度怀孕。小强的母亲不忍心这样做，一方面是母爱的天性使然，一方面她对小强仍抱有希望。移居香港之后，几经周折，小强被评估为轻度弱智人士，并转介早期训练。

在训练中心，小强的母亲开始了解孩子的真正问题及前景。她开始怀疑自己当初的决定是否正确，更担心小强的问题影响家庭幸福。幸好,小强的父亲比较乐观,令她的压力大减。小强父亲的家业是经营饮食店,而小强的祖父母一向不大注重孩子的学业,但很注重孩子的品格及独立能力。受此影响,小强父亲对孩子的学习能力要求也不高。他认为孩子的智力高低不是问题,最重要的是他能自力更生及孝顺父母。

比较上述个案中,祖父母及外祖父母的家庭如何影响小强的父母亲对残疾这事件的态度?

受社会文化环境、家庭经济能力及价值信念等的影响,父亲的原生家庭与母亲的原生家庭,无论在家庭的次文化观、家庭信念及对孩子的期望等方面均有差异,影响小强的父母亲面对残疾儿童的态度。简略地比较如下:

- 社会文化环境及家庭经济能力——残疾在社会中依然带有负面的标签,致使残疾儿童及其家人在日常生活中,很容易受到别人的奇异眼光或闲言碎语。此外,残疾儿童通常伴有不同的身体疾病或学习问题,因此,与养育或照顾一名正常孩子相比,残疾儿童的家庭开支及负担也相对较重。假若社会缺乏对残疾儿童全面的福利照顾的话,残疾儿童的家庭会感到非常吃力。故事中,女方的家庭似乎比较在意别人的眼光,担心家庭的经济能力,故对残疾儿童表现较抗拒。

- 对孩子的期望——女方的家庭很关注继后香灯的问题，孩子是否正常便成为一个重要的条件。这个条件驱使女方的家庭作出放弃孩子的选择。至于男方的家庭，他们看重子孙的自立能力及品格，这使他们有较多的空间容纳残疾孩子。

家庭互动——除了家庭次系统之外，汤布鲁(Turnbull, 1986)等人认为家庭的互动还受家庭的内聚力（cohesion）、应变力（adaptability）及沟通模式（communication）等条件影响。

- 家庭的内聚力——主要描述家庭成员间的团结性与亲疏程度，以及这些团结性与亲疏程度如何影响家庭成员面对残疾事件的态度。沙力文与达玲提出合而为一(enmeshment)及界限分明(detachment)等概念来了解家庭成员间的内聚力。据家庭治疗大师敏洛青的经验，一个具有高度团结力的家庭（enmeshed families），其特色是次系统之间的界线重叠不清，某些成员对问题表现过度投入，令当事人受到过度保护。相反，一个极度抽离或松散的家庭（detached families），其特色是具有清楚而强化的次系统界线，当家庭出现某些问题时，不涉事的成员会对事件表现出事不关己或不闻不问的态度。而一个具正常功能的家庭，虽然同样具有清楚的次系统界线，但成员间却有充足的个人成长及自主的空间，使家庭成员同时感受到亲密的家庭关系及互相支持的力量。
- 家庭的应变力——是指成员在面对问题时的适应能力。一些应变能力低或顽固的家庭，在面对问题或家庭新需要时，成员会抗拒作出相应的改变；或者，尽管作出某些改变，很多时候他们会摇摆不定,不能贯彻始终。例如,当家庭育有残疾儿童时,父亲仍习惯只顾及自己的工作,将家务及新增的照顾责任留给妻子,不主动或不愿意分担家务,致使妻子忙于家务及训练而疲于奔命。或者,父亲虽然在社工的周旋下答应协助参与训练,但维持了短暂时间之后却故态复萌,抽身而出,只愿意担起维持家庭经济的角色,而不再分担训练者的责任等。

- 家庭的沟通模式——汤布鲁等认为,沟通问题是人际互动层面的问题,而非个人层面的问题。因此,要解决沟通问题,不能只关注个别成员的改变,而是要改变家庭的沟通习惯,以把影响沟通的元素剔除,改变家庭沟通的模式。假如家庭的沟通模式是开放、平等的话,家庭成员会乐于表达意见和分担忧虑,这样问题便会较容易被疏解,令成员较容易接受家庭出现的突变。

从一位家有残疾妹妹的兄长的经历中看到,正常子女能否接受残疾儿童,跟家庭的沟通有直接关系(Skrtic, et al., 1984, pp. 232－233)。这位兄长表示,父母对残疾儿童的态度影响了他对残疾这事件的看法。他的父母坚持残疾儿童也是家庭的成员,并鼓励家庭成员表达对事件的感受及公开讨论意见,这些做法使家庭的成员更明白父母及残疾成员的处境而能够包容不同意见与分歧。

学习活动 3　(25 分钟)

郭太太是一位已婚的五金工厂女工,育有两个女儿,分别就读大学二年级与高中二年级。平日,郭太太除了上班外，下班还要料理所有家务，并同时照顾住在附近的婆婆的起居。她的丈夫是在康民署任职的低级职员，下班后喜与同事打牌至深夜。丈夫每月给郭太太定额家用后，便对家庭的开销不闻不问，更不会协助做家务或关心孩子的学业等事项。由于丈夫所给的家用不足以维持生计，郭太太唯有自己想办法，因此，郭太太在婚后仍继续工作，帮助家计。

当孩子出生后，郭太太感到分身乏术，可是基于经济原因，郭太太还是勉强支撑下去，继续在工厂工作。郭太太认为现在的艰苦状况与自己有限的学识有关，令她在婚姻方面失去选择。因此，她渴望女儿有好的学历，学有所成，以增加就业与婚姻的选择，避免重蹈她的覆辙。一直以来，她只要求女儿专注自己的书本，并免去她们的家务责任。因此，自女儿懂事以来，她们已习惯读书是她们责任的全部，而家务则是母亲的责任。

可是，在一次工业意外中，郭太太失去了右手前三只手指，医生诊断意外造成了局部的损伤，影响郭太太的工作能力而失去五金厂的工作。受伤之后，郭太太要到医院做职业治疗，但同时照料两个家庭的工作仍落在她身上，使她感到吃力。可是，丈夫认为失去手指不会严重影响她料理家务的能力，而女儿也没有担起部分家务的意识，郭太太没有因为损伤而免除或减少照顾家庭的责任。

此外，家庭的开支也令她忧心忡忡。她曾与丈夫提及此问题，丈夫却用事不关己的态度，反而建议郭太太找兼职来增加家庭收入。她也曾间接向大女儿试探暂时休学帮补家计的意向，但母女之间并没有认真、坦诚及仔细地讨论这个安排。现在，郭太太以自己的积蓄来帮补家计。不过，这些事件已严重影响她的康复，她不能接受自己的损伤而出现情绪困扰。

试用家庭的内聚力、应变力及沟通模式等角度，分析以上的家庭在面对残疾这一事件时的家庭互动情况？

郭太太的家庭可以说是一个界线分明的家庭。以家庭内聚力而言，它有分工清楚而强化的界线，成员间坚守自己固有的角色而不愿意转变，甚至拒绝改变，只想维持现状，表现出事不关己的态度。例如，郭先生并没有因太太的身体损伤、失业而担起更重的家庭经济责任；女儿也没有考虑母亲的医疗需要而协助母亲料理家务等。因此，在面对家庭危机或转变时，成员间非但不能聚合力量迎接挑战，反而固守那些旧有的家庭习惯或生活习惯，削弱了家庭处理危机的应变能力。

家庭出现这个状况，相信与家庭成员间缺乏有商有量、真诚投入的沟通文化，而抱有自顾不暇及回避问题的心态有关。例如，郭太太习惯单独以自己的力量解决家庭问题，以及她欲言又止的沟通习惯不但强化了家庭固有的沟通模式，还减弱了推动及充分利用家庭资源的能力。

家庭功能——汤布鲁等人将家庭功能理解为家庭互动的结果。家庭功能是基本家庭需要，用以维持家庭的正常运作。汤布鲁等人

(Turnbull et al., 1986)将这些家庭需要划分为几个主要项目，包括经济、健康、家务、闲暇、社交生活、身份认同、情感、工作及教育等。

基本上，残疾问题影响旧有的家庭运作，最明显的是经济、照顾与身份认同等方面。沙利文及达玲认为，虽然，一个最理想的正常化康复过程是，残疾人士能够在一个最低限制的环境（least restrictive environment）下生活，但康复人员必须留意这个理想环境是否会间接地把其他家庭成员置于一个与过去相比反而是高限制的生活环境之中（Seligman and Darling, 1989, p. 10）。因为，残疾问题除了增加家庭的经济负担之外，家庭新的责任将会限制部分成员的工作选择、闲暇安排、社交活动，甚至影响他们的身份认同。因此，康复人员在推动家庭参与康复的过程中，要不断评估家庭成员的压力，避免耗竭而使残疾问题复杂化。

家庭生命周期——从家庭动力概念来看，家庭结构、家庭互动及家庭功能等均会随着家庭的人口结构、发展阶段等变化而出现改变。家庭生命周期包含了三代之间的交往（Skrtic, 1984, p. 236），它以一个典型核心家庭的建立作为开始，描述这个家庭在不同的发展阶段的变化与特色，包括人口结构、家庭事务、家庭需要、危机等各方面的转变。不过，不是每个家庭都会依次经历整个生命周期，有些家庭会因离婚、再婚、领养、无生育计划、成员离世等影响家庭的未来发展。同样地，不是每个家庭都能顺利地从一个阶段过渡到另一阶段。当成员不能就新的发展要求而作出相应转变的话，则家庭将会出现某些问题。

不同的学者将家庭生命周期划分为六至二十四个不同发展阶段（Saligman and Darling, 1989, p. 11）。较常见的是将家庭生命周期分为七个阶段[①],包括:结婚期、幼儿期、在学期、青少年期、自立期、祖父母期及老年期;或分为八个阶段[②],包括:独立成年期、婚姻期、孩子初生期、入学期、青少年期、成年期、退休及老年、寿终期等。

概括而言,家庭生命周期概念有以下的参考作用:

- 发展过渡期与危机——以发展角度来看,上一阶段的转变与终止(change and discontinuity),标志着由旧的阶段过渡到新的阶段。家庭生命周期的概念指出,当家庭由一个发展阶段过渡到另一个阶段时,成员需要面对一些跟自我概念、身份、情绪及角色等有关的转变(Skrtic, 1984, p. 237)。这些转变给成员造成了一定的压力,催化了家庭一些潜在的危机。尤其是一个有残疾成员的家庭,这个危机的冲击将会更大,因为这些家庭除了在过渡新的阶段时,要适应新的发展事务、身份变更、角色转变、情绪等项目之外,还要适应残疾问题为家庭在不同的发展阶段中带来的种种冲击。
- 发展事务与需要——基本上,每个发展阶段的事务都跟成员的年龄和个人心理发展需要有密切关系。例如,在幼儿期孩子的需要是依附(attachment)与照顾,因此,在这个阶段,家庭的主要事务是照顾与养育。当孩子进入青少年期时,他们需要独立及适应社会要求,因此,家庭的主要事务

---

① 英文原文如下:Seven developmental stages by Olson et al. (1984) are: couple, childbearing, school age, adolescence, launching, postparental, and aging (Saligman and Darling, 1989, pp. 11 - 12).

② 英文原文如下:Eight developmental stages by Duvall (1957) are: unattached adulthood, marriage, birth of children, entrance of children into school, entrance of children into adolescence, launching of children into adulthood, retirement and old age, and death (Skrtic, et al., 1984, p. 237).

便转为给孩子提供独立的空间及协助孩子掌握一般的社交技巧等事项。

汤布鲁等人曾列举有残疾儿童的家庭在过渡不同的发展阶段时所面对的事项，现简述如下（Turnbull et al.，1986，p. 55）：

发展阶段	发展事项概略
幼儿期	• 疏解家有残疾儿童的恐惧与担忧等情绪问题； • 了解有关残疾儿童发展等的知识； • 告知亲友有关残疾儿童的事件； • 了解有关的康复资料； • 重整家庭交往及沟通模式； • 重新安排家庭分工； • 反思个人对残疾儿童的态度； • 发掘教养残疾儿童的生活意义等。
在学期	• 重新适应因教育残疾儿童而引起的情绪问题； • 了解个人对主流教育及特殊教育的意向； • 参与训练； • 寻找有关社区资源； • 为残疾儿童安排社区或课外活动等。
青少年期	• 重新适应因残疾成员成长而出现的新问题； • 处理残疾成员在成长中与性有关的事件； • 处理残疾成员的社交需要； • 计划残疾成员未来的就业安排； • 参与讨论残疾成员未来的服务安排等。
自立期	• 重新适应残疾成员成长后的种种问题； • 计划残疾成员未来的住宿安排； • 处理残疾成员的就业问题； • 处理与性有关的事件； • 安排未来的监护事项；

(续表)

	• 安排残疾成员未来的经济需要等。
祖父母期	• 重整与伴侣的关系； • 保持与残疾成员院舍或就业机构的联系； • 重新调整其他家人的需要与发展； • 为残疾成员安排长远的经济保障等。
老年期	• 计划在身故后残疾成员的照顾安排； • 为残疾成员计划长远的住宿照顾安排； • 将照顾残疾成员的责任转移给其他家人等。

表 5－1　发展过渡期的发展事务概略

学习活动 4　(15 分钟)

细读以下内容,并回答问题。

志远是一个三岁大的发展迟缓儿童。一岁半时,他仍未开始说话,而且常常因步履不稳而出现损伤。经评估中心评估后,志远被转介到早期训练中心接受训练。母亲初期对训练表现抗拒,认为志远只是发展较迟,根本不用接受这些服务。在最初的几个月,她时常无故缺席,或不在家进行持续训练项目。期间,她曾尝试为志远申请入读幼儿园,但因孩子的发展问题而遭拒绝。经过中心工作人员不断劝说,母亲才开始认真参与,并与中心职员建立了良好的互信关系。半年后,志远在各方面均有明显的进步。评估结果认为志远适合转读幼儿园的混合位。①

① 幼儿中心兼收弱能儿童计划(或称兼收计划,或混合幼儿中心/幼儿园),是香港

入学不久，母亲致电早期训练中心职员，希望志远可以保留中心的学位。因为她觉得混合幼儿园对志远的照顾不足，而且教师也没有早期训练中心职员的耐性，对家长的态度也不及早期训练中心般亲切。因此，她有意退去混合幼儿园的学位，转读普通幼儿园。这样，志远便可以一边入读普通学校，一边继续早期训练。

试分析以上个案中，家长所遇到的问题及原因，并建议解决的方法。

当志远的母亲得悉孩子的发展评估结果之后，她经历了志远由一名被视为普通正常的孩子，变为被评定为一名发展迟缓孩子的过程。随后，志远的母亲还经历了两个发展过渡期：由儿童期过渡到学前服务，以及由早期训练服务过渡到混合幼儿园（由每星期一至两小时的个别训练服务，过渡至全日中心服务）。一般来说，这些过渡期使志远母亲经历了以下事项：

- 情绪反应——她要从一些熟识的生活程序，过渡到另一个新的生活领域。这些转变令志远母亲失去在惯常生活规律中所获得的安全感，她因此感到焦虑而出现情绪波动及退

社会福利署在1978年为残疾儿童开设的融入社区项目。这项计划安排一些轻中度而有独立自理能力的残疾孩子，入读一些普通幼儿园或幼儿园。这些普通幼儿园/幼儿园以某一普通孩子对残疾孩子的比例，设立一位经训练的特殊幼儿导师职位，为残疾孩子提供一些个别训练时间。这些学位俗称为混合位。一般来说，这些残疾孩子是用普通孩子的时间表上课，他们只在某时段内用个别辅导形式加强学习。

缩行为。例如,初期拒绝早期训练,及后来有意退学等行为。如果志远在此时同样出现适应问题的话,则会减弱母亲对新服务的适应与接受程度。

- 认识新服务——志远母亲需要不断认识新服务的训练目标、训练方式、参与形式等,以调节个人对服务的期望。
- 建立新的人际网络——她要在新的服务内,重新建立人际关系及个人资源网络,包括与专业人士的交往及沟通方式、建立互信等。

社会生态模式

在理解残疾儿童事件中,尽管研究焦点由以往关注残疾儿童个人的发展需要,转到母子关系上,继而关注家庭与残疾问题的互动关系,但学者认为,新的研究焦点虽然包含了家庭元素,但却忽略了家庭与个人均生活在社会中的事实,因此,若要充分了解残疾问题与家庭的相互关系,必须将社会元素包含在内。社会生态模式(Social ecology model)便是强调个人生理、社会心理、家庭及环境等因素之间的互动关系。

社会生态模式认为,在某一生态系统之内,任何次系统的转变均会影响到其他次系统,令整个生态系统出现相关的转变。所谓生态系统,是泛指残疾人士或其家庭身处的独特社会、文化、政治环境。董芬拿(Bonfenbrenner, 1979)认为生态系统可分为以下四个主要次系统(Seligman and Darling, 1989, pp. 13-16):

- 微观系统(microsystem)——泛指家庭之内,构成整个家庭

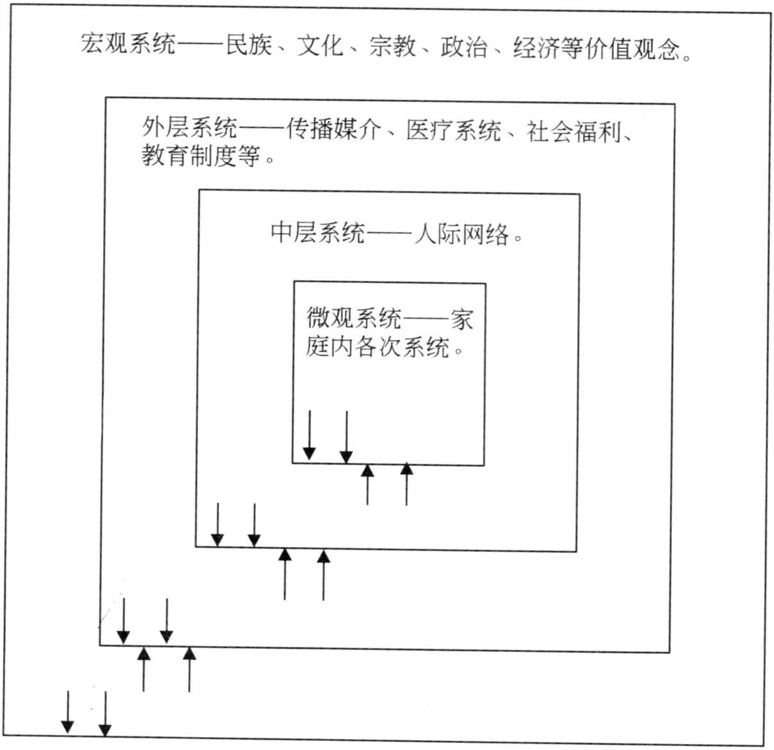

图5－1　不同社会生态次系统之间的互动情况

主要活动及动力的不同次系统。

➢ 中层系统（mesosystem）——泛指处于家庭结构之外，跟家庭有联系的系统，包括亲友、邻居、同事、有关教育人员、有关医疗人员、身处的社区等。

➢ 外层系统（exosystem）——泛指那些跟家庭没有直接关系的机构或设施，但对家庭的福祉有直接的影响，例如传播媒介、医疗系统、社会福利、教育制度等。

➢ 宏观系统（macrosystem）——意指那些内在于社会结构的意识形态或价值观念，例如影响社会结构的民族、文化、宗教、政治、经济等元素。

以上是将董芬拿对生态系统的图表描绘的扩充。

学习活动 5　(15 分钟)

细读下文，试用社会生态模式描述家庭面对的压力。

两年多前(大约 1999 年至 2000 年左右)，一些在混合幼儿中心工作的幼儿工作人员谈及她们的工作状况时均不约而同地表示，越来越多接受延展服务的在职家长不准时接孩子放学。即使校方多次劝告，收效也不大。有些家长虽对校方的投诉唯唯诺诺，但行动上却依然故我。有些家长则表示已尽量争取依时放工，但由于未完成手头上的工作而有心无力。

不过，幼儿工作人员认为那些迟接孩子放学的家长，非但不体谅教师的处境，更没为孩子设想。他们的做法一则打扰了教师的下班安排，而且学童更因为延迟放学而感到害怕及孤单。此外，她们更发觉这些家长明显地开始放松孩子在家的延续训练，以致部分孩子的进展停滞不前。幼儿工作人员表示，对家长这些不负责任的表现，她们觉得愤怒及无奈。

上述因延迟放学时间而出现的人际交往问题的主要原因是：在

宏观系统内,经济环境出现了某些改变,不过,在外层系统内的福利及教育系统却未能作出同步的转变,以致出现幼儿中心的开放或延展时间未能配合家长延迟下班的需要。因而导致家长与中层系统内的教师的交往出现了误解与矛盾。

虽然,老师理性上也明白家长是迫于形势而不能准时接孩子放学,但孩子迟放学不但令老师身心疲累,还影响了老师的私人生活及个人计划,继而直接影响老师身处的微观系统。体力与家庭的压力,减弱了老师对孩子迟放学的容忍空间,加剧了老师与家长之间的矛盾。

其他相关理论

除了以上两个主要理论之外,家庭压力理论(family stress theory)及社会网络理论(social network theory)对家庭在面对残疾问题时的处境有如下的理解:

家庭压力理论——希尔(Hill)在1949年提出一个名为ABCX家庭危机模式,阐述一些压力源如何转化成为家庭危机的过程(Saligman and Darling, 1989, p. 17)。ABCX分别为:

- A——代表压力源(stressor),即那些令家庭结构、动力及功能等各方面都感到压力的事件,残疾问题是其中一个压力源,例如,家有残疾人士增加了家庭的开支,所以,家庭需要增加整体的收入来维持收支平衡。这个新的经济要求加重成员的压力,甚至扰乱某些成员的计划,间接地影响家庭的人际关系。

- B——代表家庭资源。这里泛指家庭在面对转变或问题时的应变能力,包括一些实在的资源、成员的凝聚力及应付问题的弹性等。
- C——代表家庭对压力源的评估,即是关于家庭如何理解所发生的事件的意义的部分。家庭以往的经验及价值观等均会影响家庭对所发生的事的评估。以残疾问题为例,部分家庭会视残疾是一件不幸事件,但一些有宗教信仰的家庭常会视之为人生的考验。
- X——代表危机。危机是否出现或压力源是否能被疏解,在于家庭如何看待这些压力事件,以及推动家庭资源来化解问题的能力。

简单来说,根据希尔研究压力事件(包括由家庭成员参军到自然灾祸所引致的家庭分离)对家庭的影响中发现,压力事件会否转化成家庭危机(X),是受压力事件(A)的性质、家庭的资源(B)及家庭对压力事件的主观理解(C)等三方面的因素影响(Bristol, 1984, pp. 120－121)。

其他研究也指出,家庭如何理解残疾问题,影响了家庭应付突变或压力事件的方法。例如,当家庭认为残疾问题是与命运有关时,家庭成员普遍会抱着接受命运的态度,尽家庭的力量去应付问题,而不会依赖社会资源;有些家庭更会无怨无悔地终身担起照顾的责任;有些家庭则视命运是一些不能改变的事情而随遇而安,认为无需用一些激烈的行动去改变事实。此外,研究也发现,美国华人家庭普遍认为,残疾问题是一些与面子有关的事情,因此,为了不将事件张扬,他们较偏向用家庭的资源处理问题,而放弃利用社区资源去解决问题这种做法(Beckman, 1996, p. 53)。

因此，要协助家庭适应有关残疾带来的问题，除了要评估残疾这件事的潜在影响之外，还要了解这一事件对家庭的意义及一些可推动的家庭资源等。

社会网络理论——网络一词最初应用于信息领域之内，之后转而用于描述人际关系上，故称之为社会网络（Fewell and Vadasy，1986，p. 281）。有别于心理学或社会学等其他理论，社会网络理论提出两个影响人的经验的重点（Pescosolido，2001，p. 468）：

➢ 人际互动影响人的日常生活内容与经验——个人采用什么态度面对生活，是会受其他人的意见、看法、提点、支持、批评等影响的。

➢ 机构内的人际互动的双重影响——在机构内，工作员身处的社会网络，不但影响该工作员的生活内容与经验，还会影响他接待的人的遭遇、感受及响应等。从社会支持的角度看，这是一个很重要的议题，并会在接下来的部分谈及。

在过去20年里，不少医疗健康研究指出，社会支持与社会网络对疾病康复有积极的意义，并降低病人的死亡率。这些研究范围包括研究自助组织、照顾者、社会支持、自然社会网络、朋友支持及医疗人员的支持等，跟精神病患者康复结果的关系。研究发现，来自社会网络的不同社会支持形式，对残疾人士的康复有正面的影响（Pescosolido，2001，pp. 468－471）。概括来说，社会网络的功能主要有：

➢ 情绪支持——包括照顾残疾人士的起居饮食或对之表示关心，包括定期问候或探访、分享忧虑或经验等。

➢ 物质支持——包括提供经济协助及实质的支持，例如，协助照顾孩子与家务、陪同复诊及义务接送等。

➢ 咨询——与残疾人士一起分析或评估所面对的问题，或为残疾人士提供一些解决问题的建议等。例如,在互助小组内,成员针对某些问题分享经验,或医疗人员在互助组织内为病人就某些医疗问题提出建议等。

- 监察——扮演一个监护者的角色,提醒有关人士一些要留意的事,例如,提醒高血压患者及精神病患者定时吃药、劝告糖尿病患者留意饮食的选择等(Pescosolido, 2001, p. 472)。

以性质而言,社会网络可分为正式与非正式(formal and informal social networks)两大类。非正式的网络包括家庭系统内的社会支持(包括夫妇间、亲子间、兄弟姊妹间的支持等)及家庭系统外的社会支持(包括亲友间支持、同辈间或朋友间的支持、邻舍间的支持等)。而其他由机构提供的社区支持均属正式网络的范畴,包括由社会福利服务或医疗服务提供的支持等。

一直以来,社会支持均被视为一些可协助个人或家庭缓冲所面对的压力的元素。贾沙与马非(Kazak and Marvin, 1984)曾将社会网络概念,应用于残疾儿童家庭的研究方面,并发现社会网络的数量(network size)、网络密度(network density)及网络界线密度(boundary density)等条件,均会影响家庭得到的社会支持的质量(Saligman and Darling, 1989, pp. 18 - 19)。

- 网络的数量——指家庭可获得的支持种类的多寡。支持的种类越多,家庭的适应能力也相对增强,相反亦然。
- 网络密度——指网络成员间的认识程度或联系程度。贾沙与马非认为,若网络成员之间的交往或关系越疏离,则家庭可推动的非正规资源便越少,便会增加家庭系统的压力,影响家庭的适应力。

- 网络界线密度——指家庭成员之间，一些共同认识的网络数量。贾沙与马非认为，网络界线密度越高，表示网络与家庭的关系越密切，这个情况可增加家庭的稳定性。例如，若夫妻二人拥有共同的朋友越多，则这些朋友对稳定婚姻的效用便会越大，而相对地可以提高家庭应付问题的能力。

不过，正如刚才曾提及，在现实生活中，人际交往除了在社会支持层面具正面的功能之外，也可以出现一些负面意义。因此，社会网络理论同时指出，当家庭面对压力事件时，网络的联系可以协助扩充家庭的可用资源而成为一些具积极意义的支持；不过，一些具约束性的网络联系在提供支持的同时，却订立了某些限制或附带了某些社会标签，间接地影响家庭的应变能力（Pescosolido, 2001, p. 474）。社会保障服务便是其中一个典型例子。受社会保障的条款限制，当家庭接受了社会保障的经济援助时，可以说，该家庭得到及可运用的支持种类和选择也因此相对减少。例如，部分亲友会减少提供主动的经济援助或为之张罗工作等。

此外，卫宾（Waisbren, 1980）表示，社会支持与家庭的适应能力两者并非处于一个简单的直线关系内。他的研究有两个重要的发现（Wright, et al., 1984, p. 59）：

- 虽然家庭支持可以使父母对残疾儿童有一个较正面的态度，但与此同时，这些支持却增加家庭内部的压力。
- 此外，社区资源，包括专业人士及福利机构等，并不能明显地改善这些家庭内部压力或使家庭有效地适应残疾这一事件。

综合卫宾对上述情况的解释所得，若医疗及公共服务只着重一些实质的协助，或过于强调在认知或策略层面的事宜，而忽略了家庭面对残疾问题时的心理需要的话,则会影响家庭疏解内部压力的能力。卫宾的观点,指出了正式的社会支持或专业支持的质量,跟家庭适应残疾问题的关系。其实,这一点也是以家庭为本的康复工作的核心所在。

学习活动 6　(15 分钟)

小玉是一个九个月大的早产婴儿。由于早产的关系,小玉的部分身体机能发育仍未完善。虽然已九个月大,但她的整体表现少于半岁,例如,她仍未能自行坐好、双手未能握持物件、对声音的反应表现缓慢、仍未开始发音等。此外,最令母亲头痛的是她进食的速度很慢,花在喂奶上的时间很长。通常,一瓶奶(约 120 毫升)要费两小时以上的时间,这让母亲有很大的挫折感。

小玉在半岁时由评估中心转介往早期训练,接受每星期一次的幼儿训练。此外,她还要接受物理治疗、职业治疗及语言治疗等训练。训练以来,小玉母亲表现很投入,从未缺席任何训练,而且在家也做持续训练。可是小玉母亲每次都是来去匆匆,很少留下来跟工作员倾谈,也很少提及家里的状况。不过,由于小玉母亲对训练表现积极,对儿童发展的资料很感兴趣。因此,工作员也不以为意,只向小玉母亲提供一些教养儿童的信息,未谈及她对训练的感受等。直至近月,她不但经常无故缺席,而且没有告知中心缺席的原因。当向她询问原因时,只支吾以对,回避问题。工作员唯有重新提醒她训练对小玉发展的影响。

最近一星期里，小玉母亲竟无故缺席所有训练，当工作员尝试联络她时，却又联络不上。不久，中心收到小玉母亲的来信，表示小玉不再接受早期训练。除了向中心表示谢意之外，她并没有提及退学原因。

小玉的资料记载，她是家庭的首名婴儿。她的母亲本来是一名时装公司的买办，收入可观，但要经常出差。本来，小玉由外祖母照顾，直至小玉三个月大时，由于体弱多病，加上发展缓慢，小玉母亲才辞职留在家中照顾女儿。据悉，小玉的父亲是一名在大陆工作的制衣厂管理人员，只在星期六或日才回家。

细读上文，用社会网络的概念分析问题的原因。

导致小玉母亲缺席及突然退学的原因有很多，由于资料不全，在这里不能对事件作出一个全面的分析。不过，这个案例值得细心思考的地方是：事件由家长积极参与、经常缺席至突然退学，这结局与小玉的家庭状况、小玉的母亲在该状况下的选择，与工作员对事态发展的敏锐性等因素有密切的关系。

依据卫宾的提示，若专业服务只专注一些知识性支持，或过分强调一些认知性的资料，而忽略了家庭或个人的心理需要则会影响这些专业支持的有效性。柏文（Beckman, 1996, p. 6 – 12）列举了多项影响专业支持效能的元素，综合如下：

- 真挚地聆听家庭面对残疾问题的需要与问题，而非只集中于认识残疾人士的问题之上。

- 尊重家庭,包括认识家庭的习惯、沟通和决策模式、承认父母对残疾子女的识辨能力、尊重家庭的决策权等。
- 避免家庭标签(labeling),因为标签会阻碍工作员深入地认识家庭的积极性。例如,当某家长被认定为蛮不讲理,当她的意见跟工作员的不合时,工作员很容易将问题的主因诉诸于家长的性格方面,而坠入过于武断的陷阱之中。
- 要具有专业的敏锐触觉,特别要对家庭的潜在危机保持敏感度。以小玉母亲的处境为例,工作员须对家长的潜在压力有识辨的能力,才可以在压力转化成危机前给予适当的疏导。小玉母亲的潜在压力包括,由在职转为家庭主妇的角色转变、照顾者与训练者双重角色的要求、面对孩子早产及发展迟缓的事实、辞职后自我角色的认同及潜在的经济压力、缺乏夫妻间的支持、适应不同的专业人员和有关要求、过劳等。
- 依据家庭的适应步伐而给予相应的服务弹性等。

残疾问题对家庭的影响

面对残疾问题时,不同的家庭会因事件的性质及严重程度、家庭身处的发展阶段、家庭的应变能力、残疾成员的家庭角色等多种因素的影响而有不同的反应。若将残疾视为压力事件,家庭的反应则可以通过阶段模式(stage model)说明。阶段模式最初由利达文(Lindemann, 1944)提出,用来描述人在面对危机时的心理反应的工具。以下以家有残疾儿童为例,简述家长在面对残疾儿童时,在不同阶段的一些反应。

家庭面对残疾问题时的反应——阶段模式

关于家有残疾儿童的阶段反应的文献很多，不同的作者对各阶段有不同的划分（Blacher，1984，p. 27）。白加（Blacher，1984）统计当时共有 24 个有关研究出现（Saligman and Darling，1989，p. 27）。常见的是以高柏鲁思（Kübler - Ross，1969）研究人面对死亡事件时的心理反应为蓝本，描述残疾儿童家长的一般心理反应。邓肯（Duncan，1977）将之应用在描述初生残疾儿童的父母身上，简述如下（Saligman and Darling，1989，pp. 86 - 88）：

否认（denial）

当家长知道事实后的一些潜意识反应，也可视为一些缓冲危机的自我保护机制。

讨价还价（bargaining）

这个阶段的特色是个人会出现一些幻想或奇妙想法，主观地相信奇迹再现或试图做一些事去改变事实。在这个时期，家长将会尝试任何他们认为可以改变事实的事情，典型的例子是参与一些祈福活动等。

愤怒（anger）

当家长发现任何努力都是徒劳无功时，由失望而引起的愤怒之情油然而生。通常家长很容易将这些愤怒转移到专业人士身上，例如,向医生质问,为何他们要挽救孩子的生命,但又不能让他回复正常等问题;或责怪导师所设计的课程太浅等。

失落(depression)

当家长意识到愤怒也不能改变事实,而又开始看到将来可能会面对的种种问题时,失望及失落的感受随之而起。

接受事实(acceptance)

当家长开始能以较平和的心境讨论孩子的问题,或能在教养上平衡保护与自主的态度,或能与训练人员合作制订一些训练目标,或能开放自己与他人接触,或能因材施教而感到释然时,可以说家长已进入接受事实的阶段。

此外,多达(Drotar, 1975)等人也提出另一个阶段理论的版本,包括:

震惊(shock)

由于父母一般都期待着正常婴孩的出生,当父母得悉孩子是残疾人士时,父母承受的打击是可以想象的。

否认(denial)

由于打击太大,大部分父母都会表现否认的心态,认为这是不可能发生的事,并不相信医疗诊断的结果。

悲伤、愤怒及焦虑(sadness, anger, anxiety)

这是一个情绪混乱的状态。有些父母出现极度悲伤的情感,并坚持否认事实。夹杂其中的是对自己所面对的遭遇感到悲愤，对未来充满焦虑。

适应(adaptation)

当强烈的情绪开始慢慢转淡时，父母开始将焦点集中于照顾孩子身上，并开始面对现实。

重整生活 (reorganization)

父母开始接受残疾的事实时，内心的悲痛随着时间渐渐减轻，并愿意制订一些较长远的计划。

不过，当康复人员运用阶段理论去了解家有残疾儿童的家长时，要注意以下事项：

➢ 虽然，阶段理论利用进阶的方式，阐述残疾儿童的家长一些普遍心理反应，但并不表示每位家长的反应都是依次序相继出现。换句话说，家长可能出现不同的反应组合。以多达的理论为例，家长的反应组合包括：

• 不依次序经验所有阶段，例如：经验第一阶段后，出现极度悲伤的情感，继而否认事实，其后才出现第四及第五阶段的反应。

• 没有经验某一阶段或停留于某一阶段中，最常见的是有些家长仍不能进入最后两个阶段。

• 反复经验某些阶段，常见的例子是当家长依次进入第四阶段或第五阶段后，仍时常出现悲伤阶段的情感等。

➢ 尽管某些家长能够过渡不同阶段的情绪感受，并进入重整生活的阶段，但基于种种原因，例如，当残疾儿童由一个发展阶段过渡到另一阶段时,家长可能又再一次经历某些本来已克服的心理感受。此外,尽管家长能够成功过渡某一家庭生命周期阶段,迈进重整生活的心理阶段,但这并不等于他们能够适应其他发展阶段的压力。因此,家长可能在新的过渡期中,停留于某一心理反应阶段,或反复的经历某几个阶段的情绪感受。

➢ 奥兰斯基(Olshansky, 1962)指出,很多残疾儿童的家长不能完全过渡哀伤的过程或脱离悲伤的情感(Saligman and Darling, 1989, p. 29)。他指出,尽管家长已接受残疾儿童的事件,但这些悲伤情感仍会挥之不去,并成为家长生活的一部分。因此,他提出持久性哀痛(chronic sorrow)是残疾儿童的家长自然及正常反应的观点。

学习活动 7　(10 分钟)

细读以下一篇关于一位聋童母亲的自述,试选用任何一个阶段模式,描述该位家长所经历的心理历程。

“当我听到这个消息后,我感到全身乏力,情绪极度低落。我无法相信这是事实。接下来的几天,我整个人也被淹没在这种无法言喻的悲痛当中……我将他的助听器收藏起来两个星期……直至有一天,脑海中突然响起自己的声音,问道:难道我要永远将它收藏起来吗?于是我开始迈出第一步……我仍被悲痛苦苦相缠,看到他的出色表现而禁不住落泪,但已开始接受事实。他 14 岁了,发展能力尚佳,但我对儿子耳聋的事实仍感到痛心……无论如何,

我们也要学习与之度过余生。”(Saligman and Darling, 1989, p. 28)

用多达的阶段模式为例,这位家长经历过震惊、否认、悲痛及适应阶段,并正在学习重整生活。此外,她仍经历持久性的哀痛,虽然如此,她与家人仍尝试积极面对未来的生活。

残疾问题对家庭的影响

概括而言,残疾问题除了使家庭要面对成员特征改变的压力之外,也使家庭面对照顾负担及家庭标签的压力:

长远的照顾负担——面对残疾问题时,家庭可能需要负起一些永久的照顾责任。当然,完善的社会福利制度可以减轻家庭一些实质的照顾责任,但在心理上,很多家庭仍不能完全放开照顾残疾成员的心理包袱。家庭因照顾责任而面对的压力主要有:

经济压力

残疾问题除了影响家庭经济收入外,还在医疗开支、器材、人力资源及交通等方面,增加了家庭的负担。

体能压力

对于一些缺乏独立自我照顾能力的残疾成员,家人将需要负起照顾其部分日常起居需要的责任,或部分的训练或护理责任。这些都是一些劳心劳力的工作,需要牺牲个人的发展与私人空间,容易使照顾者出现耗竭现象。

心理压力

面对残疾问题,家人普遍较易出现某种程度的歉疚情感。这个情况尤其容易发生于残疾儿童的家长身上,因为家长很容易将残疾儿童成因与个人责任扯上关系,例如接受遗传因素的解释,或者用了一些原本具有深刻意义的宗教概念(譬如因果概念等),简单化地去演绎残疾的意义令自己感到内疚。

对家庭的标签——当孩子被评定为残疾时,家庭面对的另一个问题是,随之而来的不正常家庭的标签。部分亲友可能担心自己也会被贴上同样的标签,而开始与这些家庭疏远,使这些家庭进一步陷入社会隔离的危机中。为了应付上述危机,不同家庭有不同的行为反应,高文(Goffman, 1963)称之为印象管理(impression management)(Saligman and Darling, 1989, p. 90):

- 面对一些具表面特征的残疾成员时,例如痉挛孩子,家庭会较容易出现把孩子藏在家里的行为。家庭因而难以走出自我隔离的困境。
- 面对一些没有表面特征的残疾成员时,例如自闭症儿童,家庭会尽量将之打扮成与正常人无异的模样,以避免别人的异样目光。这样使家庭不能正视问题,反而陷入自欺欺人的痛苦中。
- 一些身患肉眼可见的伤残的人及其家人,当跟普通人相遇时,双方可能均表现若无其事一样,否认残疾事实的存在。戴维斯(Davis, 1961)称之为伪装的接纳(fictional acceptance)。这种表现令双方不能坦诚面对事实、互相体谅及互相尊重,而只流于肤浅的人际交往行为而已。

总结

本单元中简略地介绍了一些家庭为本工作模式的理论基础。第一,系统理论强调家庭本身是一个系统单元,残疾事件会直接影响家庭的次系统动力,继而影响整个家庭系统的互动及功能。第二,社会生态论指出社会本身也是一个系统,家庭作为其中一个所属的系统单位,与社会存有一个互动关系。当社会的任何一个内层系统出现变化时,家庭也必然受到影响。此外,也简介了家庭在面对残疾这一事件时的压力及反应。接下来的单元将继续讨论残疾对不同家庭成员的影响,以及残疾人士的个人反应。

参考文献

Beckman, Paula J. (1996). *Strategies for Working With Families of Young Children with Disabilities.* Baltimore: Paul H. Brooks Publishing Co., Chapter 1.

Blacher, Jan. (Ed.) (1984). *Severely Handicapped Young Children and Their Families: Research in Review.* Orlando: Academic Press Inc.

Seligman, Milton and Rosalyn Benjamin Darling. (1989). *Ordinary Families Special Children: A System Approach to Childhood Disability.* New York: The Guilford Press, Chapter 1.

Skrtic, Thomas M., et al. (1984). "Severely Handicapped Children and Their Brothers and Sisters", in Jan Blacher (ed.) *Severely Handicapped Young Children and Their Families: Research in Review.* Orlando: Academic Press Inc., Chapter 6.

Duvall, E. (1957). *Family Development.* Philadelphia: J. B. Lippincott Co.

Olson, D., et al. (1984). *One Thousand Families: A National Survey.* Beverely Hills, California: Sage.

Turnbull, A. P., J. A. Summers and M. J. Brotherson. (1986). "Family Life Cycle: Theoretical and Empirical Implications and Future Directions for Families with Mentally Retarded Members", in J. J. Gallagher and P. M. Vietze (eds.) *Families of Handicapped People.* Baltimore: Brooks, pp. 45 – 65.

Bristol, Marie M. and Eric Schoper. (1984). "A Developmental Perspective on Stress and Coping in Families of Autistic Children", in Jan Blacher, (ed.) *Severely Handicapped Young Children and Their Families: Research in Review.* Orlando, Florida: Academic Press, Inc., pp. 91 – 141.

Bronfenbrenner, U. (1979). *The Ecology of Human Development.* Cambridge: Harvard University Press.

Davis, F. (1961). "Deviance Disavowal: The Management of Strained Interaction by the Visibly Handicapped", in *Social Problems*, 9: 120 – 132.

Drotar, D., et al. (1975). "The Adaptation of Parents to the Birth of an Infant with a Congential Malformation: A Hypothetical Model", in *Pediatrics*, 56: 710 –717.

Duncan, D. (1977). *The Impact of a Handicapped Child Upon the Family.* Paper presented at the Pennsylvania Training Model Training Sessions, Harrisburg, PA.

Hill, R. (1949). *Families Under Stress.* New York: Free Press.

Goffman, E. (1963). *Stigma: Notes on the Management of Spoiled Identity.* Engelwood Cliffs, New Jersey: Prentice – Hall.

Kerr, N. (1977). "Understanding the Process of Adjustment to Disability", in J. Stubbins, (ed.) *Social and Psychological Aspects of Disability: A Handbook for Practitioners.* Baltimore: University Park Press, pp. 312 –332.

Kübler – Ross, Elizabeth. (1969). *On Death and Dying.* New York: Macmillan.

Lindemann, E. (1944). "Symptomology and Management of A-cute Grief", in *Journal of Psychiatry*, 101: 141 –148.

Olshansky, S. (1962). "Chronic Sorrow: A Response to Having a Mentally Defdective Child", in *Social Casework*, 43: 190 –193.

Pescosolido, Bernice A. (2001). "The Role of Social Networks in the Lives of Persons with Disabilities", in Gary L. Albrecht, Katherine D. Seelman and Michael Bury, (eds.) *Handbook of Disability Studies.* Thousand Oaks: Sage Publications, pp. 468 –489.

Waisbren, E. (1980). "Parents' Reactions After the Birth of a Developmentally Disabled Child", in *American Journal of Mental Deficiency*, 84: 345 –351.

Wright, Judiet Sewell, et al. (1984). "Parental Acceptance and

Developmental Handicap", in Jan Blacher, (ed.) *Severely Handicapped Young Children and Their Families: Research in Review.* Orlando, Florida: Academic Press, Inc., pp. 51 – 90.

单元六　理解残疾人士及其家庭的处境(二)

前言

上一个单元曾谈及两个主要内容:第一,在理论层面描述了两个理解残疾问题对家庭的影响的理论,分别为系统理论和社会生态论。第二,在理解家庭面对残疾问题时出现的转变、反应及适应等方面,则介绍了家庭生命周期、家庭压力理论、阶段模式及社会网络论等。

接下来,本单元的焦点将集中于描述残疾问题对不同家庭成员的影响,例如家庭成员的反应与感受等;而所涉成员包括父母、(外)祖父母和兄弟姊妹等。虽然,残疾问题对家庭成员的影响是多因素的,包括残疾类别、事发的年龄及当事人在家中的角色等,为方便讨论,本单元暂把残疾视为一个大总类,并将当事人的年龄设定为初生婴儿。

父母与残疾子女

历史回顾

做一个残疾儿童的父母并不是一件容易的事。在回顾过去两百年"特殊父母"(special parents)的自述资料时,费特生(Ferguson,2001)等学者得到以下的结论:当专业人士向父母宣布孩子是残疾时,其焦点往往集中于对残疾的客观事实描述,而忽略了父母在事件中的感受。

费特生指出,19世纪的英国社会普遍认为,父母的罪孽是导致残疾出现的主因,特殊父母因此承受来自个人及社会的道德指责。虽然科学发展拓宽了人们对残疾成因的认识,但父母所承受的道德指责并没有因此而减少,社会人士仍相信父母的无知与行为是导致残疾出现的重要因素。此外,当时的社会普遍弥漫着一个信念,认为科学可以缔造人类的幸福,因此社会人士相信,贫穷与残疾是可以通过运用科学方法解决的。费特生指出这个信念使处理残疾问题出现了两个重要的变化:

- 引入了不同的专业方法和力量去处理残疾问题。
- 社会追求培育完美孩子的社会目标,使教育因此变成为一个公共责任。这些转变强化了家长在教育上的非专业形象,削弱了家长在教育上的参与及主导角色。相反,机构工作的专业人士却取代了家长的角色。

不过费特生指出，虽然社会认为专业介入能解决残疾问题，但从美国的经验中看到，家长抗拒制度化的专业介入，因而增加了家长与专业人士之间的误解与矛盾。这些矛盾与误会在于专业人士认为院舍化的社会设施，是处理残疾事件的首要选择，因为那里能安排残疾人士得到不同的专业照顾，所以家长应该对院舍服务无异议的，并应该很乐意将子女送进此类院舍接受服务。然而，家长的态度与反应却不一样，他们很不愿意将子女送往院舍。家长的反应被专业人士演绎为是一些非理性的抗拒（irrational resistance）。费特生却认为，专业人士与家长之间的分歧，可能在于家长并非视院舍为一种解决问题的首选，而只视之为一个不得已的选择（last resort）而已（Ferguson, 2001, p. 378）。

费特生更指出，20 世纪初出现的优生学运动，使西方社会产生了一种思想，认为贫穷是一种社会病态，而非一种社会不公平的现象。其后，家庭为本的专业实践在医学、教育及社会工作等领域的发展，让有关专业人士开始关注残疾问题对家庭的影响。虽然如此，事实上这些转变并未对社会有根深蒂固影响的医疗模式思维造成很大的冲击，专业人士仍被视为解决残疾问题的灵魂，而大部分专业人士仍然未能正视家长在教育残疾子女过程中的积极贡献。然而，学者将研究焦点由个人转至家庭的转变，不但将家庭的特别需要置于一个较重要位置，还间接地减轻了家长所承受的道德指责。

专业人士眼中的特殊父母表现

费特生指出，自 20 世纪 60 年代开始，关于父母如何适应家有残疾子女的文献相继出现。这些文献主要关注两个方面的问题：

- 分析父母反应的性质,并将之分成两大类,包括态度上和行为上的反应。
- 分析导致上述反应的原因,并发现父母的反应主要受价值观念及环境等因素所影响。

费特生将上述资料重新整理,并提出专业人士对特殊父母处境的四个不同理解,现转载如下:

神经质父母的表现(the neurotic parent)

费特生认为这是从心理动力角度(psychodynamic approach)理解特殊父母的反应,并用一些心理分析词汇演绎父母的各种表现。包括:

- 演绎父母对专业人士的不满为父母对残疾子女的事实感到悲愤的投射。
- 演绎父母的被动参与或无动于衷的态度为父母否认子女残疾的事实或具体的内疚表现等。

功能失调父母的表现(the dysfunctional parent)

这是从行为角度(behavioral approach)去理解父母对残疾问题的反应。这个角度的着眼点并非在于父母的心理层面反应上,而是在父母的行为表现上。从积极方面看,这个角度将视父母为一个问题核心,转为视父母是一个重要的问题调解员,认为只要父母能掌握有关专业知识和技巧的话,他们便可协助专业人士解决相关的问题。因此,行为角度的介入焦点,是从疏解父母因自我防卫而出现的种种问题，转移到提升父母的解决问题能力上。

不过，从消极方面看，行为角度的工作实践，有意无意地将家庭视为训练中心或学校。这个情况一方面加重了家长的训练角色，容易使家长出现耗竭；另一方面，当部分家长没能力掌握有关专业知识时，反而会增加其无能感。

学习活动 1 （10 分钟）

细读下文，试分析问题的原因。

芯儿是一位发展迟缓的四岁儿童，现正就读幼儿园低班，同时也接受早期训练中心的训练。她被转介往早期训练中心，是因为她在学习时专注力差，以及大小肌肉表现低于同龄的儿童。早期训练中心工作员相信，这是她不能专心完成功课，影响学习成绩的原因。经商议后，工作员及治疗师认为要先处理她的专注力，以及加强她的大小肌肉机能。芯儿每星期要到中心接受一小时的训练，此外，工作员也要求父母每天回家继续中心的训练项目。训练家课包括：

➢ 要芯儿安坐在椅桌内三分钟，完成工作员所给予的玩具项目，每天三次；

➢ 安坐在椅桌内三分钟，用粗颜色笔完成治疗师所给予的填色功课，每天三次。

可是，工作员发觉芯儿的父母在家没有持续的训练项目。询问之下，芯儿父母说他们觉得女儿最大的问题是书写问题及散漫，中心安排的玩具及图画功课不能解决上述问题。他们认为,老师应该让芯儿不断练习写字,才是解决问题的正确方法。

芯儿父母对训练的态度及行为,是很多家长的典型反应。导致上述行为的主要原因有:

- 专业的训练内容与日常生活经验之间的差距——残疾儿童的训练项目是一些涉及高度训练技巧的精细学习项目,其背后是学习理论的一些抽象假设及专业知识。这些都不是在日常生活中,一般人有机会学习的知识。因此,工作员虽然向芯儿父母作出详尽的解释,可是,这些专业知识在正常的环境下,一般人也不容易理解,何况是那些面对孩子残疾与学习问题压力的父母,他们更以难理解或掌握。
- 长远训练目标与现实问题之间的差距——对于工作员来说,训练项目与目标均是一些具体及可量度的行为项目,但对于家长来说,这些具体及可量度的项目却成为抽象及不着边际的事项。家长不明白游戏如何跟芯儿的专注力、写字表现及成绩扯上关系。从他们的角度来看,协助女儿解决问题的逻辑是:写字不好便多写、功课不好便多做、坐不定便强制要求孩子安坐位中等。对于家长来说,学习问题是当下的问题,因此,改善学习表现是非常迫切的问题,而非一些远期目标。

苦痛父母的表现(the suffering parent)

这是用心理社会角度(psychosocial approach)去演绎残疾儿童父

母的反应，强调父母的情绪与环境因素的互动关系。费特生指出，从这个角度来看，内疚、愤怒、否认等心理活动词汇被新的词汇取代，变为压力、孤独及持久性哀伤；介入焦点亦由亲子间的两角（dyadic）关系，转为处理家庭系统的问题。

费特生说，心理社会角度与心理动力角度间的重要差异，是它们如何看待父母的悲伤反应。心理动力角度视父母的悲伤（或内疚感）为一个自我保卫的心理机制反应，并视持久的悲伤为一种病态表现。相反，心理社会角度视持久悲伤为一个正常及可接受的自然反应，认为家长完全没有哀伤情绪，才是一个需要关注的问题。

总括来说，心理社会角度认为父母对残疾事件的反应，受个人及环境因素等影响而各有不同的表现。它认为，父母的情绪反应可以体现于不同形式之中，强调没有所谓必然的正常反应。

无力父母的表现（the powerless parent）

这是从社会政治角度来看父母对残疾事件的反应（sociopolitical approach）。这个角度始于20世纪70年代残疾人士运动的时期，与前述的三个角度不同，这个角度主要以特殊父母对自身处境的自述为蓝本，而不是以学者、专业角度或研究为主导。费特生指出这个角度对父母某些行为的描述，由角色混乱、消沉等变为去权、标签及耗竭等。

这个角度着重阶级与服务质量之间的关系，指出低下阶层的人士所得到的服务质量，较富裕家庭为低。因此，这个角度相信，父母对残疾子女的问题的反应是由社会环境塑造而成的，而非源于个人的固定心理反应。它强调社会资源与家庭适应能力的关系。这个角度淡化了父母因为残疾子女而承受的道德指责,它不仅关注家庭如何面对残疾儿童的问题,更倡议社会承担协助特殊家庭面对残疾儿童的责任。

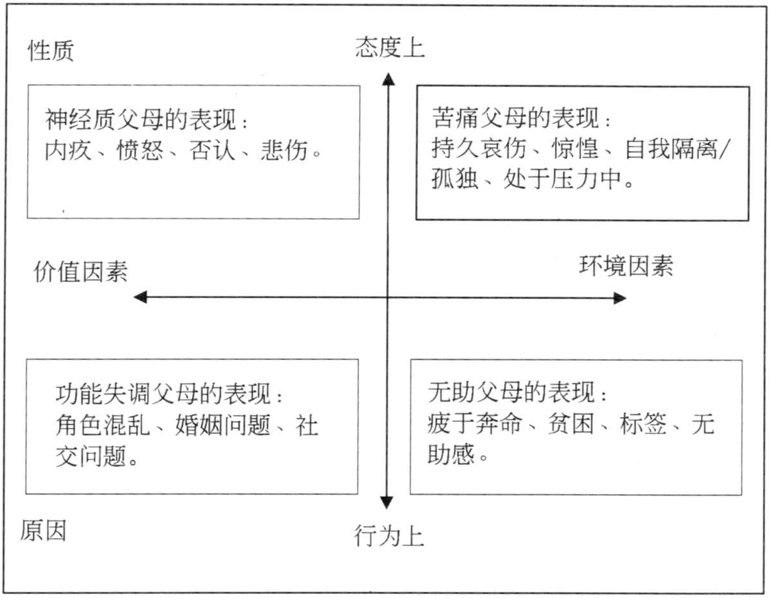

图6－1　专业人士眼中的特殊父母表现

(原刊于费特生文章内,修改少部分内容。)

父母面对残疾子女的挑战

事实上,与正常儿童的父母相比,"特殊父母"需要面对很多的挑战,包括:

心理打击

对父母来说，自己的子女是残疾儿童是一件翻天覆地的事件，对父母造成严重的心理打击。每位父母都希望自己的子女是出色的孩子，或者至少是一名正常的孩子。这是一个全心全意的主观愿望，没有预留出现变量的心理空间。

虽然，部分父母也会担忧腹中孩子的正常问题，但这些担忧只属一些敏感性的短暂忧虑而已。除非有充足的检验证据，一般来说，亲友或医护人员等也会安慰父母不用过于担忧（Seligman and Darling, 1989, p. 31）。而父母也会全神贯注于准备孩子的用品或学习育婴常识等，这些都是等待着一个正常孩子的来临。从父母的殷切心情中我们可以想象得到，当父母发现他们的新生孩子是一名残疾儿童时，他们所承受的打击有多大。沙利文与达玲用失范（anomie）这个社会学名词形容这些特殊父母在婴儿出生时所感受到的无助感及意义失衡的严峻处境（Seligman and Darling, 1989, p. 35）。

自我层面的感受

现实生活中，残疾这个名词在社会上仍带有很强的负面标签。受身处的社会文化气氛熏染，家长普遍也对残疾抱有一些负面的态度或偏见（Seligman and Darling, 1989, p. 31）。自然地，当残疾发生在自己的子女身上时，这些偏见便会成为父母自我理解的一部分，影响他们如何理解育有残疾孩子的意义及自己在事件中的处境。

面对自己的残疾子女，父母普遍也会出现自怜、自怨及自责

(self-pity, self-recriminations and self-condemnation)等感受(Buscaglia, 1983, pp. 94－95)。毕加利亚(Buscaglia, 1983)认为,自怜是父母对子女的期望感到落空所致。他认为在每个父母的潜意识中,都有一幅子女长大成人之后的成就图像,幻想子女将来可能是一位事业有成或是具有专业技能的人才。子女是残疾儿童的事实粉碎了他们的梦,他们为自己子女的身世感到可怜,也为自己的命运感到悲哀。自怨与自责则与父母对子女出现残疾的原因,以及对一些深层的责任问题的认识等有关,大部分父母会将子女的残疾与自己的责任扯上关系,若子女的残疾涉及遗传因素的话,父母的自责及内疚感会更为严重。例如因新陈代谢而导致的弱智问题、肌肉萎缩症、大脑痉挛、脊柱裂症等。

此外,若将残疾放在中国文化脉络内看,自己的子女是残疾人士这件事对父母的打击显得更沉重。中国人一向关心家族的延伸问题,代与代的延续不但是一个个人生儿育女的事件,更是一个具有文化色彩及与宗族有关的道德责任。中国人普遍认为下一代的发展与家族的昌盛有紧密关系,并与上一代(或家族)的道德操守有关。从中国人的文化逻辑看,家有残疾儿童不是一件独立的个人事件,而是一个涉及家族未来福祉和与上辈道德有关的事情。因此,在这个文化气氛中,父母在自我层面可能会感受到另一种压力。

人际层面的难题

孩子正常与否不但涉及父母的个人适应问题,还涉及如何面对其他家人及亲友等复杂的人际问题。对于大部分人来说,怀孕本身是一件喜庆的事,通常父母及亲友等人也怀着欢愉心情迎接初生婴儿的来临。当孩子出生后,父母等人均会通知亲友,分享欢乐。但面对残疾孩子的出生,父母的处境便截然不同了。他们除了要面对残儿事实的悲痛外,还要在短时间内应付孩子的健康问题,以及一连串的医疗及社会福利程序等事项。更有甚者,他们一方面要处理老一辈的种种负面情绪,另一方面还要应付亲友的询问等困境。上述种种情况均使父母陷入某种程度的精神困扰中。

角色认知的问题

不可否认,在一个普通人的社会里,社会对父母的角色有某些约定俗成的期望。虽然,初为人父母者没有实际做父母的经验,但他们可在现实生活中找到不少相关的生活例子作为参考,学习如何做一个符合社会期望的父母亲。例如,参考以往经验或模仿自己父母的做法、参考书本或传媒信息、参加亲职讲座、观察周围的日常生活例子等。

可是作为残儿的父母,他们缺乏学习扮演特殊父母的途径,影响了他们对角色的认知。孩子未出生之前,围绕父母的是一些正常孩子成长及照顾的信息,因为医院或母婴健康院等一般不会在产前,为父母亲提供一些关于特殊父母的资料。即使有这些资料,父母亲也会视之为禁忌,不会对这些信息感兴趣。此外,虽然社会对父母角色有某些期望,但这只限于普通父母角色而言。严格来说,社会并没有一套为特殊父母角色而设的标准。因此,特殊父母无从了解自己应有的角色或表现。再者,作为普通人,以往的生活经验主要是一些与普通人交往的经验,他们普遍缺乏跟残疾人士或其家长相处的机会,因此在实际生活中,有关的生活经验可以说是空白一片。这进一步影响了残疾人士家长在生活中学习及了解特殊家长的角色要求或期望。

照顾及教养问题

照顾孩子并不是一件简单的事,照顾残疾孩子更不简单。普通家长在学习照顾孩子的成长时,一般可参考自己以往的经验,或参照普通人的成长心理发展阶段的特征与需要,去订立作为父母亲角色的事务。但对于特殊父母来说,以往经验及普通人的发展资料,不足以应付残疾孩子的种种特殊发展问题,其中最明显的是孩子的特殊医疗需要及教育问题。

一般来说,残疾孩子在身体上也会出现某种程度的残缺或异常,令他们有某些特殊的医疗及教育需要。对于父母来说,孩子的医疗问题是一些个人无从参与的专业领域问题,因为那是一些具有专业知识及特殊仪器才能解决的问题。同样地,残疾儿童的教育需要也超出一般人的生活经验范畴,而进入特殊教育的专业领域中,也需要具有一些特别的教育或训练程序,才能应付孩子的特别学习需要。因此,面对残疾孩子,家长普遍有较强烈的无助感及无能感。

学习活动 2　(15 分钟)

细读下文,试分析问题的原因。

安安是一名出生时脑部缺氧而导致严重弱智的四岁女孩子。出生不久,安安便接受密集的医疗照顾,经常进出医院。在九个月大时,她被转介到早期训练中心,接受不同的训练，包括幼儿训练、职业治疗、物理治疗等。当她年纪稍大一些时，还要接受语言治疗。三岁之后，安安被转介到特殊儿童中心，接受全天的特殊幼儿服务。

虽然安安母亲有接触多种不同康复服务及治疗的经验，可是，中心的导师不明白她为何至今仍不能配合中心的治疗计划。例如，她不按照治疗师的要求为安安在家走动时配用脚托。而母亲的解释是不想安安因为配用脚托而在家哭个不停。

在治疗师的印象中，母亲过度保护安安，而且只关注安安的饮食起居，根本不关心安安的真正训练需要。例如，安安母亲喜欢用一些贵重的药材煲汤，喂安安喝；但却不肯给予安安学习自己进食的机会。此外，母亲肯花钱为安安更换新款舒适的婴儿车作为代步之用，却不肯给她尝试步行的机会。

在上述个案中，导致安安母亲出现过度保护行为的一些重要原因包括：

缺乏对特殊父母角色的认知

正如前述一样，残疾孩子的父母缺乏“如何做一个合适或理想的特殊父母”的参考。不过，相信在大多数父母心目中，都希望自己是理想的父母，或至少是称职的父母。虽然社会没有明确的理想父母标准，但却对父母角色有一些约定俗成的普遍社会期望，父母可在日常生活实践中体会、观察及领悟。

跟普通父母没有分别,特殊父母也希望自己是称职的父母。与普通父母比较,做称职的父母这个主观愿望对于特殊父母来说,除了是一项自我要求之外,还可能夹杂着对残疾子女的补偿心态。可是在实际生活中,特殊父母却不知道应如何做称职的特殊父母。面对残疾孩子的特殊成长需要,特殊父母失去了一般父母的自信与控制感,他们需要依赖专业介入去教导、训练及协助孩子的成长。面对残疾子女,特殊父母唯有固守一些"剩余"的普通父母角色,才能使他们感到自己的重要性和有较实在的存在感。这些"剩余"角色事务包括照顾和保护等基本事务。这也是安安的母亲为何出现过度保护行为的其中一个重要潜在原因。

孩子哭闹情绪对父母的意义(影响)

安安的母亲虽然拥有很多参与训练的经验,但这些经验并不是一些开心的经历。通常,在训练过程或治疗中,很多训练事项也会让残疾儿童感到不舒服或痛楚而出现哭闹情绪,配用脚托便是其中一个令孩子感到不舒服的治疗项目。

对于治疗师来说,哭闹是孩子在治疗过程中对痛楚的自然反应。这是孩子及父母也必须经历及忍受的阶段,坚持治疗才能得到成效。但对于安安母亲来说,哭闹声除了代表痛楚之外,还是一个向母亲求助的信号。因此,孩子的哭声越持久,哭声的意义便越显得复杂。安安的母亲可以接纳短暂的哭声,但她不能对孩子持久的哭声无动于衷。加上固守剩余父母角色的自我要求影响,安安母亲很容易会将保护事项置于训练要求之前。

残疾儿童父亲的经验

特殊父母除了普遍遇到上述的挑战之外,性别因素或不同父母角色的位置也会影响父母对家有残疾子女这一事件的理解。学者也觉察到一个有趣现象:以往大部分为残疾儿童而设的活动中,包括早期训练计划等,无论在时间安排上、联络上等,很多工作员在有意无意之中,将父母一词等同为母亲,遗忘了父亲这个重要家庭角色。例如将训练时间设定于办公时间之内,导致大部分父亲因工作而不能参与训练项目;或者在实际接触中,只将母亲视为主要咨询人及决策人等做法(Bristol and Gallagher, 1986, pp. 81–82)。在学术界中同样也出现类似情况:过往的研究一般仍视母亲为主要的研究对象,而有关父亲的研究也只限于父亲在最初阶段对残疾子女的反应而已(Meyer, 1986, p. 37)。综合原因如下(Bristol and Gallagher, 1986, pp. 82–83 及 Seligman and Darling, 1986, pp. 134–135):

与儿童发展理论有关

大部分有关儿童发展的理论,特别是关于幼儿发展方面的理论,都比较着重母亲对孩子在社会化及教育发展事项等方面的独特影响,而较少谈及父亲、母亲与子女发展三者间关系的课题。林特(Lamb, 1983)认为,早期有关儿童的依附需要(attachment need)与母亲关怀不足的研究与文献,影响康复工作员对父亲在儿童发展方面的贡献的了解。到20世纪70年代,这个情况仍没有明显改善。不过,荷比

(Hornby,1988)说史葛(Benjamin Spock)的著作使上述情况有所改变,他的著作专注于父亲与儿童发展之间的关系,使“父亲对儿童发展影响的重要性”的课题得到关注(Seligman and Darling,1986,p. 135)。

与研究方法有关

以往,无论在研究理论范例(research paradigms)及资料分析方面,都比较适合探讨母亲与子女两者的关系作为研究的选材,因而较少进行对父亲、母亲及子女三者关系的研究。

其他

一般而言,以往的家庭两性分工较清楚,照顾子女与处理子女学习事务的责任通常落在母亲身上,因此母亲对孩子的情况会较了解,因而能提供较详尽的资料;而父亲由于需要外出工作,离开家庭的时间较长,跟孩子接触的时间相对较少,间接影响了父亲参与教育孩子的机会,因而对孩子的问题所知不多,提供的资料也有限。此外,在策略上研究人员较容易接触或邀请母亲参与研究,特别是邀请那些非在职的母亲,因而间接地忽略了父亲的重要性。

就上述情况,米亚(Meyer, 1986)收集了不少关于父亲与不同年龄的残疾孩子经验的资料,①并借用了杜华②(Duvall, 1962)的阶

---

① 这些数据源包括文集、文章及书本等。有关父亲的职业包括犹太教领袖、退休警察、传教士、作家、教授、律师及假释部警官等(Markshak, Seligman and Prezant, 1999, p. 61)。

② 杜华的家庭生命发展模式包含了九个不同发展阶段,包括:(1)家庭的开始;(2)怀孕期;(3)孩子出生期;(4)学前期;(5)在学期;(6)青少年期;(7)成年期;(8)中年期;(9)老年期等。

段模式，尝试描述父亲在不同家庭发展阶段中与残疾子女相处的经验。现综合如下（Meyer，1986，pp. 37－68）：

阶段	父母主要发展事务/转变	父亲的主要经验
家庭的开始	◎成立新家庭时，夫妇需面对不同的适应问题，包括房屋、经济、情绪、建立沟通模式、分工、建立关系网等。	◎研究指出，家有残疾孩子将是一个导致夫妻关系破裂的重要因素。因此，若夫妻之间能在这一阶段建立亲密互信的关系的话，则家有残疾子女这一问题对婚姻造成的打击将会减低。
怀孕期	◎米亚指出，若在怀孕期的检验发现胎儿不正常时，父母可能要面对人工堕胎①的抉择及堕胎后的心理创伤。	◎对于父亲来说，他需要面对妻子在人工堕胎后的悲伤。原本，他们是共同期盼孩子的出生及分享当中的喜悦；现在，父亲则需要与妻子共同面对失望及支持妻子度过失去子女的哀痛时期。
孩子出生期	◎在一般情况下，新生婴儿必然影响家庭的旧有平衡，因此，对于普通父母来说，婴儿的来临是一件悲喜交加的事。对于特殊父母来说，则是悲多于喜的事情。 ◎父母需要适应新角色。对于父亲来说，他的新发展事务包括： • 调整由于以往的父亲角色期	◎研究指出，特殊父亲的感受包括： • 对事件感到失落与失望。 • 孩子的特殊需要使他感到疲于奔命。 • 失去作为父亲那份自尊或自豪感。 • 对配偶及孩子感到失望等。

① 关于怀有残疾胎儿而在各种医疗或机能的条件许可下，建议父母人工堕胎的做法，在医疗角度来看，似乎问题不大。可是本质上，堕胎问题不是一个单纯的医疗问题，而是一个道德范畴的事宜。假若将堕胎问题放在宗教层面看，它还涉及更深层的责任或后果。因此，工作员在这个问题上，宜仔细思考。

(续表)

	望而出现的差异及重新界定自己的父亲角色。 • 根据孩子的特别教育需要作出分工。 • 维持经济支持的角色。 • 鼓励及参与孩子的全面发展事务等。	◎研究也指出,特殊孩子的性别也影响父亲的反应。通常,残疾孩子是男孩的话,对父亲的打击会更大(Meyer, 1986, p. 46)。
学前期	◎进入学前期,孩子将由一个由被照顾的个体发展到一个较独立的个体。这时候,他需要学习很多基础生活技能,例如自行进食、如厕、语言表达、与人相处、一般的社交规模、建立日常生活规律等。对于普通孩子来说,从日常生活中的观察、参与及父母的提醒等方式,足以让他们学到所需的生活技能。对于特殊孩子来说,上述种种技能却是他们的训练内容。 ◎再者,这些训练内容更需要专业人士的介入及指导。对于特殊父母来说,教育孩子已变为一个新的学习范畴,而非一些从固有生活中累积到的生活智能与能力。	◎研究指出,与母亲相比,父亲对于孩子因外表或残疾的标签而使家庭出现的负面形象更为敏感。 ◎研究(Gumz and Gubrium, 1972)也指出,父亲较关注残疾子女的未来问题,例如经济及独立问题等。与母亲相比,父亲视家有残疾子女的事件是一个现实危机(instrumental crisis),他们考虑的是一些与现实生活有关的问题,例如经济、子女成就、子女独立问题等。相反,母亲则视家有残疾子女的事是一个情感危机(expressive crisis),她们关注教养子女所承受的心理压力、子女的人际关系问题与及子女的幸福等事项(Meyer, 1986, p. 49)。 ◎研究也发现,与母亲一样,大部分父亲也希望让子女的残疾情况有所改变,只是他们不知道如何入手而已。

（续表）

在学期	◎对于普通孩子来说，在学期是学习独立自主的延续。他们需要学习更高层次的人际交往技巧及社会规范，也需要在学习上取得成绩。他们开始认识金钱、与朋友建立合作关系及学习在适当场合表现适当情绪等。 ◎与前一阶段一样，普通孩子可通过观察、模仿、参与日常生活及常规学习等学到这些技巧。而对于特殊孩子来说，这些也是他们的训练范围。 ◎在这个阶段，部分父母要面对选择主流或特殊教育的矛盾。假若孩子是严重残疾的话，父母面对的是别无选择的处境，孩子必须入读特殊学校。家庭及孩子因而需要背负特殊的标签。 ◎对于轻度或智力处于边缘线（borderline case）的孩子父母来说，他们一方面担心孩子在主流学校受到排挤；另一方面又担心特殊学校的负面标签，因此处于两难的境况。	◎研究指出，父亲对残疾孩子的态度直接影响其他家人如何看待家有残疾子女这事件。不过，父亲对残疾子女的态度，却受以下因素影响： • 残疾的表征越明显，父亲的接纳程度相对越低。 • 残疾程度越低，父亲的接纳程度越高。 • 子女的年龄越高，父亲的接纳程度越低。 • 对长子长女的残疾接纳相对较低（Wikler，1981）。 ◎不过，研究也指出，当孩子的年龄较大时，部分父亲的失落感及心理压力也会随之减轻，更有部分父亲可以对孩子及妻子有较正面的评价（Cummings，1976）。
青少年期	◎对于普通孩子来说，青少年期是生理成熟期，他们需要面对一连串的生理及心理转变。对于特殊父母来说，这些转变使他们面对另一种新挑战。	◎在青春期，孩子的生理发育与智龄的差异更趋明显；再加上残疾子女可能出现的性危机，使特殊父母需要承受很大的心理压力。对于父亲来说，前述的种种负面感受可能因而加剧。

(续表)

成年期	◎对于普通孩子来说,这是一个离开家庭,建立自己事业及家庭的新阶段。对于残疾孩子来说,部分开始需要离开家庭,接受院舍服务。 ◎对于普通家长来说,这个时期是一个在经济上及照顾上也较轻松的时段。子女成家立室,父母开始减轻在教育及照顾上的负担。	◎但对于残疾子女的父亲来说,照顾的负担可能因子女入住院舍而减少,但经济负担则未必如此。面对自己日渐年老,但子女未有独立能力的事实,父亲对于未来感到忧虑渐渐增加。 ◎另一方面,残疾子女离家进入院舍时虽然减轻父母的照顾压力,但另一方面却因为失去多年来的照顾角色而出现另一种失落感。
中年期	◎对于普通家庭来说,家庭的中年期始于所有子女离开家庭发展自己的事业或建立自己的家庭。而父母亲也开始进入祖父母的角色,享受儿孙之乐。但对于特殊家庭来说,这可能是一个无限期延迟的阶段,因为残疾子女基本上是需要继续依靠原生家庭的某些照顾。	◎本来,作为家庭经济支柱的父亲,这个时期是一个较轻松的时期:子女长大,减轻了经济压力,但另一方面自己仍有工作,可以感受自己存在的实在感。对于残疾子女的父亲来说,子女的未来生活安排却使父亲感受到很强大的心理压力。
老年期	◎老年期的特征是父母开始退休,面对配偶离逝及自己的暮年。对于特殊父母来说,他们还需要顾虑自己离逝后残疾子女的生活及照顾问题。另一方面,他们已开始不能亲力亲为的照顾残疾子女,需要依靠其他子女负起照顾的责任。这个情况可能影响亲子之间的关系,令双方的关系紧张。	◎退休期本来是父亲解除家庭经济负担,可以过一些较逍遥生活的时间。对于残疾子女的父亲来说,他们仍需负起某些实质的照顾责任,令他们退而不能休,不能安享晚年,对于中国人来说,这可能是另一种深沉的悲哀。

表6-1　父亲在不同阶段模式中的综合经验概况

学习活动 3 （25 分钟）

细读下列一些普通幼儿园及混合幼儿园老师的经验，并尝试找出其他影响父亲参与的潜在原因。

片段(一)：

一位幼儿园老师谈及她与学童父亲交往的经验，她觉得很难与男家长作深入交谈，她说：我很想男家长能够坦白的表达他们的感受，但有些男家长只对你的问题唯唯诺诺，支吾其辞；有些则一开口便是粗粗鲁鲁，更甚者会用粗言秽语回应。

片段(二)：

不少幼儿工作员说，她们有事打电话到学童的家时，都会找学童的母亲。经验告诉她们：就算是学童的父亲接电话，只要一听是幼儿园老师打来的，都会自动的转给太太接听。或者，当母亲不在家时，接电话的男家长非但不能提供有关学童在家学习的资料，而且也不甚愿意替老师转述详细的口信。通常，他们会要求老师再致电给太太。

片段(三)：

一位幼儿工作员曾分享她与一些男家长接触的经验。她说她不太习惯与一些中上层男家长接触，因为她觉得这些家长时常表现高人一等，不但时常质问一些训练项目的效用，而且在交谈中时常夹杂一些本身职业的专业名词或英语，很多时候令她难以招架。

上述片段说出了几个影响父亲参与原因的因素,概念上可分为内在因素与外在因素,内在因素是指,个人在交往过程中的自我感受,包括男家长及工作员双方;外在因素包括阶级、性别及家庭分工等。现分别试述如下:

- 阶级——社会学家发现,不同阶级有其独特的沟通方式及交往习惯,并体现于语言运用及表达方式之中。对于低下阶层的男家长而言,他们不习惯运用精细或复杂的言辞表达思想或感受,他们习惯用一些较直接、未经修饰,甚至是粗俗的语言沟通。对于低下层阶层的男家长来说,这是他们最熟悉及最坦白的表达方式,但对于老师来说,这些家长的表达方式却是在她们的生活文化圈内不容许的,并视之为没礼貌的行为。与低下层家长的交往经验相似,老师与中上层家长的文化阶级差异,容易令双方在沟通上出现误会。
- 性别——男性与女性对事物的关注及表达均有不同。以面对家有残疾子女的事件为例,男家长较关心一些实质的问题,而女家长则趋向关心情感等事项。这些关注影响在谈话中的对话内容及表达方式。此外,男性在表达上较女性直接及精简。这并不表示男家长对事情没有感受,只是在社会化过程中,他们并不习惯用细致的语言表达感受,因此也缺乏对相关语言的认识。
- 家庭分工——如果家庭的男女角色分工是较清楚的话,父亲可能因为要长时间外出工作而对子女的学习表现一无所知,因此令他们无从参与子女学习事务的有关讨论。此外,家庭男女分工的习惯,自然影响老师倾向于跟女性家长接触，间接地影响父亲的参与机会。最后，虽然大部分父亲关心子女的学习事务，但碍于外出工作的关系，他们对于一些细节的学习事项仍可能一无所知，影响他们的参与程度。

➢ 自我感受——这是一个值得相关人员进行更深入探讨的问题。当老师面对不同阶层的家长时，家长的态度、老师的自信心、过去的接触经验等，均影响老师在交往过程中的自我感受，并直接影响老师如何理解家长的要求及跟家长的沟通态度，进而影响双方的沟通坦诚程度。

（外）祖父母辈与残疾孙儿

可能受核心家庭兴起的影响，（外）祖父母辈也是在家庭出现残疾孩子时被忽略的一个群体。可是，从家庭系统理论看，（外）祖父母也会受残疾孙儿的事件影响。此外，他们对残疾孙儿的态度，也会直接影响其他家庭成员对事件的适应。其他不可忽略（外）祖父母的原因还有（Sonnek，1986，pp. 99－102；Seligman and Darling，1986，pp. 141－142）：

➢ 老年人的寿命增加，使三代同堂的比例与以往相比较高，增加了老一辈与子孙接触的机会并加长了他们之间的相处时间。

➢ 虽然，在结构上社会仍以核心家庭为主，但在人际交往层面上，大部分家庭却以“另类扩大家庭”（modified extended family）的交往形式出现，因此，老一辈的家庭仍与下一辈的家庭保持密切交往，老一辈对晚辈仍具某种程度的影响力。

- 家庭组合或生活习惯的改变,例如单亲家庭、女性就业等,使(外)祖父母需要负起部分照顾子孙的责任。
- 有关(外)祖父母与儿童发展关系的文献,在 20 世纪 60 年代才开始出现,而大部分采用心理分析角度,探讨老一辈与儿童成长的关系。虽然研究的结果差异很大,部分研究认为老一辈(特别是祖母或外祖母)对儿童发展具有正面的影响,但另一些研究则得到相反的结果。虽然如此,这些研究及讨论却使(外)祖父母对孙儿发展的影响得到重视。

残疾孙子对(外)祖父母的打击

虽然,部分(外)祖父母不需要承担直接照顾及教育残疾孙儿的责任,但残疾孙儿对老一辈所造成的冲击未必会比父母少。若放在中国文化脉络看,影响则更为明显。沙利文及达玲指出,面对自己的残疾孙儿,(外)祖父母也与父母一样,经历相似的心理反应阶段,即包括否认、悲伤、愤怒及接纳等不同阶段。

综合沙利文及达玲的讨论,残疾孙儿的事件对(外)祖父母的打击主要有 (Seligman and Darling, 1989, pp. 144 - 149):

“坏种子(bad seed)”的心理负担

当自己的子孙出现问题时,老一辈很容易会将残疾事件和自己的素质联系起来。面对这些心理焦虑,麦菲利 (McPhee, 1982)发现老一辈会努力尝试证明孙儿的残疾与自己无关。这个“力证无关”的过程却很容易令男女双方的家人出现互相推卸责任,并引起双方不必要的指责与争执,使处于危机中的下一辈家庭面对更大的压力。

双重伤害（dual hurt）

残疾孙儿的事使（外）祖父母出现两种潜在的忧虑：对孙子的未来及对自己儿女的未来感到忧心忡忡。当老一辈知道拥有乖巧聪敏的孙子的愿望落空时，一方面他们预见到残疾孙儿在成长时所遇到的种种困难；另一方面也对自己的子女要承受的长远教育抚养责任而感到悲哀。面对这些忧虑，部分老人家会接受事实，但部分老人家则会否认事实，认为孙儿的问题只是短暂性的，或幻想奇迹出现，或诉诸鬼神力量等。

情绪困扰

愤怒是一个常见的情感表现。通常，媳妇会成为男方父母亲的主要泄愤对象，认为造成残疾这一事件的主要责任在媳妇身上，并对媳妇进行指责。老人家这些行为，会让原本需要家人关心的媳妇，陷于极度情绪低落的困境中，儿子也因此感到左右为难。若上述情况不能有效疏解的话，将会引发两代持续的矛盾。

➢ 忙碌的老年

本来，老年是一个完成父母教养责任，进入休闲退休生活的时期，但家有残疾孙儿的事，不仅会影响老人家逍遥自在的心情，更可能需要老人家重新负起部分照顾残疾孙儿的责任，延长了他们的"父母期"。可是，教养残疾孩子需要特别的教育知识与技巧，一般老年父母均缺乏这方面的知识与经验，这个情况使老一辈在教养上显得力不从心，增加了他们的生活压力。

(外)祖父母的贡献与角色

苏力(Sonnek, 1986)根据纽加顿及威斯坦(Neugarten and Weinstein, 1964)的研究结果,总结了(外)祖父母在教养残疾孙儿一事上,因家庭的不同需要,可以扮演不同的角色,例如,在家庭有需要时负起短暂的看护及日常照顾责任的"正规的照顾者"(formal grandparenting)角色;为孙儿提供游乐活动或成为孙儿玩伴的"寻乐者"(fun seeker)角色;代替外出工作的子女负起照顾孩子责任的"代父母的角色"(surrogate parent);在孙儿遇到人生困惑时用人生经验给他们借鉴的"家庭智慧宝库"(reservoir of family wisdom)的角色;及对于那些只能在特别节日才能跟(外)祖父母聚首一堂的孩子来说,(外)祖父母无形中便扮演了一个与欢乐同义的"远亲"(distant figure)角色。这个角色虽然没有直接参与教育或抚养孩子的事务,却在孩子心中留有快乐的记忆。

概括来说,面对家有残疾孩子的现实,老一辈可以对后辈家庭发挥以下的影响力:

情绪支持

沙利文与达玲认为,残疾孩子的父母很在意(外)祖父母能否接纳其残疾子女,因此,老人家对残疾孙儿的接受程度,直接影响孩子父母的情绪。不过,米亚及华特士(Meyer and Vadasy, 1986)的研究发现,面对残疾孙儿一事的打击,(外)祖父母普遍采取否认的态度,以减轻个人痛苦的感受。老人家这些反应却增加了下一代的压力,影响子女适应家有残疾孩子这事件的能力（Seligman and Darling, 1989, pp. 143－145）。

实质支持

除了一般的照顾事务外,(外)祖父母家庭也可与下一代分享其教养经验,或在经济方面作出某些协助。

家庭整合性

费伯（Farber, 1959)的研究指出,假若残疾孩子的母亲,能够与自己的母亲保持密切交往,则有利于婚姻关系。如果婆媳接触机会较多的话,则会令婚姻关系紧张（Sonnek, 1986, p. 108)。因此,学者相信,面对残疾子女,女方父母能为孩子的母亲提供较正面的支持,对家庭的整合性有间接的正面影响。不过,伊华斯（Ehlers, 1966)的研究指出,大部分残疾孩子的母亲认为,面对残疾子女的事时,若亲友可以同住或居住在附近的话,无论他们是姻亲、父母或其他亲友,都会让残疾孩子的母亲感到踏实（Sonnek,1986,p. 108)。

正常子女与残疾儿童

对于家庭来说,家有残疾儿童这一事件无疑是一个非常严峻的考验。从家庭系统理论角度看,家有残疾儿童必然影响家庭其他正常孩子的生活。与父亲及(外)祖父母的境况相似,残疾人士的兄弟姊妹也是时常被遗忘的家庭成员。沙利文（Seligman, 1996)称这些生长在特殊家庭的正常孩子为“被遗忘的孩子”(forgotten children)。

直至20世纪60年代后期,有关研究才陆续出现。到20世纪80年代开始,上述课题才引起学者的广泛兴趣(Bristol and Gallagher, 1986, pp. 81 – 82)。

其实,无论从家庭的整体功能或从孩子的利益出发,家有残疾儿童的事对正常子女的影响是不容忽视的。从残疾孩子的福利考虑,这些正常孩子可作为协助残疾孩子发展的重要家庭资源。包括:

作为角色模范

正常孩子可在不同的发展阶段,为残疾儿童提供行为的模范。此外,正常孩子也可以扮演玩伴的角色,为残疾孩子提供学习社交技巧的机会。

指导者角色

伯克与金(Bank and Kahn, 1975)强调正常孩子的指导者角色,指出残疾孩子可以利用与正常兄弟姊妹的交往机会,尝试建立一些合乎社会规范的新行为及角色(Skrtic, et al., 1984, pp. 226 – 227)。正常孩子会在自然的交往过程中,让残疾孩子知道自己的新行为是否合乎社会期望,从而放弃或保持某些行为。

作为家庭的支持者

正常孩子在实质照顾、经济及情绪等方面,都可以对家庭作出贡献,以减轻父母在教养方面的部分负担。此外,当父母进入老年期时，若正常孩子愿意的话，他们可以替代父母的角色，负起监护或部分照顾者的责任，间接地减轻了父母对残疾子女未来前途的忧虑。

从积极意义来看，家有残疾儿童的事件，也可作为正常子女一个难得的人生挑战及生活经验，包括（Crnic and Leconte，1986，pp. 79－82 及 Seligman and Darling，1989，p. 122）：

- 体会到人的发展差异及其独特性。
- 扩展了接纳人的差异及独特性的空间。
- 体会人生的悲喜及面对困境时的家庭力量等。
- 增加对残疾人士的接纳程度。
- 增加个人的独立性及成熟程度等。

上述的生活经验可间接影响正常子女未来生活的选择。费伯（Farber，1959；Cleveland and Miller，1977）等人的研究指出，由于这些正常子女的特别生活经验，他们自幼便受一些助人的价值观所熏陶，故部分会在长大后较喜欢选择一些助人的职业（Seligman and Darling，1989，p. 122）。

有残疾儿童对正常子女潜在的负面影响

从正面意义来看，成功适应家有残疾子女的家庭，无论在家庭关系、成员的个人成长及自我认识、生活意义等方面均得到新的体会。不过，从家庭压力理论角度看，残疾子女事件可以作为一个家庭成长的机会，但同时也可转化成一个影响家庭功能及整合性的家庭危机，对正常子女亦然。这些负面影响包括（Crnic and Leconte，1986，pp. 79－82；Seligman and Darling，1989，pp. 111－126 及 Marshak，Seligman and Prezant，1999，pp. 59－60）：

矛盾的感受

通常,正常子女会被父母要求协助照顾残疾成员。面对这些要求,正常子女有机会同时出现两种不同的情感反应:一方面对父母的要求反感;另一方面却为上述情绪感到内疚。

这个矛盾的情感也会投射到残疾成员身上。一方面正常子女觉得自己与残疾兄妹相比处于一个较强的位置及拥有较高的能力,因此有责任负起部分保护或照顾责任;但另一方面,父母对残疾子女的过分关注及对自己的严格要求,令他们感到不公平而对照顾责任反感。

担忧及恐惧情绪

面对年幼的子女,部分父母没有要将家有残疾儿童这一事件向年幼子女清楚交代的意识,或忽视正确信息对正常子女适应能力的影响;再加上正常子女因对事件感到陌生而出现一些问题及猜想,担忧及恐惧的情绪便油然而生。例如:

- 怀疑事件是否与自己的某些行为有关——有些孩子会将残疾事件与过去某些意外、自己的疾病、行为等扯上关系。
- 关心残疾的传染性。
- 不知如何与家人或朋友谈及家有残疾儿童的事。
- 不知道如何与残疾成员相处。
- 担心自己或自己未来的子女是否出现残疾等。

扰乱正常子女的平衡生活

当正常子女要负起部分父母的照顾职责时,这些事务性活动(instrumental activities)会占据他们大部分的闲暇时间,影响他们的表达性活动(expressive activities)。一个较常见的情况是,为了完成照顾的职责,这些孩子会将自己的情感或社交需要置于次要的位置。若这个情况持续没有改善的话,他们会出现负担过重的情况,从而影响他们的正常发展。

行为及情绪问题

正常子女假如不能适应家有残疾儿童的事件,可能会出现不同的行为或情绪问题,例如:

- 对家庭事务表现抽离——他们用自我隔离的消极方法表达自己对残疾事件的感受。他们不愿意参与任何照顾及训练事务,也开始对其他家庭事务表现漠不关心。但这个方法不但影响家人之间坦诚沟通的机会,还会增加双方的误解。
- 倒退表现——这个情况较常见于一些年纪较小的长兄姐身上。本来一些已发展的能力无缘无故消失,并被一些不成熟的幼稚行为所取代。这些孩子在潜意识中否认已成长的事实,渴望自己返回过去年纪较小的阶段,重新得到父母的注意及照顾,以抵消被父母忽略的难过感受。
- 违规行为——部分孩子会用一些直接或消极的方式表现他们的适应问题,并通过一些违规行为或对抗行为去表达他们对父母关心与注意的诉求。不幸的是,这个方法却增加了亲子之间的张力,进一步影响亲子关系,出现恶性循环。

学习活动 4 (20 分钟)

细读以下个案,试分析问题的原因。

亚仪本来是一名活泼可爱、表现独立、成绩优异的五岁幼儿园学生。但自从妹妹亚舒出生后,她渐渐开始变得沉默寡言、没心思做功课及出现倒退行为。本来,她已开始用筷子进食,但近日她改用手拿食物放进口里,还用妹妹的奶瓶喝水。有一天,她告诉母亲,亚仪不是她的名字,而是妹妹的名字,而她的真名叫亚舒。亚仪说她才是妹妹,更阻止母亲用奶瓶给妹妹喂奶,说那些奶瓶是她的,不是妹妹的。

由于出生时缺氧,亚仪的妹妹成为一位严重残疾的孩子。自妹妹出生之后,母亲需要不断往医院及训练中心奔走。每星期,亚舒需要接受数天的训练。由于母亲感到接送亚仪往返幼儿园的时间过于紧迫,最近她接受社工的建议,将亚仪转往离家不远的幼儿园就读,由半天的学习改为全日的学习。而且,由于妹妹要在家中持续训练,母亲告诉亚仪,她要自己独立完成功课,以及独自玩耍。自此,亚仪便渐渐出现了上述的转变。

很明显,这是一个典型的行为倒退例子。出现这种情况的原因主要有:

(1)双重失落——当妹妹出生后,亚仪面对失去双重人际关系的打击,包括:

- 感觉失去母亲的关心——母亲对妹妹的过度关注,令亚仪感受到母亲不再关心自己的强烈情绪。
- 失去旧日学校的社交网络——在感受失去母亲关心的同时,转校使亚仪顿时失去另一个重要的情绪支持网,将亚仪的失落感推向高点。

(2)以残疾孩子需要为本位的服务模式对家庭的潜在影响——跟以家庭为本位的工作模式不同,以残疾孩子为本位的工作模式关注残疾孩子的发展,残疾孩子的特别需要遂成为各方人士的焦点,并以此作为推动不同资源参与的基础。在这个模式中,其他家庭成员的需要被忽略,出现以下局面:

- 父母过于投入残疾孩子的发展事务而忘却亚仪的感受与需要。
- 专业人士也以残疾孩子的需要为出发点,没有考虑转校建议对亚仪可能出现的影响。

影响正常子女适应家有残疾儿童事件的因素

曲加(Crocker, 1981)提出六个影响正常子女适应家有残疾儿童的因素,综合如下(Crnic and Leconte, 1986, p. 79):

父母因素

父母的情绪——之前曾提及残疾子女事件对父母的打击,部分父母会出现持久性的哀伤或陷于自责的情感之中。这些持续的负面情绪,影响整体家庭气氛,直接影响其他子女对家有残疾儿童这一事件的理解及他们的情绪。

父母的注意力转移——残疾子女的特别需要,很多时候令父母不能将教育及照顾责任转于他人。再者,有些父母在心理上觉得要对残疾子女作出某些补偿。因此,他们会给予残疾子女更多时间,而间接地忽略了正常子女的需要。

个人因素

对残疾的误解与担忧(请参考本单元“家有残疾儿童对正常子女潜在的负面影响”的部分)。

个人对家庭的责任——当家庭出现残疾成员时,部分子女自觉地认为自己有责任负起部分照顾,而在不知不觉间扮演“代父母”的角色。若正常子女过于投入代父母的角色的话,则会影响这些子女参与适龄的发展事务,间接影响她们学习适龄的社交技能的机会。

自觉性的补偿行动——在潜意识中,正常子女会认为自己应该代替残疾成员承担他应承担的家庭责任,作为对家庭的某种补偿。这种自觉性思维增加了正常子女的压力。

家庭因素

家庭旧有程序出现改变——残疾子女的医疗及特别教育需要扰乱家庭的正常程序。典型例子是父母需要花较多时间在残疾子女身上,影响父母的时间分配及家庭的休闲时间等。

协助正常子女面对家有残疾儿童的事件

研究资料显示,正常子女能否适应家有残疾儿童的事件,受很多因素影响。这些影响因素包括(Crnic and Leconte, 1986, pp. 79－82;Seligman and Darling, 1989, pp. 111－126 及 Marshak, Seligman and Prezant, 1999, pp. 59－60):

➢ 与残疾儿童事件有关的因素——残疾的严重程度、残疾事件出现的时间、残疾儿童对家庭影响的程度等。

- 与正常子女有关的因素——出生顺序、年龄、性别、与父母及残疾成员的关系等。
- 与家庭因素有关——子女人数、父母对残疾子女事件的态度、家庭资源、家庭功能等,及父母对残疾子女与正常子女的态度等。

可是,从研究角度看,上述因素如何影响正常子女适应家有残疾儿童的事件,两者之间的关系仍未有一致的结论。虽然如此,若父母能注意以下事项,则对正常子女适应家有残疾儿童的事件有较正面的帮助:

正确的信息

残疾的成因及影响均是一些备受关注的普遍问题。沙利文与达玲(Seligman and Darling, 1989, pp. 114 – 115)指出,正常孩子对残疾成因的理解,可以出现两个不同的版本。第一个版本是基于父母或专业人士所提供的资料而建立的;另一个则属于私人、潜藏于内心而不向外发表的主观演绎。这些主观的演绎对残疾事件充满猜疑与联想,令正常孩子容易产生一些较强烈的恐惧或内疚情绪。例如,他们会怀疑残疾事件是否跟自己过去的行为有关,或担心自己是否也会出现残疾的问题等疑惑。因此,为正常孩子提供正确信息的同时,父母及专业人员更要发掘他们潜藏内心的疑虑,认真回应他们所提出的"古怪问题"。

情绪疏导

愤怒与内疚是一些面对家有残疾儿童的普遍反应。费迪逊认为

(Featherstone, 1980)对于正常子女而言,这些愤怒情绪的对象可以是残疾家庭成员、父母、世界或命运等(Seligman and Darling, 1989, pp. 114－115)。而导致愤怒或内疚情感的生活处境的原因则可能是陌生人或亲友对残疾成员的偏见、父母对正常子女的过分要求或正常子女不能满足的个人自我要求等。伯克与金(Bank and Kahn, 1982)指出,若正常子女不能有效地疏导这些愤怒及内疚情绪的话,则会发展成一些对抗或反叛行为(Seligman and Darling, 1989, pp. 123－124)。因此,父母或专业人士需要正视这些子女情绪,协助他们疏导情绪。

恰当的期望

一般来说,父母对正常子女的过度要求会直接影响这些子女适应残疾事件的能力。除此之外,还有其他原因令正常子女对负起照顾责任出现反感,工作员要对症下药,才能有效处理问题,这些原因有(Seligman and Darling, 1989, pp. 115－119):

- 感到父母对他们的过度要求,但却得不到父母的赞赏或应有的关心(Kirkman, 1985, p. 3)。
- 不明白自己的境况为何与普通的家庭不同,因此产生不公平的感受(Featherstone, 1980, p. 162)。
- 出现"生存者的内疚感(survivor's guilt)"情况,认为自己比残疾成员的能力强,应负起照顾的责任(Bank and Kahn, 1982)。可是,由于这些强制责任(forced obligation)涉及一些深层的心理感受,若正常子女不能用正确途径疏导这些情感,会在潜意识中渐渐因内疚而对这些强制责任产生反感。

➢ 害怕自己力不从心而令父母失望等。

因此,父母在要求正常子女承担起部分照顾责任时,需要留心这些子女有没有因上述情况而出现的情绪问题。

朋辈交往经验

最后,父母需要关心正常子女的正常发展需要,并为他们预留足够的闲暇时间及选择,以确保他们在照顾事务中,不影响他们的社交机会及其他正常发展项目。此外,父母也需留意正常子女有没有因残疾的标签,而出现人际交往的问题,例如被朋辈隔离或成为朋辈取笑的对象等。受种种环境影响,孩子未必会主动与父母谈及这些负面的社交经验,因此,父母不能忽略这些可能发生的事项。

总结

对于家庭来说,残疾是一个牵一发动全身的事件。家庭组合各有不同,基于文献资料及篇幅的限制,本文只概略描述了残疾子女事件对父母(特别是父亲)、(外)祖父母及兄弟姊妹等的影响,简单概括地描述了有残疾儿童家庭的处境。

不过在实际工作中,工作员除了要注意文化、社会和政治因素对家庭系统的影响之外,还要留意家庭组合因时制宜的变化,以及这些变化对康复工作的影响。例如,在90年代,香港很多家庭因为父母均需要出外工作而雇用菲律宾女佣;随后,雇用印度尼西亚女佣的家庭数目也不断增加,这些佣工除了负起大部分的照顾责任之外,对于需要接受康复服务的孩子来说,她们还很有可能从照顾者变为训练者的角色。事实上,在90年代初期,在早期训练中心可以看到有不少菲律宾佣工需要负起独立的训练角色。这些扮演了“代父母”角色的外籍佣工,使香港康复服务面临新的挑战,包括文化差异所引起的沟通问题及管教问题、对训练的态度与投入程度等。因此在目前的环境下,家有残疾儿童与外籍佣工可以说是一个值得工作员留意的课题。

可是,随着环境因素的变迁,当下普遍困扰香港家庭的问题是负资产和失业问题。受影响的父母要面对的不再是孩子的照顾安排,而是家庭的基本需要和个人的适应问题。从社会生态角度看,外在环境因素直接影响内在家庭系统,因此,在现今的社会气候之下,面对残疾子女的事件,这些家庭所承受的压力必定不少。因此,“消极的社会气氛、残疾子女的事件与家庭需要”便构成了康复服务的一个新工作课题了。

参考文献

Bristol, Marie M. and James J. Gallagher. (1986). “Research on Fathers of Young Handicapped Children: Evolution, Review, and Some Future Directions”, in James J. Gallagher and Peter M. Vietze (eds.) *Families of Handicapped Persons: Research, Programs and Policy Issues.* Baltimore, London: Brookes Publishing Co., pp. 81 – 100.

Buscaglia, Leo. (1983). *The Disabled and Their Parents: A Counseling Challenge.* Thorofare, New Jersey: Slack Incorporated, Chapter 6 and 9.

Crnic, Keith A. and Judith M. Leconte. (1986). "Understanding Sibling Needs and Influences", in Rebecca R. Fewell and Patricia F. Vadasy (eds.) *Families of Handicapped Children: Needs and Supports Across the Life Span.* Texas: Proed, pp. 75 – 98.

Ferguson, Philip M. (2001). "Mapping the Family: Disability Studies and the Exploration of Parental Response to Disability", in Gary L. Albrecht, Katherine D. Seelman and Michael Bury (eds.) *Handbook of Disability Studies.* Thousand Oaks: Sage Publications, pp. 373 – 395.

Meyer, Donald J. (1986). "Fathers of Handicapped Children", in Rebecca R. Fewell and Patricia F. Vadasy (eds.) *Families of Handicapped Children: Needs and Supports Across the Life Span.* Texas: Proed, pp. 35 – 73.

Seligman, Milton and Rosalyn Benjamin Darling. (1989). *Ordinary Families Special Children: A System Approach to Childhood Disability.* New York: The Guilford Press, Chapter 2, 5 and 6.

Skrtic, Thomas M., et al. (1984). "Severely Handicapped Children and Their Brothers and Sisters", in Jan Blacher (ed.) *Severely Handicapped Young Children and Their Families: Research in Review.* Orlando: Academic Press, Inc.

Sonnek, Ida Mae. (1986). "Grandparents and the Extended Family of Handicapped Children", in Rebecca R. Fewell and Patricia F. Vadasy (eds.) *Families of Handicapped Children: Needs and Supports Across the Life Span.* Texas: Proed, pp. 99 – 120.

Bank, S. P. and M. D. Kahn. (1975). "Sisterhood – brotherhood is Powerful: Sibling Sub - systems and Family Therapy", in *Family Process*, 14: 311 -337.

Bank, S. P. and M. D. Kahn. (1982). *The Sibling Bond.* New York: Basic Books.

Cleveland, D. W and N. Miller. (1977). "Attitudes and Life Commitments of Older Siblings of Mentally Retarded Adults", in *Mental Retardation*, 15: 38 -41.

Crocker, A. C. (1981). "The Involvement of Siblings of Children with Handicaps", in A. Milunsky (ed.) *Coping with Crisis and Handicap.* New York: Plenum.

Cummings, S. T. (1976). "The Impact of the Child's Deficiency on the Father: A Study of Mentally Retarded and Chronically Ill Children", in *American Journal of Orthopsychiatry*, 46: 246 -255.

Duvall, E. M. (1962). *Family Development.* Philadelphia: Lippincott.

Ehlers, W. H. (1966). *Mothers of Retarded Children.* Springfield, Illinois: Charles C. Thomas.

Farber, B. (1959). "Effect of Severely Retarded child on Family Integration", in *Monographs of the Society for Research in Child Development*, 24 (Whole 71).

Featherstone, H. (1980). *A Difference in the Family.* New York: Basic Books.

Gumz, E. J. and J. F. Gubrium. (1972). "Comparative Parental Perceptions of a Mentally Retarded Child", in *American Journal of Mental Defiency*, 77: 175 -180.

Horbny, G. (1988). *Fathers of Handicapped Children.* (Unpublished manuscript), University of Hull, England.

Kirkman, K. (1985). " The Perceived Impact of a Sibling with a Disability on Family Relationships: A Survey of Adult Siblings in Victoria, Australia", in *Sibling Information Network Newsletter*, 4: 2 – 5.

Lamb, M. E. (1983). "Fathers of Exceptional Children", in M. Seligman (ed.) *The Family with a Handicapped Child.* Philadelphia: Grune and Stratton, pp. 125 – 146.

Marshak, Laura E., Milton Seligman and Fran Prezant. (1999). *Disability and the Family Cycle: Recognizing and Treating Developmental Challenges.* New York: Basic Books.

McPhee, N. (1982). A Very Special Magic: A Grandparents Delight, in *The Exceptional Parent*, June: 13 – 16.

Meyer, D. J. and P. F. Vadasy. (1986). *Grandparent Workshops: How to Organize Workshops for Grandparents of Children with Handicaps.* Seattle: University of Washington Press.

Neugarten, B. L. and K. K. Weinstein. (1964). "The Changing American Grandparent", in *Journal of Marriage and the Family*, 26: 199 – 204.

Seligman, Milton. (1996). "Siblings of Children with a Disability: Forgotten Children", in *Contemporary Psychology*, 48: 800.

Spock, Benjamin M. (1946). *The Common Sense Book of Baby and Child Care.* New York: Duell, Sloan, Pearce.

Spock, Benjamin M. (1957). *Baby and Child Care.* New York: Pocket Books.

Spock, Benjamin M. and M. B. Rothenberg. (1985). *Baby and Child Care*. New York: E. P. Dutton.

Wilker, L. (1981). "Chronic Stresses of Families of Mentally Retarded Children", in *Family Relations*, 30: 281 - 288.

单元七　肢体残疾人士的处境

前言

上两个单元曾简略地描述理解残疾人士家庭的几个重要理论，以及这些家庭面对残疾问题时的境况。接下来的四个单元将会把焦点放在残疾人士的残疾经验中，并选择四个主要的残疾类别作较深入的描述，包括肢体残疾、感官障碍、智能残疾（intellectual disabilities）①及精神障碍（mental disorders）。②

完成这个单元之后，你能够：

- 认识主要的残疾分类；
- 认识一些较常见的肢体残疾例子；
- 了解肢体残疾人士面对的挑战；

---

① 有关英文“intellectual disabilities”的中文翻译问题，请参阅第345页注释①。

② 根据《国际疾病分类系统（第十版）》（ICD－10）及《心理障碍的诊断与统计手册（第四版）》及其修订版（DSM－IV/DSM－IV－TR）资料，英文“mental disorders”是对不同精神病患的总称。至于英文“mental disorders”的中文翻译，不同学者有不同的翻译（详情请参阅第385页注释①），本单元所采用的译名是来自台湾省的学者孔繁钟对DSM-IV及DSM-IV-TR的中文翻译著作中。此外，为避免中文译名带来的混乱，本单元也将表征分类法中的“psychiatric disabilities”英文残疾类别意译为“精神障碍”。

➢ 从“综合阶段模式”认识肢体残疾人士不同的心理适应阶段；

➢ 初步认识残疾人士与性的讨论课题。

残疾的主要分类

到目前为止，康复界仍未对残疾的分类达成共识，不同的作者依据不同的分类基础而提出不同的分类方法，本单元所采用的是表征分类法来对不同种类的残疾作概略的区分。表征分类法的特点是，它弃用残疾的病因或病理（the etiology or pathogenesis of disabilities）作为分类的准则，而采用残疾的表征（the symptoms and manifestations of disabilities）作为分类的基础，原因如下（Smart，2001，pp. 9－20）：

➢ 目前，医学界仍未能完全掌握残疾问题的病因（etiology），间接影响用病因作为分类准则的普及性。

➢ 很多残疾具有多元成因，而非由单一原因所致。遇上这些残疾问题时便会出现分类困难的情况，例如精神障碍。

➢ 某些残疾情况的原因会因科技进步而有新发现，因而影响分类系统的稳定性等。

依据表征分类法，不同性质的残疾症状可归类及划分为四个不同的类别，包括肢体残疾、智力障碍（或智能残疾）、认知障碍和精神障碍（physical，intellectual，cognitive，and psychiatric disabilities），简述如下（Smart，2001，pp. 9－20）：

肢体残疾

泛指因肢体功能损伤以致身体活动受限制的肢体残缺(impairment)情况。

智力障碍(或智能残疾)

指个人在智力发展方面出现问题的残疾情况,例如智障及自闭症等。

认知障碍

泛指因知觉(perception)、记忆、信息处理、理解力、感官功能(sensory function)、注意力等方面的残缺而引致的残疾,例如因脑部受损而导致的各种残疾。

精神紊乱

泛指那些在精神方面所出现的障碍,包括精神病及药物滥用等情况。

史麦芝(Smart, 2001)指出,分类系统能为专业人士在辨识残疾问题时,提供一些客观、清晰的指引,让专业人士无论在行政上或资源分配上均有所依据,她同时提醒大家,表征分类系统虽然只对残疾的表征作分类,并以纯客观的事实作为分类的基础,而非对个人作出分类,这个做法在理论上是对事不对人的,以减低因分类而造成的负面标签作用,实质不然。史麦芝认为,无论分类系统以什么为分类的基础,事实上,一旦分类系统出现,伴随而来的便是患者因其与别人的不同状况,而需要背负这些分类的负面标签。此外,分类本身对理解残疾问题还有以下的限制：

忽略了个别残疾人士的独特性

分类系统的特色是强调在个别分类中残疾的共同性，以突出不同残疾分类之间的差异。此举容易令人将个别分类里的残疾人士视为一个共同体，因为他们拥有某些共同表征而忽略了他们之间的个人差异——包括由性别、成长背景、残疾受损位置及严重程度、事发时所处的心理发展阶段及其他客观因素造成的差异——进而忽略了他们在社交心理层次可能出现的不同反应与个人感受。

将表征误解为残疾经验的全部

表征只代表了身体对某些残缺的生理机能显现与反应，它只是个人整体残疾经验的一部分。因此，不能将这些表征分类视作残疾经验的全部，而忽略了其他重要的经验，例如残疾人士的身份问题、日常生活遇到的转变等。

学习活动 1 （10 分钟）

单元一曾向大家介绍了三个不同模式的残疾概念，包括医疗模式、社会模式及女性主义角度等，并比较了三者的不同之处。试回顾上述三个模式，并讨论表征分类法与何者关系较为密切。

表征分类法是一个具有很浓厚功能－限制意味的分类法。功能－限制模式(functional－limitations model)(Hahn, 1999)将问题焦点放于个人的生理或心理功能上,并将这些身体缺陷视为残疾人士在日常生活中所面对的首要障碍,而忽略了社会制度、社会偏见、不平等的权力及资源分配等问题,也是一些构成残疾人士生活障碍的重要元素。因此,表征分类法可以说是与医疗模式是一脉相承的。它们均将焦点放在生理或功能上的缺陷,使残疾问题简化成(reduce to)一些个人生理或心理缺失上的问题。

一些常见的肢体残疾状况

肢体残疾是一个大类别。依据表征分类法,肢体残疾可分为两个主要范畴,包括:

活动能力残缺(mobility impairment)

这是一些有明显表征,与肢体协调有关的残疾情况。除了部分问题与遗传因素有密切关系之外,意外、受伤、感染或手术切除肢体等也可导致活动能力的残缺。这个残疾类别的范围广泛,包括:

- 四肢受损,包括手术切除肢体、烧伤等。
- 肌肉骨骼异常(musculoskeletal conditions),包括肌肉萎缩症(muscular dystrophy)或关节炎等。
- 神经损伤(neurological impairment),包括脑部受创、脊柱创伤、大脑性麻痹(cerebral palsy)或抽搐问题(seizure disor-

ders)等。

健康问题

由各种慢性病造成的机能残缺或功能失调情况，例如糖尿病、艾滋病、血友病等。与感官或肢体损伤不同，这些由健康问题或慢性病引起的肢体残疾具有以下特征：

- 没有外显病征——很多时候患者[①]的外表与普通人无异，因此他们可以选择将问题公开或保持隐秘，例如受糖尿病或心脏病影响等情况。
- 不能预知病情的变化——虽然患者知道某些因素可能会刺激身体或催化病发，但基本上他们也不能预知病情的变化及何时出现病状，例如癫痫症、心脏病等。
- 需要长期服药或接受终生治疗——某些病需要患者定期检查及长期服药，例如癫痫症、高血压或糖尿病等。

以下将选择几个经常导致儿童、成人及老年人出现肢体残疾的状况作简述，以对肢体残疾人士所面对的身体限制，有一较全面的描述。这些残缺情况包括：影响儿童的大脑性麻痹、脊髓脊膜突出(Meningomyelocele)及神经肌肉失调；主要发生在老年人身上的中风综合症；因意外或慢性病等因素而致的截肢等。

---

① 在本单元的某些讨论中，会用患者这个词语作为残疾人士的代称，这个做法只为在文字上的表达方便而已，并不带任何贬义。所谓患者，这里泛指患有某些残缺/残疾情况的人。

儿童与肢体残疾

导致儿童出现肢体残疾的原因很多,以性质分类可将之分为疾病与意外(illness and accidents)及出生缺陷(birth defects)两大类(Safford and Arbitman, 1975, pp. 9－18):

疾病与意外

脑膜炎(meningitis)、原因不明的高烧、脑炎(encephalitis)等均是一些较严重的疾病,令儿童脑部受损而导致残疾情况出现。此外,交通意外、从高处跌下、误服药物导致中毒等,也是一些出现残疾后遗症的常见意外。

出生缺陷

这情况跟遗传及环境因素有密切关系。部分先天缺陷情况在出生时已出现,例如脑积水。部分则在年纪稍长时才被发现,例如畸形足(clubfoot)。其中,有部分天生缺陷可治愈而不会影响儿童日后的发展,如畸形足等。不过,也有很多天生缺陷不能痊愈,并影响儿童整体的发展,以下是一些较常见的例子。包括:

➢ 大脑性麻痹(Cerebral Palsy)

大脑性麻痹的症状是身体不能控制肌肉的反射动作(muscle reflexes),导致患者出现肢体无力或瘫痪的问题(weakness or paralysis)(Safford and Arbitman, 1975, p. 9)。它是一个常见的儿童残疾状况,在每1000名美国新生婴儿中,便有两名儿童患有大脑性麻痹(Hays and Michaud,

1994, p. 222)。它的成因有多方面,其影响因素可分别出现在怀孕期、生产期及出生后期等各阶段。

大脑性麻痹是由残缺或其他异常情况影响脑部发育而致的,特征是它可使四肢或局部机能控制失调。而肢体机能失调的问题及严重程度,均受脑部残缺的位置所影响。一般来说,大脑性麻痹儿童不一定出现智力问题,但由于脑部发育问题影响儿童的认知及沟通能力,故很多时候伴随而来的是不同程度的学习问题。

大脑性麻痹可分为三大类,分别是:痉挛型(spasticity),手足徐动症(athetosis)及共济失调(ataxia)(Safford and Arbitman, 1975, pp. 8 -9)。它们的特征概述如下:

类型	特征
痉挛型	身体因肌肉的强大张力而表现坚挺(rigid); 双脚普遍呈剪刀状; 由于增加深层腱的反射运动(deep tendon reflexes),使肢体出现收缩(contractures)情况。
手足徐动症	通常出现很多不自主的动作; 由于肢体不受控制,影响手眼协调的能力。
共济失调	失去平衡能力; 步行时缺乏对深度的认知及评估能力。

表7-1　大脑性麻痹的类型比较

大脑性麻痹本身是一个不能治愈,但病情却相当稳定的残缺,因此它的严重程度不会随年龄而加剧。虽然如此,大脑性麻痹患者的日常生活却受多种机能失调问题影响,包括口腔机能控制失调、进食问题、胃液倒流(gastrointestional reflux)、抽搐、感官问题及次发性骨骼变形等。

除此之外，患有大脑性麻痹的儿童一般也需要花大量体能去控制肢体的活动，令身体容易感到疲累，影响他们参与社区及其他活动的动机与能力。此外，他们也需要花较多时间在物理治疗方面，以减低肢体的张力及预防褥疮（bedsore）出现。这些均对患者造成很多活动上及能力上的问题，影响他们的生活。

➢ 脊髓脊膜突出

这是脊椎裂（spina bifida）的严重类型。它也是第二个影响儿童健康的常见先天性疾病。在每1000名美国新生婴儿中，便有一名儿童患有此症（Hays and Michaud，1994，p. 223）。这个病症的生存率由20世纪50年代少于10%增至现在的90%。可是，医学界目前仍未能清楚了解此病症的病因，但相信与遗传及环境因素有关。

医学界相信，脊髓脊膜突出的主要病理变化，是胎儿的神经系统在妊娠第四星期时出现发育问题，它令90%的儿童患者出现脑积水（hydrocephalus）等问题。统计资料指出，约95%的脊髓脊膜突出患者会在L2① 节脊椎或以下出现神经损伤，45%则出现在L5/S1节脊椎上。这个脊椎部分的神经损伤，令大部分患者出现下肢活动问题或瘫痪。基本上，所有在L2节以上的神经损伤患者，均需要轮椅辅助行动。而在L2或以下出现问题的儿童，则可保留其自由行动的能力（Hays and Michaud，1994，p. 223）。

---

① 整条脊椎可分为颈椎（C）、胸椎（T）、腰椎（L）及盆椎（S）。英文字母L是所属脊椎的身体部分；而数字2则代表该部分脊椎的某一节数。L2是第二节腰椎。因此，S1便是盆椎第一节，如此类推。

可是，所有患者同时都需要面对大小便的控制问题及并发症，例如上泌尿系统感染或肾衰竭等较严重的健康问题。这些问题直接影响患者的自尊及日常社交生活。此外，差不多所有患者都遭受着不同程度的皮肤损伤及失去肌肤感觉的皮肤问题。因此，这些患者除了承受不同的身体痛楚之外，还面对心理、社交及工作等压力。

➤ 神经肌肉失调（Neuromuscular disorders）

肌肉萎缩症（Duchenne muscular dystrophy）——是一个最常见的神经肌肉失调问题。这是一个跟 X 遗传因子有关，影响男童的隐性遗传问题。这个病症的主因是身体缺乏一种肌肉蛋白质（muscle protein dystrophin），使肌肉出现萎缩。虽然，这个病症与智能发展没有直接关系，但从统计数字中发现，三分之一的患者均出现智能发展问题。

统计资料发现，大部分男童患者在年幼时曾出现大肌肉发展迟缓的问题。到三至四岁时，他们的下肢能力明显地减弱。虽然，密集的物理治疗、手术及助行器等可以改善患者的活动能力，却不能阻止活动能力随着年岁渐长而渐渐退减的趋势。一般来说，大部分儿童会在十二岁以前便失去活动能力，从而需要依赖轮椅。最后，儿童的心肺机能会因脊柱侧凸（scoliosis）而严重受损。大部分儿童会在青少年期因心肺机能失调而死亡。这个结果对于患者及家人而言，均是一个潜在的重大危机。

脊椎肌肉萎缩症（spinal muscular atrophy，SMA）——这也是一个与遗传有关的常见神经肌肉失调症。与邓肯肌肉萎缩症一样，SMA 的病情展望也不乐观，因此无论对于父母或患者来说，他们除了要面对日渐衰退的体能的压力之外，也要面对死亡的威胁。基于病发的年龄，SMA 可分为三大类：

病类	发病年龄	主要身体问题
SMA – Type I	通常在六个月之前出现病征。	◎整体体能弱，大肌肉明显发展迟缓； ◎呼吸及喂食困难； ◎通常因呼吸问题而在两岁左右死亡。
SMA – Type II	病发于儿童期初。	◎大部分患病儿童都是属于这一类； ◎部分儿童可以发展坐及站立的能力，但部分儿童则在两三岁时便需由轮椅代步。
SMA – Type III	病发期通常在5 – 15 岁之间。	◎通常上肢机能首先出现问题，继而下肢机能也出现问题； ◎病情发展因人而异，有些人可以保留较长时间的活动能力；有些则在 20 岁前失去活动能力。

表 7 – 2　脊椎肌肉萎缩症的类别比较

学习活动 2　(20 分钟)

细读下面个案，你认为什么因素令个案中的母亲出现有关行为？并讨论社会工作者在参与肢体残疾儿童康复过程中所面对的主要任务。

志伟是一名患有肌肉萎缩症、智力正常的八岁男孩。病发之前，志伟是一个活泼好动，成绩极佳的学生。两年前经医生诊断他患有肌肉萎缩症之后，便由普通小学转往一所为肢体残疾儿童而设的特殊小学，现就读三年级。志伟生于一个低收入家庭，是家中的独子。父母亲都是大陆移民，移居香港十多年。父亲是跟车工人，母亲原本在酒楼工作，但自从志伟病发后，便辞去工作，专心照顾体能日渐衰退的孩子。现在，志伟以轮椅代步，虽然上肢仍能自由操控轮椅四处走动，但他已失去旧日的活力。再者，医生估计志伟在未来半年至一年之内，体力会出现明显的衰退，届时他将不能用上肢操控轮椅，而需要用电动轮椅辅助行动。

由于电动轮椅价钱昂贵，学校社工已替志伟申请基金购买，而学校的治疗师也着手为他寻找一些合适轮椅的型号，让家长选择。不过，看着孩子日渐衰退的体能，母亲很希望能尽快为志伟更换轮椅。

鉴于申请基金的程序需要时间及某些轮椅型号缺货等问题，期间又遇上负责员工的人事变动等障碍，半年后，志伟仍未能购买到合适的轮椅。母亲为此曾多次向校长投诉。她一方面向外主动寻找资源，另一方面却不断地向学校施加压力，此举让部分学校员工（包括负责的社会工作人员在内）反感，他们认为志伟的母亲是一位霸道、贪心、难缠的妇人，对她或敬而远之，或唯唯诺诺。

上述例子最值得关注的地方是，社会工作人员（简称工作员）不仅是扮演家长—学校或治疗师—案主之间的桥梁角色，很多时还是首当其冲的其中一位当事人。因此，工作员一方面要推动案主—工

作员—治疗师三者的互信、合作关系，另一方面也要处理面对矛盾或冲突时的个人感受，以使自己本人或其他康复人员，减少因情绪问题而对案主作出一些错误理解的机会。

以上述个案为例，志伟母亲的行为除了可以理解为霸道、贪心、难缠之外，若工作员能将她的表现，跟儿子的病情及个人在面对制度时无能为力的感受等情况一起考虑的话，便可能发现她行为的另一层意义：

儿子的病情——正如之前提及，肌肉萎缩症的前景并不明朗，志伟及家人除了要面对体能逐渐衰退的威胁外，还要面对死亡的打击。对于母亲来说，儿子所剩余的日子不多，看见儿子渐渐失去自由行动的能力及可能因行动出现的损伤等，她可以为儿子做的事，也只有尽量为他减少一些不必要的苦痛及限制而已。因此，她想尽快申请到轮椅的心情是可以理解的。可是受经济条件的影响，买轮椅的意愿需要依赖政府的津贴来实现，为了尽快达成愿望，她只有不断寻求学校协助。故此，志伟母亲的霸道、难缠等行为，跟她的焦急、忧惧有着不可分割的关系。

制度下的限制——对于志伟母亲来说，由于申请机制的限制及人事变动等客观问题，购买轮椅的事好像是变得越来越没有把握。固然，她不能左右申请的程序，又不能从康复人员那里得到一些较确切的答案，因此唯有寻求其他途径协助。对于她来说，多一种途径就是多一个机会，这个机会可以直接缩短申请时间，希望在儿子有限的时日内，能尽快购买到轮椅，好让他减少受行动约束之苦。换句话说，志伟母亲向外寻求资源的同时，又向学校施压之举，是个人对环境限制的一些消极回应，而不是纯粹基于贪心所致。

上述例子虽未必是一个典型，但也不会是一个陌生的情景，相信在现时紧张的社会资源条件之下，社会工作人员面对的问题可能比上述例子更险峻、更复杂。

截肢（amputation）与肢体残疾

截肢是一个导致失去肢体的常见继发性原因（secondary cause），而其原发性原因（primary cause）多数跟意外或慢性疾病有关。[①] 在众多慢性病中，血管硬化心瓣性心脏病（atherosclerotic vascular disease）及糖尿病便是截肢的两个主要原发性病因（Czerniecki, 1994, p. 197）。除了失去肢体之外，截肢后患者更受不同的后遗症影响，主要有（Czerniecki, 1994, pp. 210－211）：

幻肢痛（phantom limb pain）

幻肢痛是指在截肢后，患者仍在未截肢前的相同范围内感觉到痛楚，例如疼痛、灼热、刺痛或触电等。虽然90%的患者都曾出现上述痛楚，但幻肢痛的成因却未有定论。通常，幻肢痛的感觉会在六个月至一年之内明显减退。不过经观察所得，若上述痛楚感觉仍持续不变的话，则它在往后消减的机会便很小了。

神经瘤（neuromata）

神经瘤通常在那些涉及外围神经（peripheral nerves）被切除的肢

---

① 原发性原因是指那些直接导致某一身体状态的因素、事件或疾病，而继发性原因，是指那些间接引起某些身体状态的因素、事件或疾病。以截肢为例，这个医疗手术是为了避免其他疾病或事件所引致的后遗症而进行的，故此，截肢只是失去肢体的间接原因，而那些疾病或意外，才是主因。

体部分出现。很多患者指出,当有关肢体部位受到压力时,例如在伤口碰到一些平面或义肢表面时,一些如放射般的触电痛楚便随之出现,这是神经瘤的独特痛楚。要减少这些痛楚出现,患者必需配备一个适合及舒适的义肢,以减少刺激神经瘤的机会。

外来刺激(mechanical irriation)

常见的刺激来源,是配用了不合适的义肢而对伤口造成不必要的刺激。要留意的是,随着时间增长,剩余肢体的伤口面积大小也会有所改变,义肢也因此需要更换,不然的话,尺寸不合的义肢会增加刺激伤口的机会,使患者不适及影响患者的活动能力。

除了上述的后遗症之外,肢体截除对患者的影响还可分为功能及心理两个主要方面:

功能方面

下肢的活动能力主要受截除的肢体位置所影响,而与事发年龄没有直接的关系。① 不过在截肢之后,活动能力、工作及性生活等均是一些经常受影响的范围。研究数据显示,②大部分单腿膝下截肢的儿童在手术后仍能活动自如。可是,大部分截肢人士的工作均受影响,尤其是那些需要经常站立或走动的工作。此外,一些下足切除

---

① 斯登堡等人(Steinberg ,et al. , 1985)的研究发现,在116名年龄大于65岁的肢体截除患者中,73%的下膝切除人士及33%的双腿下膝切除人士,可以通过义肢来保持活动能力。

② 这是纪高(Kegel, et al. , 1978)等人的研究结果:在所研究的134名儿童中,有45% 单腿膝上(unilateral above-knee amputation)及膝下切除(below-knee amputation)儿童感觉到他们的活动能力如常。当中,只有1% 的单腿膝下切除儿童不能行动;有19%的单腿膝上切除儿童及35% 的双腿膝上切除儿童不能行动。

（lower-extremity amputation）人士在性生活方面也受影响，这个情况在一些上膝切除人士身上尤为明显（Czerniecki，1994，p.209）。

心理方面

病情、外表及做截肢的年龄等因素均影响患者对截肢的接受程度。失去肢体而引起失去独立能力的感受，最容易使患者在截肢手术初期出现无望、无助及失落感受。这些消极感受可以持续至出院之后的康复期。

学习活动 3　（20 分钟）

请阅读乙武洋匡《五体不满足》中的幼儿期生活经验部分（1－24 页），你认为什么因素使作者克服失去肢体的事实，从而建立自信及自我身份的认同？

比起一般肢体伤残人士的损伤程度来说，乙武洋匡的情况相信也可算是一个极端例子。他是一个先天失去四肢的人，但他却可以用积极的态度去面对及接受自己的缺陷，他的康复经验可以为其他肢体伤残及康复人员所借鉴。相信他的成功有以下主要的原因：

父母的积极态度——以常理来说，乙武洋匡的出生会对父母造成很大冲击，但相反，父母在字里行间并没有表现出失望或厌恶的感受，反而用同样喜悦的心情去对待乙武洋匡。当然，父母这样积极的态度可能与个人性格及其他因素有关。不过，这里有一个值得学习的地方:纵使父母当时感到极度悲哀,但他们却没有任由这些悲痛主宰以后的生活,而是待悲伤过后,重整并开展新的生活,这是令乙武洋匡接受自己残疾事实的关键。

坦诚面对自己残缺的事实——由于父母接受孩子的缺陷,在言传身教的影响之下,乙武洋匡不但清楚自己与别人不同的事实,更可以欣赏自己的与众不同,及发掘这些不同之处的优势。要做到这一步,首要条件是个人能在新的身体条件下,作出"自我重新整合"(re-integration of the self)(Naugle, 1999, p. 140),以确定自我价值,而这些均建基于父母及孩子本身有承认及面对残缺事实的勇气。譬如,若父母因为对孩子的残缺感到羞愧,并有意无意地回避与人接触的话,父母这些表现不但令孩子不接受自己的身体条件,更会对自己的身体感到羞愧。例如,如果当别人用奇异眼光看孩子时,父母便向对方动怒,孩子便习以为常地认为,暴力便是解决偏见的唯一方法了。

接纳的社会气氛——此外,乙武洋匡就读的普通学校对残疾儿童入学的态度,也是造就乙武洋匡能积极面对自己身体限制的其中一个重要条件。

中风综合征(stroke syndromes)与肢体残疾

中风(stroke or cerebrovascular accident, CVA)是一个原发性脑部出血(primary intracerebral hemorrhage, ICH)而出现急性脑部缺氧的情况。它是导致老年人永久伤残的其中一个常见残缺。一些导致中风出现的高风险身体状况包括高血压、糖尿病、心瓣性心脏病、短暂性脑缺血发作(transient ischemic attack, TIA)及吸烟等。一般而言，中风后会出现不同的后遗症，包括失语症(aphasia syndromes)、空间与认知失调、记忆问题、情绪低落、活动问题、肩手问题及失禁等问题。

基本上，中风的病状受出血的脑部位置所影响，一般与三条大脑血管的位置有关，故可分为三个大范围，包括前大脑部分(anterior cerebral)、中大脑部分(middle cerebral)及后大脑部分(posterior cerebral)等。概述如下(Gitter, 1994, p. 119)：

问题	前大脑部分	中大脑部分	后大脑部分
活动	半身不遂(下肢较上肢易受影响)。	半身不遂(手及面部较下肢易受影响)。	正常。
感官	半身轻微至全部失去知觉。	半身失去知觉，及失去不同程度的视力。	偏盲(hemianopsia)。皮质盲(cortical blindness)。
记忆	短期记忆差。	若左脑中风则影响语言方面的记忆。 若右脑中风则影响视力方面的记忆。	短期记忆差。
语言	说话能力受影响。	若左脑中风则出现失语症。	若左脑中风，则出现阅读障碍(alexia without agraphia)。 可能同时出现失语症。
空间/认知	正常。	若右脑中风，则出现不同程度的空间或认知问题。	若右脑中风，则视觉空间感出现问题。

（续表）

		通常伴有结构性失用症（constructional apraxia）。	
情感/行为	可能出现额叶症状群（Frontal lobe syndromes），令语言、随意运动、情绪等受障碍。	若右脑中风，会出现情绪低落。	基本上没有显著问题。

表7－3　中风的不同病征概览

原载于吉达文章内，Gitter，1994，p. 119。

肢体残疾人士面对的挑战

单元四有关充权的讨论中曾提及，残疾人士被置于一个弱势的社会位置（underprivileged status）。这不但影响残疾人士如何理解自己的身份及处境，更影响他们的行为及表现。而这些自我理解、行为及表现又进一步强化了他们的弱势。以下尝试从肢体残疾人士的角度，进一步描述他们处于弱势位置所面对的挑战。包括：

- 残疾与健全的拉力；
- 自我形象；
- 类别定型（group stereotypes）；
- 当事人与旁观者的差异；
- 经济问题。

残疾与健全的拉力

肢体残疾人士会经常处于两个矛盾处境中：首先，一方面，他们受肢体残缺的事实及社会期望所限制，迫使他们遵从某些符合社会期望的行为；另一方面，生活在一个普通人为主的社会里，他们也有希望与其他人一样的欲望，促使他们很想表现得如普通人一样（Wright, 1983, p. 19）。可是，当他们的表现超出社会的期望时，社会人士很多时候会以惊叹去回应这些人士的努力。其实，除了赞扬的部分之外，这些惊叹更反映出社会人士对肢体残疾人士的最高能力界限的认识，低估了残疾人士的能力。换句话说，肢体残疾人士很多时候是处于社会期望与个人欲望的夹缝之中。

其次，残疾人士经常需要在"实际能力"与"表现如常人"中间作出痛苦的选择，例如，一位配用义肢的少年很想与朋辈一样，以同样步速前行；但另一方面，他又需要考虑到这样做的话，不但会加重义肢的负重，而且更会影响其他身体部分的负荷，最终影响健康。这些矛盾处境使肢体残疾人士需要承受很大的压力。

自我形象（self-image）

简单来说，自我形象是关于个人的自我概念（self-concept），是个人对自己的一些看法及感受。个人的自我形象受很多因素的影响，而身体形象（body image）则是其中一个重要的构成因素。对于男性来说，身体形象与身体所展现的力量有密切关系（Lawerence, 1987, p. 217），例如通过体能、体格、运动或力气等来表现身体的能力。因此，身体虚弱或体格差等情况均会对男性的身体形象构成影响。

对于女性来说，身体形象表现于外表及形体线条之上（Lawerence, 1987, p. 217），例如样貌、体态等方面。在现代社会，具吸引力的女性形体基本上是那些由商品塑造的一些纤瘦而胸部丰满的形体。这种形体更成为很多现代女士的审美标准，影响女性对身体形象的自我评估。

此外，肢体残疾人士常遇到的问题是与独立问题息息相关的自主性及自由活动能力。理论上，肢体残疾本身并不必然影响当事人的独立性；但社会偏见与障碍重重的社会设施却迫使很多有独立生活潜质的肢体残疾人士失去行动自由及自主性。不可否认，与健全人士相比，肢体残疾人士是较容易被置于一个不利于自主或独立的环境中，从而需要辅助。例如，他们需要依赖仪器辅助行动、改建居所及设施去应付日常生活上的事务等。

虽然，肢体残疾并不必然导致负面的自我形象，但身体所代表的力量与审美标准及失去表现独立能力的机会等，却影响肢体残疾人士如何看待自己的身体及对自己身体的满意程度，继而影响他们的自我概念。

学习活动 4 （15 分钟）

试想想，在日常生活中，肢体残疾如何影响女性的自我形象？

在日常生活中，女性肢体残疾人士可能受以下主要事件影响(Lonsdale, 1990, pp. 66-70)。

负面的评语——特别是有关肇事前后的外形比较，例如，对一些样子标致的女性肢体残疾人士感到可惜，或评价当事人在肇事后失去昔日的美丽等。这些比较增加了女性肢体残疾人士对残缺的敏感程度，影响她接受现有身体条件的能力。

失去对肢体的控制——除了活动、自主能力等受阻之外，失去对肢体的控制更会让患者面对社交抗拒。上述情况较容易发生在类似大脑麻痹等患者身上。因为这些患者很多时候失去控制肢体的能力，引起一些不自主的动作，患者的这些表现容易令人感到不安而对患者采取疏远态度，影响当事人的社交机会。对女性患者来说，这些与体态及外表有关的问题，相信会给她们造成更大的心理负担。

仪表及外形——辅助仪器虽然可以增加肢体残疾人士的活动能力，但由于一般器材均占有空间，而材质多为金属性质，因此与女性的娇柔形象并不相衬(Lonsdale, 1990, p. 68)。再者，无论女性如何打扮，受到轮椅的坐姿限制，个人的吸引力因此而被打折扣。因此，部分女性患者并不喜欢使用这些辅助器材。

社交的不便——除了行动的自由受阻之外，相对于一般人的高度来说，轮椅的高度很容易使肢体残疾人士处于一个被忽略的位置，影响他们的社交机会。

自主及独立能力问题——一般来说，残疾人士普遍在就业及经济方面均遇到较大问题，例如，因雇主的偏见，残疾人士在入职或薪酬条件上得不到与普遍人相同的对待，影响收入及催化贫穷。残疾与贫穷其实是残疾人士常见的双重弱势，影响残疾人士的自主及独立能力。这个情况在女性方面尤为突出。因为在一个以男性为主导的社会，女性相对处于一个较不利的位置，因此，残疾、贫穷及性别因素，使女性肢体残疾人士处于一个三重弱势的处境中。

有关性的困扰——这里涉及肢体残疾人士一些亲密人际关系或性功能的问题，将在本单元“肢体残疾与性”的部分中阐述。

类别定型

与一般残疾人士的境况相同，肢体残疾人士普遍被视为一个具有共性(homogenous)的类别。换句话说，肢体残缺不但使患者失去身体部分的功能，还令他们失去个别性及独特性。可是，他们之间的共同性很多时候是建立于对残疾人士的负面标签及社会对残疾人士的误解之上的。这些标签与误解将残疾定型为一个悲惨事件，并将残疾人士的生活等同于不幸与痛苦。这个说法并不是要否定残疾人士在生活中遇到种种困难的可能性，或是要言过其实地夸大残疾人士的幸福，而只想强调，残疾人士的生活本身并不是一个平面定格。与普通人一样，他们也有个别的历史、背景，对生活有期望及有个人的自我追求等。因此，与普通人一样，肢体残疾人士的生活同样具有立体动态的本质，并受不同因素影响而会出现不同的可能性。

这些类别定型使肢体残疾人士经常面对偏见及误解，例如，当肢体残疾人士为了兴趣去追求某些成就或体现他们的能力时，社会人士却很容易出现一种错觉，认为他们这些兴趣追求是一些补偿行为(Wright, 1983, p. 21)。此外，当肢体残疾人士明白现实限制而作出某些理性选择，退出某些参与时，他们的行为又很容易被理解为是一些缺乏自信的表现。韦特(Wright, 1960)认为这些误解根源于健全人士对肢体残疾人士的偏见，将肢体残疾人士普遍定型为一些

“自我感觉低微”的人所致(McDaniel, 1976, p. 35)。

韦特的看法是值得工作人员深思的。然而,韦特提出的观点,相信并不是要否定肢体残疾人士出现补偿行为及缺乏自信的可能性,而是想指出一点:健全人士很容易受类别定型的影响,对肢体残疾人士的理解出现偏差,因而抹杀了肢体残疾人士的某些行为的可能意图,或将他们的行为意义高度简化,而忽略了行为意义的复杂性。

当事人与旁观者的差异

从上述的讨论中可以看到,肢体残疾人士所面对的挑战的核心是,作为非当事人的旁观者由于身份、位置等客观条件的差异,在认识残疾人士时所出现的理解限制。韦特称这些角度差异为“你-我问题(mine-thine problem)”(Wright, 1975, p. 28)。韦特发现,用你-我问题去讨论责任归属时,旁观者与当事人的视野差异尤为明显。旁观者大多倾向将问题的责任归咎于个人本身,但当其身份转变为当事人时,则会增加对环境因素的考虑而降低了对个人的控责。

从残疾人士角度而言,残疾所引起的挑战是环境限制多于个人限制。韦特的你-我问题概念说明为何残疾人士如此努力地希望消减环境对残疾人士造成的障碍。事实上,他们面对的最主要挑战是普通人角度与残疾人士角度之间的差距。韦特在他的书中选录了一则真人真事的片断,来阐明这些角度差异可能对残疾人士造成的误解与困惑。现转录如下:

一日,苏拿(Zola, 1972)走进一间开业50年的义肢店铺,店主见到苏拿因小儿麻痹而出现的行动问题时,便主动地为苏拿介绍助行器。他向苏拿介绍一款新设计的助行器，更夸耀藏于助行器内短刀的设计。苏拿未及回应，店主又介绍另一款更轻便的同款助行器。一边示范一边举起助行器，一边挥舞一边说：有了这个助行器，当你遇到抢劫时便不必害怕了！苏拿打趣道：你说得真对！我想贼人也会大方地让我倚在他身旁，使我能举起助行器向他作出回敬的！(Wright, 1993, p. 51)

学习活动 5 （15 分钟）

试从残疾人士的角度想想，为什么残疾人士抗拒将残疾与苦痛(suffering)相提并论。

很多残疾人士(特别是那些参与残疾人士运动者)不喜欢社会人士将他们的处境等同于苦痛(Hughes and Paterson, 1997)。麦希曲(Michalko, 2002, pp. 50－71)解释，当苦痛的概念应用到残疾事件时，容易使人产生一种错觉：将残疾人士的生活与健全人士的生活简化为失去价值(devaluation)与有价值的对立关系中，而使人产生“残疾使生活变得毫无价值而令人陷入苦痛当中”的看法。换句话说，当苦痛被置于残疾的情境中，并用受残疾之苦(suffering a disability)去描述患者的处境时，这句描述背后传达了一个令残疾人士不安的信息：它一方面肯定了健全人生的重要价值；另一方面却将残疾处境隐喻为一个失去价值的人生的状况。麦希曲估计，这是残疾人士为何如此抗拒用苦痛概念去描述他们的境况的其中一个重要原因。

虽然残疾人士抗拒用苦痛概念去描述他们的处境，但这并不表示他们没有苦痛或否认苦痛的存在。他们所抗拒的是那些植根于身体状态的苦痛概念，并进一步将苦痛与个人责任拉上关系。因此，奥利弗以苦痛为基础，发展出用社会模式（social model of disability）角度去阐述残疾概念，并将损伤与残疾概念（Oliver, 1990, p. 11）作出清楚界定（Michalko, 2002, p. 51）。社会模式角度虽然承认身体缺损的事实，并称之为残缺，但它更清楚指出残疾与社会的内在关系（有关讨论，可参阅单元一）。换句话说，从残缺与残疾的概念分野中可以看到，残疾人士的苦痛源头不仅在于身体残缺方面，还包括种种社会限制、标签及误解。克文及克文（Kleinman and Kleinman, 1997）将这些由社会因素构成的苦痛称之为社会苦痛（Michalko, 2002, p. 61）。

经济问题

失业、低薪酬、购置或保养仪器、定期的医疗或治疗费用、有限的交通选择等，均会对肢体残疾人士造成一定的经济压力。环顾上述支出项目，所涉及的均是一些日常生活中的必需开支，因此可以想象，肢体残疾人士在个人支出方面的压力。

肢体残疾人士的适应阶段

不同因素影响残疾人士如何面对肢体残疾事件,包括:

残缺情况

事发原因、残缺的性质、残缺的位置及严重程度等。

后遗症

复原机会、残缺的可见性、残缺对活动及日常生活运作的影响等。

个人因素

事发时所处的生命周期阶段(年龄)、意识中的个人责任、性格、家庭资源及支持等。

在众多影响因素中,事发时患者身处的心理发展阶段是影响个人适应残疾事件的关键因素之一(Sevoss, 1984, p. 249)。通常,与先天性残疾事件相比,后天性肢体残疾人士需要面对不同性质的丧失肢体的创伤。研究发现,丧失肢体创伤更是后天性肢体残疾人士的一个普遍问题,并影响他们对事件的接受程度(Castelnuovo-Tedesco, 1981)。这不是说,先天性肢体残疾是一个容易令人接受的处境，而是在先天性残疾事件中，患者并没有经历由普通人变为残疾人士这个严峻的身份转变，这个情况间接令先天性肢体残疾人士相对地减少了那份创伤性失落感（traumatic loss）而已。

不过，先天性肢体残疾人士需要面对另一种性质的打击，便是肢体残疾使个人失去那份对身体的自我欣赏感觉（或自恋感），影响个人的自尊及自我整合能力。加斯特高（Castelnuovo-Tedesco，1981）称这个打击为自我挫伤（narcissistic injury）。部分肢体残疾人士为了弥补上述挫伤，可能会做出一些较强烈的补偿行为，用以肯定自我的价值。一些肢体残疾人士可能会通过这些补偿行为，设法强化失去肢体的能力，例如，一个因意外失去双腿的人会坚持成为一个出色的舞者。另一些肢体残疾人士可能会谋求在别的范畴中表现突出，以体现自己的存在感觉及价值。例如，一个失去双手的人士，会改用下肢的能力在文艺方面发展。不过，正如在上一节中韦特所言，在理解肢体残疾人士的上述种种行为时，需要避免将行为的意义过度简化。

无论如何，肢体残疾无疑对个人会造成重大打击。不少学者用阶段理论（stage theories）或危机理论（crisis theories），将肢体残疾人士的反应划分成不同的社会心理反应阶段。赖夫（Livneh，1991，pp. 111－138）曾研究了由 40 个不同作者提出的阶段模式，发现它们之间的差异，包括：

不同的基础

赖夫将众多的阶段模式分为两大类：一类是以理论为基础，偏向于从心理分析角度将肢体残疾人士的经验用抽象概念重新演绎。这些做法以理论为主导，因此各阶段的分野并非建立于实际的临床资料之上。第二类则刚好相反，阶段分野以临床资料为主要参考，因此在阶段的描述中，包含了丰富的行为内容及残疾人士的一些亲身经历的描述。

不同的残疾处境

赖夫发现不同阶段模式包含了不同的残疾境况。部分阶段模式是描述一些突发或危机处境（例如截肢、心肌闭塞、脊柱受伤等情况），部分则描述一些与慢性疾病有关的残疾情况（例如慢性骨骼硬化症等），部分则是对失去部分肢体的残疾处境的有关描述等。

阶段数目的差异

这个差异也很大，由三个阶段至十个阶段不等。

虽然不同的阶段模式各有特色，不过它们之间也有一些共同看法，除了单元五在阶段模式的展述中所提及的一些特色之外，赖夫更提出一些不同模式都共同包含的假设，综合如下：

- 无论是什么原因导致肢体残疾，对患者来说，肢体残疾本身是一件突然、有违个人意愿的严重创伤，对患者的身体功能、外观及生活等均有深远影响。
- 肢体残疾会影响个人的心理平衡状态。在新的平衡状态出现之前，即个人仍未能接受其残疾处境及未能整合新的生活之前，失衡的心理状态将会是一个常见的个人困扰。
- 要适应一个已改变的身体及所出现的有关限制，个人需要在自我概念、身体形象及个人身份等方面作出改变。
- 要完全适应因不幸事件带来的新转变是需要时间的，而当中的适应过程也涉及一连串的社交心理转变及发展。在转变过程中,个人的发展是阶段与阶段之间互相牵引的结果。换句话说,上一阶段的适应会直接影响个人在下一阶段或以后的发展及转变。而社会及人际支持则会影响个人由一个阶段过渡到另一阶段的表现。

➢ 基本上所有阶段都具有过渡及短暂的性质。

➢ 不同阶段模式中,都包含了三个主要内容,包括情感反应、认知及行为描述。要留意的是,上述的阶段内容只属纯描述性质,而不具有批判的价值部分。换句话说,阶段的内容描述对所描述对象的表现,不含有好与坏、正常与不正常或对与错的判断,因此,在运用阶段模式时工作人员需要避免用阶段内容,去批评某些残疾人士的适应表现。

参考不同阶段模式后,赖夫提出一个综合阶段模式(unified model)用以描述肢体残疾人士的不同适应阶段。这个模式包含了五个主要阶段,包括:

➢ 最初的打击(initial impact);

➢ 启动自我防卫(defense mobilization);

➢ 基本认知(initial realization or recognition);

➢ 反击/反抗(retaliation or rebellion);

➢ 整合/重整(reintegration or reorganization)。

综合阶段模式的特色是,在每阶段中,赖夫都提出五个主要描述内容,包括:

- A——情感反应(affective correlates);
- B——行为表现(behavioral correlates);
- C——认知情况(cognitive correlates);

- D——主要自我防卫表现(defense mechanisms utilized);
- E——焦点所在(或精力)(energy direction)。

现将赖夫的模式表列简述如下,并用 A、B、C、D、E 代表上述的五个主要内容:

主要阶段	主要内容概略	备注
最初的打击	◎包括震惊与焦虑两个次阶段,主要反应有: A——出现麻木、抽离、空虚、混乱等情绪。 B——突如其来的打击令有些患者表现极度失控,有些则因脑海空白而面无表情,有些则因过度震惊而出现迷惘等。其后,身体出现多种反应,包括呼吸困难、心跳加速等。个人顿时产生强烈的无助感。 C——感到混乱而对世界暂时感到迷茫、思绪混乱及失去计划未来的能力。 D——出现非个人化(depersonalization)的自我防卫机能以逃避面对事实的打击,目的是要防止自我因过度的精神震惊而出现问题。 E——个人花了大部分精力去保护自我可能受到的伤害。	
启动 自我防卫	◎包括讨价还价及否认*两个主要内容,主要反应有: A——在讨价还价时,患者感到有(虚假的)希望及较乐观;但当希望落空时,则感到愤怒和极度失落。 B——很多不同行为出现,包括,由积极找寻资料及求医、抗拒不利消息、不设实际期望、抗拒有关医护人员的照顾、坚持旧有生活方式、拒绝别人协助,到抗拒参与康复计划等。 C——选择性接收有利信息,抗拒不利信息,因此	*赖夫将这些项目视为阶段内的相似内容,而非独立的次阶段。

（续表）

	对事情进展的理解出现偏差。 D——出现很多与否认有关的不同自我防卫，包括压抑、理性化（rationalization）、理智化（intellectualization）等。 E——精力主要放在外在环境中，防止外来的事物对自我造成困扰，因此，个人表现如事情没有发生一样。	
基本认知	◎包括沮丧与内心愤怒两个主要内容，主要反应有： A——是一个涉及强烈情绪与矛盾的阶段。患者感到悲哀、无望及无助、情绪低落等。其后开始感到悲愤而出现内疚及自责等情感。 B——初期受失落及无望等情绪影响而变得退缩、依赖及被动；后来因自责等情感而出现自我伤害行为。一个常见表现是在言语间出现自杀等词语，个人一方面表现退缩，另一方面表现得非常不友善。 C——患者开始意识到残疾的事实及其潜在问题，受低落情绪的影响，患者将问题的严重性过度模式化，因而对问题的评估出现偏差。其后，将残疾视为对个人的惩罚的念头使患者出现自残等思想，进一步影响患者反思问题的能力。 D——初期主要出现退缩（withdrawal）、躲避（avoidance）、幻想（fantasy）等自我防卫，后期出现内化（internalization or introjection）及倒退（regression）等自我防卫。 E——精力集中于自责、自愧方面。	
反抗	◎这是一个对抗命运及软弱的阶段，患者将悲愤外显，并将愤怒向外投射，而对环境出现敌意。	

（续表）

	主要反应有： A——对人充满敌意、狂躁及攻击性，使人难以接近。 B——有两种表现情绪的行为，一种是对外在环境直接表达愤怒的方式；另一种较含蓄的表达方式是抗拒康复项目，或出现反叛、无理要求、不合作及对抗等行为。 C——对事情表现得顽固、怀疑及缺乏弹性。对一些可能令患者联想起个人残缺的人或事作出严厉指责。与讨价还价阶段不同之处是，患者在这一阶段充满对命运的不满，并感受到强烈的不公平，因此出现强烈的反抗、报复情绪和思维。 D——主要是外化的投射（projection）及转移（displacement）的自我防卫，并将责任推在别人身上。 E——将精力集中于外，并以较激烈的形式出现。对于任何感到对自身不利的事和物，都采取对抗手段应付。	
重整	◎包括承认事实、接受现实及适应现实三个次阶段。主要反应有： A——患者开始计划将来，却因一些可预见的障碍而产生不安及紧张的情绪。当计划一一付诸实行时，患者开始看到自己的潜力，出现了较正面的自我评价，于是，改变了原先的负面情绪而变得积极起来。 B——开始尝试重返现实，并建立新的人际关系。其后开始订立新的生活目标及重新负起有关的社会角色。患者变得主动、有精力及踏实。 C——重整自我与现实的关系，过程中所涉及的反思使患者能重新认识生活的价值及选择的次序。	

（续表）

	其后，在新的自我整合中出现一个新的身份，患者明白他的身体限制，但同时也开始拓展其他个人潜能。 D——主要涉及认同（identification）、补偿（compensation）、替代（substitution）等，以使患者可以正视现实挑战。但由于患者可以接受现实，因此，自我防卫以短暂性质为主。 E——心理需要与环境要求之间开始出现平衡，因此，精力焦点较为平衡。	

表 7－4　赖夫的综合阶段模式概览

肢体残疾与性[1]

一项在1974年至1975年进行的针对“残疾人士与性”问题的首次世界性研究结果指出，超过半数的被访者遇到不同程度的性问题（Stewart，1979，p. 39）。研究发现，性问题的严重程度与残疾的严

① 从生理角度看，性具有一些属于客观或事实的部分；然而，从文化角度看，人用什么态度面对、表达或满足性，与其文化所追求的理想社会形态或理想生活模式及所展现的理想人格分不开。换言之，性本身不单是一件纯生理的事件，而是一种体现“理想文化价值”或“理想生活态度”等事。因此，性的课题在不同的社会文化环境下，会出现不同的讨论焦点，例如现代西方社会普遍从个人需要看性，强调性跟个人心理发展或自我观有关。而中国传统文化则从人伦本分看男女的性别，强调不同性别如何在其人伦责任中体现圆满的生命意义。如此看来，基于文化上的差异，肢体残疾与性的讨论在不同社会里很可能有不同的关注。由于西方国家的康复服务发展仍具有主导的地位，而香港在这方面的讨论文献有限，故本文选择用西方国家在其康复服务发展过程中对性这个课题的一些看法和相应的做法为讨论蓝本。不过，读者须留意一点，西方国家的康复服务对性这个课题的理解与处理，均在其独特的社会历史文化背景下进行的。

重程度成正比例，可是，在康复服务的传统上，残疾与性是一个极少被提及的课题，残疾人士在有意无意间被视为是一些无性别（non－sexual）及没能力建立亲密人际关系的人（Ducharme，1993，p. 966）。这些对残疾人士在性范畴内的理解反映出社会人士在残疾人士与性的课题上普遍采取回避的态度。

概念澄清

20 世纪 70 年代一项由菲多尔与戈尔（Theodore and Sandra Cole）为康复人员策划的"性态度评估"训练计划（Sexual Attitude Re-assessment Program），使西方国家的康复服务改用一个较积极及正面的态度，去响应残疾人士与性这个敏感课题（Ducharme，1993，p. 966）。该计划的主要重点是向康复人员澄清及灌输正确的性概念，使康复人员在面对残疾人士与性的课题上，采取一个较开放的态度。虽然如此，有关的发展只停留在学术层面上，因此在实践层面上，康复服务并没有实质的内容改变。直至受残疾人士运动思潮的影响，残疾人士开始主动要求专业人士为他们提供一些关于残疾与性功能、残疾人士怀孕及生育等信息时，性课题才开始在康复服务中得到重视。

虽然现代社会对性采取一个比较开放的态度，但很多人仍视性为一项属于私人领域的事。虽然，朋友间可能也会涉及一些与性有关的话题，但这些谈论很多时候是以嬉笑、隐晦或双关语的形式出现，而不会正面触及性这个课题。可以说，大部分人仍对公开谈论性抱有忌讳的态度，康复人员也不例外。再者，很多信息、媒体对性的片面取材，使人们对性的认识流于表面，误以为个人的生理功能或肉欲需要便是性的全部内容。这些狭隘的性概念也间接影响康复人员处理残疾人士性问题的态度。因此,康复人员在处理残疾与性的课题时,需要对性概念有较全面的认识,才可以打破那些由偏见造成的顾忌。以下是一些对性概念的澄清:

性作为个人性特质的表达

广义来说,性(sexuality)不单纯指人的性功能方面,而是作为个人完整人格的构成部分,在生理、情感、心智及社会等不同层次上去表达他或她的性别特质。简单来说,性是指一个人在生活各层面上的全人格表现,包括人际关系、衣着服饰、谈吐、情感表达及个人卫生上等方面(Ducharme, 1999, pp. 763 -782)。因此,若个人因不同理由而出现残疾的话,例如烧伤、慢性疾病、失明或肢体伤残等,虽然这些残疾的情况不会对个人的性能力造成直接影响,但这些残疾情况却可以通过对个人的自我形象、自尊等方面的伤害而影响患者性别特质的表达能力。

性作为个人心理发展的事项

个人的性别认同是自我建立的一个重要心理发展历程。个人通过对性别身份的认知,确立了自己的性别角色及行为,这是发展人际关系一个不可或缺的重要部分。此外,无论男性或女性,若个人的内在性别感可以通过相应的性别角色行为形诸于外的话,这个一致的内在感觉与外显行为是发展自我整合的一个重要部分,对建立人际关系及个人自尊感有正面的影响。

可是,肢体残疾却令患者面对不同程度的性问题,导致个人的内在性别感与外显性角色行为出现矛盾。较典型的例子是一些先天性残疾患者的处境,他们很容易因家长的过度保护而失去一些探索自身身体的机会,或因缺乏足够的社交机会去体验自己的性别角色而出现角色模糊的情况,影响他们确认自身的性别特质。此外,一些肢体残疾的青少年也较容易对自己身体的缺陷感到羞愧或自认为失去吸引力,影响他们发展、表现其个人性别特质的信心及自我发展。

性作为一项亲密的人际关系

除了犯罪及金钱利益等特殊情况之外,严格来说,任何性活动都蕴含了某程度人际关系的元素。可以说,性行为是亲密人际关系的一项具体表现(Stewart, 1979, p. 20)。对大多数人来说,在异性交往过程中所出现的进一步肉体接触,很多时候是建立在人际关系发展的基础上,而这些从人际关系中得到的精神或心灵层次的实在感,也较在性行为中所得到的肉欲满足来得持久及重要。正如上文所说,肢体残疾人士很多时候因性别身份认知的表里矛盾而出现角色混乱问题,影响他们建立一些较持久的人际关系的能力。因此,在残疾与性的课题上,残疾人士除了面对一些具体的性能力问题之外,他们同时还需要面对很多人际关系或交往的问题。

肢体残疾人士面对的性问题

残疾的类别、残疾的严重性、受损器官的位置、残疾人士所处的心理发展阶段等,均影响残疾人士所面对性问题的内容,因此,在讨论这一题目时,只能暂时将肢体残疾视为一个共性的类别来看。刚才已概略地说到性别认同与自我概念及人际关系的问题,以下将谈到性功能的问题。20 世纪 70 代中期一项关于残疾人士性问题的大型研究发现，约有一半的受访者面对不同程度的性问题，影响残疾人士性需要的满足（Steward, 1979, pp. 39 – 40）。这些性问题主要分两大类：

性系统（sexual system）内部的功能问题

- 如果大脑控制性功能的部分受损，可导致性能力及性欲的丧失或退减。
- 如果控制性荷尔蒙分泌的部分受损，则会影响男性及女性荷尔蒙的分泌及平衡，严重的会令性征发展出现问题，影响相应的性征发展。若问题出现在脊柱上，则会影响性交的生理及感官反应，出现阳痿及抑制射精等问题。

性系统以外的问题

由于其他外在因素影响性系统的功能。这些因素包括：

- 与生理或机能有关的，例如痛楚、半身不遂（flaccid paralysis）、肌肉及关节硬化或痉挛、药物等影响。
- 与心理因素有关的，例如失禁引发的心理压力、焦虑或惊恐情绪、低落的自我形象等。
- 与人际关系有关的，例如由婚姻问题引起的性功能困扰等。

婚姻与生育问题

与普通人相比，残疾人士在考虑婚姻与生育问题时，需要面对更大的心理及社会压力。因为他们除了要考虑家庭经济之外，还要顾及夫妻性生活需要、生育及养育问题等。对于一些先天性残疾人士而言,他们更需考虑遗传问题等。

学习活动 6 (15 分钟)

细读以下内容,并讨论你对肢体残疾人士婚姻的立场。

小欣是一名 25 岁的痉挛型大脑性麻痹患者,她除了肢体受制于张力问题而出现部分活动问题之外,智力及日常生活的照顾能力都没有问题。目前,她在一间庇护工场工作,月收入千余元。最近,她为感情的事而感到烦恼,因为她打算与另一名痉挛型大脑性麻痹患者组织家庭,但遭到双方父母的反对。他们不赞成小欣结婚,理由是小欣及未来夫婿都是肢体残疾人士,双方都没有独立经济能力。最重要的是,父母担心他们的问题会遗传给下一代,并担心他们没有能力教养子女等。

小欣的问题相信是很多肢体残疾人士(特别是先天性患者)都遇到的问题,个案中父母的态度,也是社会人士对残疾人士婚姻所采取的普遍态度。事实上,对肢体残疾人士的婚姻问题的讨论是一个严肃的讨论。在“残疾人士也应与普通人士一样享有同等权利”的前提下,残疾人士与婚姻的讨论焦点,不应该落在残疾人士是否应该结婚,而是什么使残疾人士的婚姻成为可能。就残疾人士应该享有自由活动的权利来说,他们能否自由走动,往往受制于某些客观条件。因此，要使残疾人士的婚姻成为可能，涉及如何平衡权利与现实条件限制之间的差异与张力问题。由于其中涉及很多变量，例如残疾类别、残缺程度、智慧问题、客观条件……换言之，残疾人士与婚姻本身是一个高度个别化的问题，当中需要考虑及平衡各种有利与不利条件，而且涉及不同专业的协助及介入。

在小欣的个案中，父母所提出的忧虑是值得仔细考虑的，但并非没有解决的办法，尤其是在经济问题上，社会福利制度在某种程度上可以将这方面的考虑置于一个较次要的位置。虽然如此，小欣及其父母等也需要开放地讨论以下几个重要问题：

遗传问题——虽然，医学界仍未掌握部分残疾的病因，但却发现某些残疾与遗传因素有某种关联。这也是一个残疾人士及其家人关注的问题。因此，患者可通过遗传咨询，来澄清遗传下一代的可能性，以协助考虑家庭生育的计划。

教养问题——患者需要了解，健全并不是造就好父母的决定性条件。教养问题在于父母本身如何面对自己的残疾，以及能否以身作则地为子女树立积极的生活态度。当然，与普通人一样，残疾人士也需要不断在某些教养技巧上反思和学习。

夫妻生活——以小欣为例，她的残缺在很大程度上会对她的性生活构成影响，但通过治疗师的指导，以及通过与伴侣建立一些适合本身身体条件的性生活习惯，这个问题也可得到部分解决。

人际关系的适应——建立一个新家庭涉及两个不同生活习惯及背景的人之间的相处、互相适应及改变。不过，由于肢体能力的限制，相信残疾人士要改变某些生活习惯的空间会比一般人少，而且遇到的困难也相对较多。这是建立新家庭时他们必须要考虑的问题。

总结

本单元主要以肢体残疾为例子,介绍了表征分类法、一些常见的肢体残疾例子、肢体残疾人士所面对的挑战及用综合阶段模式阐述肢体残疾人士的心理适应阶段。最后,本单元也尝试初步触及残疾人士与性的课题,希望工作人员在参与残疾人士的康复过程中,可以较全面地了解肢体残疾人士在这方面的潜在问题。

参考文献

Aryault, Evelyn West. (2001). *Beyond a Physical Disability: The Person Within—A Practical Guide.* New York: Continuum.

Bristor, Martha Wingerd. (1999). "The Birth of Handicapped Child—A Wholistic Model for Grieving", in Robert P. Marinelli and Arthur E. Dell Orto, eds. *The Psychological and Social Impact of Disability.* New York: Springer Publishing Co., pp. 59-69.

Davis, Sherry E., et al. (1991). "Developmental Tasks and Transitions of Adolescents With Chronic Illnesses and Disabilities", in Robert P. Marinelli and Arthur E. Dell Orto, eds. *The Psychological and Social Impact of Disability.* New York: Springer Publishing Co., pp. 70-80.

Gerschick, Thomas J. and Adam Stephen Miller. (2001). "Coming into Terms: Musculinity and Physical Disability", in Michael S. Kimmel and Michael A. Messner(eds.) *Mens's Lives*. Boston: Allyn and Bacon, pp. 313 -326.

Kleinman, Arthur and Joan Kleniman. (1997). "The Appeal of Experience; the Dismay of Images: Cultural Appropriations of Suffering in Our Times", in Arthur Kleinman, Veena Das and Margaret Lock(eds.) *Social Suffering*. Berkelery and Los Angeles: University of Calfornia Press, pp. 1 -24.

Livneh, Hanoch. (1991). "A Unified Approach to Existing Models of Adaptation to Disability: A Model of Adaptation", in Robert P. Marinelli and Arthur E. Dell Orto(eds.) *The Psychological and Social Impact of Disability*. New York: Springer Publishing Company, pp. 111 - 138.

Lonsdale, Susan. (1990). *Women and Disability: The Experience of Physical Disability Among Women*. London: Macmillan Education Ltd.

McDaniel, James W. (1976). *Physical Disability and Human Behavior*. New York: Pergamon Press. Chapter 1 -3.

Michalko, Rod. (2002). *The Difference that Disability Makes*. Philadelphia: Temple University Press, Chapter 3 & 4.

Naugle, Richard I. (1999). "Denial in Rehabilitation: Its Genesis, Consequences and Clinical Management", Robert P. Marinelli and Arthur E. Dell Orto, eds. *The Psychological and Social Impact of Disability*. New York: Springer Publishing Co., pp. 139 -151.

Power, Paul W, et al. (1999). "Midlife Transition and Disability", in Robert P. Marinelli and Arthur E. Dell Orto, eds. *The Psycho-*

logical and Social Impact of Disability. New York: Springer Publishing Co. , pp. 81 –91.

Servoss, Ann G. (1984). "Mobility Impairment", in David W. Krueger (ed.) *Rehabilitation Psychology: A Comprehensive Textbook.* Rockville, Maryland: An Aspen Publication, pp. 249 –282.

Smart, Julie. (2001). *Disability, Society, and the Individual.* Gaithersburg, Maryland: An Aspen Publishers, Inc.

Stewart, W. F. R. (1979). *The Sexual Side of Handicap: A Guide for the Caring Professions.* Cambridge: Woodhead – Faulkner.

Wright, Beatrice A. (1960). *Physical Disability—A Psychosocial Approach.* New York: Harper Collins Publishers.

Wright, Beatrice A. (1983). *Physical Disability—A Psychosocial Approach.* New York: Harper Collins Publishers.

Castelnuovo-Tedesco, P. (1981). "Psychological Consequences of Physical Defects: A Psychoanalytic Perspective", in *International Review of Psychoanalysis*, 8: 145 –154.

Czerniecki, Joesph M. (1994). "Amputation Rehabilitation", in Ross M. Hays, George H. Kraft and Walter C. Stolov (eds.) *Chronic Disease and Disability: A Contemporary Rehabilitation Approach to Medical Practice.* New York: Demos, pp. 197 –212.

Gitter, Andrew. (1994). "Stroke Syndromes", in Ross M. Hays, George H. Kraft and Walter C. Stolov (eds.) *Chronic Disease and Disability: A Contemporary Rehabilitation Approach to Medical Practice.* New York: Demos, pp. 117 –129.

Hahn, Harlan. (1991). "Theories and Values: Ethics and Contrasting Perspectives on Disability", in in Robert P. Marinelli and Arthur E. Dell Orto, eds. *The Psychological and Social Impact of Disability.* New York: Springer Publishing Co., pp. 18 – 22.

Hays, Ross M. and Linda J. Michaud. (1994). "Principles of Pediatric Rehabilitation", in Ross M. Hays, George H. Kraft and Walter C. Stolov(eds.) *Chronic Disease and Disability: A Contemporary Rehabilitation Approach to Medical Practice.* New York: Demos, pp. 215 – 229.

Hughes, Bill and Kevin Paterson. (1997). "The Social Model of Disability and the Disappearing Body: Towards a Sociology of Impairment", in *Disability and Society*, 12(3): 325 – 340.

Kegel, B., et al. (1978). "Functional Capabilities of Lower Extremity Amputees", in *Arch Phys Med Rehab*, 59: 109 – 120.

Lawerence, M. (1987). *Fed Up and Hungry.* The Women's Press.

Oliver, Michael. (1990). *The Politics of Disablement: A Sociological Approach.* New York: St. Martin's.

Oliver, Michael. (1995). (ed.) *Social Work: Disabled People and Disabling Environment.* London and Bristol: Jessica Kingsley Publishers.

Safford, Philip L. and Dena C. Arbitman. (1975). *Developmental Intervention with Young Physically Handicapped Children.* Springfield, Illinosis: Charles C. Thomas Publisher.

Steinberg, F. V., et al. (1985). "Prosthetic Rehabilitation of Geriatric Amputee Patients: A Follow-up Study", in *Arch Phys Med Rehab*, 66: 742 – 745.

Wright, Beatrice A. (1975). "Sensitizing Outsiders to the Position of the Insider", in *Rehabilitation Psychology*, 22: 129 – 135.

Zola, I. K. (1972). "The Problem and Prospects of Mutual Aid Groups", in *Rehabilitation Psychology*, 19: 180 – 183.

Zinn, Maxine Baca, et al. (1997). *Through the Prism of Difference: Readings on Sex and Gender.* Boston: Allyn and Bacon.

乙武洋匡(1999),《五体不满足》,台北:圆神出版社有限公司。

孔繁钟编译(1999),《DSM-IV 精神疾病的诊断与统计》,台北:合记图书出版社。

孔繁钟、孔繁锦编译(2000),《DSM-IV 精神疾病诊断准则手册》,台北:合记图书出版社。

单元八　视觉障碍人士的处境

前言

接下来的两个单元将分别介绍两种常见的感官障碍:视觉障碍与听觉障碍。重点是介绍这两种感官障碍的损伤特征,患者所面对的主要发展问题和康复事务,以及无障碍环境对患者康复的重要性等。

完成这个单元之后,你将会:

- 认识视觉障碍的主要残损;
- 了解患者在成长发展过程中面对的主要学习障碍;
- 认识视觉障碍患者的主要康复事务;
- 了解无障碍环境对患者康复的重要性等。

视觉障碍

大部分人拥有与生俱来的正常视力,视力构成生活的一些重要经验,包括:

视觉与认知

一般人通过视觉去认识事物，掌握它们的特性，例如颜色、体积、形状等，为日后的概念发展打下基础。

视觉与语言

日常谈话中包含很多视觉元素的词汇，例如：太阳是一个“红色的”圆球、“金碧辉煌的”慈善晚会现场、老师被他气得“面红耳赤”、父母的“面部表情”反映出他们对训练没有信心等，这些视觉元素构成部分谈话的内容或一些生活常识。

视觉与日常活动

在日常生活中，很多指示、程序或规则等均含有文字或图片等视觉元素，利用视觉传递信息来维持正常的社会生活及公共秩序，例如维持交通秩序的交通标志、地铁站（车站）内的乘车指示牌、街道名称、申请表格、货币价位、物品价目表等。

视觉与闲暇

很多闲暇活动也需要视觉来配合教与学，例如球类活动、电视或电影、舞蹈、绘画、棋类等，因此，在一般情况下，正常视觉功能是学习及参与这些活动的基本条件。

视觉与生活智慧

人际交往不仅通过语言表达感受或意见,还会用上一些身体语言。通过社会化过程与实际的生活经验,可以从观察中学习这些身体语言,心领神会它的隐性含义,从而掌握一些不言而喻的社会规范。例如:通过父母的眼神,孩子学会了察言观色,“知道”什么行为可以被接受、什么不被接受。或者,在谈话中通过观察别人的表情或反应,可以“知道”如何调节言行去避免及减少直接的冲突等。而这些察言观色的生活智慧,主要是通过视力在生活处境中细心观察、学习和累积而成的。

可以说,无论是概念认知、语言文字或社会规范的学习,乃至生活智慧的累积及闲暇活动的设计等,都建立在正常的视觉条件之上。换句话说,视觉、学习与日常生活三者息息相关。

视觉障碍的定义

以下四个视觉障碍概念,可以让大家从不同角度认识视觉障碍(万明美,1996,35－36 页;2001,31－33 页):

视觉失调(visual disorder)

指眼睛结构的改变而影响视力,例如白内障。

视觉残缺(visual impairment)

指视觉系统或器官发生了一些缺损而导致视力功能改变,例如视觉敏锐度或视野受损。

视觉残疾(visual disability)

指患者因视觉系统的结构或功能的改变,在技能或生活上所面对的限制(Lowenfeld, 1981),这些限制影响他们的健康、行动、认知和沟通能力等。这些限制可分为:

- 行动的限制——例如,患者受视力影响而限制了他们自由活动的范围。
- 控制环境能力的限制——视觉缺陷令患者在社会上处于一个较被动或弱势的位置,例如,在一些缺乏合适设施的场合,失明人士便需要依赖视力正常人士的协助,才能"阅读"某些公共指示或评估环境等。
- 经验的限制——理论上,一个无障碍的环境可以保障失明人士拥有最高的自由度与自主性。然而,一个通过触觉及听觉所接触到的世界,与通过视觉所认识到的世界是有差异的。例如视障人士便不能体验那些含视觉元素的生活经验,包括对色彩的掌握、对整体环境或空间的了解等。

视觉残障(visual handicap)

这是由于不当的社会期望或偏见,使视障人士处于社会弱势位置,影响他们充分发挥个人能力的机会。例如,雇主不接受视障人士应征;家庭过度保护视障子女而剥夺了他们学习的机会;或教育机构忽略了视障人士的需要,在设计考试时间表时限上缺乏弹性,以及没有为这些学生提供点字设施或将试题字号加大等。

上述四个视障概念,对应着视力障碍在不同层面所出现的问题,并涉及专业团队的不同介入重点,现列表如下:

<table>
<tr><th>视力障碍的类别(Aspects of vision loss)</th><th>主要问题/成因</th><th>关注重点</th><th>介入重点</th></tr>
<tr><td>视觉失调(visual disorder)</td><td>眼构造的改变(anatomical changes)</td><td rowspan="3">器官——眼的素质(quality of eye)
↕</td><td>医疗(medical/surgical intervention)</td></tr>
<tr><td>视觉残缺(visual impairment)</td><td>眼功能改变(functional changes)</td><td rowspan="2">辅助视觉装置(visual aids, adapted equipment)</td></tr>
<tr><td>视觉残疾(visual disability)</td><td>技巧和能力的限制(skills and abilities)</td></tr>
<tr><td>视觉残障(visual handicap)</td><td>社交和经济的影响(social and economic consequences)</td><td>人——生活质量(quality of life)</td><td>社会介入——训练、辅导、教育(social interventions— training, counseling, education)</td></tr>
</table>

表 8-1　不同视障类别的认识

学习活动 1　(25 分钟)

细读以下一些对不同程度视觉障碍的定义图表,试讨论它们是以哪个残疾概念(例如医疗模式、社会模式等)为基础的。

类别定义	I		II			III			
						盲		弱视(low vision)	
程度	盲(Blind)	弱视(partially seeing)	盲	弱视(low vision)	有限视力(limited vision)	全盲	近盲(near blind)	极重(profound)	严重(severe)
状况/能力	经矫正后,视觉敏锐值在20/200以下或视野在20度以下者。	经矫正后,视觉敏锐值优于20/200,但少于20/70。	须经由触觉或听觉教材学习。	经矫正后仍有严重的视觉损害,但可使用视觉机来学习。	视力在一般情境下受到限制,但经采光、光学矫正、教材放大后,可得到极大改善。	完全无视觉。	无法依靠视觉活动。	执行粗略视觉作业有困难。	执行精细视觉作业有困难。
资料来源	Koestler,1976	Hathaway,1979	Caton,1981	Corn,1980	Barraga,1983	Colenbrander,1977			
备注	以上视力值乃参考史乃伦(the Snellen Charts)表。20/200的视觉敏锐值表示正常视力者在200英尺可看到的视标,而测验者则需在20英尺才可看到。详细资料见8.1.3。								

表8－2 视觉障碍的分类(Scholl,1986)

引自万明美,1996,37页。部分节录及经本文作者作部分修改。

不同专业对视觉障碍采用不同的定义。第I及II类分别是美国对视觉障碍问题的法律定义与教育定义。第III类是世界卫生组织的定义。

第I类是法定失明,这一定义的特色及限制如下(万明美,1996,页36－38):

➢ 这个定义以医学角度为基础,评估视觉的功能,它没有考虑到个人的视力会受环境条件的影响而有所变动，例如弱视人士虽在昏暗的环境下读写有困难，如果为他们提供充足的照明及放大器的话，他们则可充分使用其剩余的读写视力。

- 法律定义是不能充分反映视觉障碍者的实际视觉能力的，虽然部分法定失明者只能点字摸读，但也有部分人士可以阅读大字体或普通读本。
- 这个定义只测定远距离的视力，忽略了近距离的视力。然而，就学习角度而言，读写活动多在近距离进行，因此更须留意这两种视力差距。

第 II 类是教育定义，它的焦点是视觉机能与学习的关系，其特点如下：

- 盲是指失去视觉的能力，患者须以触觉或听觉器材辅助学习。
- 弱视是指矫正后出现的严重视觉损害，患者需用视觉机来辅助学习。
- 有限视力则指在一般情况下，患者的学习受到视力的限制，但可通过改善环境条件及器材辅助而得到改善。

第 III 类是世界卫生组织的定义，它的特色是着重患者的社会功能。康复工作的目标便是避免视觉残疾（由视觉官能改变而导致的问题）演变成为视觉残障的情况。

视觉障碍的成因

眼是重要的视觉器官，若以功能划分，可分成三个基本部分：

（Stiles and Knox，1996，pp. 21－25）

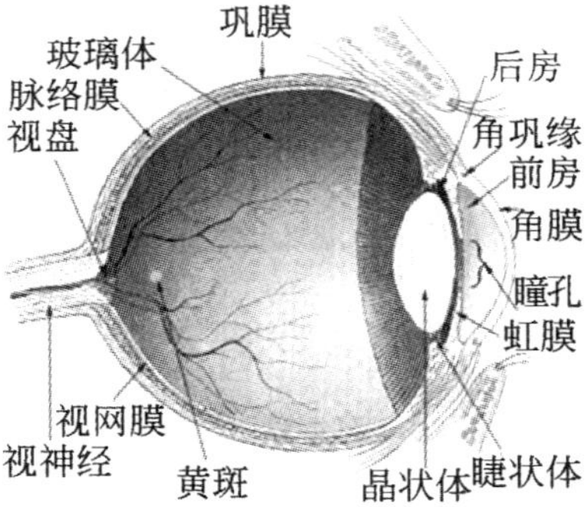

图 8－1 眼的结构图

视觉系统部分（the optical system）

这是主要收集光线的器官系统，主要结构包括：角膜（cornea）、前房及后房（anterior and posterior chamber）、房水（aqueous humor）、虹膜（iris）、瞳孔（pupil）、巩膜（sclera）、水晶体（lens）、脉络膜（choroids）、视网膜（retina）等。光线需要经过这些器官，才能传往大脑视觉中枢。

神经系统部分（the nervous system）

视网膜包含视觉神经及感光细胞两个主要部分。感光细胞分为锥状细胞（cones）及杆状细胞（rods）两种。锥状细胞在明亮情况下发生作用，主要接收颜色及形态信息（color and detail）。而杆状细胞在昏暗状况发生作用，主要维持弱光下及“边缘视力（side vision）”。

眼球运动系统部分(the eye movement system)

眼球运动由六条眼肌管理,控制眼睛各种动作用以对焦。这些动作包括内展(adduction)、外展(abduction)、上举、内旋(intorsion)、外旋(extorsion)、拉下(depressor)等。眼球运动异常则可出现眼球震颤(nystagmus)、斜视(strabismus or squint)等问题。

上述眼的任何部分出现问题都会影响人的视觉。以儿童视觉障碍为例,视觉损伤可分为三大类(万明美,1996,333－385页及Stiles and Knox,1996,pp. 25－48):

结构性残缺(structural impairments)

若眼的视觉系统、神经系统或运动系统任何一部分发生损伤的话,眼的功能便会受到影响。这些损伤可由先天或后天因素引起。先天性损伤多与遗传有关,例如儿童白内障(cataract)、眼球震颤、斜视等。后天损伤多由意外、疾病、感染、遗传或其他因素导致,例如早产儿视网膜症(retinopathy of prematurity, ROP)、视网膜芽细胞瘤(retinoblastoma)等。

折射问题(refractive errors)

这是由于角膜及晶体出现问题,使光线不能准确地折射到视网膜上,影响视像的清晰度。常见的折射问题包括近视(myopia)、远视(hyperopia)及散光(astigmatism)等。

皮层视觉残缺(cortical visual impairments)

与前两者不同,视觉问题根源并不发生在眼,而发生在脑部视觉中枢的部分,影响脑部接收或分析来自眼部的神经信息。这是一个用医疗技术也不能改善的问题,因此,虽然部分患者的眼部结构正常,但也不能清楚看见事物,甚至出现全失明或无光感的状况。导致皮层视觉残缺的原因很多,包括出生时脑部缺氧、脑积水、中风或脑部意外等。一般来说,患有皮层视觉残缺问题的儿童多数同时也患有其他疾病,例如脑痉挛、弱智、脑积水等。因为除了因出生时缺氧的情况之外,其他影响脑部视觉中枢功能的损伤,通常也影响脑部其他功能,令患者的行动或智力等受损。

量度视觉能力的方法与失明程度

个人的视力[①]主要通过对视觉敏锐度(visual acuity)及视野(visual field)两种测试而得知(Holbrook, 1996, pp. 4 – 7):

视力值的测试

可通过史乃伦表(Snellen Chart 或称为"E 表")[②]来量度个人的视力准确程度。视觉敏锐值由两个数值组成:测试者的距离与被正确阅读的字型。一般来说,标准的阅读距离为 20 英尺(约 6 米),这个阅读距离是眼睛晶体的最自然状态。一个视力正常的人,能在 20 英尺的距离内,清楚看到一些 3/8 英吋(约 0.95 厘米)的字型。因此,若测试者能在标准距离内正确阅读上述字型的话,他的视觉敏锐

① 视力是眼功能之一,而眼功能主要包括:视力、视野、色觉及光觉等(万明美,1996,298 页)。

② E 表为一张布满不同大小的字母或数字的卡表,通常最高一行为英文字母"E",故称为"E Chart"。

值便是 20/20。[1] 假若某人的视觉敏锐值是 20/80 的话，表示他在 20 英尺距离阅读的字型，是一个正常视力人士在 80 英尺（约 24 米）正确阅读的字型。视力越好，视力值的第二个数值便越小，例如：20/16 的视力便较 20/20 的为佳，因为前者只需 16 英尺（约 4.8 米）的距离，便可准确阅读 20 英尺距离的文字。

史乃伦表主要为能阅读文字的成人而设，若为儿童测试视力的话，则需用其他改良设计表，例如用组线条的形状或对象代替文字的“闪光灯塔测验卡”（Lighthouse Flash Card Test for Children）等。

视野值的测试

这个测验以度数为量度单位，测试当一个人的头部及眼部固定在前方时，眼睛可见的视野范围，一个正常视力的人的视野值约为水平 160° – 170°。

很多人以为失明等于完全失去视力，其实不然。大部分失明人士其实仍留有残余视力。一个人失明的程度取决于视力值及视野值，有关详细的分类可参阅表 8 – 2。以下介绍几个在医疗报道中常见的词汇（Holbrook, 1996, pp. 8 – 9）：

- 弱视（partially sighted or low vision）——患者拥有阅读一般字体或大字体文字的视力。
- 法定失明（legal blindness）——这是一个具有特殊意义的名词，是指患者在矫正后，能力较佳的眼睛的视觉敏锐值仍少于 20/200，而视野值则少于 20°。换句话说，患者在配用

---

① 若将史乃伦视力值转为十进制的数值的话，只要将该视力值的数字各乘 0.325 即可。例如：20/20 史乃伦数值，转换为十进制数值即为 6/6（Holbrook, 1996, p. 5）。

辅助器具后(例如眼镜),他的视野范围只有20°之内,而他需要在20呎的距离,才看到一个正常视力人士在200呎距离所看到的事物。

➢ 全盲——指没有视力或没有光感的状态。

以视力值计算,弱视、法定失明及全盲三者的关系表如下:

类别	正常视力	弱视	法定失明	全盲
视觉敏锐值	←—20/20 —→	←—20/70 —→	←—20/200 —→	无光感

表8-3 视觉障碍分类与视力值关系简表

引自 Tuttle and Tuttle, 1996, p. 12。内容及编排经本文作者稍作修改。

香港的视觉障碍定义

不同地区及不同专业对视觉障碍有不同的定义,这些差异使有关人士在估计视觉障碍患者的发生率时出现困难。中国内地将视力残疾界定为"因各种原因导致双眼视力障碍或视野缩小,而难以做到一般人所能从事的工作、学习或其他活动"(万明美,2001,37页)。1987年的全国视觉障碍患者人数调查显示,全国约有七百多万视觉障碍患者,其中0—15岁的患者接近二十万人,出现率为0.06%[①]。在香港,1999年出版的康复计划中估计,香港的视觉障碍患者在2002年将增至七万七千多人,约占全港残疾人士的0.18%。香港对视障的定义简述如下:

---

① 美国5—18岁视觉障碍儿童出现率为0.1%,约为五万多人(万明美,2001,38页)。

分类		最佳矫正视力
全盲		完全没有光感。
低视力	严重	视觉敏锐值低于60/120，视野值低于20°。
	中度	视觉敏锐值在6/60至6/120之间。
	轻度	视觉敏锐值在6/18至6/60之间。

表8－4　香港的视障定义

数据来源：《香港康复计划方案——群策群力，同创新纪元，1998/99至2002/03年》。

学习活动2　（5分钟）

刚才说，20英尺（约6米）是眼睛最自然的阅读距离，故视力测验以此为标准的测试距离。可是，为什么香港所用的视力敏锐值是以6/60或6/18等的形式出现呢？这些数值又代表什么意思？

虽然20英尺是标准的测试距离，但一些患有很严重的视力问题的人，他们根本看不到20英尺距离外的事物，于是验光师便会将测试的距离调整。在6/60数值中的“6”便是调整后的测试距离；而“60”便是正常视力人士在60英尺（约20米）距离所看到的事物的数值。只要将6/60转化为20/200的标准读数，便可知患者的标准视觉敏锐值了。

视觉障碍儿童的成长与发展

虽然视觉障碍者面对三个基本的能力限制(即移动能力、控制环境能力及经验的限制等),但视觉障碍的成因、程度、事发的年龄以及是否同时伴有其他损伤等也会直接影响患者日后的适应能力及发展。

从教育的观点看,五岁是视障儿童学习的一个关键年龄(万明美,1996,53页)。患者如果在五岁之前失明的话,他只可以保留有限的视觉印象及颜色记忆,影响学习的基础。一般而言,五岁之前失明的人通常也被纳入先天视障人士(congenitally visually handicapped)的类别之内;而五岁以后的则属于后天视障人士(adventiously visually handicapped)(万明美,1996,53页)。

视觉障碍儿童的主要发展限制

整体来说,视觉障碍儿童均面对以下学习、心理及社交发展问题:

学习的限制

缺乏视觉刺激的机会——视觉条件直接影响婴儿的早期学习动机及机会。通常,婴儿会通过视觉追踪激发他抓取对象的动机,来发展其肢体的协调与控制能力、探索环境的能力及控制环境的信心等。一个缺乏视觉刺激的儿童,他的表现通常会较为谨慎,对环境的改变感到不安或恐惧，这些感受会削弱他们探索环境的信心及动机，继而影响他们协调肢体的能力。

缺乏模仿学习的机会——视觉模仿是一个重要学习途径。儿童通过观察同辈及成人的行为，学习一些基本的社交技巧，掌握一些重要的社会规范。视觉障碍不但大大削减了视障者通过观察的模仿学习机会，还使他们缺乏学习一些合乎社会行为的模仿对象(role model)。

认知发展的影响——认知发展主要包括思考、理解及处事等能力的发展。皮亚杰认为，婴儿早期对环境的探索能促进知觉经验的发展而累积成为概念，继而影响儿童发展抽象知识的能力。换言之，视障会影响儿童在感觉动作期及运思前期的认知发展(万明美，1996，60页)。研究也发现，虽然触觉和听觉也可以协助孩子探索环境，但与视觉相比，前者的学习方式是会遇到较多的限制。例如一些距离过远、体积或音域过大或较微细的事物等，有时是难以通过触觉或听觉去探索的，因而影响儿童的概念发展(万明美，1996，61页)。

环境条件及社会态度的限制——家长及社会人士对待视障儿童的态度，例如家长的过度保护或社会人士的歧视等，均会影响这些儿童的发展机会。

学习活动 3　(25分钟)

虽然视障人士面对不少学习限制，但视觉的限制却发展出另一些有助学习的能力(或身体条件)。试想想哪些能力(或身体条件)有助于视障人士学习？

视觉障碍人士的早期学习表现可能会较视力健全人士慢，但研究指出，当视障人士的学习由知觉功能为主转为以认知能力为主时，他们从中所累积的学习经验不但可以弥补前期的迟缓发展，还可以媲美视力健全人士的学习成果（万明美，1996，312 页）。换言之，视障人士经训练后，可以发展出不同的感知能力，以弥补视力上的不足。这些感知能力包括：

敏锐的听觉能力——视障人士的听觉特别灵敏，原因是：（万明美，1996，314－321 页）

➢ 较高的听觉注意力——受视觉的限制，视障人士一般也很用心听课，而且记忆力也较强。他们知道若上课时错过老师的讲解的话，需要花多倍的时间，加上其他人的协助才能追回进度，因而发展出较好的听觉能力。

➢ 较强的听觉选择能力——万明美从教学中发觉，视障学生有在喧哗声中分辨及专注声音的能力。他们可以"用心辨认脚步声、谈话声，逐一和路过的老师及同学打招呼，连白沙湖畔新孵几只小鹅和小鸭都能分辨无误（万明美，1996，315 页）"。

➢ 较高的听觉记忆——视障人士有较强的记忆力及超强的长期听觉记忆力。例如，在一项失明人士学习计算机的实验课程中，视障学生可以将老师口述的程序设计流图表倒背如流（万明美，1996，315 页），以及保留多年不见老师的声音记忆。

灵敏的触觉——视障人士的触觉不但比一般人灵敏，也有"以手代目"的能力，而且他们触觉的能力可通过训练而提得更高。假若视障人士因意外或其他原因而使手部有缺陷的话，他们也可通过训练,提升其他身体表面的触觉能力。

较高的运动知觉及嗅觉——视障人士有很强的空间知觉,因此能精确地辨别转弯、斜坡、圆环、崎岖不平路面等。此外,他们也能利用嗅觉去感知对象,例如衣物不清洁,或将嗅觉用于定向行动上,例如辨别食店的位置等。

敏捷的思维——虽然视障人士因缺乏视觉能力而对事物的认知流于局部以致产生偏差判断的情况,例如,一位高二视障学生认为“空气是扁平的形状的”,他是根据空气可以从关紧的门窗间隙中自由进出房间而推断出来的(万明美,1996,319页)。可是,也由于失去视力的关系,视障儿童增加了独自沉思默想的机会,因而培养出比一般人较敏捷的思维。万明美在1990年曾进行的一项比较失明、弱视及视力健全大学生对学习计算机成效的研究中发现,失明大学生的学习表现一般较弱视的学生为佳,并与视力健全的无异,甚至有超越视力健全学生的案例出现。

视障儿童主要的心理社交发展问题

自我中心行为(egocentric behavior)

视障儿童一般也较为自我中心。这是因为他们缺乏社交机会,从而失去学习如何与人合作的态度与技巧;而且,视障也令他们难于从健全视力的人的角度看东西,因而较难认知在自己的经验以外,另一些经验的可能性,而造成了他们较为自我中心的个性。

被动、依赖及自我隔离(passivity, dependency and withdrawal)

视力问题使视障人士在社交场合中一般较难采取主动,因而影响他们结识朋友的机会。一位失明人士说,当他身处于一些陌生的地方时,他才了解到视力怎样影响他的社交能力。他举例说,与人交往时,假若对方不说话,他无从得知对方是否正在看着他,也不知道对方是否已用微笑向他打招呼,所以不知道应否向对方报以微笑(Tuttle and Tuttle, 1996, p.38)。这些情况使视障人士在陌生地方时步步为营,以避免闹出笑话,因而增加对别人的依赖,甚至自我隔离。

自我概念与自尊(self-concept and self-esteem)

视障的负面躯体形象(body image)影响视障人士的自我概念,继而影响他们的自尊。视障使患者处于一个劣势社会位置,除此之外,万明美认为视障人士还身处另一种弱势处境:即视觉残缺令患者看不到外在世界的事物,然而,他们的举动却清楚地呈现在别人眼前。这种双重弱势令视障人士容易产生挫折感、孤独感及焦虑,使他们感到自卑及退缩。

社会适应(social adaptation)

由于视觉障碍,视障儿童无法体验一些同龄健全儿童的生活方式,例如服饰、行为、社交表达方法等,使他们容易与时下的生活脱节,而难以被同龄健全儿童认同,容易产生适应问题。

视觉障碍儿童的常见发展问题

偏差步态

由于缺乏视觉的协调及视觉模仿的机会，视障人士容易对环境感到不安或恐惧，而出现不良的行动姿势，包括（万明美，2001，194页）：

- 头部低垂或倾斜；
- 弯腰、驼背或腰部向后倾斜；
- 腹或骨盆倾斜等。

这些不正确的姿势令视障人士的步态有别于普通人。他们通常用一些拖曳或呆板而不自然的踏步步态走路。除了走路外观有异之外，这些步态还影响视障人士的独立行动能力；不良的步姿更影响他们走路时的平衡反应，增加发生意外的几率。

自闭行径（autistic-like features）

不少文献谈及视障儿童会表现一些自闭症症状或自闭行为的现象（Hobson, et al., 1997, pp. 104－105）。究竟视障是否与自闭症或自闭行为有关？这个问题至今仍未有定论。研究人员观察那些患有视觉障碍及具有自闭症状的儿童时发现，两者的神经功能出现不同程度的问题。而且，在那些具有自闭行为的先天性视障儿童身上出现的社交沟通问题，与视力正常的自闭症儿童所表现的不同。这些差异使研究人员相信，感官障碍不是导致自闭症状出现的主要原因。不过,研究也发现,视障儿童同时患自闭症的情况并不罕见,很多视障儿童有一些类似自闭症的行为。这些行为包括(Hobson, et al., 1997, p. 105):

- 习癖行为(stereotypes and ritualistic behavior)(详情见本单元的“视障儿童主要的心理社交发展问题”部分);
- 混淆你、我等代名词(echolalia and confusions in personal pronoun usage);
- 缺乏社交沟通能力(abnormalities in social communicative competence);
- 发展抽象或具创意游戏的能力缓慢(delays in developing creative symbolic play);
- 不善于用语言表达情绪(difficulty in recognizing vocally expressed emotions);
- 抽象思维出现问题(problems with abstract thinking)等。

研究发现,当视障与其他不利条件结合时,自闭症状出现的机会便会增加,例如:高度院舍化的环境、缺乏人际交往机会或社交经验等(Hobson, et al., 1997, p. 111)。因此,无论视障与自闭症两者的病理关系如何,人际关系(interpersonal understanding)影响视障儿童的智能及语言发展。如果要消减视障儿童的自闭行为,必须把增强社交及环境刺激视为一个康复工作的重点。

习癖动作(mannerism)

习癖动作(Tait, 1972)是指一个人经常出现一些重复而没有意义的自我刺激行为(stereotypic, self-stimulating behaviors)。布斯

(Blash) 称视障儿童经常做的习癖动作[①]为"盲行为(blindisms)"(万明美,1996,56 - 59 页)。这些动作包括摇头、挖揉眼睛、摇摆身体、在空中舞动双手等 (Langley, 1996, p. 118)。研究指出,习癖动作多数是后天养成的习惯,并与儿童的情绪及所处的情景有密切关系。以下主要选自万明美对习癖动作的研究结果:

习癖动作有多种形态,包括:

- 所涉及的身体部分——依次为脸部、头部、手及脚部;
- 出现的行为包括——依次为倾头、挖眼睛、摇头、按揉眼睛、摇摆躯干、点头及流涎等。

产生习癖动作的原因:

- 由于活动范围受到限制,加上缺乏人际互动及社会刺激的机会,身体遂变成满足这些需要的主要部分。
- 用刺激自己身体的方法,弥补在生活经验中所缺乏的知觉刺激。
- 家长的过度保护或蓄意隔离令儿童缺乏适当社会刺激的机会,引发视障儿童产生类似自闭症的行为问题。
- 视障儿童在不同发展阶段,都可能会遇到一些适应问题或学习困难。他们用这些习癖行为逃避一些由适应及学习困难产生的冲击。因此,习癖动作也可视为是视障儿童面对严峻环境时的退避行为。
- 习癖行为受环境及社会因素影响,不正确的增强(reinforcement)会令这些行为得以延续,例如,父母对习癖行为过度

---

① 1982 年,万明美曾在台湾对三所启明学校 320 位学生进行调查,发现当中 27% 的弱视学生,42% 的失明学生及 75% 的多类弱能视障学生均有习癖动作(万明美,1996,58 页)。

的关注等。

出现习癖行为的情境与情绪：

- 所涉及情境依次为——在独处或无所事事时、对学习感到烦厌时等。在游戏、专注学习或进食时则较少出现习癖行为。
- 所涉及情绪依次为——兴奋、不耐烦、挫折、焦虑及愤怒。在痛苦、悲伤及专注时则较少出现习癖行为。

学习活动 4 （25 分钟）

大部分视障儿童的父母对孩子的习癖动作表现抗拒。部分家长会用较直接及激烈的方法去制止孩子做这些动作，但收效不大。试讨论有效减少孩子出现习癖行为的方法。

要有效消减视障孩子的习癖动作，需要注意下列事项：

对症下药——基本上，习癖动作是一种自我刺激行为，用来填补正常官感刺激的不足。除此之外，家长或老师对习癖动作的过度或过敏反应，也是习癖动作的其中一项加强条件。要有效处理第一个问题，首要工作是为视障孩子提供一些另类而合宜的官感刺激。例如，假如孩子摇摆身体是因为缺乏前庭经验（vestibular sensation）的话，则可用旋转木马、荡秋千等方式来取代身体的摇晃动作。至于第二种情况，则可通过合宜的赞许方法，重新塑造孩子的行为。

充实的生活——万明美的研究提出，习癖行为多发生于无所事事或感到烦闷的时候,因此,为孩子安排充实的作息时间表或为他们提供一些合乎能力而具趣味的活动,也是一些可行的方法。

加强孩子的能力及提升自信——很多视力健全的孩子在感到无聊时,会创造或发掘一些活动自娱自乐。这些自创活动其实也是一种表现个人能力及自信的方法。视障孩子因视力限制而对环境缺乏安全感,也对自己驾驭环境的能力缺乏自信,家长及老师可通过训练及营造一个无障碍环境提升孩子在这方面的能力,以取代孩子用习癖自娱自乐的方法。

发展亲职教育及家校合作——万明美认为,亲子的关系及家长的管教态度,对习癖动作有决定性的影响(万明美,1996,59页)。因此,她认为亲职教育与加强学校与家长的联系,是有效消减视障孩子习癖行为的重要工作。

个别教学——老师需要针对个别学生的能力及需要因材施教,以减少学生因能力问题而出现的挫折感、焦虑及无心向学的情况从而减少用习癖的行为来自我刺激。因此,学校需要采用个别教学方法来减少大班教学所出现的限制。

视觉障碍人士的心理适应阶段

陶度等人(Tuttle, 1996, p. 193)将视障人士的心理适应分为七个阶段,包括:创伤(trauma)、震惊与否认(shock and denial)、悲伤与退缩(mourning and withdrawal)、屈服与沮丧(succumbing and depression)、重新认识与重新肯定(reassessment and reaffirmation)、适应与应对(coping and mobilization)、自我接纳与自尊(self - acceptance and self－esteem）等。在每个阶段中，陶度不仅描述视障人士的独特心理反应，还说明一些重要他人（significant others）在患者适应过程中的角色及影响。这些人士包括提供直接服务的医疗及康复人员、家人及亲友等。

陶度强调，适应过程本身是动态的，因此患者的适应进展，和协助患者适应的人的角色，并非一成不变，而是因不同适应阶段的事务要求而调整的。然而，患者能否适应视障的事实与他们的自我接受程度及能否重拾自尊有紧密关系。

李季平（1997）曾对中国失明儿童的心理适应阶段进行研究，研究结果证明与陶度的研究成果相仿（万明美，2001，327 －328页）。为了方便阅读，以下将李季平与陶度提出的两个模式分列于下表：

李季平模式			陶度模式
阶段	名称	心理反应特征	重要他人的角色
I	精神创伤期	包括生理及社会创伤两方面： •生理创伤——失明的事实； •社会创伤——因失明而受到的社会歧视。 这些创伤令患者产生沮丧及焦虑等情绪。	对于后天失明人士来说，他们需要面对失明的事实及社会标签两个重要问题。陶度认为，医疗人员公布消息的态度及言辞，与家人、朋友对失明的态度、感受，均会影响患者的适应性。 他们认为重要他人应该用坦白、直接及理解的态度与患者共同面对问题，而不是采用回避或可怜的心态来跟患者交往。
II	震惊与否认期	这是一些自我防卫的表现，特点是患者出现一些不切	陶度认为，患者的适应情况视他们能否在理性与情绪上接受失明的事

（续表）

		实际的幻想、感到孤独和对人不信任等。	实。而这自我调整的过程是需要时间的，因此，在这个阶段中，重要他人的主要角色是容许患者经历失明所带来的震撼，并耐心地让患者从实际生活中体验失明的事实。 　　这个阶段的首要工作是让患者感受到重要他人的支持、理解及耐性，使患者在心理及情绪上有足够的空间去迎接失明的挑战。当然，若患者出现过度的自我防卫行为的话，重要他人需要适当而不懈地使患者认知失明的事实。
III	悲伤与退缩期	患者陷入悲伤、自怜、退缩及孤立的阶段，并对别人的协助抱有敌视及抗拒的态度。	这是一个让患者表达感受及悲伤的阶段。他们需要与一些值得信任的人，表达内心的悲哀、没自信及未来的忧虑等。因此，在这个自怜的阶段，患者需要的是一些耐心而理解的聆听者。因此，重要他人除了扮演聆听者的角色外，还要给患者一些正面和肯定的鼓励。 康复人员可以在这个阶段为患者提供一些“同路人”分享的活动，以推动患者尝试学习和接受一个失明者如何生活的具体程序及内容。
IV	屈服与沮丧期	患者对自己的能力产生怀疑，认为自己一无是处。他们对前景感到悲观，没有勇气面对现实而出现严重的	在这阶段中，患者及家人同时是康复人员要关顾的对象。一方面，当患者尝试用失明者的生活程序生活时，他们开始真正感受到失明在生

（续表）

		被压迫感。	活上出现的冲击和负面的社会标签影响，部分患者会因此而感沮丧和失望。另一方面，患者的忧郁及沮丧情绪，很容易投射到家人和朋友（与康复人员）身上，成为患者埋怨或敌对的对象。 所以，康复人员除了要提供个别辅导外，还可以采用支持小组的方式来支持患者及家人，以协助患者重新制订合宜的生活目标，以及重整家庭支持系统。
V	重新认识与重新肯定期	患者开始评估自己未来的生活目标，及开始肯定自己的存在价值，并能够意识到可以用其他方法来弥补生理的缺陷。	这是一个患者的自我重整及自我确立的阶段。在这一阶段中，家庭及康复人员的支持是其中一个推动患者建立自我的重要人际网络。其功用主要包括： • 推动患者发展潜能； • 协助患者拓展视野，例如将评估个人的价值标准由体能与外表等项目扩展至其他范畴，包括生活智慧、怜悯心、爱心、合作能力、坚持能力等； • 协助患者确立一套合宜的自我评估标准，放弃用单一的社会价值去衡量自己的能力等。
VI	适应与应对期	患者积极的寻求协助，以适应生理的转变，并开始发掘自己的潜质，以达成新的生	陶氏等人认为，患者能否发展新的适应行为，视患者能否得到以下的支持，包括掌握正确信息、发展独立

（续表）

		活目标。	能力和技能以及建立正面态度等。除了上述的三个范围之外，倡导失明者的社会权利，也是康复工作的一个重点。
VII	自我接纳与自尊期	患者开始接纳自己的残疾，开始喜欢自己和不再感到心烦意乱，并能跟其他人相处。	这是一个推动失明人士独立生活的时期。家人及朋友需要学习让失明人士融入社会，以及学习跟失明人士一起面对在生活中遇到的各种挑战。重要他人的支持重点包括，鼓励和支持患者发展个人能力、解决日常生活问题的技巧以及发展自己的兴趣等。

表 8－5　中国失明人士的心理适应阶段

引自万明美，2001，327 页。

视觉障碍儿童的康复重点

视觉障碍人士康复工作是采用团队介入的形式进行。团队组合主要包括：

医疗人员

主要包括儿科医生、眼科专家（ophthalmologist）和验光师（optometrist）等。儿科医生主要负责视障儿童的身体问题，例如早产婴儿的医疗需要等。眼科专家主要负责测验、诊断和治疗工作,并以医疗或手术的介入方法解决或矫正眼疾和视觉障碍问题。而验光师则主要负责检测并以辅助器材矫正视力,例如镜片等(Holbrook, 1996, pp. 3-4)。

特殊教育人员

评估视障儿童的学习能力和问题,并为该等儿童提供早期训练和特殊教育服务,其中包括教育心理学家、特殊幼儿工作员、特殊教师、语言治疗师、定向行动训练人员[①]等。

辅助医疗人员

包括物理治疗师及职业治疗师,负责训练视障人士的大小肌肉等能力,教导一些生活与职业技能等。

社会工作员

主要负责辅导、倡导、发展及联络等工作,让视障人士、家人及专业团队三方能在康复过程中精诚合作,解决视障人士的医疗、教育及适应等问题。

---

① 香港地区现在还未为定向行动训练人员提供一些专业的训练课程。在特殊学校内,负责担任此职的是一些曾接受特别训练的导师。数据参考自《香港康复计划方案——群策群力同创新纪元,1998/99 至 2002/03 年》。

教育重点

教育的重点除了顾及视障儿童的各种成长及教育需要——概念发展、沟通技能、社会情绪需要、知觉动作需要、日常生活技能、职业需要——之外，还要协助视障儿童学习两项重要的现代社会生活技能——读写能力（literacy）及行动与定向能力（orientation and mobility）。

读写能力

是指个人运用阅读及书写的能力进行某些日常生活的事务及活动。基本上，只要配合适当的辅助器材，视障并不会影响儿童发展其读写的能力。就弱视问题来说，只要将文字的视像放大，儿童的读写能力便不会受到妨碍。除此之外，弱视儿童也可利用其他方法来读写文字，例如：

- 缩短阅读书本的距离；
- 增加照明，以提升阅读文字时的光亮度；
- 用放大镜协助阅读；
- 学习打字或计算机以方便书写；
- 利用计算机程序或新科技将文字放大，例如 CCTV（closed-circuit television）系统。

对于失明人士或患有极严重弱视的人来说，他们可以利用点字系统（Braille）解决读写问题，或利用科技协助读写，例如用阅读器（Kurzweil Reading Machine）将印刷文字变为声音等。

学习活动 5 (5 分钟)

你可能在电梯内也经常看到一些点字形式的数字。你有没有留意到这些点字有什么特色?

点字系统是由法国人布莱尔(Louis Braille, 1809 - 1852)将巴比尔(Charles Barbier,1767 - 1841)为军队用来在夜间作战而设计的十二点书写系统,以及夏吕(Haüy)为失明学生设计的摸读浮凸文字系统,改良而成的。点字系统是以六点骰子(2 x 3)的排列而成。点字系统使失明人士能自由阅读,及可以用书写的方式表达语文、数学、科学及音乐符号。这一系统在 1916 年受到美国公立失明儿童学校重视,并在 1932 年开始被英语国家普遍采用。现在台湾及中国内地各自采用的汉语点字系统,也是由布莱尔的点字系统变化而来的(万明美,2001,21 - 22 页)。

定向及行动

定向的训练重点是发展视障人士不同的感官能力,以确定个人在环境中的位置。而行动则是训练失明人士能够轻易移动自己的能力。因此,定向及行动训练的目的是教导视障人士在任何环境下,不论在室内、室外、熟悉或陌生的地方"都能安全、有效且优雅地行走"(万明美,2001,169 页)。

定向与行动训练可于学前教育的阶段便开始,而部分的训练项目本身也列于早期训练计划之内。整个定向及行动训练计划的内容主要有三大范围[①]（Hill and Snook-hill，1996，pp. 259 – 286 及万明美，2001，164 – 273 页）：

基础技巧训练

主要发展视障人士以下的能力：

- 概念发展——包括身体动作的位置、对象的形状大小、对象的名称等概念。
- 空间概念——方向（前后左右）、方位（东西南北）、方向与方位（上下顶底弯）、距离、时间 – 距离、罗盘方位（角度变化）等。
- 感知训练——集中训练和发展视障儿童的剩余视力、听力、触觉及嗅觉。
- 大小肌肉的能力——包括平衡、协调、移动的能力以及手与腕的力量，这些能力是日后训练的基础。
- 对环境及社区的辨识能力，以及生活自理技能等。

行动技巧

主要训练内容如下：

- 走动时的自我保护技巧——包括如何用手及前臂（手臂防卫法）或利用辅助对象在走动时侦察安全与否。
- 运用助行器的技巧，例如运用手杖的技法（节奏手杖法、斜置技法、触滑法、三点触地法……）等。

---

① 不同的作者，对训练内容有不同的分类法。

- 社区独行技能——包括识认社区技巧、穿越十字路技巧、夜间行走技巧、风雨中行走技巧、搭乘公共交通工具技巧、使用导盲犬技巧等。

定向技巧

包括训练：

- 追踪训练（trailing）——利用环境里的对象表面（trailing surface），例如墙壁或桌面等，去寻找目标对象或出口。
- 搜寻训练（systematic search patterns）——训练的目的是发展失明人士找寻对象的能力。主要训练包括：用手找寻一些较近距离的对象，或用周边搜寻法（perimeter search method）与网格线搜寻法（gridline search method）进行较大范围的找寻工作。

无障碍环境的设计

一般来说，社会的设施是以健全人士为设计对象，因而没有顾及这些设计是否适合残疾人士使用的问题。针对这个情况，无障碍环境的概念强调，政府在规划和设计公共设施时，应该考虑残疾人士的特别需要，而将设计加以改良，让残疾人士也可以如普通人一样，能自由进出和使用各种公共服务及设施。自20世纪60年代开始，欧美国家已先后推行无障碍环境运动，香港也加入此行列。

无障碍环境设计主要包括下列范畴（万明美，2001，275页）：

在建筑物设计上需考虑：

- 能让残疾人士自由通行的入口及通道，例如坡道；

- 出入口的宽度须能让轮椅通过；
- 洗手间有足够空间容纳轮椅；
- 坐厕及洗手盆的设计与高度；
- 可供轮椅使用的升降设备等。

交通设施方面：

- 在安全便捷处设置停车场（或上下车处）；
- 以文字或图片指示交通工具的路线、班次等信息；
- 入站广播设施；
- 声音导引设施，包括在车门、月台及到站广播等。

其他政策：

- 扣除未符合无障碍环境的建筑物业主及交通营运者的优惠；
- 给予雇用残疾人士的雇主减税优惠；
- 设立关怀残疾人士节日，以唤起社会人士对残疾人士的关注等。

学习活动 6 （20 分钟）

香港正大力倡导成为一个“无障碍之都”（Society For All）。请你尝试为视障人士设计一个无障碍的学习环境。

为视障人士而设的无障碍学习环境的主要内容有（万明美，2001，282－293 页）：

校内环境及建筑物设计——除了上述的项目外,还要有:

- 设立导盲砖以方便视障人士走动;
- 在危险地方设立声音广播,并辅以点字或大字体指示标志,例如接近梯级的尽头处、出入口等地;
- 避免在通道上放置杂物;
- 避免超过0.6公分门槛,并须辅有颜色对比提示;
- 选用防滑地板及在阶梯加有防滑带;
- 避免突出的建筑设计;
- 电梯及紧急出口等加有点字、导引带及声音广播;
- 行人通道需有足够的夜间照明等。

体育设施

- 在体育馆通道内及设施加设有声及可触摸的装置;
- 购置失明人士用体育用品,例如盲用棋盘、点字扑克、盲用桌球、自动发球器等。

教育环境

- 增设辅助读写器材;
- 安排光线充足的座位;
- 教学时除了用视觉教材外,老师还须同时读出内容;
- 尽量用清楚、明确的指示,例如指定学生回答问题时,用学生的姓名而不用"你";当指示方向时,用"在你的右手边"等句代替"这边、那边"等;
- 安静的学习及考试环境,以方便视障人士利用听觉能力学习及思考;
- 设有特别的考试安排,例如延长考试时间、大字体试题、录音或点字作答、改变考试形式(例如以口试代替笔试)或评

估机制等;[①]

- 鼓励或安排一些视力正常的学生当义工,在课后协助视障学生更正笔记或数据的错漏等。

学校文化

- 推动学校内及同学间的互助精神,营造一个伤健共融的环境;
- 为老师推行有关职训,以明白视障人士的能力、学习及沟通特性、限制等;
- 举办信息讲座及分享会,让学生从多个角度了解视障人士的需要,及学习如何与他们交往;
- 为新入学的视障学生安排认识校园活动,及安排一些高年级学生作义工,协助新生适应新的校园生活;
- 保障视障学生有平等参与机会,鼓励他们积极参与学校事务及班务;
- 为视障学生增设功课辅导等。

总结

虽然视力健全的人与视障人士生活在同一个社会空间内,但两者的生活经验是截然不同的。很多健全人士习以为常的生活细节,

① 过去,香港教育署并没有为有特殊学习困难的学生安排公开考试增时的措施。现时,香港地区考试及评核局已设有为特别需要考生提供服务的设施,例如延长考试时间,提供辅助仪器,试题或作答形式的特别安排及在考场内提供额外的人手协助等。详细资料请参阅香港考试及评核局网页。

可能是视障人士一些重要的生活难题。例如健全人士一些无拘束的自由走动,涉及平衡、步态、肌肉与神经系统的协调、环境评估等复杂的学习环节,只是健全的视力使有关学习过程不留痕迹,让健全人士觉得这些能力得来容易而变得理所当然。从视障人士生活经验中知道,很多日常生活的技能其实是一些复杂的学习成果。通过本单元的学习,康复工作人员能够认识到视障人士的限制及需要,从而减少残疾的负面社会标签带来的误解。除此之外,本单元有关视障人士重建独立生活技能的部分,也让工作人员(或健全人士)感受到残疾人士的努力与勇气,以及了解到无障碍环境对发挥残疾人士潜能与发展其独立生活能力的重要性。

参考文献

Bowe, Frank. (2000). *Physical, Sensory, and Health Disabilities: An Introduction.* New Jersey: Merrill.

Chapman, Elizabeth K. (1978). *Visually Handicapped Children and Young People.* London: Routledge and Kegan Paul.

Corn, A. and A. Koening. (1996). *Foundations of Low Vision: Clinical and Functional Perspectives.* New York: The American Foundation for the Blind.

Conyers, Maria. (1992). *Vision the Future: Meeting the Challenge of Sight Loss.* London and Philadelphia: Jessica Kingsley Publishers.

French, Sally, Maureen Gillman and John Swain. (1997). *Working with Visually Disabled People: Bridging Theory and Practice.* Birmingham: Venture Press.

Holbrook, M. Cay. (Eds.)(1996). *Children with Visual Impairments: A Parents' Guide.* Bethesda, MD: Woodbine House.

Jose, Randall T. (Ed.)(1985). *Understanding Low Vision.* New York: American Foundation for the Blind.

Lewis, Vicky and Glyn M. Collis. (Eds.)(1997). *Blindness and Psychological Development in Young Children.* Leicester, UK: The British Psychological Society.

Lungu, Karen L. (1999). *Children with Special Needs: A resource Guide for Parents, Educators, Social Workers and Other Care-givers.* Springfield, Illinois: Charles C. Thomas Publisher Ltd.

Mclnnes, John M. and Jacquelyn A. Treffry. (1982). *Deaf-blind Infants and Children.* London: The Open University Press.

Pearlman, J. L., et al. (Eds.)(1979). *Psychiatric Problems in Opthalmology.* Illinois: Springfield C. C. Thomas.

Tuttle, Dean W. and Naomi R. Tuttle. (1996). *Self-esteem and Adjusting with Blindness: The Process of Responding to Life's Demands.* Springfield, Illinois: Charles C. Thomas Publisher.

万明美(2001),《视障教育》,台北:五南图书出版有限公司。

万明美(1996),《视觉障碍教育》,台北:五南图书出版有限公司。

李芃娟(1996),《听觉障碍儿童教学方法》,台南:台南师范学院特殊教育中心。

Blash, B. B. (1978). "Blindisms: Treatment by Punishment and Reward in Laboratory and Natural Settings", in *Visual Impairment and*

Blindness, June: 215 –230.

Hill, Everett W. and Mary-Maureen Snook-hill. (1996). "Orientation and Mobility", in Holbrook, M. Cay. (Eds.) *Children with Visual Impairments: A Parents' Guide.* Bethesda, MD: Woodbine House, pp. 259 –286.

Hobson, R. Peter, et al. (1997). "'Austism' Revisted: The Case of Congential Blindness", in Vicky Lewis and Glyn M. Collis. (Eds.) *Blindness and Psychological Development in Young Children.* Leicester, UK: The British Psychological Society, pp. 99 –115.

Koestler, F. (1976). *The Unseen Minority: A Social History of Blindness in the United States.* New York: David McKay Co.

Langley, Beth. (1996). "Daily Life", in Holbrook, M. Cay. (Eds.) *Children with Visual Impairments: A Parents' Guide.* Bethesda, MD: Woodbine House, pp. 97 –127.

Lowenfeld, B. (1981). *Berthold Lowenfeld on Blindness and Blind People.* New York: American Foundation for the Blind, Inc.

Scholl, G. T. (1986). *Foundations of Education for Blind and Visually Handicapped Children and Youth.* New York: American Foundation for the Blind, p. 28.

Stiles, Steven and Robert Knox. (1996). "Medical Issues, Treatments, and Professionals", in Holbrook, M. Cay. (Eds.) *Children with Visual Impairments: A Parents' Guide.* Bethesda, MD: Woodbine House, pp. 21 –48.

Tait, P. E. (1972). "Behavior of Young blind Children in a Controlled Play Situation", in *Perceptual and Motor Skills*, 3: 963 –969.

Webster, Alec and João Roe. (1998). *Children with Visual Impairments: Social Interaction, Language and Learning*. London and New York: Routledge.

香港特区政府总部卫生福利局康复组(1999),《香港康复计划方案——群策群力同创新纪元,1998/99 至 2002/03 年》。

徐家杰译(2000),《眼科疾病护理》,台北:五南图书出版有限公司。

单元九　听觉障碍人士的处境

前言

继单元八认识了视力障碍人士的处境之后，本单元接着介绍听觉障碍人士的处境。

完成这个单元之后，你将会：

- 认识听觉障碍的主要残缺、分类及定义；
- 了解听障人士在成长与发展过程中面对的主要学习及发展障碍；
- 认识听障人士的主要康复重点；
- 了解无障碍环境对听障人士康复的重要性。

听觉障碍

"失明影响了人与物的接触；失聪则影响了人与人的交往(Blindness comes between people and things but deafness comes between people and people.〈Bowe, 2000, p. 267〉)"这是一句海伦·凯

勒常挂在嘴边的话，它道出了失聪人士的日常生活处境及在人际交往中遇到的限制，也道出了他们的诉求。

学习活动 1　(15 分钟)

尝试感受听觉障碍人士的部分生活片断，并描述当中的感受：

(1)在居所附近选择一个安全的地点，用耳塞将声音隔绝，体会在无声世界里行走时的感受。

(2)用耳塞将声音隔绝，尝试在小组中参与讨论。

(3)用耳塞将声音隔绝，体会在无声环境下与人谈话的感受。

(4)将电视机的音量调到静音，体会在无声情况下看电视的滋味。

一个曾患有单耳急性感音性重听的成年人士分享他的失听①经历。他说现在回忆起当日突然失去听觉的情景时，他仍感到非常害

① 在这段描述中，失听并不是一个专业名词，只是用来形容这位人士的听觉障碍情况而已。听力检查结果发现，这位朋友的听力只让他听到一些非常高的测试音频，而医生诊断他的情况为感音性听觉障碍，然而原因不明。在日常生活中，他的朋友如果站在他失听的位置向他讲话的话，他是听不到任何声音的。

怕,因为他不仅无法听到四周的声音,连自己的说话声音也听不到,这个突如其来的变化使他感到很彷徨、焦虑。那时候,他虽然听不到外边的声音,但却听到有很多很大的嘈杂声音围绕着他,他不知道这些声音从何而来,也不知道如何避开。他很想像控制电视机音量般,将这些杂音“调”到静音区,却无从下手。他尝试用双手掩着耳朵,企图将那些声音隔绝,但是最终失败了。他很想告诉家人他的情况,并拼命的张大嘴说话,但无论他怎样大声,他也听不到自己在说什么,他也听不到家人说什么。他没法知道家人是否听到他讲的话,他感到自己好像被困在一个“无声的网内,不停地转”,他很想用叫声去冲破这个无形的网,却徒劳无功。他感到非常无助。

在他乘车到医院看急症的路途中,不敢离开家人半步,因为他听不到四周的声音,他听不到车声、人声,他只听到“沙沙、VV”等声响在耳内不停环回旋转。这些声音影响了他那只正常耳朵的听力,他发觉自己已失去用听觉评估四周环境的能力。这个转变令他产生强烈的不安全感。他很想抓着一些东西,让自己在行走时感到安全一点。他突然觉得非常愤怒,自己无故变成了“有口难言”,明明口在讲话,但却连自己在说什么也听不到,他的情绪因而受到波动。现在,他庆幸自己只失去一只耳朵的听力,但每当他看到CD上印有立体声的字样时,那股若有所失的感觉便油然而生。因为,他已记不起立体声录音效果是怎么一回事了!

以上只是一位成年患者短暂失听的经验,这个特殊经验令他对环境失去安全感,以及出现很大的情绪反应。通过这段回忆,康复工作人员可以想象一下,如果失听是与生俱来的,或者是双耳出现永久性失聪的话,失聪或重听这个生理问题会对患者的日常生活、人际关系及情绪等造成多大的影响!

听觉系统简介

要了解为什么出现听觉障碍,首先要对听觉系统的构造及功能有一个概略的认识。听觉的概念由收集及翻译声音两个主要听觉系统功能组成,这两项功能由不同的耳器官结构负责。耳器官可分为三个主要部分(Schirmer, 2001, pp. 2 - 3 ; Knight and Swanwick, 1999, pp. 1 -5;林宝贵,2002,7 -9 页):

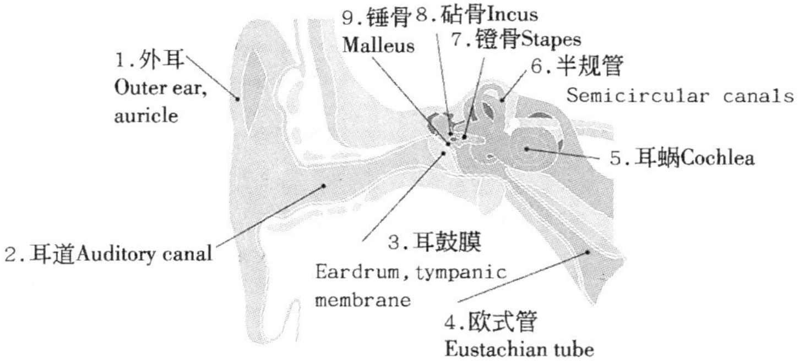

图 9 - 1　耳结构简图

外耳

包括耳叶与外耳道,以鼓膜为划分外耳与中耳的界线。外耳的主要功能是将由耳叶收集到的声音传送到鼓膜。此外,外耳道的耳毛与耳鼓膜也是一道自然屏障,具有阻隔外物入耳之保护功能。而耳蜡的分泌则可协助去除污垢,同时具有保护的功能。

中耳

中耳主要包含欧式管(Eustachian tube)及三个紧连的小骨——锤骨(malleus)、砧骨(incus)及镫骨(stapes)等。中耳具有调节气压及传导音频至内耳的功能。

内耳

内耳如豌豆般大,形状似蜗牛般模样,以功能划分可将之分为前庭机制(vestibular mechanism)和耳蜗(cochlea)两个主要部分。前庭机制包括三个充满液体的柔软半规管,主要负责身体的平衡感。而耳蜗是听觉器官中最重要的部分,外形似蜗牛壳,其职责是将声波转换成电流信号(electrical signals),传送至大脑而产生听觉。

听觉障碍的主要成因与类型

听觉障碍的类型与听觉系统某个部分有缺损有关,一般来说可分为三个主要类型(Schirmer, 2001, pp. 5 -6;Knight and Swanwick, 1999, pp. 5 -6;林宝贵,2002,9 -10 页):

传音性听觉障碍(conductive hearing loss)

主要受外耳或中耳的问题所致,一般也可通过手术来改善问题。传音性听觉障碍可分为先天性与后天性两大类型:

- 先天传音性听觉障碍——由于遗传原因而令耳部出现不正常的结构,例如唐氏综合征等。虽然,外耳道的病变也会引起听力的损失,但外耳引发的听觉问题一般也不及中耳及内耳的严重。

- 后天传音性听觉障碍——因耳蜡阻塞、中耳炎、鼓膜受损或意外而引起外耳或中耳结构出现问题，其中中耳炎（otitis media）是一种五岁以下儿童出现听力问题的最常见疾病。[①] 虽然中耳的病变比外耳的严重，但中耳的问题多数只会导致重听，不会导致全聋（林宝贵，2002，11 页）。

感音性听觉障碍（sensorineural hearing loss）

这些问题因那些发生在内耳或经内耳至脑干的神经管道的异常所致，例如内耳的毛细胞受损或因缺氧而令听觉神经受损等。感音性听觉障碍多属于永久性问题，尽管部分患者的外耳及中耳功能完全正常，但由于内耳功能变异，令内耳无法接收任何声波，切断了通过神经将声波传导往脑部的过程，因此不能通过医疗技术去纠正问题。此外，部分患者同时更受到失衡、头晕或耳鸣的困扰。

内耳异常涉及遗传性及后天性因素，而后天因素包括：

- 母体产前的感染——德国麻疹（Maternal Rubella）[②]、先天性梅毒、巨细胞病毒（cytomegalovirus，CMV）[③]

---

① 中耳炎可分非脓性中耳炎（nonsuppurative otitis media）及浆性中耳炎（serous otitis media）。非脓性中耳炎是由于欧氏管道出口受阻，令中耳出现不良压力，影响欧氏管（Eustachian tube）功能所致。浆性中耳炎则主要因耳腔被细菌感染造成脓包，影响耳鼓及中耳小骨的传导功能所致。中耳炎感染可发生在任何年龄人士身上，但以两岁以下幼儿的感染机会最大（Knight and Swanwick，1999，pp. 179 – 182；林宝贵，2002，11 页）。

② 通常发生在成人或儿童身上的德国麻疹感染，并不会对患者造成严重后果。不过，若感染发生在怀孕妇女身上的话，情况却严峻得多，因为病毒会侵袭正在成长中的胎儿，令胎儿出现听觉问题、视觉问题、心脏问题及其他严重伤残（Schirmer，2001，p. 7）。

③ CMV 发现于 20 世纪 70 年代末期至 80 年代早期，是一种潜伏在人体内的病毒。部分初生婴孩早在生产时或通过母乳已感染到此病毒。通常CMV会处于一个不活跃的

- 细菌或病毒感染——脑膜炎、脑炎、腮腺炎、麻疹等。
- 母子血液不合。
- 其他原因——头部受创、抗生素的不良作用、噪音等。

混合型听觉障碍(mixed hearing loss)

指听障人士同时患有传音性及感音性听觉障碍,这些障碍可出现于单耳或双耳中。如果是单耳出现听觉障碍,这个情况一般不会影响患者的学习语言能力,只会令他们感到听觉受到干扰。

在成年期出现听觉障碍问题的主要原因包括(Schirmer, 2001, pp. 8-9):

- 噪音——噪音是导致成年人出现短暂或永久听觉受损的主因之一,而长期处于一个高噪音的工作或生活环境中,会导致永久性听觉残缺,例如工业噪音或音量过高的音乐等。
- 退化(Presbycusis)——这是一个由于老年而产生的听觉退化问题,也是成年人出现听觉障碍的首因。
- 药物效应(Ototoxic drugs)——一些治疗某些病症的药物,服后会出现听觉功能受损的后遗症,例如抗癌药物等。
- 梅尼尔氏症(Ménière's disease)——梅尼尔氏症一般出现在年龄介于40岁至60岁的成人身上,它本身是一种复杂且渐进式的疾病,有因内耳失调而出现耳鸣、突然而来的严重头晕、听力减弱等症状。这个疾病虽然不是一个危害生

状态,而不会对所寄居的人体造成影响。不过,若怀孕妇女在怀孕期才第一次受CMV感染的话,则病毒会对胎儿成长造成严重的影响。据统计数据显示,约有半数患有听觉障碍的儿童是因CMV感染所致。到目前为止,医学界还未能提出有效防治CMV感染的方法(Schirmer, 2001, pp. 7-8;林宝贵,2002,12页)。

命的病症，但却是一个无法治愈而严重影响患者日常生活的疾病，使患者出现日渐严重的听力问题。

➢ 耳鸣（tinnitus）——这是一个在没有外在声音刺激下而感应到声音的情况，这些声音包括鸣声、嘶声、唧唧声、隆隆声等。耳鸣通常在嘈杂环境、药物影响或受压力情况下而变得更严重。通常，耳鸣患者也同时出现听力问题，而听力问题又常伴有耳鸣情况。如果耳鸣是由其他隐性疾病引起的话，只要医治好相关的疾病，耳鸣便随之消失。

听力检查

要知道个人的听觉残缺程度的话，便需要量度患者接收音量（loudness or intensity）及音频（pitch or frequency）能力的损伤程度。量度音量的单位是分贝（decibels，dB），而量度音频的单位是赫兹（Hertz，Hz）。人的说话音频介于125－8000 Hz，而大部分日常谈话则在250－4000 Hz之间（Knight and Swanwick，1999，p. 8），所以，听力正常的人听不到那些在20－20,000 Hz范围内的极低或极高音频的声音。以下用一些英文字音作例子，列举一些文字的音频给大家参考：

一般常用的精确听力测验主要有三种，包括纯音听力检查法（pure－tone audiometry）、语音听力检查法（speech audiometry）及游戏式听力检查法等。这些检查均由专业的听力检查师（audiologist）进行。以下作简单介绍（Knight and Swanwick，1999，pp. 9－20；Schirmer，2001，pp. 14－17；林宝贵，20002，24页）：

音频(frequency)	音频值(Hz)	例子
低音频	25 - 500	一般元音文字(vowel sounds),例如:cat(a), mood(oo), bow(ow), bored(or) 等。
中音频	500 - 2000	一些带有鼻音(nasal sounds) 的文字,例如:mouse(m), day(ay), weed(ee), do(d)。
高音频	2000 - 8000	一般子音文字(consonant sounds),例如:sink(s), ship(sh), fence(f), think(th) 等。
数据来源:参考 Knight and Swanwick, 1999, p. 8。		

表 9 - 1　声音音频参考

纯音听力检查

这是一个分别测试双耳听力的检查。听力检查师用不同音频来测定患者的听力阈。测定音频多在 125 - 8000Hz 之间,而所用声音强度则介于 0 - 110 分贝之间。由于正常听力者能听到的最小音频是 0 分贝,因此,0 分贝也称为零听阈度(zero hearing threshold level, HTL) 或称为听力测验值零(audiometric zero)。举例来说,若某人的测验结果在 250 Hz 以下,而听力损失为 50 分贝的话,这表示该位人士在 250Hz 下能听到最小的声音为 50 分贝。

下页表 9 - 2 是说话曲线图表。听力检查师会将左右耳的测验结果点在同一图表上,通常用"○"代表右耳,而"×"代表左耳。若在测试时,当事人需要配用助听器的话,结果便会以"A"表示。

测验结果若在说话曲线图范围之上的话,代表受检查人士听力正常;若结果在说话曲线图范围之内的话,代表当事人有轻度听力障碍问题;若结果在说话曲线图之下的话,且它与说话曲线图范围愈远，则表示受检查人士的听力问题愈严重。

分贝							
-10							
0	×				○ ×		
10	○	×	○	× ○	×	○ ×	×
20		○	×	○ ×	○		○
30							
40							
50							
60							
70							
80							
90							
100							
120							
	125	250	500	1000	2000	4000	8000 Hz

○代表右耳；× 代表左耳。

表 9-2　说话曲线参考

数据来源：参考 Knight and Swanwick, 1999, p. 10 及 Scheetz, 2001, p. 50。

语音听力检查

这是一个测试患者的语音反应及理解程度的检验。语音听取（speech detection）是指个人能听取语音的最低音量，这是用来测定个人理解语音的音量。语音听阈值（speech reception threshold,

SRT）显示个人能听到一些单音节及双音节字（one - and two - syllable words）的音量。要注意的是，这个测验是在理想宁静的环境下测试个人听取一些单字的能力，故此，测验结果并不代表个人在自然环境或课堂中也具有相同听取日常说话的能力。

游戏听力测试

这是为幼儿而设的测试方法。这个方法的特别之处是，将测验场地布置成一个游乐场，让幼儿能在融洽、有趣及安全的气氛下进行测试。听力检查师会教导幼儿，当听到声音后便做出各种有趣的动作来表示，然后将幼儿对声音的反应记录下来。

听觉障碍的定义

听觉障碍的定义

常见的听觉障碍分为聋（deaf）与重听（hard of hearing）两大类（林宝贵，2002，2 页）。而不同的专业对听觉障碍有不同的观点与定义，例如，医疗（生理角度）观点强调听力的损失程度，但教育学者则关注听力的损失程度与学生说话能力及语言发展三者的关系。

用来测量听力灵敏度的单位称为分贝，而 0 分贝表示听力正常人士能听到的最小声音。普通人能接受的最大声音是 140 分贝——这是人到达最高容忍度的痛觉阈（pain threshold）。因此，若患者听

力损失的分贝值愈大,他的听觉障碍程度便愈严重。以下是在日常生活中听到的声音音量与分贝值的对比:

声量(分贝)	日常生活中的声音
0	听力健全人士能听到的最小声音
20	在1米内能听到的低语声(a whisper)
40	轻柔的谈话声(a quiet conversation)
60	一般闲谈声(normal conversation)
80	呼喊声(a shout)
100	马路的钻机声(a road drill)
120	飞机起飞的声音(an aircraft taking off)
140	到达听力正常人士的痛觉阈(normal threshold of pain)
数据来源:Knight and Swanwick, 1999, p. 7(形式经作者稍作更改)。	

表9-3　声音与分贝值对比

在香港,听觉障碍主要以听力损失的程度作分类基础,细分为:

程度	听力损失(dB)
听力正常	≦25
轻度	26-40
中度	41-55
中度严重	56-70
严重	71-90
极度严重	>90
数据来源:《香港康复计划方案——群策群力,同创新纪元,1998/99至2002/03年》。	

表9-4　听觉障碍程度分类

据 1998/1999 至 2002/2003 年的康复计划方案的估计，香港的听觉障碍人口在 2002 年时共有约四万多人，其中患有极度严重听觉障碍的有 6,455 人，严重患者有 5,603 人，而中轻度患者则有 29,088 人。

学习活动 2 （10 分钟）

你认为下列定义，何者属于医疗观点，何者是教育上的观点？

类别	聋	重听
I	不论患者是否配用助听器，他的听觉处理语言信息的能力均出现障碍。	在配用助听器后，患者才能用残余的听觉处理语言信息。
II	患者无法听取 90 分贝以上的声音。	听力损失在 90 分贝以下。

类别 II 是以听力为划分基础的医疗角度定义，而类别 I 则是考虑听觉功能对患者发展语言及说话能力的影响为划分基础。从教育角度看，听觉障碍出现的年龄愈早，对学生语言的发展愈不利，因此，部分学者把听觉障碍进一步分为先天性失聪（congentially deaf）及后天性失聪（adventitiously deaf）。此外，也有学者用“是否已发展语言能力”为分类界线，将听觉障碍分为（Brill, MacNeil and Newman, 1986；林宝贵，2002，4－5 页）：

- 语言学习前失聪（prelingual deafness）——指在学习说话及语言之前已失去听力人士。

- 语言学习后失聪(postlingual deafness)——指在语言发展后才失去听力人士。

结合医疗与教育的观点,费先那(Frisina, 1974)将听觉障碍定义为(林宝贵,2002,2 -3 页):

- 聋——无论患者有否使用助听器材,听力均不能达到某个标准。
- 重听患者——无论有否使用助听器具,听力均不能达到某种程度,但却不妨碍其理解语言的能力。

听力障碍对沟通能力的影响

虽然,听力测试结果能提供一些客观的数据,让医生及治疗师等了解患者的听力受损程度,但对于家长来说,他们最想知道的是这些检验结果与孩子在日常生活中的听觉能力的关系。以下用香港的听觉障碍分类与日常沟通能力作一些对比(见下页表 9 -5)。

听觉障碍对听障人士及其家人的影响

听障人士家人的适应

像其他残疾人士的家人一样,听障人士的家人在适应孩子的听障事实过程中,也经历了不同的心理阶段,陆达文(Lutterman,1979)及林宝贵(2002,251 页)将之分为八个主要阶段:

听力 受损程度	分贝	日常沟通能力
听力正常	≦25	日常沟通能力正常。
轻度	26－40	能在宁静的环境及熟识的话题下与人沟通； 就算在宁静环境下聆听一些远距离或声小的声音，也感到听取困难； 在课堂上讨论时，感到听取困难。
中度	41－55	只能听到近距离(3－5尺，约1－2米内)的面对面谈话； 对在课堂内或视线以外的讨论，出现听取困难，或出现50%的听漏情况； 患者可能出现语汇限制及说话异常等情况。
中度严重	56－70	只能听取一些清晰及音量大的说话； 在团体或组别内讨论有困难； 出现语汇限制； 说话能力出现问题，但说话仍可以使人明白。
严重	71－90	能听取一些音量很大(1尺内，约1/3米)的说话；但往往遗漏大部分的字句； 只能听辨元音及子音的部分； 虽能听取环境声音，却不能分辨声音的类别； 语言发展受到影响，大部分患者说的话使人难以明白。
极度严重	>90	患者虽然能听到一些音量大的声音，但所听到的是一些振动而非声音，令他们在听取日常说话时出现困难； 在沟通时依赖视觉，以补听力的不足； 尽管患者能发出声音，但别人很难明白其所指。

表9－5　听力损失程度的分类

数据来源：Schirmer, 2001, p. 18；林宝贵，2002，14页。形式及内容经作者稍作更改。

阶段	名称	主要反应
I	震惊/焦虑（shock/anxiety）	有学者形容父母得悉孩子患有听障问题时的震撼反应为“期望顿时幻灭”（Wolfensberger and Menolascino，1970）或“梦想的失落或死亡”（Mitchell，1981；林宝贵，2002，251 页）。虽然，未必每位听障孩子的父母也有相同的感受，但上述的形容使我们感受到，孩子的听障的确使父母顿然感到失去远景的冲击。 作为一位特殊父母，除了受到期望落空的打击之外，还要面对身份转变及教导能力不足等挑战，增加他们的焦虑感及无助感。
II	愤怒/沮丧（anger/depression）	父母另一个普遍反应是期望落空时那份被命运捉弄的感觉，这使很多父母感到气愤。可是，事实不可扭转的那份无奈感，同时令很多父母感到沮丧。
III	内疚/怨恨（guilt/resentment）	很多特殊父母用“前生孽债”的念头去理解孩子的问题，令自己陷入内疚的情绪中。 内疚情绪的反面是怨恨（林宝贵，2002，252 页），父母很多时将这些怨气发泄在家人或残疾子女身上，影响家人或亲子之间的感情。
IV	脆弱/过度保护（vulnerability/overprotection）	当静下来的时候，父母开始感到生命的无常及脆弱，有些父母用过度保护的方法来对听障孩子作补偿，剥夺了听障孩子接触外界的机会，例如一些父母得悉听障可能是由感染导致的话，他们会用尽不同方法避免子女再受感染而将他们留在家中，不让他们到公共场合活动。 有些父母因歉疚而对残疾子女服侍周全，令他们失去学习独立生活技能的机会而变得退缩及依赖。
V	混乱/惊慌（confusion/panic）	在这个阶段，父母对听障问题出现矛盾及混乱的情绪。有些父母会用抗拒的方法来逃避问题，例如不接触任何听障的信息；有些父母却用不断寻求信息的

（续表）

		方法减少忧虑，但心中的疑问却未必能消除。 在这个阶段，过多或过少的信息都容易使家长感到混乱而产生害怕的情绪。因此，工作人员要视乎父母的个别情况，给予适量而合宜的建议。
VI	否认 （denial）	在混乱的情绪中，父母很容易采用求神问卜或寻找偏方的办法，尝试解决孩子的听障问题。 在这个阶段，工作人员不宜全盘否定父母这些做法，不宜鼓励他们继续用这些方法逃避现实。工作人员适宜用体谅及欣赏的态度，认同父母在困境中的积极寻求解决问题的态度及努力，但同时须要协助他们走出这个困局。
VII	承认/接受 （acknow-ledgement/acceptance）	这是父母成功过度悲伤过程的结果。在心理上父母开始有较大的能量面对事实，也愿意与其他人士公开讨论孩子的残疾问题。 在这一阶段，他们渴望掌握多方面的信息，以加强自己在教养上的信心及能力。
VIII	积极行动 （constructive action）	出现同病相怜的情怀，[①]一方面希望从其他家长的经验中得到一些具体的教养启示；另一方面也愿意用自己的经历，去协助一些情况比自己差的人士解决适应上的问题。

表 9－6　听障孩子的父母的心理反应历程

数据来源：林宝贵，2002，251－254 页。

---

① 家长间的互助很多时候也会发展为一些具专业元素的互助团体，其中的一个成功的例子如：美国的 John Tracy Clinic 函授课程中心。这个是一个在 1942 年成立的全世界有名的听障儿童语言训练中心。它的前身是由一位名叫徐丝太太（Spencer Tracy）自发成立的家长互助小组。徐丝太太的长子患有听障，她曾参加各式各样的语言治疗训练，以协助孩子发展沟通能力。但在这些课程中学到的知识仍不能解决徐丝太太心中的疑问，于是她开始联络多位听障孩子的父母，参考她们的经验。最后，她集合了 13 个听障孩子的家庭，成立一个家长互助小组，以函授形式协助解决其他家长有关语言训练的问题（林宝贵，2002，254 页）。

听障人士的一些常见行为

听觉障碍影响听障人士的客观成长条件，令他们出现很多有别于普通人的行为。以下尝试从听障人士所面对的生理及学习条件的限制中，重新评估他们的一些具负面标签的行为：

不专心

听障人士很多时候给人的印象是不专心，觉得他们在谈话中经常左顾右盼，而且猜疑心重，对人表现不信任，经常重复询问同一问题等。对于听障人士来说，人际沟通是他们在日常生活中面对的最大挑战。受听觉能力的影响，听障人士很依赖其他感官讯息去判断说话者的正确意义，因此，在谈话中，他们会时常将头部前倾或转向说话者的方向，以利于采音；他们也会经常左顾右盼，观察别人所给予的视觉信息。至于在学习方面，听障学童的学习进度很多时候受听觉问题影响，令他们不能将老师所教的全部接收下来，影响他们对课业的理解，因而较容易出现一些不专心的学习行为。

固执

听障人士很多时候给人一个自我封闭的印象，觉得他们主观意识强及固执，难于沟通或合作。其实，固执的性格也不是听障人士独有的，普通人也常有这个表现。很多时候，听障人士的某些固执行为是由听觉问题间接造成的。与听觉健全的人士相比，听障人士在获取或接收信息时面对较多的限制。这种相对性的信息封闭，影响了听障人士对事物的认知能力，直接影响他们对人对事的判断及选择，也令他们的自我评估出现误差,因而较容易给人留下一个自以为是或故步自封的印象。

自我中心

很多人有一个错觉,认为听障人士缺乏公共意识,在公共场合没有理会其他人的存在,而出现一些大动作,或制造一些大声响影响他人,例如很大的关门声等。事实上,受听障的影响,听障人士对环境的声音反应没有听力健全人士般敏感,使他们制造了噪音影响了别人而不自知。至于大动作的问题,这是由于他们的沟通很依赖视觉的信息,他们的大动作实在是听障人士一些习以为常的沟通方式,而不是一些有意识或旁若无人的骚扰行为。

情绪化

由于出现不能用说话去表达自我的限制,听障人士较容易因表达及沟通的阻碍而出现情绪问题。研究发现,听障人士也较容易受"个人是受外在环境控制而无法改变"的信念影响,产生一份对命运的无奈感,而偏向用一些原始本能或直接的方法去发泄个人的挫败感或解决一些不如意的事,使他们的情绪受到波动(林宝贵,2002,490页)。

言语不清

对于一些不懂得手语或读唇的普通人来说,与听障人士沟通可能是一件困难的事。虽然,部分听障人士也能用口语沟通,不过,由于听障人士的语言学习过程与普通人的不同,特别是那些先天性听障人士,他们是透过读唇或震声等学习说话(详情参阅本单元"教育及沟通的康复训练”的部分)，因此他们的说话音调较为单调，缺乏了普通人说话那种高低抑扬顿挫的变化，再加上部分词语发音不准，影响听障人士与普通人的沟通效果。

学习活动 3　(15 分钟)

你认为与听障人士交谈时，怎样才能减少因听觉问题而导致的沟通障碍？

听障人士需要依赖其他感官信息来进行沟通，因此与听障人士沟通时，需注意下列事项：

- 谈话的位置——尽量站向患者剩余听力较佳的耳朵的方向来说话，方便听障人士采音。如果听障人士须依赖读唇来沟通的话，说话者便要正面向着听障人士说话，而两者的谈话距离最理想为 3－6 英尺(约 1－2 米)。此外，也要留意听障人士在沟通时的采光要求，因此，说话者可站在向光的位置说话，这样会方便听障人士接收一些视觉信息。
- 减少环境干扰——谈话的环境要宁静，避免环境噪音影响听障人士听取声音信息。对于读唇人士来说，谈话者在说话时应减少一些干扰视线的动作，例如，在说话时要避免吸烟或进食，以免影响口部的说话动作。
- 说话速度——说话要不徐不疾，多用短句，使说话自然清晰。跟配用助听器人士谈话时，说话声线要自然，不必加大声量。跟读唇人士谈话时，说话的口形要清楚，并辅以表情及动作，方便读唇人士用其他视觉线索掌握说话者的意思。

➤ 鼓励及体谅的态度——当听障人士未能掌握说话的意思时，切忌表现出一些不耐烦的表情，应鼓励听障人士尝试慢慢理解，来促进双方的沟通。

听障人士潜在的发展问题

史胜格与马劳（Schlesinger and Meadow，1972；林宝贵，2002，480－490 页）依据艾力逊（Erikson，1963）的“人生八阶”，将听障人士的一些心理发展障碍描述出来：

人生八阶	听障人士潜在发展问题
信任与不信任（trust vs mistrust）	安静而被动及没有安全感——婴儿在呢语期便从咕咕作声及呢语喃喃中学习发声及听取声音。这些呢语同时推动亲子之间的接触，增加了婴儿模仿成人说话的机会。可是，听障婴儿由于听不到自己的声音，呢语很快便消失，因而变得安静。由于婴儿不能从环境中听取声音，因而缺乏从听觉信息中发展评估环境的能力，例如，从母亲脚步声去推断喝奶的时间等能力，这个情况令婴儿对环境缺乏信心，产生不安全感觉，因而变得被动。 焦虑——婴儿因为对环境缺乏安全感而显得焦虑，母亲也因为自己的孩子是听障而情绪波动，继而影响婴儿的情绪。
自动与羞愧、怀疑（autonomy vs shame，doubt）	缺乏自信——这个情况与亲子沟通、父母教养态度、父母教导能力及父母的要求等有关。面对残疾孩子的特殊需要，很多父母也感到有心无力，而没法为孩子提供适当的

（续表）

	环境刺激。此外，父母对孩子的过度保护或过度要求均影响孩子的发展机会，以及建立独立能力的信心。
进取与愧疚（initiative vs guilty）	顺从——3－5岁是孩子充满语言与动作的时期，他们对环境感到好奇，渴望与人谈话，并通过与父母的交谈，掌握事件的因果关系，了解人际交往的规范。可是，听障孩子在这个年龄已感到自己与平常人的分别，减弱了他们对同辈的认同。如果父母自己未能有效疏解子女残疾事实的打击，有意无意间在孩子面前流露出对残疾的抗拒，会令听障儿童对自己产生怀疑，也对环境及人际关系缺乏自信而变得顺从及被动。
勤奋与自卑（industry vs inferiority）	自卑——这是6岁至青春期的阶段。大体而言，社会用了平常人的标准去衡量残疾人士的能力而容易使他们感到自身能力的不足。以听障儿童为例，听障使部分孩子在学习时出现不同的学习困难，导致他们的学业成绩处于低水平状态，令孩子的自卑感加剧。
自我统合与角色混乱（integration vs role confusion）	身份危机——听障人士在青年期需要面对进入成年的发展危机，过去一些仍未疏解的身份认同问题会减弱他们接受身体有缺陷的事实。如果父母对他们的期望过高，或者遇上一些职业选择等问题，听障人士便较容易出现一些逃避的行为——他们既不认同残疾人士的身份，也不想接触健全人士，这种矛盾情绪会令他们变得消极。
亲密与孤立（intimacy vs isolation）	孤立——这是一个离开学校，踏入社会工作的成年期。在这阶段中，听障人士发觉外在世界与学校生活是完全两回事，原本在学校里所建立的身份认同及生活技能，不足以应付社会的要求。面对这个重大转变，部分听障人士会对自己失去信心而变得依赖及顺从。他们会因为不能适应这个转变而变得被动及退缩，并对社群缺乏归属感而出现自我隔离的行为。

(续表)

活力与颓丧(generativity vs stagnation)	这是一个踏入中年期及老年期的阶段。部分听障人士会将过去一些未能疏解的问题,一并带进这个发展阶段,削弱了他们对生命的前瞻能力,生活因此缺乏意义而变得没有动力,影响他们的创造力。
完美与绝望(integrity vs despair)	

表 9-7 听障人士潜在的发展问题

资料参考:选自林宝贵,2002,480-490 页。

听觉障碍与康复

听觉人士的康复重点

目前,听障人士的康复方案设计,仍采用普通人的发展进程为主要的参考基础。因此,在制订康复方案时必须考虑个别听障人士本身的条件、需要及限制,包括:

- 听觉障碍的类型,例如传音性、感音性及混合型听觉障碍。
- 听力测验(听力图表)的结果。
- 失聪年龄等。

康复工作包括几个主要范围:

医疗层面

取决于听障人士的听障类别,失聪程度及年龄等,医疗人员会通过医疗技术或利用不同的器材，加强患者的剩余听力，以降低听觉障碍对患者生活的影响。这些技术或器材包括：

➢ 助听器——与视觉矫正器的功能不同，助听器只能将声音的音量扩大，协助患者听取声音，而不能矫正患者的听觉残缺。助听器设有音量控制装置，让患者在不同的场合内，将环境声音调校到适合听取的音量。目前有不同种类的助听器，可以放置在不同的身体部分，例如放置在耳背后、耳内、耳道内或安装在眼镜上等。

➢ 辅助性倾听设计（Assistive Listening Devices）——助听器的限制是只能在宁静环境发挥作用，而不适宜在一些嘈杂环境内使用，例如在课堂内、工作地方或会议等地方，而辅助性倾听设计则可在上述环境补助听器之不足。例如，在教室内用 FM 装置，让教师通过配无线电接收器讲课，使学童的助听器只能录取由接收器发出的声音，以解决环境的杂声干扰及距离问题。

➢ 耳蜗植入手术（cochlear implant）——在耳蜗内装入电子装置以刺激听觉神经，以替代部分毛细胞的功能。耳蜗装置不会影响音量，它只是将声波直接输往那些位于耳蜗内的听觉神经中。不过，不是每位失聪人士都适合进行耳蜗植入手术的，以下是一些适合耳蜗植入的条件，包括：

　　——双耳患有极严重的感音性听觉障碍；

　　——其他助听器材无助改善听觉障碍的情况；

　　——年龄超过 18 个月；

　　——患者有很高的听取外界声音的动力。

学习活动 4 （20 分钟）

细读下文，并讨论问题所在。

莉莉是一位四岁患有极度严重先天性传音性听觉障碍的儿童。年幼时，她表现安静，很少听见她的哭声，家人一直以为莉莉是一位不爱吵闹的孩子。莉莉的父母经常离港处理业务，照顾的责任一向落在外籍佣人身上。由于父母与孩子相聚的机会很少，加上佣人一直告诉他们莉莉很乖，父母因而没有察觉到莉莉出现发展问题。

直至莉莉一岁半时，情绪开始变得难以捉摸，而且经常乱发脾气，大吵大叫。另一方面，父母也渐渐察觉莉莉的语言能力出现问题。莉莉两岁时，父母终于带她到私家儿科医生处检查，结果发现莉莉患有严重的听觉问题。本来，医生建议莉莉到儿童评估中心作进一步评估，但期间因为父母的生意出现问题，需要留在内地一段颇长的时间处理业务，而佣人又不熟悉安排评估的程序，评估终于延迟至莉莉三岁时才进行。本来，莉莉已被转介往早期训练中心接受训练，可是，受父母的业务及时间影响，莉莉只能得到间歇性的训练。

最近，莉莉获治疗师为她安排试戴助听器，期望可以加强她的剩余听力，有利训练。但父母却投诉助听器没有效用，因为莉莉配用助听器后，依然像以往一样不懂得对答，对父母的说话“充耳不闻”。

莉莉的父母误解了助听器的效用与学习语言的关系。助听器的效用是加强听障人士的剩余听力，希望增加他们听取声音的能力。然而，能够听取声音并不等于能够明白声音的意义，前者是由生理功能所决定，而后者则是一个学习过程。以莉莉的背景看，她的语言学习不但受生理的残缺影响，还受环境条件的限制，例如，在莉莉年幼时，父母及佣人安于她的安静而没有为她提供积极的听觉刺激；后来，父母又因业务问题而没有积极地处理她的听觉问题。虽然莉莉在配用助听器之后采音的能力会增高，但助听器却不能实时提高她的语言理解及表达能力。这个情况就如我们学习外语一样，我们可以听到那些外语，却不知其所言（林宝贵，2002，143 页）。因为听懂不仅属于听力的问题，还是一个学习说话的问题。

教育及沟通的康复训练

教导听障人士用什么沟通方法去加强他们的沟通能力，取决于听力受损的程度及其他客观条件。听能训练、读话及手语与指语等，均是一些常用的方法：

听能训练

是教导及训练失聪或重听人士善用他们的剩余听力，包括对声音的觉察、辨察环境声的能力及辨察语言的能力等。这些训练的目标，是让听障人士察觉到环境其实是充满了不同的声音。因此，训练的内容不仅要求患者习惯声音的存在，还要求他们分辨不同的声音，训练他们在环境里听取语音的能力。

读话训练

读话又称为读唇,是训练听障儿童用视觉信息来理解别人的说话的意思的能力。这些能力包括留意说话者的唇部运动及脸部表情等。

手语与指语

是用手作为沟通工具。手语的种类很多,它是目前被较多聋哑人士使用的一种沟通方法。而指语也称为指文字(fingerspelling),是用手的不同部位,拼出英文字母,作沟通之用。

口语训练

这是训练听障人士用口头交谈的能力,包括了解说话者的说话内容,以及加强听障人士的自我表达能力。进行口语训练时,治疗师基本上是不鼓励或禁止听障者在沟通时用手语,不过,口语训练结合了说话、读话、阅读及写作(笔谈)能力的训练。通过口语训练,听障人士能够运用读话或读唇及剩余听力等接收语言信号,以话传意。

学习活动 5 (10 分钟)

在上述各种沟通方法中,你认为哪一种方法最有利于听障人士的日常人际沟通?

目前，不同国家的启聪学校，对于听障人士应该采用哪种沟通方法沟通，仍未有定论（林宝贵，2002，110 页）。不同方法各有优点，也各有限制，例如在读唇中，某些元音字或很多口形相近的语音，便很难用口型分辨出来，以致影响读话的效果。因此，很多训练听障人士沟通能力的地方，会采用综合沟通法（total communication）来做训练（林宝贵，2002，56 页）。例如美国早在二十多年前便采用综合沟通法。回顾不同地方的启聪学校的教授经验，一般都曾经历以下的发展历程（林宝贵，2002，110 页）：

教授手语⟶口语⟶口手对立⟶综合沟通

社会康复与辅导

需要包括听障人士及家人的辅导：

家人的辅导工作

工作重点在于协助家人接受听障的事实及推动家庭参与康复计划。对于那些先天性听障人士而言，父母及家人的参与，对孩子的听力及说话能力发展有决定性的影响。不过，有系统的听力及沟通能力训练需要不同专业的介入，因此，康复人员除了给予家人适当的技术支持，增强家人参与训练的信心之外，还要协调团队间的合作（参阅单元二“多元科际团队工作”的部分）。

听障人士的辅导

工作重点除了教育及说话训练之外，还包括情绪及职能等辅导。辅导工作的内容包括增加听障人士的自我认识和自信，协助听障人士强化一些社会化行为，加强人际关系，扩展其独立能力及建立适当的工作习惯等。

设立无障碍学习环境的重点

听觉障碍是否会由一项生理残缺变为残障，或者，听障人士能否超越本身的残疾而将潜力发挥出来，均取决于社会人士对残疾人士的态度，以及社会有没有给予残疾人士适当的学习、成长和生活环境，减少那些由生理条件引起的学习和工作障碍等。以下是一些为听障人士设立一个无障碍生活环境时需要留意的地方：

一般的社会设施

- 在公共场所加设指示标志，以协助听障人士利用视觉信息作辅助。
- 在某些公共设施上加设增音器材，给患有轻中度听障人士使用，例如公众电话、戏院座位等。
- 在公共服务机构内设置一些易于阅读而清晰的流程表，以协助听障人士用视觉信息知悉如何使用该等服务，例如在医院、诊所、机场等地方设置诊症过程或登机流程表等。
- 在公共汽车内增设行车流程表，并利用电子显示板在汽车行驶时将沿途各车站的名称显示出来。①

---

① 现时，香港地区一些新型号的巴士已有上述的设备，只是那些旧型号的巴士及公共小型巴士仍未有上述的设备。

学校环境

- 行政方面——在学校加强融入教育的文化气氛，推动和实践伤健一家的精神：
  - 将听障人士的学前教育纳入正规教育之内，为听障人士提供一个整合的教育训练方案；
  - 以团队形式为学童提供不同的专业服务；
  - 鼓励家长参与训练，在家庭内延续学校的训练；
  - 举办培训班，鼓励教师交流经验，推动听障人士教育的发展等；
  - 在学校不同地点增设布告板，用精练而明确的文字将校内发生的重要事情进行公告，方便听障学童了解校内所发生的事。
- 设备方面
  - 课室须安装隔音设备，使学员有一个安静的学习环境，例如铺设地毡、加设音窗等；
  - 增设辅助教材及视觉器材，例如增设 FM 装置、字幕等；
  - 设置一些有利于听障学童沟通的设备，例如打字电话；
  - 设置半圆形教桌，使听障儿童在不同角度都能清楚看到教师的面孔；
  - 校内多设置指示牌等。
- 教学方面
  - 注意学童的座位位置，尽量将他们的座位安排在靠近老师的位置；

- 设立个别教案计划,针对学童不同的能力与特别需要而施教;
- 在课堂上多做示范,以确定学童能够明白及掌握老师教的东西;
- 多给予学童一些文字辅助的资料,确保他们能够从视觉信息中补充在听讲时可能遗漏的教学内容;
- 安排一些听觉健全的同学成为听障同学的学习伙伴;
- 鼓励听障同学参与课堂活动,使他们在参与中增强对课程的理解。

学习活动 6 (20 分钟)

假若你是一位在特殊学校工作的社工,尝试为不同听障程度的学童设计一个最适合他们需要的无障碍交谈环境。

根据听力损失程度的分类表(324 页表 9 – 5)的数据,假如要为不同听障程度儿童设立一个无障碍交谈环境的话,须考虑以下事项:

听力受损程度(分贝)	日常沟通能力	无障碍交谈环境要注意的地方
轻度 (26 – 40)	➢ 能在宁静的环境及熟识的话题下与人沟通。 ➢ 就算在宁静环境下聆听一些远距离或音量小的声音,	➢ 设立隔音设备。 ➢ 避免远距离的谈话。 ➢ 减少用小组讨论的形式进行活动;或者,在推行小组

（续表）

<table>
<tr><td></td><td>也感到听取困难。
➢ 在课堂上讨论时，感到听取困难。</td><td>活动时，需给予听障学童特别的辅助等。</td></tr>
<tr><td>中度
（41－55）</td><td>➢ 只能听到近距离（3－5英尺，约1－2米内）的面对面对话。
➢ 对在课堂内或视线以外的讨论，出现听取困难，或出现50%听漏情况。
➢ 患者可能出现语汇限制及说话异常情况。</td><td rowspan="2">➢ 设立隔音设备。
➢ 光线充足。
➢ 谈话距离最佳为3－5英尺面对面交谈。
➢ 用清晰及简短的语句。
➢ 避免用小组讨论的形式。
➢ 以笔谈作为辅助。
➢ 用接纳和鼓励的态度与患者交谈。</td></tr>
<tr><td>中度严重
（56－70）</td><td>➢ 只能听取一些清晰及音量大的讲话。
➢ 在团体或小组内讨论有困难。
➢ 出现语汇限制。
➢ 说话能力出现问题，但说话仍可以使人明白。</td></tr>
<tr><td>严重
（71－90）</td><td>➢ 能听取一些音量很大（1英尺内，约1/3米）的说话；但往往遗漏大部分的字句。
➢ 只能听辨元音及子音的部分。
➢ 虽能听取环境声音，却不能分辨声音的类别。
➢ 语言发展受到影响，大部分患者的说话和语言使人难以明白。</td><td>➢ 设立隔音设备。
➢ 光线充足。
➢ 用接纳和鼓励的态度与患者交谈。
➢ 用较大的音量及简单的言辞谈话。
➢ 除了笔谈之外，可利用其他方法辅助交谈，例如手语等。</td></tr>
</table>

（续表）

极度严重（>90）	➢ 患者虽然能听到一些音量大的声音，但所听到的是一些振动而非声音，令他们在听取日常说话时出现困难。 ➢ 在沟通时依赖视觉，以补听力的不足。 ➢ 尽管患者能发出声音，但别人很难明白其所指。	

表9－8　不同程度的听障与无障碍交谈环境

总结

听障人士生活在一个以说话为主要沟通方式的世界里，他们面对的最大问题除了受到听力的限制之外，还受到说话能力和自我表达能力的限制。这些限制直接影响他们的认知和学习能力的发展。由于生活经验不同，再加上受到沟通媒介的限制，影响了听障与非听障人士两者的交流机会，增加了双方的隔膜与误解。

目前，社会正努力为残疾人士创造一个较佳的无障碍生活环境，例如，在一些主要街道的红绿灯位上加设一些声音导引设施及导盲砖等设施。现时，香港的地下铁路或一些街道口前也铺设了导盲砖，作为提醒视障人士留意交通之用。然而，对于听障人士而言，除了公共设施的改进之外，更重要的是为他们创造一个沟通无障碍的生活环境。这样的话，社会人士需要用一种体谅和接纳的态度去接受听障人士的语言沟通限制，并且要发展一些能促进健全人士主动与听障人士的沟通方法，让听障人士可以在一个无语言障碍的社会里生活。

参考文献

Bowe, Frank. (2000). *Physical, Sensory and Health Disabilities: An Introduction.* New Jersey: Merrill.

Corker, Mairian. (1998). *Deaf and Disabled, or Deafness Disabled?* Buckingham and Philadelphia: Open University Press.

Knight, Pamela and Ruth Swanwick. (1999). *The Care and Education of a deaf Child: A Book for Parents.* Clevedon: Multilingual Matters Ltd.

Parasnis, Ila. (1996). (Ed.) *Cultural and Language Diversity and the Deaf Experience.* Cambridge: Cambridge University Press.

Schirmer, Barabara R. (2001). *Psychological, Social and Educational: Dimensions of Deafness.* Boston: Allyn and Bacon.

Schlesinger, H. S. and K. P. Meadow. (1972). *Sound and Sign: Childhood Deafness and Mental Health.* California: Berkeley University of California Press.

Frisina, R. (1974). *Report of the Committee to Redefine Deaf and Hard of Hearing for Educational Purposes.* Mimeo.

Gregory, Susan. (1995). *Deaf Children and Their Families.* Cambridge: Cambridge University Press.

Luterman, David. (1979). *Counseling Parents of Hearing Im-*

paired Children. Boston: Little Brown and Co.

Scheetz, Nanci A. (2001). *Orientation to Deafness*. Boston: Allyn and Bacon.

林宝贵(2002),《听觉障碍教育与复健》,台北:五南图书出版公司。

王继锋(2000),《香港手语图例入门——基础篇》,香港:金彩设计印刷公司。

李芃娟(1998),《听觉障碍儿童教学方法》,台北:台南师范学院特殊教育中心。

邢敏华、廖君毓译(2000),《一个母亲的故事——教养聋童:由教育家长成为家长》(*One Mother's Story—Raising Deaf Children: An Educator Becomes a Parent*),台湾:心理出版社。

单元十　智能残疾：[1]智力障碍与自闭症

前言

与其他残疾类别相比，普通人似乎更难通过模拟经验的方法，去体验智能残疾人士的生活经验。虽然如此，假如从对智能问题的定义与概念的转变，对了解智能残疾人士的需要，以及相关的工作模式与服务的发展等方面看，这些项目却随着时间而不断更新，这可以反映出社会对理解和处理智能残疾问题是在不断进步中。本单元首先介绍有关诊断智力障碍(intellectual disabilities，以下简称智障)、唐

① 有关描述个人的智力(智能)状态问题，及对此状态的界定与分类，不同地区、不同时期采用了不同的概念来作界定与分类。以英文"mental retardation"概念为例，以字义而言应翻译为智力迟缓，香港过去一般译为弱智，日本翻译为精神薄弱；台湾最初翻译为智障，后于20世纪60年代改称为智力不足(吴武典，1994，171页)；而英文"mental retardation"所描述的智力状态问题，现在一般以英文"intellectual disabilities"这个概念所取代。至于分类方面，也未有一个统一的分类法，不同作者有不同的界定与分类。一般而言，智能障碍将唐氏综合征纳入其中，而与自闭症成为两个主要的智能障碍问题；亦有作者仍采用智力迟缓(mental retardation)的概念，并将之与唐氏综合征和自闭症三者统称为智力障碍(intellectual disabilities)(Smart，2001，pp. 15－16)。为避免概念上的含糊，李楚翘博士建议在本单元里用智能残疾作为不同智力状态问题的统称。

氏综合征及自闭症的数据，然后描述智能残疾人士在成长中的一些常见问题。至于一些跟康复工作有关的题目，包括个别化训练计划、个案管理、早期训练、家长支持、家长参与、工作及就业等问题，则会在单元十三及十四里谈及。

完成这个单元之后，你将可以了解：

- 智障（包括唐氏综合征）、自闭症的概念与定义；
- 智障与智能的关系；
- 智能残疾人士的学习障碍；
- 智能残疾人士面对的一些成长问题等。

智障的概念、定义与分类

智障从其他残疾类别划分开来，是本世纪初的事。过去，社会人士普遍将智障与其他残疾类别混为一谈。[①] 后来，先进的医疗技术大大减少了智障人士的先天性体质问题而导致的早年夭折情况，以及智力测验的普及化而改善了识辨智障的工作（特别是那些边缘个案），令智障个案的数目间接被提升，在残疾类别中占了较大的比例。

智障的定义

智障也是一个随着时间不断改变和更新的概念。1992 年以前，

① 在香港地区，政府曾将智障（即过去称为弱智或智力迟缓，mental retardation）、弱智与精神病归于同一类别之内。

智障的诊断仍以个人的智商值为依据（Kozma and Stock,1993,p.9）。可是，美国智能障碍协会（American Association on Mental Retardation, AAMR）在1992年提出了新的定义：智障是指个人在18岁以前的成长发展阶段中，因残缺而导致智力及两项或以上社会适应能力（adaptive behavior）表现低于平均智能的状态。① 所谓适应能力是指一些与基本日常生活运作息息相关的行为或表现，包括沟通能力、自理能力、家居技能、社交技能、运用社区资源的能力、自由活动的能力、健康与安全的概念、学业或学习能力、闲暇及工作表现等。

学习活动 1　（5分钟）

试想想，智障概念是否适合用于以下故事中的主人公身上。

李先生今年八十多岁，因为年老退化而行动不便，不能照顾自己的起居饮食及日常自理项目。他的安全和健康的概念开始减弱，经常拿一些不干净的东西放进口里，又经常拉扯床边的对象，把东西弄得东倒西歪。他的记忆力也开始衰退，对大部分事情失去记忆，包括自己的姓名及家人的面貌。家人形容他现在好像一个一岁的孩子一

① The definition offered by the American Association on Mental Retardation (AAMR, 1992, p. 1) definition: "mental retardation refers to substantial limitations in present functioning. It is characterized by significantly sub - average general intellectual functioning, existing concurrently with related limitations in two or more of the following applicable adaptive skill areas: communication, self - care, home living, social skills, community use, self - direction, health and safety, functional academics, leisure, and work. Mental retardation manifests before age 18." (Drewm Hardman and Logan, 1996, p. 7).

样，事事要人照顾，而且时常答非所问。

根据上述 AMMR 对智障的界定，智障的概念只适用于发生在 18 岁以前的智力障碍问题（Smart，2001，p. 16）。换言之，在 18 岁之后出现的智力障碍，例如因年长而产生的智力衰退情况等，不属于智障问题范围之内。依李先生的情况来看，他的问题并不属于发展阶段的智力问题，而是与年老机能衰退有关，与老年痴呆症相似，故智障概念并不适合用于李先生身上。

智障概念的几个基本要素

AMMR 对智障的定义包含了以下几个基本概念（Drew，Hardman and Logan，1996，pp. 8–9）：

智障是一项成长发展的问题

AMMR 的智障概念，主要针对在成长发展阶段中出现的智能、社会技能及社交智能等方面的学习与能力问题，这些问题影响患者的社会功能表现。虽然，部分先天性智障人士会有某种程度的健康问题和行为问题，可是在理论上，智障问题本身并不会对患者的健康和性情构成影响。

智障是一项与智力、适应能力有关的问题

过去，评定一个人是否出现智障，纯粹是由个人的智商值来决定的，如果个人的智商值与同龄的儿童比较，显著低于平均数以下两个

标准偏差（林宝山，1997，206 页）或低于标准智商值（IQ standard score）的话（即约为 70－75 或以下），这个人便被定为智障。

但根据 AMMR 的定义而言，判断一个人是否智障，需从智力与适应能力这两个方面考虑，看看是否同时出现（concurrently）残缺而定。换句话说，仅仅智力表现或适应能力的残缺，均不足以将某人诊断为智障。因此，假如某人的智商低于普通标准，但他的适应能力并没有问题的话，他便不能被定为智障（学习迟缓便是一个典型例子）。同样，智障概念也不适于一些智商正常而适应能力有问题（例如部分自闭症患者）的人士身上。

根据 AMMR（1992）对适应能力所订出的十个评估范围，它们均是一些与日常生活有关的项目，包括（Drew, Hardman and Logan, 1996, p. 11）：

- 沟通能力——指个人运用语言或其他非语言的能力，包括文字、说话、符号、表情等不同方法，表达与人沟通的能力。
- 自理能力——包括进食、如厕、穿脱衣服、仪表、个人卫生等各范围。
- 家居技能——包括处理家务、煮食、照顾家居、购买用品、家居安全及编排日常生活程序等。
- 社交技能——包括日常人际接触、遵守规则、与人合作、适当的感情表达、调节个人情绪与行为，以及与人建立友谊等能力。
- 运用社区资源的能力——包括使用公共设施、乘搭公共交通、独立购物能力，以及在社区独立活动等能力。
- 自由活动的能力——包括决策、解决问题、策划、提出诉求、寻求协助及完成指定工作等能力。

- 健康与安全的概念——包括保健、就医、健体、简单的家居救伤及保护人身安全等能力。
- 学习能力——包括学习态度及应付学业要求的能力。
- 闲暇——发展个人兴趣及安排余暇等能力。
- 工作能力——包括建立合宜的工作态度,以及学习某些工作技能的能力等。

上述项目的评估,是用年龄与适应能力两者的差距为主要评估基础,跟同龄普通人士的能力作对比。评估结果如果发现在两个或以上的项目中出现不足的情况,便会被评为适应能力有问题。

智障的智力限制与个人潜能

自20世纪60年代初开始,智障的诊断基础由个人的智商,扩展到个人的适应能力上的做法反映出社会对智障的理解和处理问题上的态度转变。从AAMR的智障概念看到,智障不再被视为个人问题,而是一个个人与社会互动的适应问题。于是,理解的焦点由个人的智力限制,扩展到人是拥有某些潜能的信念上,并相信在足够及适当的条件下,智力残缺是不会影响智障人士去发展他们的个人潜能的,例如身体潜能或社会功能等(strengths in physical or social capacities)(Drew, Hardman and Logan, 1996, pp. 9 - 10)。

智障的成因与预防

智障的成因很多,下列是一些影响孩子正常智力发展,导致不同程度智障问题的情况。包括:

在怀孕期胎儿受感染

病毒感染可以影响胎儿一些健全基因的发展。包括德国麻疹（rubella）、单纯疱疹（herpes simplex）感染及巨细胞病毒（cytomegalovirus，CMV）感染等。上述的感染对成人可能不会引起严重的问题，却可能对胎儿引起严重的发展障碍。

怀孕妇女的健康及营养问题

怀孕妇女的健康也会对胎儿构成影响。例如酗酒会令胎儿出现酒精中毒（fetal alcohol syndrome），导致婴儿的面部出现异常、心脏问题、手脚或关节问题、神经系统发展不正常、自闭症及智障等情况（Drew，Hardman and Logan，1996，p. 161）。吸烟，会影响胎儿的成长速度，间接对胎儿的整体发展造成影响。此外，在怀孕期服食某种药物也会直接影响胎儿的发展，例如阿司匹林、抗凝血剂等。在饮食习惯方面，怀孕妇女的营养状态也会间接影响胎儿的成长，例如缺乏维生素 C（folic acid）可能影响胎儿的神经系统发展等（Kearns，1988）。

出生时的创伤

常见的创伤是婴儿在出生时缺氧（anoxia），严重影响婴儿的脑部发育。

出生后的问题

意外和感染是两个最常见的问题。头部损伤是导致儿童智障问题的一个主要成因，这类的损伤一般是由于意外、虐儿事件或婴儿被成人过度摇晃所引起。至于感染方面，一般是脑部受病毒或细菌感染所致，包括百日咳（whooping cough）、细菌性脑膜炎（bacterial meningitis）、病毒性脑炎等（viral encephalitis）等。

早产及体重过轻婴儿的危机

正常的怀孕期通常是38至42周。婴儿早于38周出生是早产（pre-term）婴儿，超过42周才出生便是一个迟产（post-term）婴儿。虽然，先进的医疗技术增加了早产婴儿的生存机会，不过，研究指出，这些婴儿通常也具有某种基因或发展问题，使他们面对较高的发展危机（Drew, Hardman and Logan, 1996, p. 159）。

新陈代谢问题

研究指出，约80%的严重智障情况与身体的新陈代谢过程有关（Begab, 1979），通常是受某些基因缺点（genetic defects）影响，令身体产生某些酵素（enzyme），影响脑部或其他身体部分的正常机能发展，最常见的例子是苯丙酮尿症（Phenylketonuria, PKU）。PKU是由于身体缺乏一种叫苯丙氨酸羟化酵素（phenylalanine hydroxylase enzyme, PAH），使身体内累积过量的有害物质苯丙氨酸（phenylalanine）而影响脑部的发育。PKU所引致的智障问题，是直接由新陈代谢问题而引起的，而非由基因缺损所导致（Kearns, 1988）。

染色体问题

主要的例子是唐氏综合征等问题（详情参阅本单元“唐氏综合征”的部分）。

环境污染

多种环境污染会严重影响儿童的正常发展,常见的包括:

- 铅毒污染——污染的来源可能是儿童不慎吞下了含铅量高的玩具或物品,或吸入含铅量高的汽车废气等引起。
- 辐射污染——最常见的污染来源,是怀孕妇女在怀孕期间进行过量的X光检验。
- 水银污染——最常见的情况是进食了受污染的海产等食物。

针对上述智障的各种成因,预防工作主要包括以下几方面:

预防工作

接受遗传基因辅导(genetic counseling)

这是一项降低受基因或遗传问题而令婴儿出现智障问题的预防方法。它利用统计学方法,配合在产前对胎儿遗传基因的检验,计算受检验胎儿出现问题的几率,让怀孕妇女知道她所面对的危机情况。

预防疫苗注射

疫苗注射是用来减少妇女感染某些影响胎儿的病毒的机会,以及增强婴儿对某些传染病的抵抗力。

环境保护

这是一个属于环境层面的预防方法,作用是降低因环境污染而对怀孕妇女及儿童的健康造成影响。

医疗技术的改进

在妇产科(尤其在产前检查、分娩等技术方面)及照顾早产婴儿的技术方面改良。

早期介入计划

这个计划的目的是尽早鉴别出有潜在发展危机的儿童,为他们提供有关训练及治疗的专业协助,以减缓儿童的成长与发展问题的恶化速度。在香港,早期介入计划的内容包括由医务卫生署为婴儿而设的健康检查,由教育署负责的学生保健计划,由社会福利机构提供的早期教育及训练计划等(详情见单元十二“残疾人士的训练与辅导工作(一)”中有关“个别化家庭服务计划(IFSP)”的部分)。

教育工作

父母要具备育婴常识

这样可避免父母因疏忽、无心之失或不良的育婴习惯等情况对婴儿造成永久伤害。

公众教育

使公众人士能掌握多一些影响胎儿发展及儿童成长的信息,包括营养卫生、饮食习惯、保健、怀孕期要注意的事项、育婴常识、家居安全及环境保护等。

个人层面

- 注意健康与营养——怀孕妇女须保持良好的饮食习惯,除了不偏食之外,还要戒除烟酒,并且要小心服用药物。
- 食物选择——为了减少发生水银中毒的机会,在食物选择上也要留意,例如避免进食受污染的海产等。
- 留意家居及环境安全——这里的焦点是避免婴儿发生不必要的意外及预防铅毒等。

智障、智龄(mental age, MA)与智商(intelligence quotient, IQ)的关系

一直以来,智龄与智商是两个评估个人智能的重要部分,用以诊断个人是否出现智障问题。现简述如下(Drew, Hardman and Logan, 1996, pp. 85－89):

智龄

这个概念由伯纳与沙文提出(Binet and Simon, 1908),用来表达儿童的智能发展状况。智龄是指儿童在某个年龄的平均表现,这些表现跟一些在该实龄(chronological age, CA)下的孩子的能力吻合。譬如"一个实龄七岁的孩子智龄三岁"的意思是说,这个七岁儿童的表现符合一般实龄三岁孩子的能力表现。对于智障儿童来说,智龄的概念可以使家长及导师了解智障儿童的实际能力,而避免用孩子的实龄来要求他们。

智龄是一个综合评估值(composite measure),是通过量度(或评

估)个人在不同领域内的表现而得出来的数值。虽然,工作人员可从智龄中知道智障儿童的实龄与能力之间的差距,但对了解儿童在某一领域内的表现作用不大。例如一个实龄十岁而智龄五岁的孩子与一个实龄三岁而智龄三岁的孩子,除了知道两人的智龄能力水平相同之外,却无法从智龄的概念中了解两人能力的强弱处。譬如说,前者可能缺乏抽象概念或语言推理的能力,而后者却在这些地方表现出色等。

智商

智商概念的发展较智龄概念晚。计算智商的方法,是用智龄除以实龄,并将商乘以100,即 MA/CA ×100。用这个方法计算出来的智商值称为比例智商(ratio IQ)。在20世纪40年代中期以后,比例智商的计算方法被统计学的标准偏差(standard deviation)的计算方法所取代。跟智龄概念一样,智商也是一个综合评估值,故较难从智商值中了解个人在哪些领域的能力强弱。

智障的分类

以美国的发展看,不同时期、不同团体均对智障提出不同的分类。1992年以前,智障的分类主要用智能残缺的程度及智障的成因为分类的基础,将智障分为轻度、中度和严重智障三大类。其他的还有:

由美国精神科学会(American Psychiatric Association, 1994)出版的《心理障碍的诊断与统计手册》(*Diagnostic Statistical Manunal of*

Mental Disorders, 4th edition, DSM－IV)分类,[①]以智商作为分类基础,将智障状况细分为四个不同程度:

- 轻度智障——智商在70－55范围,即低于平均数二个标准偏差;
- 中度智障——智商在55－40范围,即低于平均数三个标准偏差;
- 严重智障——智商在40－25范围,即低于平均数四个标准偏差;
- 极严重智障——智商在25或以下,即低于平均数五个标准偏差。

1992年AAMR分类:

1992年的AAMR资料并不用轻度、中度、严重等程度来将智障分类,而是提出一个崭新的四维分类系统将智障分类,以智障人士的限制为基础而提出不同程度的支持建议(levels of intensity of supports)(Drewm Hardman and Logan, 1996, p. 14)。这些支持包括:

- 间歇性支持(intermittent)——在有需要时给予短暂性支持;
- 有限度支持(limited)——持续在某方面给予协助;
- 大量支持(extensive)——定期或每日在某些日常生活领域(例如工作领域)内给予支持;
- 广泛支持(pervasive)——在不同的日常生活领域内给予长期支持。

---

① 于1994年出版的《心理障碍的诊断与统计手册》第四版,其内容修订版(*A text revision of the DSM－IV*, DSM－IV－TR)已于2000年7月出版。由于对智障的界定没有改动,故本单元仍旧采用DSM－IV版本的数据。

香港的智障分类

据香港《2007年康复计划方案》的资料，香港也是根据美国精神科学会于1994年出版的DSM－IV的界定，[1]将智障（智力迟缓）界定为一种有以下征状的情况：

- 智能明显低于一般水平，在个别进行的智力测试中，智商等于或低于70。至于婴儿，则依据临床的判断来评定婴儿的表现是否明显低于一般的水平。
- 在适应能力方面（以当事人的年龄组别和文化组别的标准能力为准），及同时在以下最少两个范围里出现不足或残缺的情况，包括沟通、自我照顾、起居生活、社交技巧、社区资源应用、自主、实用技能、工作、休闲、健康及安全。
- 在未满十八岁前显现智力障碍的状况。

并将智障分为四个程度，表示个人智力残缺的水平，包括：

- 轻度智障——智商由50－55至大约70；
- 中度智障——智商由35－40至55－40；
- 严重智障——智商由20－25至35－40；
- 极严重智障——智商低于20－25。

依照DSM－IV的分类，将不同程度的能力列表如下：

比较项目	轻度	中度	严重	极严重
所占智障人口比例	约占85%	约占10%	约占3%－4%	约占1%－2%

① 数据来自香港立法局福利事务委员会《2007年康复计划方案》，22－23页。

（续表）

辨认	到年纪较长才看到与普通智能者的分别；	—	—	有显著的残疾表征；
学习能力	可教育的； 在学龄前已发展社会及沟通技能； 感觉运动领域障碍不大； 到20岁时最多能学到小学六年级的学业技能；	在儿童早期可获得某些沟通技能； 可训练； 学业成就最高可达到小学二年级水平；	在儿童早期已不能学习沟通性语言； 到学龄时才学会简单说话；	在儿童早期即有显著的运动功能障碍；
独立能力	给予合适的支持下能独立生活； 通常能成功在社区内生活；	在督导下可自我照顾； 由于难掌握社会规范而影响人际关系； 在督导下能适应社区生活；	在训练下学到一些基本自我照顾技巧；	在高度结构化的环境下，可与照顾者建立良好关系；
工作能力	有足够的社会职业技能来维持最低程度的生活要求。	能在庇护工场或在督导下公开就业； 主要以一些非技术性工作为主。	在密集的督导下进行简单工作； 若没有其他残疾情况的话，可以在督导下适应社区生活。	需要密集的照顾； 少部分能在密集的督导下在庇护工场下做一些非常简单的工作。

表10－1　不同程度智障分类的对比

唐氏综合征(Down syndrome)

最先发现记载一些唐氏综合征特征的记录是在1838年,而这些征状被冠以唐氏综合征的名称,是在一份1866年发表的医疗报告之后。当时,受达尔文的进化论影响,社会人士(包括发表报告者)普遍相信,现在被普遍称为唐氏综合征的症状,是一种人类退化的症状。由于患者的外貌与蒙古人有某些相像的地方,因此又被称为蒙古症(Mongolian idiocy)(Pueshel, 2000, p. 281)。

唐氏综合征的类型

人总共有23对染色体,其中第1至第22对染色体总称为常染色体(autosomal chromosomes),而第23对染色体是决定性别的X或Y性染色体(sex chromosome)。唐氏综合征的染色体变异主要发生在常染色体(autosomal chromosomes)上,并可分以下三种(Drew, Hardman and Logan, 1996, pp. 164 – 165; McConkey and McGinley, 1988, pp. 173 – 190):

(教师上课时可制作动画演示染色体增多、染色体转移、染色体拼凑。)

染色体增多(trisomy or nondisjunction)

这是因为第20对染色体增多,引起一种名叫SOD – 1的酵素(super – oxide dimutase)(Kearns, 1988)过多而出现问题。这也是发生唐氏综合征的主因。研究发现，这个情况与怀孕妇女的年龄有密切关系。[①]

染色体转移(translocation)

部分在第21对染色体的物质转移到第15对染色体上，令第15对染色体的长度出现异常。

染色体拼凑(mosaicism)

这是由于人体部分细胞出现染色体增多，而部分保持正常所出现的一个混合状况。研究人员估计，这可能由于细胞在受精后的分裂过程中出现了差错，令部分细胞产生问题，部分细胞维持正常状态。一般来说，这类唐氏综合征患者的发展问题比较轻微。

唐氏综合征的特征

每个唐氏综合征的孩子都是独特的，具有个人的特征，不过，他们之间也有一些相似的表征及共通的问题，例如：

- 侧向而上倾的眼型；
- 由于口腔细小而令舌头外露；
- 由于鼻骨的发展问题而引致鼻子扁平；
- 平额；
- 手指短小，尤其是尾指；

---

① 统计数据显示，在每1000名40岁怀孕妇女中，便有超过18名婴儿出现唐氏综合征，但每1000名20多岁的怀孕妇女中，只有0.69名婴儿会出现唐氏综合征(Drew, Hardman and Logan, 1996, p. 164)。

- 第一及第二脚趾的间距阔；
- 体能方面，这些孩子较容易出现心脏及呼吸道的问题；
- 智能方面，除了少部分智力正常之外，大部分也具有不同程度的智障问题。

除了以上的外显特征之外，大部分唐氏综合征儿童也有可能出现以下的身体问题(Pueschel, pp. 282 – 284)：

- 消化系统问题——包括管道瘘管及闭锁(tracheoesphageal fistula and atresia)、十二指肠闭锁(duodenal atresia)、环状胰脏(annular pancreas)、先天性巨结肠症(hirshsprung disease)、肛门闭锁(imperforate anus)及其他病症。上述的病症是一些急性疾病，需通过医疗矫治才能恢复器官的正常功能。
- 听觉问题——先天的结构问题，使唐氏综合征儿童经常被中耳炎等病症困扰，导致不同程度的听觉障碍。
- 先天性心脏问题——约有四至五成唐氏综合征儿童有不同的心脏问题，这个健康问题须尽快处理，否则会影响儿童的生命。
- 先天性白内障——约有3%唐氏综合征儿童患有此症。这是一个可以用医疗技术改善的问题，否则也可导致失明。
- 营养问题——由于消化系统的问题，部分患者常有喂食及体重过轻的问题。只要消除或缓解消化系统的毛病，喂食及体重的问题也会有所改善。

针对上述的身体问题，唐氏综合征儿童需安排定期的医疗保健服务，包括听觉检查、视力检查、牙科检查、营养咨询等。因此，医疗开支是一个经常困扰唐氏综合征儿童家长的问题。

自闭症（Autism）

自闭性（autistic）这个词汇是由希腊文“autos”演变而来，是自己（self）之意。[①] 在20世纪40年代初，加能医生（Leo Kanner，1943）及另一位奥地利医生阿史毕加（Asperger，1944）在其研究论文中开始用自闭这个形容词来描述患者一组特别的行为。[②] 从此，自闭症这个名词开始渐渐为人所熟识。在香港，自闭症约在20世纪70年代中期之后才受到广泛注意。据估计，大约每一万名儿童中，便有五名自闭症患者，三分之二的患者同时有智障问题，男女比例为4：1，而女性患者的发展障碍通常较为严重（萧宏展、罗莫颖斯及潘思赐，1998，10页）。

什么是自闭症？

加能医生在1943年对自闭行为有以下的描述（Happé，1994，pp. 9－10）：

极度孤独表现（extreme autistic aloneness）

患者不喜与人接触，对社交刺激缺乏反应，他们喜欢独处而乐在

---

① 自闭性这概念始于毕拿医生（Bleuler，1908）用自闭这个词语去形容一些精神分裂成年人的孤僻行为（Happé，1994，p. 11）。

② 加能医生用自闭困扰来形容一位名叫当奴（Donald）的五岁孩子的行为问题，而阿史毕加医生则在1944年发表一篇有关自闭心理问题（austic psychopathy）的论文（Happé，1994，pp. 7－9）。

其中。例如在喂奶时,患有自闭症的儿童跟母亲是没有眼睛接触的;父母对他们笑时,他们也没有反应;父母走过他们的身边时,也不会有任何反应,自己却自得其乐地望着天花板。他们很少学习父母的行为,也不在乎父母是否外出。跟父母出外时,他们是不会跟着父母一起走的,而是自己走自己的路,甚至不会回头望父母。

强烈要求同一性(anxiously obsessive desire for the presentation of sameness)

患者不能容忍生活规律上的任何转变,例如更改放学回家的路径、改变家居的摆设等。任何规律的转变均可引起患者激动的情绪,家人要回到旧有的规律中他们的情绪才能平息。

极强的强记能力(excellent rote memory)

患者对一些无特别意义的事物有特强的记忆力,例如某些号码或百科全书的索引页数等,这种能力跟他们在一般学习上出现的严重学习问题形成强烈的对比。

延迟性仿语(delayed echolalia)

患者在沟通过程中,出现仿语的情况,即无意义地模仿或重复别人说的话;如果语句太长,患者通常只会重复说最后的部分,例如,妈妈问:“刮大风啦,穿这么少衣服,你究竟冷不冷?”自闭症患者会模仿母亲所说的话,重复说“冷不冷”作为答案。有时候,患者会把一些别人过去说的话重复,这个情况称之为延迟性仿语,例如“不要走”、“打开窗”……此外,很多时候患者在仿语中同时出现代词倒转的问题,将“我”的代名词混乱为“你”。例如老师曾经说“你自己倒水喝”，假设患者学会了这个自理项目，而又能自己做，但当老师问他做什么的时候，他会说“你自己倒水喝”，而不是“我自己倒水喝”。

对外界刺激表现极度敏感（oversensitivity to stimuli）

患者对某些声音或对象表现强烈兴趣或反应，而且喜欢独自沉醉于一些声音或把玩一些对象，例如金属声、反光物件、巴士等。

喜欢重复行为（limitation in the variety of spontaneous activity）

患者喜欢重复某些活动或动作，例如摇摆身体、将物件排长龙、注视滚动物件等。

良好的认知潜能（good cognitive potentialities）

加能医生观察到一个普遍现象，即很多患有自闭问题的病人的外表与常人无异，而且他们对某些事物的记忆特别强，这使得很多家长有一个错觉，认为自闭人士的学习问题不是因为他们缺乏学习的能力，而是取决于他们是否愿意学习。

有学识的家庭背景（highly intelligent families）

此外，加能医生还发现自闭人士大多有良好的家庭背景或父母均为一些高学历人士。可是，这个现象很可能跟个案转介的偏向有关，因为就当时的社会气候而言，很多低下阶层家长未必会拥有足够的能力或资源为孩子的问题寻求专业意见，因而影响统计资料的准确性，出现了一个中上层家庭孩子患自闭症的比例较高的假象。

学习活动 2 （15 分钟）

李太太告诉工作人员她三岁的儿子性格内向、固执、不喜欢说话，不顺意的时候更大发脾气。虽然，他明白别人的要求，也能用有限的词语表达要求，但总是不大合群，喜欢独个儿玩他的汽车模型而不喜欢跟小朋友一起玩耍。李太太担心孩子患了自闭症。你认为李太太的担心是否合理？

孩子是否患有自闭症，是需要经过一些严格的诊断程序才能确定的。不过，工作人员也须对一些重要的自闭症特征有所认识，以判断家长的担忧是否合理，然后给予家长适当的建议。

自闭症究竟与其他发展障碍问题有什么分别？首先，自闭症的征兆在孩子三岁前已出现（萧宏展、罗莫颖斯、潘思赐，1998，19 页）。接着，还要观察孩子是否在下列三方面也同时出现问题（人称"永氏三角"（the Wing's triad）（Wing，1988）），包括社交、沟通及创意等方面，才可以诊断问题是否属于自闭症范围（Happé，1994，pp. 18－19）：

- 社交表现（socialization）——自闭症儿童喜欢活在自己的世界里而不喜欢与人接触，或在社交上表现被动。部分患者则喜欢用一些重复语句或单调的问题，缠扰别人而不是投入正常的社交活动当中。

- 沟通表现（communication）——自闭症孩子在发展人际关系及语言沟通的项目中，不但落后于同龄的孩子，而且有关表现还异于普通人（萧宏展、罗莫颖斯、潘思赐，1998，15页）。他们有语法的错误及有特殊的语言用法，喜欢重复说一些电视广告或别人的话。例如，与其他发展有问题的孩子相比，一个十岁大语言发展迟缓的孩子的语言能力可能只像一个六岁孩子，但他仍可以在能力范畴之内与人沟通。可是，一个十岁大的自闭症儿童则不然，他不但出现语言发展迟缓的状况，还可能完全不能言语，或不懂得用手势或表情跟人沟通，甚至缺乏表达感受的能力（萧宏展、罗莫颖斯、潘思赐，1998，15页）。
- 创意表现（imagination）——在游戏中，可以观察到自闭症儿童的一些特有游戏方式。在玩耍时，普通儿童可以从玩具中创出很多不同的玩意，或者可以玩一些想象游戏。与之相比，自闭症儿童的游戏方式较为单调，喜欢重复某些动作或活动，不喜欢观看一些以故事或生活小品为题材的电视节目或书本。他们喜欢沉醉于阅读一些单调或刻板的刊物，例如电话簿等，如此种种均反映出患者的一些固执、缺乏创意或弹性的表现。

回到李太太儿子的问题上，他虽然较为沉默，但仍能用语言表达自己及跟人沟通。换言之，他的语言发展可能较普通孩子的慢，但并没有异常的表现。此外，他虽然在不惬意时发脾气，但这个情况跟一些自闭症孩子类似的行为比较，自闭症孩子很多时候是因为抗拒改变，自己要求或坚持去重复及刻板地做某些动作不果而发脾气的本质不同，故李太太不必对孩子的独特个性表现过分忧虑。

阿史毕加症候群（Asperger's syndrome）

刚才曾提到,阿史毕加医生是继加能医生之后,另一位用自闭性这个字形容一些儿童的心理行为。有别于加能医生所描述的症状,阿史毕加医生所描述的自闭问题儿童,他们大都有较佳的语言能力和思考能力,并出现较多的大肌肉问题(Happé, 1994, pp. 83)。这些有别于典型自闭症表征的症状,后被统称为阿史毕加症候群(Asperger's syndrome)。依据DSM－IV分类,阿史毕加症候群的特征有(孔繁钟、孔繁锦,2000,68－69页):

- 没有明显的一般性语言迟缓问题,例如没有出现"两岁才能使用单字,或三岁才能使用短句"等问题。
- 除了在社会互动能力表现出现问题之外,在自理、社会适应好奇心等项目中,并没有明显的迟缓表现。
- 在社会互动方面至少出现两项问题,包括:
  - 在非语言表现上有明显的障碍,例如在眼对眼凝视、面部表情、身体姿势及手势等方面表现异于普通孩子;
  - 在发展同龄人关系上出现问题;
  - 缺乏一些自发性跟人分享快乐、兴趣或成就的表现。
- 在行为、兴趣或活动方面至少出现一项问题,包括:
  - 表现刻板,或兴趣只局限于个别范围内;
  - 执著于某些常规或仪式;
  - 重复一些刻板的身体动作,例如用手掌拍打或绞扭、重复某些全身动作等;
  - 持续专注于对象的某一部分等。

- 以上各项问题会令患者在社会、职业或其他重要生活领域内面对重大的障碍。

香港的定义

香港选用世界卫生组织的疾病分类法,列出以下自闭症的病征:①

- 社交发展有本质上的障碍;
- 语言及非语言上的障碍;
- 有局限、重复及刻板行为、兴趣和活动;
- 三岁前出现发展异常。

自闭症的成因、类型与治疗

医学界现时对自闭症的成因仍未有定论,但相信是受生理因素影响,认为跟遗传基因有关。加能医生曾经提出自闭症与冷漠的家庭的关系,但没有受到重视,反对者认为他的看法有数据上的偏差,并提出两个反驳的理由(萧宏展、罗莫颖斯及潘思赐,1998,26页):

- 大部分自闭症的征状在婴儿期已经出现,因此质疑父母教养方法的影响位置。
- 如果自闭症与后天的心理影响有关的话,那么,孩子的情况应该随着年龄增加而越趋严重,而实际上这个情况并不普遍。

① 资料根据《香港康复计划方案1998/99－2002/03——群策群力,同创新纪元》。

虽然,“自闭症跟后天疏忽有关”的说法现时已不流行,但很多家长依然将子女的问题归因于自己的教养方法上而感到内疚(萧宏展、罗莫颖斯、潘思赐,1998,25 页)。进入 20 世纪 90 年代,学者在研究自闭症与遗传因素的关系上有新进展,发现约有 2 至 10 个遗传基因与自闭症有关联(萧宏展、罗莫颖斯、潘思赐,1998,29 页),例如 X 性染色体脆弱症候 (fragile X syndrome),便是第 23 对性染色体中的 X 染色体出现了问题。据估计,10 个患有 X 性染色体脆弱症候的人当中,便有一个患有自闭症。虽然,现在的医疗技能仍未能在婴儿出生前检查到胎儿有没有自闭症的基因,不过,上述发现对未来的预防工作将有积极的贡献。

其他的潜在因素还有:

- 脑部损伤——研究指出,约有三分之一的自闭症儿童患有脑部损伤或中枢神经系统机能方面的障碍,并出现痉挛和脑水肿等症状(林宝山,1997,232 页)。
- 新陈代谢问题——这里是指人体内一些化学物质出现变化,影响大脑机能运作。据资料显示,部分自闭症患者的家长患有甲状腺功能的问题。对于这一类自闭症患者来说,药物治疗可以改善他们的睡眠及注意力问题。

摩顿与费夫(Morton and Frith, 1994)尝试从三个不同层面解答什么是自闭症的问题,包括生物角度、认知角度和行为角度 (biological, cognitive and behavioral)(Happé, 1994, pp. 7 –9),并提出自闭症的几个类型 (Happé, 1994, pp. 1 –6):

类型一

能找到一个生物学上的病源 (unitary biological origin),例如,由不健全的X性染色体引起的自闭症状。这个症状令患者出现多种不同的认知和行为问题，不过，不同患者会出现不同的症状，例如部分患者会出现严重的学习障碍或智力障碍，但部分患者则可能智力正常而可学习适应社交要求。

类型二

这类型的特征是能找出一个认知问题的病源，例如读写困难（dyslexia），而这个认知问题却由多种身体问题所引起，使患者同时出现其他的行为问题，例如在听觉记忆、阅读能力、音调等方面的问题。

类型三

患者出现了一个行为问题，例如缺乏注意力。同样，这个行为问题也是由于其他的身体与认知问题所引起的。

智障人士的学习问题

以下是一些智障人士常见的学习问题（林宝山，1997，200－214页；Kozma and Stock，1993，p. 18）：

认知能力

以下的学习条件能力，限制了智障人士的认知发展，包括：

散漫的注意力

智障人士容易受环境内的声、光及对象所吸引而分散注意力,因此在学习时比较难维持长久的注意力或在同一时间内进行多项事务。这些人士的注意力一般可维持数分钟,情况差的只能维持数秒。在设计训练课程上,工作人员须留意智障人士的学习特色而加以变化。虽然他们的学习专注力低,不过他们较喜欢将兴趣放于某一件事情上,重复进行,因此较难发展新的兴趣。例如一个智障孩子对填色有兴趣的话,他会将全部精力放在填色的活动上,老师要用很多办法才能令他暂时停止填色,尝试别的活动。

短暂的记忆力

大部分智障儿童很快便忘记所学的事,因此需要不断地重复学习,以加强记忆。

统整能力低

他们喜欢注意事物的小部分,而较难去理解部分与部分之间的关系,因此难于掌握事物的整体性。例如,一个喜欢昆虫的智障孩子,当他看见一幅农庄图画时,他只会看见画中的蝴蝶,而不明白蝴蝶与农庄的关系。这是智障儿童的其中一种知觉能力缺陷,以致影响他们的辨识能力。

缺乏抽象思维能力

智障人士的学习很倚重实际的感官经验,他们须通过视觉、触觉等去学习一些事物,而难于用一些抽象思维的方式去掌握一些抽象概念，例如，他们可以通过视觉、听觉及触觉明白眼、耳、口、鼻是什么样子的东西，但却难掌握它们是人体器官的概念。此外，由于智障人士较难理解时间、空间、质量、模式等抽象概念，影响他们的运算能力，再加上他们难以思考或判断一些属于为什么或如何范围的问题，进而影响他们独立生活的能力及社交表现等能力。

类化能力低

类化（generalization）是指将一些已学得的特殊经验应用于一些新的境况之中，以扩展个人解决问题的能力。例如一位智障孩子明白“空”的概念是指当他将杯内的果汁喝个精光时的状态，但他却难以将“空”的概念从这个特有的情景，扩展到其他生活情景中。

语言能力

语言沟通是智障儿童一个常见的问题。不同程度的智障会出现不同程度的语言沟通障碍，智力程度愈低，问题愈严重。他们的常见沟通问题包括：

说话语音的问题

发音不清、不准确发音或发音错误等情况。

语言发展迟缓

语言理解能力差、语汇较狭窄、短语句、词不达意或用词不当等。

语言理解力

难于理解较复杂或较长的语句,或理解抽象词汇的能力差等。

其他

智障人士说话的音质、音量、音调及速度也异于普通人,有些智障人士甚至缺乏语言表达的能力。

学习动机

观察资料显示,大多数智障人士缺乏学习的兴趣或很难投入学习一些较复杂的事务。这个情况相信跟智障人士的学习条件限制,以及在日常生活中经常遇到的挫折有关。事实上,智障人士也会享受在完成事务后别人给予的认同与赞许,因此他们也有"追求成功的动机"。

社会适应能力

这里包括智障人士的自理能力及遵守社交规范能力两个主要部分:

自理能力

智能愈低的人士,在处理自己的饮食、衣着、卫生等方面的能力愈低。

遵守社交规范能力

由于他们较难理解和掌握团体活动的规则或社会规范,因而不明白某些个人行为的后果。此外,他们的自我调节能力比较弱,所以也较难控制个人的欲望和情绪,容易出现冲动或过于激烈的行为。

智能残疾成人面对的成长问题

为方便起见,以下暂将智能残疾(包括唐氏综合征)及自闭症暂时视为同一类别——智能残疾,以便了解智能残疾人士由青少年期过渡到成年期时,他们及家人所面对的问题。对于普通的青少年来说,成人期是一个体现独立自主、发展个性、与异性开展亲密关系、计划未来的时期;他们在行为上及情感上开始减少对父母的依附和依赖,开始建立自己的人际网络。另一方面,父母也开始卸下以往对他们事事关心的照顾者角色,为他们在日常生活中提供一些发展自己及实践成熟行为的空间。

对于智能残疾人士而言,虽然他们的体能发展与生理需求也随着年龄的增加而趋成熟,但在独立自主、自我概念及性(emancipation, self - concept and sexuality)等成长方面上的发展,却因智力障碍问题而受到限制(Zetlin and Turner, 2002)。与此同时,智能残疾人士家长也因子女的实龄与智龄的差距,而对子女的期望与要求感到无所适从。习惯上,父母在有意无意之间反而出现了一些鼓励智能残疾子女依赖、服从以及跟年龄不相符的行为,而不是协助子女建立一些独立自主及配合性别身份(sexual awareness)的能力(Zetlin and Turner, 2002)。

学者相信,智能残疾虽然影响个人的能力,但智能残疾人士不会对其特殊的生活处境和发展限制完全没有感受。研究显示,尽管智能残疾人士不能用语言清楚表达自己对处境的认知,但相信他们会用行动及情绪来表达他们部分的内心感受(Zetlin and Turner, 2002):①

亲子关系的矛盾

研究显示,过半数的被访者(轻度智障成人)认为自主问题(autonomy)是引致亲子间矛盾的主因。他们感到父母仍用过去一贯的保护和限制态度跟他们相处,使他们处于独立与依赖的矛盾当中。例如,父母不让他们自行处理财政、替他们选择及作决定、限制他们外出或回家的时间、要求他们达到某一仪容水平等。智能残疾人士认为,父母这些限制使他们失去很多接触外面世界的机会和经验。

身份问题

超过八成被访者指出,他们在青少年期开始意识到他们跟普通人有分别的事实,并理解这些非常之处不但影响他们的生活,还影响

---

① 这个研究的结果,是来自一项在1980年7月至1981年12月期间,用密集的深入访问形式向46名居住在洛杉矶,年龄介乎23－60岁而有独立能力的轻度智障成人进行的研究访问。此外,研究人员还向当中25名人士的家长进行了一些有结构的生命史式访谈,内容涉及:智障孩子的发展史、智障孩子对家庭的影响及智障孩子的学习、就业、社交、居住等问题(Zetlin and Turner, 2002)。

他们的社会身份和自我感受。他们认为他们的身份问题主要受两种矛盾状态影响，期望与表现（expectancy - performance）的矛盾和接纳与排斥（acceptance - rejection）的差距：

期望与表现的矛盾

学业成绩是青少年期一个重要的个人自我评估项目。超过半数被访者表示，从学业成绩及学习能力的表现中，他们具体地了解到自己是智能残疾人士这个事实。他们虽然渴望可以像普通人一样能够在学业上有所成就，并以此开始日后的人生目标，但同时他们也体验到智力的限制及相应的社会规范带给他们的挫折感。他们说，每当他们回望自己的真实处境时，那份挫折感令他们对普通人产生妒意。

接纳与排斥的差距

超过六成被访者表示，曾经在家庭里感到被不同程度的排斥。有些被访者觉得父母因为智能残疾问题而对他们（被访者）感到失望，而对智力正常的子女给予较高和肯定的评价。他们又认为，父母将他们送往院舍的做法以及父母用一些跟健全子女不同的谈话语调来跟他们谈话等做法，足以反映出父母对他们的爱是有所偏差的。超过八成被访者表示，他们曾经被邻居小孩及同学等人取笑；而超过两成人士表示，他们不能像普通人一样有机会发展男女的社交关系。

性问题

常见的性问题包括谈恋爱、结婚、避孕、节育等。研究发现，父母对智能残疾人士的性问题感到焦虑而出现避讳行为。对于成年智能残疾女性的父母来说，他们普遍担心的问题是女儿会否受到性侵犯和怀孕的问题；对于成年智能残疾男性的父母来说，他们面对的问题是如何解决孩子的性需要。不过，面对性问题父母一般会用禁制手段处理问题，例如用强硬手段禁止子女表达对性的需求、不准子女跟异性约会或替子女采取绝育安排等。

学习活动 3 （20 分钟）

细读以下个案，试讨论如果你是一位康复工作者，会如何处理以下的问题：

王太太五十多岁，是一位残疾人士的母亲，育有一女。女儿 20 岁，是一位中度智障人士，在庇护工场工作。王太太是一位家庭主妇，自孩子出生后便负起照顾的责任；王先生 60 岁，是一位酒楼待应，工作时间颇长，没有时间照顾女儿。虽然，王先生有稳定的收入，但只够糊口，而且，他最近身体转差，有退休的打算。

最近，王太太向中心工作人员求教，发现女儿最近与庇护工场另一名轻度智障男子约会，她担心她们的关系会进一步发展，想请教社工如何处理两名子女的问题。

如何处理智能残疾人士的性需要是一个涉及多层次讨论的问题，其中涉及如何在平等权利与环境限制两者之间取得平衡的问题，因此,工作人员是不容易给予一个划一而绝对的答案的。就智能残疾人士是否应该结婚的问题,如果单纯从人权层面考虑的话,答案会是肯定的。可是,结婚并不只是涉及夫妇两人的亲密关系问题,还涉及组织家庭、维持生计、姻亲关系及养育等问题,这些问题使智能残疾人士的婚姻问题变得复杂。因此,要讨论智能残疾人士婚姻的问题,不应只落墨于应否的判决上,更要仔细讨论一些构成完整婚姻状态的实际条件。

以现时的香港社会气氛而言,社会趋向支持智能残疾人士也同样享有结婚权利这一点上,可以使家长和智能残疾人士不必面对强大的社会压力,这个问题的讨论焦点因而可放在家长的态度上,以及智能残疾人士在持家方面的能力与限制上。从理想角度看,智能残疾人士的婚姻需要取得双方父母的支持,因为父母的支持,可以减少智能残疾人士日后在持家方面的压力。再者,家人对婚姻的支持对智能残疾人士夫妇在心理上产生的慰藉不是社会福利服务所能替代的。因此,智能残疾人士的婚姻问题,是一个需要经过细心磋商、动员双方家庭参与的讨论过程,而不是一个简单的应否问题。

总结

本单元概括地介绍了两种智能残疾:智障(包括唐氏综合征)和自闭症,使大家对这些发展障碍有一个初步的认识。

参考文献

Blacher, Jan and Bruce L. Baker. (2002). (Eds.) *Families and Mental Retardation: A Collection of Notable AAMR Journal Articles Across the 20th Century.* Washington: American Association on Mental Retardation.

Blasco, Patricia Mulhearn. (2001). *Early Intervention Services for Infants, Toddlers, and their Families.* Boston: Allyn and Bacon.

Drew, Clafford J., Michael L. Hardman and Donald R. Logan. (1996). *Mental Retardation: A Life Cycle Approach.* New Jersey: Merrill, An Imprint of Prentice Hall.

Happé, Francesca. (1994). *Autism: An Introduction to Psychological Theory.* London: UCL Press.

McConkey, Roy and Patrick McGinley. (1988). (Eds.) *Concepts and Cobtroversies in Services for People with Mental Handicap.* Dublin and Ireland: Woodlands Centre and St. Michael's House.

Morgan, Hugh. (1996). *Adults with Autism: A Guide to Theory and Practice.* Cambridge: Cambridge University Press.

Smart, Julie. (2001). *Disability, Society, and the Individual.* Gaithersburg: Aspen.

Stolk, Joop, Theo A. Boer and Ruth Seldenrijk. (2000). (Eds.) *Meaningful Care: A Multidisciplinary Approach to the Meaning of Care for People with Mental Retardation.* Netherlands: Kluwer Academic Publishers.

Wehmeyer, Michael L. and James R. Paton. (2000). (Eds.) *Mental Retardation in the 21st Century*. Texas: Proed: An International Publisher.

林玉体编(1989),《自闭儿的教养》,台北:时报文化出版企业有限公司。

林宝山(1997),《特殊教育导论》,台北:五南图书出版有限公司。

傅秀媚译(1998),《婴幼儿特殊教育——出生到五岁》(*Birth to Five:Early Childhood Special Education*),台北:五南图书出版有限公司。

萧宏展、罗莫颖斯、潘思赐(1998),《自闭的天空》,香港:突破有限公司。

Asperger, H. (1944). "Die' Autistischen Psychopathen' im Kindesalter", in *Archiv fir Psyciatrie und Nervenkrankheiten*, 117: 76 – 136.

Begab, M. J. (1979). *Frontiers of Knowledge in Mental Retardation*. Baltimore: University Park.

Binet, A. and T. Simon. (1908). "Le Développement de L'intelligence Chez Les Enfants", in *L'Annee Psychologique*, 14: 1 – 94.

Bleuler, E. (1908). "The Prognosis of Dementia Praccox: The Group of Schizophrenias", English translation in J. Cutting and M. Sheperd(eds)(1978). *The Clinical Roots of the Schizophrenia Concept*. Cambridge: Cambridge University Press.

Conneally, Sean. (1988). "Developing the Sexuality of People with a Handicap", in Roy McConkey and Patrick McGinley(eds.) *Concepts and Cobtroversies in Services for People with Mental Handicap.* Dublin and Ireland: Woodlands Centre and St. Michael's House, pp. 129 – 150.

Down, J. L. (1866). "Observations on an Ethnic Classification of Idiots", in *London Hospital Clinical Lectures and Reports*, 3: 259 – 262.

Frith, U. (1989). *Autism: Explaining the Enigma.* Cambridge: Basil Blackwell.

Frith, U. (1993). "Autism", *Scientific American*, June, 108 – 114.

Kanner, L. (1943). "Autistic Disturbances of Affective Contact", in *Nervous Child*, 2: 217 – 250.

Kearns, Anthony. (1988). "Prevention: Prospects and Promises", in Roy McConkey and Patrick McGinley. (Eds.) *Concepts and Cobtroversies in Services for People with Mental Handicap.* Dublin and Ireland: Woodlands Centre and St. Michael's House, pp. 173 – 190.

Kozma, Chahira and Jeremy S. Stock. (1993). "What Is Mental Retardation?" in Romayne Smith (ed.). *Children with Mental Retardation: A Parent's Guide.* Bethesda, MD: Woodbine House.

Morton, J. and U. Frith. (1994). "Causal Modelling: A Structural Approach to Developmental Psychology", in D. Cicchetti and D. J. Cohen(eds). *Manual of Developmental Psychology.* New York: John Wiley, Chapter 13.

Pueschel, Siegfried M. (2000). "Toward a Brighter Future for Persons with Down Syndrome", in Michael L. Wehmeyer and James R. Paton(eds) *Mental Retardation in the 21st Century*. Texas: Proed: An International Publisher, pp. 281 – 297.

Safford, Philip L. and Elizabeth J. Safford. (1995). *A History of Childhood and Disability*. New York: Teachers College Press, Chapter 6.

Turnbull, Ann P. and H. Rutherford Turnbull. (2002). "Parent Involvement in the Education of Handicapped Children: A Critique", in Jan Blacher and Bruce L. Baker. (Eds.) *Families and Mental Retardation: A Collection of Notable AAMR Journal Articles Across the 20th Century*. Washington: American Association on Mental Retardation, pp. 301 – 308.

Wing, L. (1988). "The Continuum of Autistic Characteristics", in E. Schopler and G. B. Mesibov(eds) *Diagnosis and Assessment in Autism*. New York: Plenum Press, pp. 91 – 110.

Zetlin, Andrea G. and Jim L. Turner. (2002). "Transition From Adolescence to Adulthood: Perspectives of Mentally Retarded Individuals and Their Families", in Jan Blacher and Bruce L. Baker. (Eds.) *Families and Mental Retardation: A Collection of Notable AAMR Journal Articles Across the 20th Century*. Washington: American Association on Mental Retardation, pp. 193 – 201.

孔繁钟、孔繁锦编译(2000),《DSM – IV 精神疾病诊断准则手册》,台北:合记图书出版社。

匡智会(2000),《自闭症青少年及成人心理教育评估手册》,香港:匡智会。

吴武典(1994),《特殊教育的理念与做法》,台北:心理出版社。

网络数据

DSM – IV – TR：www. behavenet. com

"*Rehabilitation Program Plan 2005*"（Draft）from：www. hkcss. org/rh/rpp/Paper 18_2005e. doc

《2005 香港康复计划方案检讨》拟稿。有关资料请参阅香港社会服务联会网址：www. hkcss. org. hk/rh/rpp/index. htm

立法局福利事务委员会，《2007 年康复计划方案》，资料来源：www. lwb. gov. hk/chi/advisory/rac. htm

孤独屋康乐园：www. achh. com

单元十一　精神障碍[①]

前言

从疾病分类上看，精神障碍（mental disorders）是多种不同精神病患的统称。据 2007 年《香港康复计划方案》的分类，将精神病分为三大类：重性精神病（例如精神分裂症、情感性精神病等）、神经官能病（例如焦虑症、强迫症、恐慌症等）及其他（例如病态人格、依赖药物、酗酒等）。[②] 如果参照《心理障碍的诊断与统计手册》第四版的

---

① 在《香港康复计划方案 1998/99 - 2002/03——群策群力，同创新纪元》及 2007 年《香港康复计划方案》文件中，是用精神病（mental illness）作为不同种类的精神病患的总称。但依据 1975 年出版的《国际疾病分类系统，第十版》（ICD - 10）或《心理障碍的诊断与统计手册，第四版》及其修订版（DSM - IV/DSM - IV - TR），则用精神障碍（mental disorders）作为不同精神病患的总称。不过，部分台湾作者将英文"mental disorders"，译作精神疾患。在本单元里，除了在直接引述香港有关政策文件或文献等内容，以及描述已设立的服务项目名称等时仍采用精神病（mental illness）这个名词之外，其他地方则会用 ICD - 10 及 DSM - IV - TR 的精神障碍这一名词。

② 这里的病患中文译名是直接从《香港康复计划方案：群策群力同创新纪元，1998/1999 至 2002/2003 年》文件中引述，部分病患名称的译名可能跟其他地区的 DSM - IV - TM 中文译名有不同，例如神经官能病（neuroses，复数为 neurosis），在台湾把它译作精神官能症（车文博，1994；彼得森，2002）。

修订版(A Text Revision of DSM－IV, DSM－IV－TR)①目录分类的话,精神病则可被分为17个类别,其中包括:精神分裂及其他精神障碍(schizophrenia and other psychotic disorders)、情感性障碍(mood disorders)、焦虑性障碍(anxiety disorders)解离性障碍(dissociative disorders)、人格障碍(personality disorders)、饮食障碍(eating disorders)等。由于上述的类别分类非常精细,难以在本单元内详尽列出,故只选择一项社会人士较为熟悉却又对之充满误解的精神分裂症作简述,藉以对此病症增加认识。至于详细的精神障碍资料,可参阅DSM－IV－TR一书。

精神障碍患者面对的主要康复障碍,相信是来自社会人士对精神病(psychoses, 复数为psychosis)的误解及偏见。追溯香港在1984年发生的新翠邨事件,②及在1993年发生的丽港城事件,③居民激烈反对在屋邨内设置精神病康复服务的举动,反映出居民对精神障碍患者的排斥态度。尽管政府努力推行社区层面的教育工作,让社会人士对精神障碍康复者有一个较客观的理解;可是在心理层面上,社会人士仍未能摆脱对精神障碍康复者的成见,影响推行有关的社区康复工作。本单元试从三个方面认识精神障碍康复者:从医疗角度理解精神障碍、从精神障碍康复发展的角度理解患者的境况,以及从康复者的家人所面对不同层面的障碍去理解康复者的处境等。

完成这个单元后,你将会了解:

---

① 于1994年出版的DSM－IV,其修订版(A text revision of the DSM－IV, DSM－IV－TR)已于2000年7月出版。资料来源:http://psyweb.com。

② 1984年,一间位于香港地区沙田区新翠邨的精神病康复中途宿舍落成启用,受到居民激烈的反对。

③ 1993年,位于香港地区九龙东区的私人屋苑丽港城的居民,联合反对政府在屋邨内兴建一所精神病康复中心,扰攘多月,居民甚至自设规定,不准非居民进入屋苑之内。

- 香港精神病康复的发展经验；
- 社会人士对精神分裂症的误解；
- 医疗角度对精神障碍的定义；
- 精神障碍对患者和家庭的影响；
- 精神障碍康复者的职业康复情况等。

精神障碍康复服务的历史发展

环顾西方的精神障碍康复发展历史，早期的服务主要以封闭式收容所为主，将精神障碍患者隔离。以英国为例，20 世纪 60 年代以前为精神障碍患者提供的服务均以专业医疗照顾为主，直至英国政府在 1976 年的"联合财政计算"文件中，开始提出扩展卫生及社会服务部门之间的合作之后，才促成了社区心理卫生服务的发展（廖荣利，1993，54 页），并于 1981 年的"社区照顾"咨询文件中，确认了社区照顾的未来持续发展。叶锦城用社区照顾的概念，把英美两地的精神障碍康复服务发展，分为三个主要阶段（Yip，1996，pp. 38 –44）：

社区照顾发展前期（the pre – community care era）

叶锦城指出在 19 世纪之前，部分英美的精神康复服务，已含有社区照顾的元素。这个阶段的主要特色是，很多不同的志愿团体为精神病人推出不同类别的试验计划，例如为出院病人提供照顾及住宿服务、推广精神健康及预防运动、推动小型社区照顾计划等，以及成立精神病门诊服务。

由非住院制过渡到社区照顾期
(from de - institutionalization to community care)

19世纪的康复服务是以禁闭式护理院、工作营（infirmary or workhouse)及精神病院（asylum)为主。这些设施的环境很恶劣、拥挤又简陋。在英国,入住这些设施的人通常受到长期隔离,只有接近三分之一的人有机会离开。因此,社会人士对这类服务的批评日益增加,带动了非住院制运动的发展。除此之外,于1952年研制成功的精神科药物镇定剂(tranquilizers),使精神病的病情通过上述药物的治疗而得到控制,病人因而无需长期接受院护服务的隔离,加速了社区照顾的发展。1953年,WHO正式提出了一个新的社区照顾模式,并建议了一系列的社区照顾服务,包括医院服务、日间医院、日间院舍服务（day care domiciliary care)、宿舍服务及其他社区服务等,以推动患者跟社区保持着接触。其实,早于1946年,马恩（T. F. Main）已提出治疗社区(therapeutic community)的概念,这个概念的焦点是建议在各项康复服务内加强民主及参与的元素,为患者增加积极投入康复过程的机会以加强康复的成效。

在美国,肯尼迪政府于1963年颁布的《社区卫生中心法案》(The Community Mental Health Centres Act),推动了社区医疗中心的创建,为精神障碍康复者提供门诊治疗和部分住院治疗等服务;其中的部分住院治疗服务,康复者可以在日间到中心接受治疗傍晚时回家。至于那些有工作的康复者,则可以在下班后到中心就医(车博文,1994,834页)。此外,肯尼迪政府在新法案中还明确指出,美国将在10年至20年之间,把精神病院里的收容额减少一半,这一事件后来被视为是“非住院制运动”(De - institutionalization movement)的起点(陈丰伟,2004,16页)。至20世纪70年代中期,英国提出了另一个“以分区为单位的全面医疗及社会服务网络”的服务概念,希望在各分区内均能够为患者提供精神科医院服务、日间医院服务、社交中心服务、宿舍服务、职业训练、庇护工场、长期护理服务等。

社区照顾或再住院制期
(community care or re - institutionalization)

非住院制治疗的政策的确使很多精神障碍患者由医院重返社区生活,可与此同时,此政策却导致另一些问题的出现,包括(车博文,1994,835 - 856页;Yip, 2006, pp. 805 - 806):

- 出院、住院的循环——部分重返社区的康复者,由于缺乏独立应付生活问题的能力,在寻找亲友、住所与工作时又得不到足够的支持,再加上他们接受门诊时未能得到适当的追踪照顾,以致他们只好选择住院,出现出院、住院的循环。据统计数字显示,在全美国州立医院出院的康复者当中,约半数在一年之内又重返医院。
- 得不到适当的社区照顾——部分没有亲友照顾、生活能力太差又不能养活自己的康复者,出现比过去住在医院内更差的境况,有一些要居住在一些卫生条件很差而又拥挤的房子里;有些甚至无家可归,变成流浪者。
- 家人不愿意负起全部照顾责任——由于缺乏家庭资源或缺乏照顾康复者的技巧及其他种种原因,部分康复者的家人不愿意负起这个照顾责任,希望康复者由专业医疗人员照顾，有些家属甚至把家人遗弃。

- 社会人士要求加强住院制治疗政策——由于在非住院制治疗的政策下，社会人士越来越容易在社区内见到一些无居所的精神障碍康复者而感到担忧，因此要求政府重新加强精神障碍患者的医院治疗。

上述由非住院制政策所引起的问题，令推行社区照顾概念时遇到再住院制的阻力。20 世纪 80 年代中期，英国开始评估社区照顾的成效。研究结果显示，充足的资源对非住院制过程具有重要的作用。假若要成功推行社区照顾的话，必须增加资源；此外，也要加强政府的管理、监控角色，以及推动社区与志愿机构的参与。至于美国，其研究结果则对社区照顾的实践提出了一些问题，包括社区照顾的概念是否适合一些无家可归的慢性精神病患者的康复；究竟州政府对社区照顾概念的认同程度又有多少等问题。

香港精神科服务与精神病康复的经验

香港精神科服务

香港的精神科服务约有一百年历史。最先的服务可追溯到 1895 年，政府在港岛西营盘医院腾出一些地方，开设精神病院（lunatic asylum）。在此之前，香港对精神病的医疗知识很少。第一所独立的精神病院是于 1925 年在港岛高街设立的，而第一所精神科医院（psychiatric hospital）是于 1961 年在新界青山设立的青山医院。

虽然，早在 1964 年新生精神康复会已在社区内设立第一间中途宿舍，但在这段时期，精神科的服务仍以医院照顾为主，因此，青山医院这个医院名称在香港也成为精神病者的代号或特殊标签。1971 年，政府在普通科医院内开设精神病组，病人才可以在社区内继续获得医疗服务，这项服务使病者及家人所承受的压力开始得到部分舒缓。1980 年，葵涌医院在新界葵涌区设立，随后，一些以地区为主的精神康复服务也相继发展，包括日间训练中心、长期护理院舍服务（long stay care homes）[①]以及地区日间医院等（Chan，1996，pp. 57－58）。

香港精神病康复经验

香港精神康复的发展，较具规模的进展是在 1960 年确立的精神健康条例及 1961 年青山医院成立之后；而政府为精神病康复服务订立方向，并负起发展有关服务的责任则是在 1965 年首份福利白皮书之后（赵雨龙，2000，27－31 页）。据赵雨龙的分析，香港 20 世纪 80 年代初期的精神病康复仍以医疗模式为主，心理社会适应模式为辅，这可从当时两间比较规范的志愿精神康复机构的定位中反映出来；此外，当时的精神病康复服务的策划，基本上以专业人士的角度为主导，缺乏市民参与。直到 80 年代初，一宗精神病患者伤人事件[②]之后，政府开始检讨那些具有暴力记录的精神病者的出院程序；与此同时，政府也加速推动医疗服务与社会服务的合作，很多志愿机构在这

① 长期护理院舍在 1989 年屯门区设立。以家居形式提供护理及照顾服务（Chan，1996，p. 62）。

② 1982 年，香港地区一名精神有问题的病人致使 5 名幼儿园学生死亡的事件，加深了社会人士对精神病患者有暴力倾向的联想。

个背景下扩展了精神康复服务，当中尤以中途宿舍服务为最（Ma，1990，p. 6）。

至于西方的非住院制运动，似乎对香港精神康复的服务发展，没有出现很大的冲击。叶锦城（Yip，2006）认为，非住院制化在香港所导致的问题有别于英美两国，英美国家遇到的是社区照顾的负担过重（overloading community care）问题，而香港却是家庭的负担过重（overloading family care）问题。叶锦城提出了推动模式（push model）①来分析香港推行社区照顾时所遇到的限制，现概述如下（Yip，2006，pp. 806－814）：

- 人口密集与竞争的城市生活——香港是一个人口密集而以金融经济为中心的商业城市，政府非常关注社会经济发展。叶锦城认为这个特殊的客观社会条件，很容易激化起精神障碍的负面社会标签效应，影响社会人士对精神障碍康复者的接纳程度，新翠邨和丽港城事件便是其中两个典型的例子。社会人士对精神障碍康复者的负面态度直接或间接地影响社区照顾的推行条件，无形中把照顾康复者的责任由社区推回到家庭身上。
- 传统家庭文化观念的影响——叶锦城指出，中国传统文化的家庭观念对香港人来说，仍具有影响力。大部分香港人认为家庭是有照顾家人的责任，包括患有精神障碍的亲人，这个观念强化了家庭的照顾者责任与角色。
- 资源的缺乏——与英美国家相比，香港政府投放在精神健

① 此参考数据的原稿是英文，英文“push model”的中文翻译不是由原作者提供，而是本单元作者的翻译。

康服务上的资源相对较少，影响精神康复服务的社区照顾发展进度，间接加强了家庭的照顾承担。

叶锦城指出，跟英美国家的非院舍制服务发展相比，香港的精神健康服务发展仍以院舍制为主，例如，设立一些可容纳 40 人的中途宿舍（half－way house）；于 1991 年后建立，可容纳 200 人的长期护理院（long stay－care home）服务；及于 1996 年后兴建，可容纳 500 人，由多间中途宿舍、一至两间长期护理院及庇护工场组成的综合精神服务大楼（multi－purpose psychiatric service complexes）等，均是院舍制社区服务（institutionalized community care）的例子。叶锦城认为，香港的精神康复服务发展形态实际上是混合了大型院舍及社区康复两种模式。然而，从本质上看，这些院舍制的社区照顾服务跟院舍制精神病院，两者是没有多大分别的（Yip, 2006, p. 810）。他指出，虽然 1995 年的福利白皮书确立了残疾人士（包括精神病康复者）平等参与的方向，但当中所提出的社区照顾及社区康复的概念，内容仍然含糊不清，故未能反映香港的实际情况，以致出现以下的问题，进一步影响了服务的发展。这些问题包括（Yip, 1996, pp. 38－44 及 Yip, 1997, pp. 8－27）：

- 白皮书过于乐观，它没有顾及社会人士对精神病的真正态度，而一厢情愿地在“社会人士愿意接纳精神病康复者”的假设上策划服务。
- 另一方面，服务推行者又过于悲观，认为社区人士对精神病康复者只持有一种反对的态度。因此，为了避免康复者与社区发生冲突，将社区照顾的推行限制于一些“正规的”（formal）社区照顾服务模式之内，包括中途宿舍、庇护工场、日间照顾中心及长期护理院舍服务等。

事实上,香港的精神康复服务发展受医疗架构的转变影响。1985 年政府发表的医疗服务发展报告,建议成立一个新的医疗管理系统(即现时的医院管理局,Hospital Aurthority,简称医管局),加速了政府精神科医生转向私人执业(据统计当时约六成现职精神科医生离职),直接影响了精神医疗的服务(Ma, 1990, pp. 7 -9)。马丽庄(Ma, 1990)认为这个情况直接影响精神康复服务的成效及质量,因为在资源紧缩之下,慢性精神病人的需要最容易被忽略;而且,虽然一些急性病人可能愿意或有能力应付较昂贵的私人医疗服务,但此等服务却缺乏相应的康复服务做后盾,例如日间医院服务和职业治疗服务等,间接影响这类病人的康复(Ma, 1990, p. 9)。

精神病患者的康复工作重点

跟其他残疾类别的康复工作一样,精神康复工作的主要目的也是通过不同层面的介入,恢复个人的能力及发展个人的潜能。参考安东尼等学者(Anthony, Cohen, and Fakas, 1990)对精神康复工作原则的建议,精神康复工作应采用不同的专业技术,去达成以下目的,包括(Yip, 1997, p. 9):

- 积极推动康复者参与康复过程;
- 改善康复者的就业成效(vocational outcome);
- 改善康复者的行为;
- 改善康复者的能力(competencies);
- 发展康复者的生活技能及资源支持网络;
- 促进康复者独立生活能力;
- 协助康复者建立对生活的前景或希望等。

香港的精神康复工作主要包括四个方面——医疗康复、社会康复、职业康复和社区教育：[1]

医疗康复

其工作重点是由医院和门诊部为患者提供不同的服务，形式包括：精神健康服务、住院服务、日间医院、精神科社会康复护理服务、儿童精神病科服务等。综合不同国家的精神服务发展经验，它们均有以下几项主要特色（Lawson，1995，p. 16）：

- 为急症病人设立评估制度和入院程序；
- 为某部分病人提供一些有组织的医疗服务，包括在普通及精神科医院提供住院服务；
- 设立以精神科护士探访为主的支持服务；
- 在社区设立一些不同形式的院舍服务，包括暂住院舍服务，作为紧急临时支持；
- 设立康复服务；
- 只保留有限度的精神病院（asylum hospitals）服务等。

在香港，医院服务仍是医疗康复的一个重要元素。虽然，普通科医院也设有精神科病床，但提供此类服务的机构仍以青山医院及葵涌医院为主。1994 年开始，医管局将全港精神科服务划分为五个地区网，以确保居住于不同区域的精神病患者能在其地区网内得到有

---

① 这里的主要资料参考来自《1998 年香港康复计划方案检讨》。在 2007 年最新的《香港康复计划方案》文件中，仍把精神病患康复分为四个主要范围，而范围的划分则稍有不同，计有：(a) 医疗和社区精神康复；(b) 住宿服务；(c) 日间照顾和社区支援；(d) 就业服务和职业训练。

关服务。此外，香港的精神病医疗康复服务是以跨科际团队模式(transdisciplinary teamwork)为主，成员包括医生、护士、职业治疗师、临床心理学家及社工等，为病人(及家人)提供社交心理评估、危机介入、辅导、职业治疗等服务(Chan, 1996, pp. 59 –61)。

社会康复

香港的社会康复服务，主要由志愿团体负责提供一系列以社区为本的服务，其重点是协助精神康复者重新适应社会生活，服务形式包括(Chan, 1996, pp. 62 –64)：

住宿服务

为单身或被家人拒绝的精神病康复者而设，类别有中途宿舍、半独立宿舍(supported hostels for semi – independent living)、[①]长期护理院舍、体恤安置等。

就业服务

属于职业康复的范畴，服务形式包括庇护工场、日间训练中心、交谊会、辅助就业等。

家庭支持服务

服务对象是患者的家庭。香港第一间为精神病患者家属而设的

---

① 与体恤安置的性质相似，是为一些有独立能力的精神康复者而设，多设于私人或公共屋邨内。(Chan, 1996, p. 62)。

家属资源中心，是由浸会爱群服务处于1989年成立的试验计划，服务包括电话热线、面谈、教育活动、数据借阅、通讯及自助小组等。而该自助小组在1992年发展成为一个独立团体，名为香港精神病家属协会（Hong Kong Association of Relatives for Mental Health，HKARM）。

职业康复

工作重点是通过职业评估和辅导（vocational assessment and guidance）、职业训练及选择就业等服务（selective placement），协助精神康复者就业（详情请参阅本单元的“职业康复——精神病康复者重返就业的阻碍”部分）。

社区教育

1982年，香港政府成立一个名为复康教育委员会（Committee on Public Education in Rehabilitation，COPERE）的组织，负责统筹及推行所有有关公众教育的活动事宜。通过这个委员会，志愿团体、政府部门及医管局携手举办各种不同类型的公众教育活动，增加市民对精神病患者的认识。

社会人士对精神分裂症的误解

当谈及精神病时，一般人脑海中都会浮起一个类似的影像：患者会胡言乱语、失去常性、不能辨认亲人……这些影像，再加上媒体在报道时，有意无意地将焦点放在一些与精神病患者暴力有关的新闻事件上，使部分人士产生“精神病跟暴力倾向有关联”的错觉，将精神病患者视为一些有暴力倾向的人，而对之感到恐惧。[①] 社会人士对精神病患者的一些常见误解综合如下：有暴力倾向、具危险性、性格分裂、具遗传性、经常失控与药物的副作用，以及是一种渐进状况与复发问题（麦基风、黎守信、卢尔德临，1988；彼得森，2002，555－557页）：

有暴力倾向

虽然，精神分裂症患者有时可能会行为古怪，例如哭笑无常、动静异于常人等，其实，他们很少有暴力行为的倾向。基本上，精神分裂症患者喜静，较为羞怯和畏缩；他们很难集中精神，也感到难于表达自己或与人沟通，导致人际关系疏离。而且，他们很多时候也因为过于沉醉在自己的思想和感受世界中，而忽略了每日的生活细节，包括饮食、睡眠及个人卫生等，致使他们的仪容不整洁，难以被人接受。

具危险性

从统计数字看，精神分裂患者不是一群具高度危险性的人。虽然，患者在病发时会有一些很激动或失控的表现，会把旁人吓坏；但实际上，患者自己比旁观的人更感害怕、更脆弱。社会人士觉得精神

---

① 见第391页注释②。

分裂患者是一群危险人物的看法，相信跟一些新闻标题有关，这些标题常常把犯罪、伤人跟精神分裂患者联系在一起（彼得森，2002，556页）。

性格分裂

另一个对精神分裂患者的常见误解是他们有性格分裂的问题。这个误解可能跟英文"schizophrenia"的"Schiz"字根有关。这个病患的英文"schizophrenia"由瑞士潘达（Eugen Bleuder）医生于1908年创造的。在希腊文里，"Schizein"是分开（split）的意思，而"phrēn"是心智（mind）的意思。潘达医生的原意是用"schizophrenia"来描述一些在思考和情绪上出现分裂状态的病人，即是病人所想的与他所感受的出现不一致的状况，而不是病人在性格内出现分裂，譬如多重性格障碍或解离性障碍（dissociative disorders）等（彼得森，2002，556页）。

在精神医学上，性格分裂是指个人的记忆或意识跟自我是不连续的，出现了空隙。可是，社会人士一般将性格障碍的性格的分裂，误认为是精神分裂症的思考与情感的分裂。换言之，其实，多重或分裂的性格并不是精神分裂症的其中一个病征。

至于性格分裂的主要的病征包括：

思想紊乱

患者觉得有些思想不是自己的，是别人通过电波、激光、传心术等传入自己的脑海当中的。他们又会感到脑海一片空白，认为思想被别人偷去而不能思想。此外，他们也会感到自己的思想被人窥见及传开,认为别人知道他在想什么而感到没有私隐。

妄想

患者多出现一些令普通人无法理解的想法,但他们却认为那是一些"真实"的事。例如患者相信有某些力量控制他们的思想,或者觉得受迫害;或者觉得自己是一些特殊人物,有控制自然的特殊力量等。当患者痊愈后,他们也会对上述的想法感到惊奇。

幻觉

患者会听到一些普通人听不到的声音、说话声或嗅到一些别人嗅不到的气味等。正如上述的妄想现象一样,这些声音、气味对患者来说均是一些"非常真实"的事。

具遗传性

一些关于孪生人士、家庭成员、收养孩子与精神分裂症之间的关系等研究,使很多人相信精神分裂症是一种家族遗传的病患,但事实并非如此(彼得森,2002,557 页)。据世界各地的统计数据显示,精神分裂的患病比率是 100∶1,即每 100 人即有 1 人患病。[①] 不过直至现时为止,精神分裂症的原因仍未确定,医疗界普遍相信这个病是与脑部功能失调有关,而诱因可能是心理压力。因此,它只是一种可遗传性的疾病,而非一种遗传病,如汉丁顿舞蹈症(Huntington's dis-

---

① 从自杀的死亡率资料推算,香港精神病的病发率(incidence)与西方国家的极相似(Lawson, 1995, p. 15)。

ease)般。

所谓遗传病,是一种病发几率与基因直接有关,而不受环境影响的疾病。而可遗传病则要在某特定的环境下,其潜在的生物基础因素才倾向显现出来(彼得森,2002,557页)。换言之,当其中一个家庭成员患有此病时,其他家人或家庭的下一代并非必然会患上此病,只是他们的患病几率会相应较高而已。

经常失控与药物的副作用

很多人的印象中,精神分裂症患者会经常表现失控,这也是一种错误的印象。其实,只有部分患者在精神症状期(psychotic episode)间,才有机会出现情绪失控的行为;而一般患者在此期间内,会出现一些与现实隔离的状态,例如思想、感受与行为自成一格,跟外界隔离。此外,在药物的控制下,很多患者能稳定病情,并不会经常复发。

现在有多种治疗精神分裂症的药物,它们的主要疗效是减少病征、预防复发及防止病情恶化等。可是,这些药物均有副作用,包括困倦、手脚抖震、坐立不安、肌肉僵硬、食欲上升或对阳光敏感等。虽然如此,与其治疗效用比较,这些药物的副作用仍然可以接受,而部分的副作用也可用其他方法来改善。所以,当药物出现副作用时,病者或家人应向医生报告,不应自行减少药物的摄入量,影响治疗的效果而增加复发的机会。

是一种渐进状况与复发问题

一般人都有一个误解,认为精神分裂症患者的情况会越来越坏,直至死亡。这个印象相信与精神分裂症早期的名称有关。在19世纪初,此病症被称为早发性痴呆(Dementia Praecox),而痴呆在拉丁文的意思是渐进发展,因此,精神分裂症(当时的早发性痴呆)也被看成是一种渐进的疾病(彼得森,2002,557页)。可是,现代医学研究发现,精神分裂症与痴呆症两者有极为不同的病程,不能混为一谈。

此外,在很多人的印象中,精神病也是一些不治之症。虽然,很多精神分裂症病患者是有复发的危机,但也有不少病人在第一次发病痊愈之后,并没有再复发;也有少部分病人会有长期的病征,不过,由于医疗技术的进步,现时的疗效已有明显的改善。

在病发时,患者的日常自我照顾能力及工作能力均会受到影响。可是,经过治疗之后,基本上患者是可以重返社区生活的。由于精神分裂症的病发主要诱因是心理压力,这些压力可来自突发的家庭事故、失业或工作压力、感情问题等,因此,患者在康复过程中,应避免给予自己过多的压力,而且要学习如何疏解压力,保持轻松的心境。此外,家人的支持和体谅对患者的康复是有积极的意义的。

精神病患的诊断

简单来说,精神病可理解为一种"任何人由于生理、心理和社会因素出现失常,使其情绪、智能及(或)行为上出现极大或处于长期纷扰,在病情严重时,连带性格和社交关系也出现不正常"的病患。不过精神病的分类繁多,严格的精神病诊断须依据美国精神病治疗协会(American Psychiatric Association, APA)出版的《精神病患诊断及统计手册(第四版)》(Diagnostic and Statistical Manual of Mental Disorders, DSM－IV)①的准则,作为临床的诊断与分类。

DSM－IV 的重要特色如下(孔繁钟,1999,41－49 页;廖荣利,1993,60－64 页):

是一个多轴向评估系统(multiaxial assessment)

DSM－IV 是一个采用"生物心理社会模式"(biopsychosocial model)为基础的一个多轴向评估系统(multiaxial assessement),评估病者在生物、心理及社会等层面出现的变化,并将这些变化细分为五个评估轴向:

- 第一轴向——临床症状群及数据;
- 第二轴向——有关人格疾病和智能不足;
- 第三轴向——一般身体状况和疾病;
- 第四轴向——心理社会和环境的问题;
- 第五轴向——整体功能的评估,用 0－100 分来评估个人在自我、生活等方面的整体功能。

第一轴向和第二轴向描述了所有的精神病类,第三轴向则是关于个人的生理状况及疾病的变化,第四轴向是关于个人的社会心理压力状态,第五轴向则是关于个人最近的适应功能。

着重各种精神病患的描述

DSM－IV 只记述了不同精神病类的定义,没有说明病因,故不

① 或用由世界卫生组织(WHO)《国际疾病分类》(International Statistical Classification of Diseases and Related Health Problems, ICD－10)1992 年版之精神病患中的准则(孔繁钟,1999,p. v－xi)。至于最新的资料,可参考 DSM－IV－TR。

同理论派系的临床医生可以根据本身的理论背景，找寻相关的病因。换句话说，它是一个具包容性的临床诊断指引。

淡化精神病人这个患病身份的标签

沿用 DSM－III－R 的做法，DSM－IV 也弃用病人一词，而采用个案或当事者，以及弃用精神病科医生而用临床医生及精神健康专业人员，这些做法是希望减少精神病带给患病者的负面标签。

DSM－IV 对精神分裂病的定义

假如要从医疗角度去了解精神分裂病的话，需先看看精神病性（psychotic）一词的意思。精神病性是一个多定义的词语，综合来说，它是指一个人失去了自我的界限（ego boundary），并显现出以下的特征（孔繁钟，1999，41－49 页）：

- 妄想或幻觉；
- 解构的语言；
- 整体混乱或紧张的行为等。

依上述的特征而言，精神病性（psychotic）一词是适用于描述以下的各种精神分裂病患者（孔繁钟，1999，41－49 页；孔繁钟、孔繁锦，2000，149－162 页），包括：

精神分裂病（schizophrenia）

患者在持续六个月（其中至少在一个月的活跃期内），至少出现两项下列的症状的一种精神障碍。这些症状包括妄想、幻觉、语言解构、整体混乱、紧张行为或负性症状等。至于负性症状（negative symptoms）则包括：情感表现平板（affective flattening）、贫语症（alogia）及无动机（avolition）等，并可细分为下列各种亚型（subtypes），主要包括：

妄想型（paranoid type）

出现频繁的妄想或听幻觉。

混乱型（disorganized type）

出现显著的语言解构、混乱行为、平板或不合宜的情感等。

紧张型（catatonic type）

出现以下最少两项病征，包括运动性静止（motoric immobility），例如僵强症（catalepsy）、僵木（stupor），或过多的运动活动，或极度拒绝现象，或自主性怪动作，或语言模仿等。

类精神分裂性疾患（schizophreniform disorder）

表征与精神分裂完全相同，只是持续期不一样，以及没有功能降低的情况出现。

分裂情感性疾患（schizoaffective disorder）

其情感障碍的症状与精神分裂病活跃期相同。

妄想性疾患（delusional disorder）

出现为期至少一个月的非怪异妄想,例如妄想被迫害、自大、嫉妒等,但没有出现其他精神分裂病活跃期的特征。

短期精神病性疾患（brief psychotic disorder）

出现持续一天以上但在一个月以内而缓解的精神病性障碍。

共有精神病患（shared psychotic disorder）

患者受到其他有妄想的人的影响而发生的精神障碍。

一般性医学状况引起的精神病性疾患 （psychotic disorder due to a general medical condition）

这是一个由一些医学状况直接而引发的生理后遗症。

物质诱发的精神病性疾患 （substance – induced psychotic disorder）

这是一个由药物滥用或接触某些毒素而引起的直接生理后遗症。

其他未注明的精神病性疾患
(psychotic disorder not otherwise specified)

凡那些不符合上述准则,或患者的症状跟 DSM - IV 所列出的出现矛盾情况等,也纳入此类之内,例如产后精神病。

香港对精神病的定义

香港将精神病分为三大类,[①]包括:

重性精神病

主要病征有:

- 严重精神紊乱;
- 心智功能严重受损;
- 影响本身洞察力和应付日常生活及适应现实环境的能力。包括精神分裂症、器质性精神病、情感性精神病等。

① 资料根据《香港地区康复计划方案 1998/99 - 2002/03——群策群力,同创新纪元》及 2007 年《香港地区康复计划方案》分类。

神经官能病

主要病征有：

- 没有明显官能问题的精神紊乱；
- 洞察力和适应现实环境能力没有明显的问题；
- 没有性格分裂的问题，但感到痛苦等。

其他

例如，病态性格、心理生理失常、酗酒、药物滥用等。

精神障碍康复者面对的压力

与普通疾病不同，安东尼认为（Anthony, 1994, pp. 559 – 560）复原（recovery）对于精神障碍患者来说，并不是指征状的完全消失，而是指“在精神病患的种种限制下，患者仍能在态度、价值、人生目标、感受、生活技巧或角色等方面作出一些重要的改变，以发展一个自我感到满意、有前景及有贡献的新生活的过程。”①（Rapp, 1998, p. 19）故此，伊罗夫（Estroff, 1989）认为，复原对于患者来说，是由一个“我是病人（精神病者）（I am illness）变为我患病（精神病）”（I

---

① Recovery refers to “a deeply personal, unique process of changing one's attitudes, values, feelings, goals, skills and/or roles. It is a way of living a satisfying, hopeful, and contributing life even with limitations caused by illness.”（Rapp, 1998, p. 19） have illness）的过程（Rapp, 1998, p. 19）。不过，患者在康复过程中仍须面对以下的压力（有关在就业方面的阻碍，请参阅本单元的"职业康复——精神康复者重返就业的阻碍"部分）：

精神障碍是康复者生活的一部分

虽然药物能有效地控制病征，但康复者却清楚地知道，精神病其实已成为他们生活的一部分，例如他们必须按时服药，以及在生活上作出转变，以减低复发的机会。此外，药物的副作用也令他们在体能上、情感表达上及行为反应上出现一些与普通人不同的表现，直接影响他们生活的内容。

对自我控制能力的挑战

大部分康复者都能感受到面对精神病患者时那份无力感，这些经验令他们很容易产生无力、失败、无信心、被拒，以及被疏离（alienated）等感觉，使他们长期活在复发的压力当中，影响他们的康复信心。

强烈的孤单感

这个情况主要由于个人缺乏接触外界或发展社交关系的动力所致，再加上受药物副作用及院舍的被动生活的影响，康复者一方面缺乏拓展人际关系网络的技巧和机会，另一方面也缺乏改变现况的动力而渐渐变得孤独。

缺乏成功经验

虽然，社会中有很多个人发展的机会，但基于社会人士对精神障碍的误解与偏见，精神障碍康复者很多时候也会被拒之门外。再加上以往生活的负面经验，康复者会很容易陷入自我埋怨和自我证明(self-fulfilling prophecy)的危机中。

缺乏生活目标及希望

低自尊、被动的生活、缺乏机会等情况令康复者容易对自己或对环境产生无力感，以致对生活产生缺乏前景的感觉，影响他们对生命的希望与期盼。

学习活动 1 (25 分钟)

试讨论康复人员如何可以降低精神障碍康复者所面对的康复障碍。

乍一看来，精神康复者面对的康复障碍是由个人因素及社会因素所构成的。不过部分学者认为在追本溯源之下，这些因素背后其实也是与社会压迫密切相关的。因此，他们认为要有效的解决问题，康复工作的重点应放在如何消除这些社会压迫因素，并提出一个能

力模式(the strengths model)的新工作方向(Rapp, 1998, p. 2)。这个模式的工作目标是,认识、发展及加强个人、小组及社区的潜能和能力,协助康复者解决康复的问题。能力模式的工作原则如下(Rapp, 1998, pp. 45 –54):

- 精神障碍患者有学习、成长和改变的能力 (people suffering from major mental illness can learn, grow and change)——这是能力模式的一项最基本信念,并相信精神障碍患者的成长和改变力量是来自对生活的盼望 (aspiration)。他们认为现有的制度化服务,并不鼓励康复者发展积极参与的态度,反而要求康复者服从安排,这个情况只会打击康复者对未来生活的憧憬,影响康复者发展潜能的机会。因此,能力模式认为,康复服务须包含充权的元素,才能促进和加强精神障碍患者的成长与改变。
- 康复服务应聚焦于个人的能力上而不是个人的问题上 (the focus is on individual strengths rather than pathology)——能力模式认为,人是有解决问题的潜能和能力的,而解决问题的动机也建立在这些个人潜能之上。但能力模式也指出,由于现有服务普遍将重点放在如何处理患者的限制之上,在过程中康复者需要不断的面对自己的限制而产生失落感,影响他们的改变动机。因此,能力模式认为应将工作重点放在开拓个人的潜能上,而非放在对其限制上。
- 社区应视为是资源的绿洲 (the community is viewed as an oasis of resources)——与对待个人的态度一样,社会人士不应将社区视为精神障碍问题的代罪羔羊,认为它是构成精神障碍的元素,而应将之视为一个建立推动精神健康的基地，是个人发展潜能的机会的源头。这个对社区与精神健康关系的新理解，强调康复工作的介入，应采取发展一些非制度化的网络及推动社区内的自然资源为主，而非依靠一些制度化的服务，因而加强了康复工作者的中介角色。

➢ 介入方案应基于案主自决的原则（interventions are based on client self - determination）——能力模式认为康复者有能力决定康复的方向、形式和内容。由康复者决定自己所需要的服务，一方面可减少康复者在评估程序中不断地被查询的机会，另一方面也可减少服务错配的问题，从而减少患者病发的压力。然而，康复者自决并不代表工作人员变为一个言听计从的侍应角色，因为康复者“知道什么才是对他好的服务”与“知道所有的事”是属于两个不同层次的认知。前者的认知是涉及康复者心目中的理想生活或对生活的渴求等层面的事；而后者的认知，则属于理性地评估各种现实情况及可能性等层面的事。因此，当康复者提出某些诉求时，工作人员应用认真的态度对待，并就康复者所提出的要求，跟他们一起评估、共同策划，以及设定一些可行的方案，尽量达成或满足康复者的要求。

➢ 重视个案管理与案主的关系（the case manager - client relationship is primary and essential）——一个最影响工作人员与康复者之间关系的情况，是工作人员对康复者一些固守而轻率的评语，这些常见的评语包括“康复者对治疗持反抗的态度”或“康复者的建议不切实际，根本行不通”等。能力模式认为，第一项评语是将康复者拒绝接受服务的表现视为一些不服从的行为，将康复失败的原因归咎于康复者的性格或个人身上，而忽略了康复者的行为其实是反映他们的真正需要未被满足。第二项的评语则是一些用来掩盖工作人员与康复者之间的矛盾的借口，这也反映出工作人员与康复者在决策上的权力出现不平均情况。换言之，这些评语显示工作人员不但忽略了康复者的真正需要，还夺去他实践理想生活的机会，直接影响康复者的康复进展。

➢ 用进取的外展工作形式的介入取向（aggressive outreach is the preferred mode of intervention）——能力模式指出，要发展社区内的自然资源，康复人员是不能只留在办公室内工作，而是要主动走入社区，评估及接触一些未为康复者认知的潜在社区资源。因此，能力模式不鼓励用留在办公室内的模式推行服务，而是以一些进取的外展形式，在康复者的实际生活环境内提供服务。此外，能力模式发现，很多康复者当身处一些结构性的环境时的表现，跟在一些自然生活环境中的表现出现很大的差距。例如，一些康复者在一些日间训练中心内，能够有条理地收拾和做清洁，但却不能将自己的家居收拾干净。因此，工作人员如果只留在办公室里去评估康复者的进度的话，便会忽略了评估康复者“是否能将技巧应用于其他地方”的部分，而上述问题却可以在推动社区内的自然系统资源后会迎刃而解，例如，鼓励家人在家庭内发挥督导者或推动者的角色，令康复者在日常生活中发挥自我照顾的能力。

能力模式认为，以以上的工作原则为基础，康复者所面对的康复障碍将可从两个方向得到解决：

发展环境或社区资源

主要的工作包括建立一个以自然资源为主的资源系统，开拓康复者的社会关系网络和工作机会。

发掘个人潜能

主要的工作焦点是要承认康复者对生活的盼望或梦想，以建立康复者解决问题的能力和信心。

精神障碍者家人的经验

对于家庭来说，精神障碍是属于一些“大突变的压力事件”（catastrophic stressor）（Marsh，1992，p. 143）。与一些出现在生命周期内的发展过渡事件不同，精神障碍通常是一件突如其来和不为外人所理解的问题，也是一件普通家庭很少有机会经验过的事件；加上“精神病”的负面标签，这个变化会对患者家人构成很大的压力。以下是精神障碍对家庭的一些普遍负担（Marsh，1998，pp. 54－78）：

主观负担

精神障碍的突如其来打击，令家人感到梦境幻灭的痛苦，令家庭成员产生强烈的情感，这些情感含有哀伤、无形损失、长期悲痛、情绪起伏不定及切肤之痛（grief，symbolic loss，chronic sorrow，the emotional roller coaster，empathic pain）等元素。玛殊（Marsh，1998）将不同作者对这些主观负担的描述，归纳为几个主要情绪类别：

愤怒（anger）

这是一个常见的情绪，也可以视为是一个面对精神障碍事实的正常反应。这种情绪没有一个特定的愤怒对象，它可以是对外的，包括患病成员、其他家人、医疗人员，甚至上天；它也可以是对内的，将问题归咎于自己身上而埋怨自己等。

内疚（guilt）

这也是在事件发生初期的一个常见情绪，但很多人会忽略这个情绪对家庭带来的伤害。通常，当成员病发时，家庭成员或多或少都会将精神障碍与自己或其他家人作出某种联系，想法多围绕“是否有家人做错一些什么事”等，而将精神障碍解释为是一种惩罚。

沮丧（depression）

家人会感到绝望、无助、悲哀，或感到人生失去价值等，又不知道自己还可以做一些什么去改变事实。

退缩（withdrawal）

家庭需要投入很多的精力和时间去协助患病成员处理问题，令家庭成员在体能和情感上均出现耗损，最后会因体力及精神的虚脱而开始对事物失去耐心，甚至出现自我隔离的情况，利顿（Lifton，1973）称之为精神麻木（psychic numbing）。

切肤之痛（empathic suffering）

这是家庭众多主观负担中最深切的情绪感受。如果家庭成员之间的关系一直都很好或感情浓厚，这个感受会来得更强烈，因为他们会深刻地感受到，患病的成员在病发前与病发后的生活表现出现了巨大的差距。也许通过以下的自述，可以感受到家庭成员的负担“我觉得我已失去我的儿子。不，真实的情况比死亡更坏，因为死亡代表事情的终结，而我现在却要看着儿子受精神病的折磨——看着我年轻而英俊的儿子的美好前途毁于一旦。”

学习活动 2 （10 分钟）

试讨论主观负担的概念对精神康复工作有何启示？

主观负担的概念，对精神康复工作有以下几个重要提示：

- 评估工作方面——在协助精神障碍患者及家庭时，工作人员须对家庭在面对精神障碍危机时的主观感受保持警觉性，并要评估这些主观感受对家人的意义和影响。
- 介入层面——对于家庭来说，精神障碍事件涉及的是一些具有象征意义的损失（symbolic loss），因为在事件中家庭失去了一些重要的家庭梦想和希望，而换来了一些噩梦。一方面，家庭要处理这些“损失”所带来的复杂情绪；另一方面也需要学习接受家有精神障碍患者的事实，以及发展另一种新的家庭生活，例如家庭可能要由一种能自给自足的生活变为接受综合援助的生活；或者成员要由原本自由自在的生活，变为要各自承担起不同照顾责任的生活等。这些转变不但影响家庭经济、家庭事务、照顾安排等一些实质的事项，还导致情绪和人际关系等问题。因此，在这些转变之中，家庭是极需要不同层面的专业援助和辅导以协助他们渡过难关。

客观负担

精神障碍问题影响整个家庭和其他成员各个生活范围，冲击家人关系，影响家庭的和谐与完整性。因此，家庭不但是精神障碍事件的受害者，还是一个无助的旁观者。构成家庭的客观负担的因素有：

病征对家庭的压力

精神病征可分为显性病征（positive or psychotic symptoms）和隐性病征（negative symptoms）两大类。显性病征包括患者的思想紊乱和情感转变等；而隐性病征则包括患者的行为问题、喜怒异常、自毁行为、不顾个人卫生、作息习惯混乱、缺乏动力等。这些均直接影响家庭的日常生活运作，而容易导致人际关系的矛盾。以下是其中一个家庭的生活片断：

我们生活在恐慌之中，担心会说出一些令儿子感到愤怒的话而触动他的情绪。我们害怕他再出现幻听。每晚睡觉时，我们不知道应否将他的房间上锁，我们担心他会在晚上偷偷溜出去；每天上班时，我们也忧心忡忡，怕他独自在家会出事。自从他发病后，我们的压力很大，而且不知道这些压力何时才会停止。（Marsh，1998，p. 104）

家庭运作失常（disruption in family functioning）

因为要照顾患有精神障碍问题的家庭成员，家庭的日常习惯、经济、关系、社交等方面均遇到不同程度的压力。

服务层面的压力

一些外国的研究资料显示，约五成患者的家属在寻求专业协助时面对不少的困难，当中以服务缺乏协调和专业人士对家庭的偏见这两种情况最为常见（Marsh，1998，p. 108）。部分患者家人指出，他们得不到所需的服务，或者不知道应往何处找寻服务。至于专业人员对家庭的偏见，则跟一些理论假设有关——部分专业人员相信，精神障碍问题是家庭问题的具体呈现，因此在处理精神障碍问题时，专业人员会较为针对家庭的限制，或者将患者隔离于家庭之外接受治疗，使患者被迫与家人分离。

标签（stigmatization）

虽然，社会已不会像过去那样将精神障碍患者隔离，但在态度上仍对患者抱有排斥，包括将精神障碍康复者排挤于居住或就业等范围之外。相信大家对香港沙田区居民强烈反对在区内设立中途宿舍的事仍有印象。张妙清的分析指出，沙田居民对精神障碍患者的恐惧，缘于社会人士对精神障碍患者的偏见。她引用韦伯坚（Rabkin，1972）的看法，认为社会人士的偏见与中国民间过度将精神障碍的焦点集中于疯癫表现有关，令大众不能消除对精神障碍患者的负面标签印象。

华尔与克文（Wahl and Harman，1989）曾研究标签对家庭的影响，发现家人除了面对社会标签的压力之外，还出现自我标签（self－stigmatization）的情况，使他们产生较重的羞耻感或自卑感，影响他们的自尊及人际关系。以下是一位精神病患者家人的心声：

> 我不敢告诉别人我儿子的事。因为我曾经告诉同事，我有一位患了精神病的儿子，她们听了之后说，不明白我如何面对这件事。可是后来我发现，她们开始对我冷淡，我觉得她们的反应是因为对精神病有某些想法有关的。（Marsh，1998，p. 107）

家庭身份与角色的改变

精神病的标签，改变了家庭的社会身份——一个由普通家庭变为一个残疾家庭的身份。而患有精神障碍问题的家庭成员的医疗和训练需要也加重了家庭的照顾者角色和经济负担。假如患病的是子女成员的话，父母通常是首当其冲的人，特别是母亲，她通常是担起大部分照顾责任的人。而对于其他子女来说，他们的生活也因为父母要把精力放在照顾患病成员身上而受到影响。

学习活动 3　（15 分钟）

试讨论客观负担概念对康复工作有何启示？

从上述对客观负担的描述中看到,精神障碍问题令家庭面对各种难题,家庭就像一个巨型的压力软垫(giant shock absorber)一样,不停地吸纳各种主观和客观负担(Marsh, 1992, p. 114),这些压力严重影响家庭系统的平衡状态使家庭陷入危机。与此同时,家庭也会发展一些不合适的行为,例如对患者过度保护,用抽离态度企图维护家庭的完整性,将问题归咎于某一成员身上等,使原本的问题变得更为复杂。

因此,工作人员在介入时须留意以下的事项:

- 家庭系统层面——除了要协助家庭解决在过渡期出现的危机之外,介入的焦点可着重发展家庭的解决问题的能力和资源,以协助家庭建立新的角色和身份。
- 精神健康系统层面——须改善服务系统和加强服务之间的协调,以有效地响应患者和家庭的不同需要。此外,专业人员也须留意自己有没有受到一些"精神病与家庭关系"的理论假设影响,不知不觉间对家庭存有偏见,影响评估和介入工作的方向。
- 社会层面——除了加强社会教育的工作,消除精神病的负面标签之外,工作人员也须负起倡导者的角色,推动精神康复者和家属的社区参与,协助康复者和家属尝试主动在社区内建立一个积极的新形象。

职业康复——精神康复者重返就业的阻碍

职业康复是整个康复过程中重要的一环,不少研究指出,工作与就业对精神病康复有积极的意义，反过来说，失业则会影响康复者的心理健康、情绪、自尊和社交能力等表现（Tsang, 1995, p. 26）。虽然如此，香港较具发展方向的职业康复，是在1977年第一份康复政策白皮书之后；而政府对精神病职业康复的关注，则是20世纪90年代初之后的事（Tsang, 1995, p. 26）（其他有关职业康复、庇护工场服务的问题及辅助就业等数据，可参阅单元十五）。

精神康复者重返工作岗位时所面对的主要问题是如何适应工作的角色和工作的要求。对于慢性精神病康复者来说，他们经常遇到的问题主要包括（Siu,1994,p. 15 及 Ng, 1993, pp. 29－36）：

个人层面的因素

身体反应

就慢性精神病康复者而言，一些精神分裂症的严重征状，例如幻听或妄想等，并不会直接影响他们的工作能力，但一些因病而出现的思考、反应、表达或动作上的问题及残损，却直接影响康复者重返工作的信心与能力，例如僵硬的表情（blunted affect）、表达困难（poverty of speech）等。

社交与沟通能力

除了上述的问题之外，受长期住院和长期社交隔离等影响，康复者一般也较自我封闭，不习惯与人交往，以致影响他们在工作时跟同事的交往和合作等能力。

工作态度

研究发现,除了对工作的投入程度和在工作时出现的人际关系问题之外,工作动机也是一个影响精神障碍康复者能否成功就业的重要因素(Ng, 1993, p. 31),而工作动机又与物质报酬和非物质报酬有关。所谓物质报酬,是指薪金及其他员工福利;而非物质报酬则包括工作满足感、认同感、体现个人能力机会、同事关系、晋升机会及兴趣等。现实中,精神障碍康复者无论在薪资还是工作的选择方面,均比普通人低,影响他们的工作动机。除了缺乏工作动机(deficits of volition)之外,生活习惯的改变和缺乏工作技能等,也影响精神障碍康复者重返工作岗位的信心。

对工作的信心

除了部分精神障碍康复者受以往不愉快的工作经验影响之外,事实上,很多精神障碍者需要由以往的高薪高职的工作,转到一些低薪低职的工作;更由低薪低职的工作,慢慢地变成失业状态(Ng, 1993, p. 33)。精神障碍康复者这种"由富到贫、由高到低、由有到无"的职业生涯,严重打击他们对工作的信心。

社会层面因素

精神病的标签

很多时候,影响精神障碍康复者重返就业市场的重要因素不是精神病对身体可能造成的缺陷,而是精神病的社会标签。社会人士常常有一个错觉，认为精神病康复者是一些有潜在危险的人物，觉得他们喜怒无常，行径古怪，因此不适合公开就业，只适合担当一些边缘性的庇护工场工作。

服务与行政层面因素

低估精神障碍康复者的潜能与能力

叶锦城认为，从香港的康复服务的划一服务标准中反映出，政府低估了精神病康复者的发展潜力（Yip，1997，p. 16）。无论是长期患者或短期患者，无论年长或年幼，基本上他们都是接受相似的康复服务。这样不但忽略了患者的独特性，也间接剥削了他们发展能力的机会。

服务缺乏融合意识

叶锦城认为，香港的精神康复工作只到达“制度化康复”的阶段，未能做到社区照顾的目标。因为一些包含较浓厚社会照顾元素的服务，例如自助小组、社区网络、倡导工作等，不但很缺乏，而且仍未能得到政府应有的关注。因此，精神康复服务的发展情况，只能做到“稳定精神病者的残损情况”（stabilization of mental impairment），防止恶化，但却阻碍了精神病康复者发展能力（capability development）的机会（Yip，1997，p. 17），直接影响康复者重新就业的条件。

服务缺乏协调

曾氏（Tsang，1995）认为，机构或服务之间缺乏有效的协调，是影响精神康复者就业的其中一个重要因素。目前,香港负责精神康复者的职业康复的机构有医管局、职训局[①]、劳工处、雇员再培训局等。理论上,政府是希望通过不同机构为康复者提供持续服务,可是在实际上并非如此。曾氏认为理想与现实出现差距,是基于两个主要的原因,第一,混乱的职业康复概念。以西方国家的经验为例,西方的康复界认为,患者能够越早开始职业康复是一件对患者越有利的事,所以通常患者在住院期间已开职业康复计划。但在香港,职业康复通常是患者离开医院之后的事,这就影响了康复者由医院过渡到社区的适应。

另一个原因与混乱的转介程序有关。据资料显示,劳工处所收到的转介个案,大部分是直接来自医院,只有少部分是来自职训局,因此很多转介个案均未有接受有关职业或工作的训练,这个情况反映出服务之间缺乏沟通和默契,影响了职业选配的成效。

缺乏有关专业人员

曾氏认为,职业康复是一项跨科际形式的服务,当中涉及不同专业人士的合作,其中以职业辅导员和职业治疗师的工作最为重要。但香港基本上未设立有系统的职业辅导课程训练有关人才;再加上政府的紧缩资源政策,影响了这方面的发展。

反歧视法的实际效用

虽然香港在 1995 年制定了《残疾歧视条例》,但在执行上却遇到不少困难,最普遍的例子是,难以证明残疾人士不获聘用是基于雇

---

① 即现时的香港专科学院。

主的歧视，抑或是与本身的工作表现有关（李楚翘，1999，317 页）。无论如何，当经济出现问题时，残疾人士通常是那些最先受到影响的人。

有关“庇护工场服务对康复者适应公开市场就业的限制”，请参阅单元十五。

总结

精神病现在仍是一个带有强烈负面标签的疾病。虽然，香港的精神康复工作在近十年有较理想的发展，但社会人士对精神病康复者仍有误解，本单元希望通过不同范围的资料，使大家对精神病康复者有一个概括的认识。近年来，香港的书局出现了不少有关精神病患者的故事与自述的书籍，其中部分是患者和家属对自身经历的叙述；另一些则是由精神科医生或社工，以病人的角度对病人的患病经验作故事式的描述，其目的是尝试以第一身的角度描述对患者在病理学的理解角度之外的生活片断与感受，以及他们在康复过程中的种种遭遇与经验。这些故事式的描述，不但令社会人士对精神病有新的认识，由医疗的视野扩展到精神病康复者的生活和人际部分，而且也能从中对患者的亲身感受作较具深度的窥探。这些发展也可视为一种不着痕迹的另类公众教育。

参考文献

Aviram, Uri. (1997). (Ed.) *Social work in Mental Health*:

Trends and Issues. New York: The Haworth Press.

Bentley, Kia J. and Joeseph F. Walsh. (2001). *The Social Worker and Psychotropic Medication: Toward Effective Collaboration with Mental Health Clients, Families, and Providers.* Australia: Brooks/Cole.

Chan, David W. (1996). "Psychiatric Rehabilitation: New Wine, New Skin?" *Hong Kong Journal of Mental Health*, 24:57 – 64.

Chung, K. F. and K. Y. Mak. (1992). "Deinstitutionalisation: A Review," *Journal of Hong Kong Coll Psychiatry*, 2: 50 – 56.

Floyd, Michael, Margery Povall and graham Watson. (1994). (Eds.) *Mental Health at Work.* London: Jessica Kingsley Publishers.

Lefley, Harriet P. and Mona Wasow. (1994). (Eds.) *Helping Families Cope with Mental Illness.* USA: Harwood Academic Publishers.

Marsh, Diane T. (1998). *Serious Mental Illness and the Family.* New York: John Wiley and Sons, Inc.

Mak, K. Y. (1994). "The Changing Roles of Psychiatric Day Hospitals in Hong Kong", *Journal of Hong Kong Coll Psychiatry*, 4: 29 – 34.

Ng, Petrus Y. N. (1993). "The Re – employment Difficulties of the Mentally Ill ", *Hong Kong Journal of Mental Health*, 22: 29 – 36.

Ma, Joyce Lai Chong. (1990). "The Changing Scene of Mental Health Service in Hong Kong and Its Implications on Psychiatric Rehabilitation", *Hong Kong Journal of Mental Health*, 19: 5 – 10.

Ma, Joyce L. C. (1992). "Social Support, Mutual Aid Groups, The Mentally Ill and Their Families", *Hong Kong Journal of Mental Health*, 21: 16 – 27.

Mak, K. Y. (1993). "Case Management in the Care of the Mentally Ill", *Hong Kong Journal of Mental Health*, 22: 85 –90.

Mak, K. Y. and Yip K. S. (1997). "The Importance of an Effective Psychiatric Community Care Service for Chronic Mental Patients in Hong Kong", *Hong Kong Journal of Mental Health*, 26: 28 –35.

Marsh, Diane T. (1992). *Families and Mental Illness: New Directions in Professional Practice.* New York: Praeger.

Ng, Petrus Y. N. (1993). "The Problems of Sheltered Workshop for the Mental Ill in Hong Kong", *Hong Kong Journal of Mental Health*, 22: 76 –84.

Rabkin, J. G. (1972). "Opinion About Mental Illness: A Review of the Literature", in *Psychological Bulletin*, 77: 153 –171.

Rapp, Charles A. (1998). *The Strengths Model: Case Management with People Suffering from Severe and Persistent Mental Illness.* New York: Oxford University Press.

Tsang, Hector W. H. (1995). "The Current Scene of Vocational Rehabilitation for People with Mental Illness in Hong Kong", *Hong Kong Journal of Mental health*, 24: 25 –39.

Tilbury, Derek. (1993). *Working with Mental Illness.* London: Macmillan.

Tsang, Hector W. H. (1995). "The Current Scene of Vocational Rehabilitation for People with Mental Illness in Hong Kong", *Hong Kong Journal of Mental Health*, 24: 25 –39.

Yip, Kam –shing. (1996). "A Historical Review of the Community Care Movement in Psychiatric Services", *Hong Kong Journal of*

Psychiatry, 6 (1): 38 -44 .

Yip, Kam - shing. (1997). "An Overview of the Development of Psychiatric Rehabilitation Services in Hong Kong", *Hong Kong Journal of Mental Health*, 26: 8 -27.

车文博,孙名之等译(1994),《心理学导论,下册》(*Introduction to Psychology*, 10th edition),台北:晓园出版社有限公司。

孔繁钟编译(1999),《DSM - IV 精神疾病的诊断与统计》,台北:合记图书出版社。

孔繁钟、孔繁锦编译(2000),《DSM - IV 精神疾病诊断准则手册》,台北:合记图书出版社。

李楚翘,《工作与就业——残疾人士面对的困境与出路》,见何洁云、阮曾媛琪编(1999),《迈向新世纪:社会工作理论与实践新趋势》,新加坡:八方文化企业公司。

赵雨龙,《香港六七十年代精神复康服务的回顾——政府、非政府机构及民间的三角分析》,《香港精神卫生学报》(Hong Kong Journal of Mental Health),2000,29:26 -48。

彼得森著,林仲杰等译(2002),《变态心理学》(*The Psychology of Abnormality*),台北:桂冠图书股份有限公司。

新生精神康复会编(1993),《新生路》,香港:天地图书有限公司。

廖荣利(1993),《精神病理社会工作》,台北:五南图书出版有限公司。

Anthony, W. A. (1994). "Recovery from Mental Illness: The Guiding Vision of the Mental Health System in the 1990's", in IAPSRS (eds.) *An Introduction to Psychiatric Rehabilitation.* Boston: International Association of Psychosocial Rehabilitation Services.

Anthony, W. A., M. Cohen and M. Frakas. (1990). *Psychiatric Rehabilitation.* Center for Psychiatric Rehabilitation.

Chan, G. W. L., G. S. Ungvari and J. P. Leung. (2001). "Residential Services for Psychiatric Patients", *Hong Kong Journal of Psychiatry*, 11 (3): 13 – 17.

Chan, Kai – fong. (1996). "Social Work and Mental Health", in Iris Chi and Siu – kau Cheung (eds.) *Social Work in Hong Kong.* Hong Kong: Hong Kong Social Workers Associations Ltd, pp. 57 – 79.

Estroff, S. E. (1989). "Self, Identity and Subjective Experiences of Schizophrenia: In Search of the Subject", *Schizophrenia Bulletin*, 15 (2): 189 – 196.

Fan, T. W. (1994). "The Asylum Days——Care of the Mentally Ill in the Earlier Days of Hong Kong", *Journal of Hong Kong Coll Psychiatry*, 4: 43 – 48.

Lawson, James S. (1995). "Hong Kong——Mental Health Services: A Review, 1994", *Hong Kong Journal of Mental Health*, 24: 14 – 24.

Lifton, R. J. (1973). "The Sense of Immortality: On Death and the Continuity of Life", *American Journal of Psychoanalysis*, 33: 3 – 15.

Main, T. F. (1946). "The Hospital as a therapeutic Institution", *Bulletin of the Menninger Clinic*, 10: 66 – 70.

Mak, Ki – yan and Kitty Kit – chi Chan. (1990). "The Quality of Life Issue in Psychiatry", *Hong Kong Journal of Mental Health*, 19:

37 －41.

Mak, K. Y. and Daniel Wong. "Supported Employment：A Breakthrough in Vocational Rehabilitation", *Hong Kong Journal of Mental Health*, 22：37 －42.

Siu, Andrew M. H. (1994). "Improving Work Skills and Habits in People with Chronic Psychiatric Illness：A Review of Current Techniques", *Hong Kong Journal of Mental Health*, 23：15 －29.

Siu, Andrew M. H. and Paul C. W. Lam. (1993). "Employability Assessment in Psychosocial Occupational Therapy", *Hong Kong Journal of Mental Health*, 22：17 －28.

Wahl, O. F. and C. R. Harman. (1989). "Family Views of Stigma", *Schizophrenia Bulletin*, 15：131 －139.

麦基风、黎守信、卢尔德临译,《什么是精神分裂症?》,见《香港精神健康期刊》(*Hong Kong Journal of Mental Health*)第 17 期(1998)。

政府总部卫生福利局康复组(1999),《香港康复计划方案——群策群力同创新纪元,1998/1999 至 2002/2003 年》。

曾繁光(2001),《该把生命整理一下》,香港特区:花千树出版社有限公司。

曾繁光(2001),《我在青山的日子》,香港特区:花千树出版社有限公司。

曾繁光(2002),《暴雨中的宁静》,香港特区:花千树出版社有限公司。

邓宝珠编(2001),《对你,我永不放弃》,香港特区:零至壹出版有限公司。

DSM－IV－TR：www. behavenet. com

Psyweb. com：http://psyweb. com

"*Rehabilitation Program Plan 2005*"（Draft）from：www. hkcss. org/rh/rpp/Paper 18－2005e. doc

Yip，Kam－shing.（2006）."A Suggested Push Model for Interpreting the Dilemmas of Institutional Care，Community Care and Family Care of Mental－health Consumers"，*International Social Work*，49（6）：805－817. http://isw. sagepub. com/cgi/content/abstract/49/6/805

立法局福利事务委员会2007年《香港康复计划方案》，资料来源：www. lwb. gov. hk/chi/advisory/rac. htm

陈丰伟（2004），《台湾两种主要慢性精神分裂症患者长期收容模式成本与照护质量的比较》（台湾阳明大学卫生福利研究所硕士论文）。网址：http://roach. pbwiki. com

应用心理小站（Lexson's Applied Psychological Web Page）：http://stmail. fju. edu. tw

单元十二　残疾人士的训练与辅导工作(一)

前言

残疾人士的训练与辅导工作是一个涉猎很广的题目,原因是残疾人士本身是一个异质性(heterogeneous)的概念,其中包含了多种不同形态和程度的残疾类别。这些差异使训练与辅导的目标与形式出现了不同的变化。因此,以下两个单元会暂把残疾人士视为一个总类,并将焦点放在"个别化程序计划"、"行为模式的辅导工作"、"早期干预"和"家长参与"等课题上。

完成这一单元后,你可以认识:

- 个别化程序计划的特色与重点;
- 个别化教育计划和个别化家庭服务计划;
- 早期干预;
- 家长参与等。

个别化程序计划(Individualized Program Plan, IPP)

IPP 是一种以残疾人士需要为导向（needs - led)的工作模式，强调残疾人士参与服务策划的制定过程，并结合一些正式和非正式的资源推行有关服务(McGrath, 1991, p. 65)。近年，大部分支持残疾人士康复的服务，均采用个别化程序计划的工作模式评估、策划及推行服务。

IPP 的两个特色是个别化与合适性，认为残疾人士有其个别性和独特性，并非一个模式化的归类，因此，划一的服务不能满足个人独特的需要。IPP 针对残疾人士的独有能力与限制，提供一个量身定做的训练计划或课程(Russell, 1985, p. 178)。例如，在教学上设计的个别化教学计划（Individualized Educational Plan, IEP)，在训练上设计的个别化训练计划（Individualized Training Plan, ITP)，在家庭服务上的个别化家庭服务计划（Individualized Family Service Plan, IFSP)等。

不同种类的个别化程序计划均包含下列的元素(McGrath, 1991, p. 66)：

- 由专业人士、残疾人士和家人三者共同参与程序的策划。
- 在程序策划的过程中，把残疾人士如何理解自己的需要，视为工作的重要焦点。
- 程序策划的最终目标是，加强残疾人士的决策和自主能力。
- 采用个别化会议的方式进行策划工作。
- 整个的程序计划，由专业人士统筹，这些人士可以是一些经常与残疾人士接触的社会工作人员、幼儿工作人员或院舍职员等。

综合来说,所有 IPP 均具以下的特色:

- 针对个别化的需要而设计方案。
- 有清晰的工作目标和内容——针对目标,有系统地订立详细、清晰、具体和可操作的工作内容。
- 具时限性——通常以半年为期来推行特定的目标,但取决于学员的能力与进度而定,也有以一个月、三个月或一年为限的计划。如果学员的年纪较小或能力差异较大的话,所订立的目标则应更加具体,工作焦点更小,所订时限则可更短。
- 问责——在计划内清晰列明各参与者(包括接受服务的残疾人士和参与训练的人员)的权责,并向有关人士清晰说明有关项目的内容,订立合约。

个别化程序计划的价值假设

个别化程序计划强调残疾人士应拥有决策的权利,它相信每个人——包括残疾人士在内,都有自己一套理想的生活方式,作为生活上各种选择的参考。这个看法的背后观念认为,残疾人士与普通人的分别只在于外在的身体条件方面,而非在于人的本质或本性方面。因此,身体条件的差异并不会影响残疾人士对“美”或“好”的事物的感受。

这里的意思不是说残疾人士对某些事物的喜好跟普通人一样而没有差别,它的观点是着眼于个人的理想生活方式跟他或她的选择是有密切关联的。例如在假期里,一般人都会觉得可以假日放下一些生活常规是一件美好的事,对于残疾人士来说,他们也会有类似的感受。不过,在那些朝九晚五的上班族的眼里,星期天可以留在家里无拘无束地休息一下,可能已是一件快乐的事,这样的安排已能达到一般在职人士心目中的理想假期的目标;但对于那些长时间留在院舍生活或那些不能随意独自外出的残疾人士来说,虽然他们对假期也有相同的盼望,希望无拘无束地活一天,但他们未必喜欢留在院舍或家中,而认为能在假日到郊外游玩才是一项无拘束的事。乍一看,留在家(院舍)与不留在家(院舍)在形式上是属于两类不同的活动,不过,它们却是基于"希望有一个无拘无束的假期,放下常规活动"这个相同的理想生活要求或原则,而出现不同的个人选择。

可是在现实里,康复人员很多时候在推行个别化程序计划时,会遇上一些缺乏选择能力的残疾人士,他们因身体条件的限制而不能参与决策过程。这时,工作人员在策划和推行 IPP 过程中,需遵守以下一些原则,以维护 IPP 的基本精神:

- 顾及残疾人士的生理、心理和社会需要,令他们在身心方面得到均衡的发展。
- 保障残疾人士的参与决策权利,扩展他们的生活经验,促进个人的发展机会。
- 尊重和保障残疾人士的独立自主、自由选择的权利,以维护个人的独特性。
- 促进残疾人士参与社区,以提高社会对残疾人士的接纳与认同程度。
- 坚守平等机会和平等参与的信念,以维护社会公义。

个别化 vs 个别化程序计划

李楚翘(2005)指出,个别化是一个被西方先进国家或香港康复界普遍认同的工作原则,其基本精神是尊重个人和重视其独特价值与需要,并提出一些相应的实践方法。李楚翘认为,这项工作原则本来可以"补救特殊服务以服务为本这个流弊的有效办法",不过,当"个别化被演绎为个别化计划,而康复服务变成个别化计划化的时候,就出现了一种与原先构想大相径庭的情况",包括(李楚翘,2005,192－193 页):

- 个别化的偏差和谬误——由于个别化原则强调残疾人士的能力与需要,故很容易把残疾人士的需要和困难视为是一些个人层面的事,而忽略了个人的处境(或所呈现的问题)跟社会因素或客观环境之间的相互关系。因此,在服务设计的方向及其成效的评估上,会将焦点过分集中于残疾人士身上,而忽略了社会与环境层面的介入和评估。这样的话,工作人员很容易出现一个错觉,以为服务是否成功或残疾人士是否进步,是一些属于个人层面的事。

  李楚翘以一些在特殊学校及展能中心接受了多年个别化训练的学员为例,指出他们似乎未能受益于十多年的个别化训练,仍然未建立起独立生活的能力,包括处理自己的仪容和日常生活的简单事务(例如洗头、烧饭、购物等)。这种情况很可能跟残疾人士本身的客观能力限制有关,也跟康复工作过度着眼于个人训练有关,以致工作人员未能看到要建立残疾人士的独立生活能力,除了在个人技能方面着手之外,还要建立残疾人士跟外在环境的交往能力和促进双方互动、认识的机会,而这方面的工作是最容易在个别化计划中被忽略的,导致那些受能力限制的残疾人士未能从生活质量、满足感、人际关系、融入社区等不同层面得到提升(李楚翘,2005,192 页)。

➢ 过分依赖行为学的应用——有关讨论请参阅单元十三“对应用行为模式的一些反思”的部分。

个别化程序策划的过程

IPP 有几个主要步骤,包括评估阶段、订立目标计划书阶段、推行阶段、评估阶段四个阶段。以下是各阶段一些需留意的地方:

评估阶段

这个阶段的主要工作是通过资料搜集、分析和组织有关数据,以对个别残疾人士及其家庭的独特背景及经验有较全面的认识。由于其中涉及残疾人士及其家人的参与,因此这个评估过程并不是一个采用纯技术角度出发的正规评估程序。评估的工作可以通过会谈、家庭访问与生态图分析等方法收集和分析残疾人士与各社会生态系统的互动情况(张秀玉,2003,170－171 页)。换言之,评估的焦点不限于个别残疾人士的限制上,还包括了解他们的需要、能力(潜能)、意愿等。此外,工作人员也需就残疾人士所处的不同社会生态系统(包括正规与非正规社会生态系统)及他们之间的相互关系整体地了解残疾人士的内外资源与障碍,这样才能根据残疾人士的独有状况,设计一个切合需要的康复计划,改善残疾人士的生活质量。

学习活动 1 （20 分钟）

细读下面的转介个案摘要。你认为在初步评估阶段中，工作人员还需要了解什么数据？用什么方法来搜集有关资料？以及如何进行有关评估？

陈先生是一位 23 岁能自我照顾的精神分裂症的康复者。治疗后，他仍有间歇性幻听的问题，现在入住中途宿舍。本来，他仍需要定时服药，但由于服药后容易感到疲倦，因此，他自行酌减药量，没有按时服药。陈先生不喜欢早起床，没有朋友，也不喜欢与人交谈，虽然如此，但却希望交一两位朋友。可是，每当他与人谈话时，面无表情，声音单调。他喜欢吸烟，将大部分薪金花费在香烟上。

陈先生说他想换另一份工作，但感到自己很难找到新工作。他觉得住在宿舍里时常受人监视，很希望能够离开宿舍过独立的生活。他有一个弟弟，每月探望他一次，有时两人还会一同出外看电影。

资料搜集范围

第一部分的问题——工作人员还需要了解什么资料？评估的目的是要对陈先生本人、他的背景及家庭环境有一个较全面的了解，包括陈先生的性格特征、对人对事的看法、兴趣、学习模式、技能、行为、解决问题的方式等。所谓全面，不但指搜集资料的范围，还包括工作人员用什么态度来处理资料。工作人员须避免将资料视作是一些“必然如此”的数据，而是尝试将陈先生置于这些资料中，了解他在日常生活中究竟是一个什么样的人，包括他的患病感受？他的理想生活是什么？他用什么准则去看现在的生活？他的行为如何影响他的生活模式及人际关系？他怎样理解自己所遇到的问题及用什么方法去解决问题？

要解答上述各问题，工作人员需留意以下各范围的资料：

身体条件

除了陈先生的身体状况外，还需要了解他的身体条件对日常生活构成的影响，包括自我照顾能力、行动、工作、社交等。此外，工作人员还须了解药物对陈先生的生活所产生的影响，以及他用什么方法去解决这些影响等。

个人的性格方面

包括他的喜好、兴趣、性情、行为等。

陈先生对自己的看法

这可从陈先生的信念、感受、自信程度、成就感、对自己的评语等反映出来。

人际关系

包括陈先生跟亲人、朋友的关系，在家庭中的角色以及家庭成员的互动情况等。

沟通模式

需要了解陈先生在社交活动时的语言与非语言的反应，以及这些反应是否合宜。在沟通形式方面，也需要了解陈先生除了用言语沟通之外，是否还可以借助书写或其他方式来加强沟通的效果。此外，也需要了解其他人对他的态度、反应及接纳程度等资料。

日常能力

包括自理能力、煮食能力、利用交通工具自由走动的能力、管理金钱的能力、社交表现及安排闲暇的能力等。

对前景的看法

需要了解陈先生对未来及前景的看法,看看是否能以此来作为推动陈先生参与康复计划的动力。

搜集资料方法

至于第二部分的问题——搜集资料及评估的方法,工作人员可参考下列方式:

观察方式

观察是一个重要的资料搜集方法,但要注意,工作人员需要在不同时间、不同环境中观察陈先生的生活习惯和待人接物的表现,例如,工作人员可在早上探访陈先生,以便了解他的迟起习惯、留意他的个人卫生,或他的吃药安排等。此外,工作人员还要留意一些重要他人(significant others)对陈先生的态度,以及双方的交往模式等数据,例如陈先生与弟弟的相处情况、弟弟对兄长重返社区生活的态度及支援等。

面谈方式

可安排一些正规及非正规的访谈,搜集有关资料。在正规访谈中,工作人员可以朝着一些预定的方向,利用谈话的方式对某些问题进行较深入的了解,例如:为何陈先生不按时服药,或为何他觉得在宿舍受到监视等。而在非正规的访谈中,工作人员可以通过日常谈话的机会,对陈先生作多方面的观察与了解,例如他在宿舍的生活片断、人际交往等情况。此外,访谈的对象不应只限于陈先生本人,工作人员在征得陈先生的同意后,可邀请一些相关人物接受访问。

评估方法

可以利用一些评估工具整理资料,例如智商测验(Intelligence tests)、适应功能指针(Adaptive Functioning Index,AFI)、独立生活技能量表(Independent Living Skills Scale,ILSS)等。

虽然,智商测验需要合资格的专业人员才可进行,但工作人员也需懂得阅读有关报告,从报告中掌握一些受助者的能力及条件限制的客观资料。至于AFI及ILSS,工作人员经过一些基本训练后,便可以执行有关测验。不过,工作人员须意识到,各项评估工具均有其限制,故测验的结果可以视为补充数据之用,而不可视之为一成不变的事实。无疑,这些测验结果可以使工作人员对康复者的能力及问题有一些基本的认识,但这些测验结果却不能使工作人员对康复者有一个全面的了解。原因在于康复者的能力与问题会随着他身处的环境、个人成长等内在及外在因素的影响而出现变化,故工作人员需要在某些时段内更新对受助者的评估。

订立目标计划书阶段

这是接着评估后,订立工作目标的阶段。目标计划书的内容,须包含以下四个元素:

- 残疾人士的优点或长处——这部分是由个人的能力和有利的环境条件等互相构成的,包括个人的性情、天分、成就、人际关系、兴趣、技能、机会等方面。
- 残疾人士的需要——这是指一些可以令残疾人士生活感到更满足、充实及有尊严的个人诉求。从另一角度看,这些诉求同时反映出,残疾人士在维持一个优质生活时所需的支持及资源。

- 计划的目标——这是所有活动的方向指引。这里尤其要注重的是工作人员在考虑残疾人士的需要及将之转化为一些工作方向与目标时,不能偏离正常化的原则,包括对残疾人士持有与其年龄相符的角色期望等(有关数据请参阅单元三“有价值的社会角色”的重要主题的部分)。
- 环境条件——由于康复的最终目标是希望残疾人士能重返社区,在自然的环境中生活,因此,在订立程序目标时工作人员必须考虑现时及将来的环境条件是否配合残疾人士重返社区的最终目标。而要达成这个目标,在制订及设计服务时,必须将不同层面的整合元素(包括功能、社交、个人、社会及机构等层面的整合)融入有关服务程序当中,以降低由于环境的限制而将残疾变成残障的机会。(有关数据请参阅单元三“社区照顾”与“整合概念”的部分)。

在整个程序计划中,撰写目标是一个直接影响成效的关键步骤,因为日后的活动均依据所订的目标而设计,故撰写目标是一项仔细和严谨的工作。以下是一些撰写时要留意的地方:

- 可量度的要求(measurable)——目标必须以一些可量度的项目撰写,即所订立的目标项目必须符合清晰、具体、可观察及可执行等要求。
- 以成果为本(outcome - oriented)——在目标项目内所描述的,应该是程序的预期成果而不是方法,例如参与社交小组是方法,其目标是与人展开社交谈话,故后一项才可以作为程序的具体目标,而前一项则不可。
- 以残疾人士为本(client - oriented)——在目标字句内所描述的,必须是一些残疾人士该要做的事,而不是其他人要做的事，例如“陈先生要定时服药”是程序的目标，但“工作人员须准时提醒陈先生服药”则不是。

➢ 积极态度（be positive）——康复工作不是一件容易的工作，因为它面对着形形色色的条件限制，但康复工作的价值是发展残疾人士的潜能，降低不同层面的限制对个人生活所造成的影响。因此，康复工作的基本精神是，用一种乐观的态度面对种种的条件限制，着眼于如何超越限制，开拓解决问题的资源；而非在限制内打圈，自设界限而感到无能为力。因此，工作人员的重点在于发展残疾人士的潜能，而不是针对他们的限制。这些积极的态度，也应体现于工作人员在制订目标这项工作之内，例如，假若工作人员在制订目标时，未能选出一个完全符合康复者现有能力的目标项目时，他应选取一个稍微高于康复者现有能力的目标项目，而不是选择一个较之为低的目标项目。

学习活动 2　(10 分钟)

试用下列表格，为陈先生撰写一份目标计划书

个别化程序计划书		
姓名/性别/年龄		
环境	现在	未来
住所		
工作		
闲暇		

（续表）

评估项目	强项	需要	目标	时限
健康状况				
沟通能力				
社交能力				
独立生活能力				
职业技能				
闲暇安排				

个别化程序计划书				
姓名/性别/年龄	陈先生/男/23			
环境	现在		未来	
住所	中途宿舍		公屋	
工作	正在找寻工作		全职工作	
闲暇	没有参与活动，通常是以旁观者姿态观看宿舍小组的活动。		愿意参加青年中心的兴趣小组。	
评估项目	强项	需要	目标	时限
健康状况	当身体不适时，会主动告诉医务人员有关状况。	须让他了解定时服药对控制病情的重要性。	会主动按时服药。	六个月内。
沟通能力	有清楚语言表达的能力。	学习一些适宜的面部表情。	在谈话中，能用适当的面部表情配合说话。	六个月内。

(续表)

社交能力	希望有朋友,与弟弟感情融洽。	能交上朋友。 能够参加社区内的社交活动。	能主动与人展开谈话。 能参加一个社交小组。	一年内。
独立生活能力	能清洗衣服及注重个人日常的卫生。	处理财务。 学会简单的煮饭。	能保持收支平衡。 能煮饭。	一年内。
职业技能	想工作。	掌握面试技巧。 建立工作习惯及工作技能。	能公开就业。	一年内。
闲暇安排	用旁观者的身份出席宿舍的社交小组活动及与弟弟观看电影。	发展闲暇兴趣。 参加社区社交活动。	愿意参加一些闲暇活动,例如看电影、下棋等。 参加一些简单的健体活动。	六个月内。

表 12－1　陈先生个别程序计划书

推行阶段(implementation stage)

这个阶段的主要工作是将 IPP 的大目标,通过目标分析(goal analysis)的方法,将之化为一些较小和具体的行为目的(behavioral objectives),并分阶段推行。当然,除了有关训练项目之外,工作人员还需视残疾人士的实际处境,决定是否需要介入其家庭或环境层面,以推动所需的康复资源。本阶段的主要内容包括:目标分析、具体行为目的和训练步骤等。

目标分析

这是一个沿着大目标而订出适当的训练步骤的过程。例如,若要协助精神康复者达成独立照顾健康的目标,需包括以下各步骤:

- 康复者需认识心理健康的重要性。
- 面对压力时,康复者需适当地控制环境及个人的反应。
- 懂得有关精神病征兆。
- 按时服药等。

学习活动 3 (5分钟)

尝试对"协助康复者量入为出"的目标作目标分析。

要康复者达成量入为出的目标,应包括以下步骤:

- 懂得简单运算。
- 懂得订立每日、每星期及每月的开支预算案。
- 将开支预算化为实际的选购项目,例如每个月交通预算是多少,每天可花费在交通项目上的最高金额是多少等。
- 懂得如何记账。
- 建立每天记账的习惯等。

具体行为目的

这是将一些较抽象或高层次的目标,化成一些具体及可量度的行为目的以利推行训练。因此,订立具体行为目的是一个影响训练成效的重要元素之一。例如,将“独立致电回家”的目标,转化成“能准确拨出家中电话号码”及“若电话接不通时,能够重拨一次”的可量度的行为目的。

此外,工作人员在撰写行为目的时,也必须说明某些行为是需要在什么条件下才会出现,以增加训练的清晰度,有利于评估成效。

学习活动 4 (5 分钟)

尝试将“陈先生能服药”的目标化为一些清晰、具体的行为目的。

若要将以上目标变得清晰及具体,可参考如下的写法:

陈先生能依时服药,一日三次,为期一个月,并能在每次服药后在日历上画上记号。

训练步骤

工作人员将一些抽象的目标化为一些具体行为目的之后,接着要做的是,将这些行为目的变成一些有逻辑关系的程序活动,分期推行。以“独立使用电话”的目标为例,这个目标可细分为以下不同阶段的活动程序:

阶段 1:康复者能在指导下,用一些未联机的电话准确拨出电话号码,直至熟练为止;

阶段 2：在工作人员的指导下，拨电话回家（工作人员已预先征得家人的合作），直至熟练为止；

阶段 3：在工作人员的指导下，在电话未能接通时，懂得重拨一次（工作人员预先跟家长沟通这个安排），直至熟练为止（假如家人是用手机通话的话，则康复者须懂得用留言信箱的功能）；

阶段 4：康复者可选择致电其他亲友；

阶段 5：康复者可以独立致电给朋友，以及用电话查询服务等。

学习活动 5 （5 分钟）

尝试针对陈先生在中途宿舍无所事事的问题，订立一个训练目标和相关的训练步骤。

要解决陈先生在中途宿舍无所事事的问题，其中一个解决方法是协助陈先生找一份工作。要达成以上目标，须经过以下的步骤：

阶段 1：了解陈先生的工作兴趣及闲暇喜好；

阶段 2：建立有规律的作息时间表；

阶段 3：为陈先生提供找工作和面试的训练；

阶段 4：安排陈先生参加辅助就业计划等。

评估阶段（evaluation stage）

这是一个评估训练成效的过程，其主要工作是评估训练的成果，看看它跟之前所订立的工作目标是否一致。就评估的内容来说,可分为量化和质性评估两部分。至于评估的形式,则包括定期检讨(formative evaluation)和总结检讨(summative evaluation)两种主要的形式。现分别说明如下:

检讨内容

- 量化的评估(quantitative aspect)——主要是通过客观数据的分析或观察来客观评估成效。但这部分的数据不足以评估训练程序的成效,因为训练本身是推动人的行为的某些质性转变,例如建立合宜行为以取代一些问题行为等。因此,除了用评量表去客观衡量程序计划的成效之外,还需要作质性的评估。
- 质性的评估(qualitative aspect)——以扩展陈先生的社交圈子的目标为例,若要评估训练成效,除了从陈先生结识新朋友的数量得知之外,还要了解陈先生对新结交的朋友的感受等,从这两方面的数据才可以评定训练的真正成效。

如何进行质性评估?其中一个方法是用一些预设的评估标准及准则去比较康复者在训练后的实际表现,才能衡量出训练成果的质性成效的部分。例子如下:

目标

某机构希望改善服务质量,于是决定在机构层面促进残疾人士的充权,并订下推动残疾人士参与活动的决策过程的工作目标;

预设评估成效标准(standard)

该机构于是将上述目标设订为以下两项成效标准:

- 残疾人士应参与决策过程；
- 鼓励残疾人士的独立能力，减少其依赖角色。

评估准则（criteria）

该机构用以下两项具体准则去评估工作的成效：

- 不论残疾人士的年龄与能力，均可参加 IPP 会议；
- 残疾人士可以共同参与决策一些与日常生活有关的事，例如衣着、膳食、社交活动等。

质性评估部分

假设在实际的机构运作中，残疾人士并没有参加任何 IPP 会议，而大部分与日常生活有关的事项，依然由工作人员决定的话，那么，该机构可算是未能成功地推动残疾人士的参与，也未能发展残疾人士的独立能力的目标。换句话说，该机构的服务质量是未能符合其所预订的标准，其服务也未达到预期的成效。

评估形式

- 定期检讨——这是由负责项目的工作人员，在程序推行的过程中，进行的定期的概要检讨。检讨工作的目的是要督察活动是否进行顺利，或是否需要就实际处境或参加者的步伐而作出相应修订等。
- 总结检讨——这是一个较正规和较全面的检讨形式，检讨的内容包括：程序的目标、程序的设计、活动的进度、活动能否达到目标及参加者意见等。通常，所有参与程序设计及活动推行的工作人员也需参与此项检讨工作。

学习活动 6　(10 分钟)

以陈先生的 IPP 为例,试说明工作人员需要搜集什么范围的资料,去评估该 IPP 的成效?

要检讨陈先生的 IPP 成效,工作人员要进行量化和质性评估,并进行定期总结检讨。有关资料搜集范围包括:

- 行为表现——这是属于量化评估的部分,主要内容包括一些客观、可量度的行为表现部分,例如陈先生在开心时出现了哪些面部表情或身体动作,以及这些表情与动作的次数等。
- 感受部分——这是属于质性评估的部分,其重点在于了解陈先生对程序或工作人员的感受或意见等数据。这些资料可反映出服务的质量部分。
- 定期检讨的安排——这是属于程序监察的部分。这部分资料有助于工作人员了解程序的进展,或在实际推行时所遇到的问题及困难等,以便工作人员作出相关的响应和进行修正程序等工作。
- 总结检讨安排——这部分的数据,除了用来评估工作的成效之外,更可在日后的程序设计中用作参考,以改善未来的服务质量。

个别化程序计划小结

个别化程序计划(IPP),是一个组织不同服务的工作模式,以协助残疾人士得到符合需要的服务。由于 IPP 强调残疾人士及家人参与策划,故它不仅保障残疾人士的平等参与权利,还可间接地促进残疾人士参与社区的复康目标。然而,在推行个别化程序计划的过程中,工作人员需留意会否出现个别化计划化(李楚翘,2005,192 页)的偏差,以致偏离了个别化的康复精神与原则。以下是对一些主要的个别化计划的简单介绍。

个别化家庭服务计划(IFSP)

IFSP 是为那些接受早期介入服务的幼儿(0 -6 岁)的家庭而设的服务计划(Kaplan and Moore, 1993, p. 314)。此计划采用家庭为本的工作模式,因此,其服务对象是幼儿及其家庭。IFSP 的最高目标是推动家庭参与训练,并与训练人员发展伙伴合作关系,为儿童提供早期教育和训练。因此,除了评估儿童能力的部分之外,还包括评估家庭的部分,以了解家庭参与训练的意向、目的、能力及限制等,并基于有关数据设计一个切合家庭需要的程序计划,推动家庭参与儿童的训练活动(相关资料请参阅本单元有关“早期干预”的内容)。

综合来说,IFSP 的主要内容有(Blasco, 2001, p. 8;傅秀媚,1998,88 -89 页):

➢ 儿童目前能力的评估——包括认知能力、沟通能力、社交情绪表现、适应能力等。

- 儿童家庭的评估——包括详细叙述家庭资源、优点及状况等;了解家庭选择儿童训练项目的优先次序,以及家庭对儿童训练最感兴趣的地方等。
- 训练目标——说明家庭要达成的目标、步骤和时间表等。此外,计划也必须说明检讨标准、检讨日期安排等。
- 训练安排——包括训练次数、内容、形式、场所等。
- 训练时限——包括开始训练的日期及训练时间。
- 协调人士——列明负责协调或统筹的工作人员,例如社工、治疗师或导师等。

个别化教学计划(IEP)

IEP 是为三岁至五岁的幼儿而设的教学计划。它最早始于 20 世纪的西方教学实验研究,例如在 20 年代最著名的维纳卡计划(Winnetka Plan)和道顿计划(Dalton Plan)。这两项计划认为,人的个别差异使学生在学习速度上表现各有不同,因此,强调学校应以学生本身的学习速度为基础来制订教学计划。学生的个别差异包括:

身心方面

身体外在特征、兴趣、智力、社交能力、性情、个人理想等。

学习能力方面

专注能力、认知发展、肢体能力、语言发展等。

其他

家庭文化背景、个人经验、环境刺激等。

上述两项计划均提倡以学生的学习速度制订课程，因此它们可算是最早期的学生控速（self - pacing）教学模式的例子。在 20 世纪 60 年代中期到 70 年代这段期间，新的个别化教学实验也相继推出，其中包括个别化教学模式（individually prescribed instruction，IPI）、诊疗教学法（clinical teaching method）等（林宝山，1997，167 - 188 页）。

个别化教学模式（IPI）

这是由美国匹兹堡大学的波文（John O. Bolvin）等人在 1964 年提倡的。这个计划有以下的特色：

- 以学生的能力表现、学习速度、性向等为制订教案的基础。
- 将学科分为多个不同层次的小单元，将小单元的目标变成一些可观察的行为目的，并依次完成每个目的。
- 为学生提供不同的练习教材。
- 跟学生制订学习合约，并将之变成为一些书面规范，让学生有所依循，学习合约的内容包括学习期限、学习目标、步骤、教材和评估程序等。
- 调整学校的行政措施，配合个别化教学的推行。
- 制定评估机制。

诊疗教学法

又称处方教学法（prescriptive teaching），由美国特殊教育学者史密斯（Smith，1974，1989）提出，并被广泛应用在学习困难的儿童教学上。这个教学法分五个循环不断的阶段，称之为诊疗教学循环图（林宝山，1984；Snell，1987）。此项循环图的内容包括诊断、计划、教学、评估和修正。其中两个主要特色是：

- 了解儿童的学习困难原因并作彻底诊断，对症下药。
- 采用行为心理学角度的观点，将儿童的能力用行为词汇写出来。

简单来说，无论是何种形式的 IEP，它其实是包含了 IPP 的重要元素，就是按学生的能力订立具体的教学目标，用多元化的教学形式分阶段按步骤完成目标。

个别教学与个别化教学的分别

个别教学（individual instruction）与个别化教学不同。个别化教学是对应着团体教学（group instruction）而言，但它也有别于个别教学（individual instruction），以下是三者的区别：

个别教学

这是最早的教育形态，是用一对一的方式传授知识，是可以根据学生的个别差异和学习特性提供相关的教学内容。但自从团体教学出现后，学校已不可能用此种形式授课。

团体教学

一般来说,这种教学形式是由一位老师对数十位学生授课,因此,教师很难顾及每个学生的个别差异,只能为整班的学生提供相同的课程、相同的教材,并用相同的速度授课,以期达到相同的教学目标。在一般学校就读的学生,他们的能力以中等程度为主,于是,这些学校便难以兼顾那些资优或智障学生的特别需要。换言之,在团体教学的模式里,那些资优或智障的学生是受益最少的人。

个别化教学

原则上,个别化教学的宗旨是针对学生的独特之处,设计一个切合其需要的学习计划,即个别化教育方案(individualized educational program, IEP)的教学模式进行教育,不过,这种教育方式不一定要采用一对一的形式进行,而是可以在团体班内推行的。

IEP 的基本原则及内容

总括来说,个别化教学的基本原则包括(林宝山,1997,167－188页):

调整课程和教学目标

个别化教学强调在混合教育环境内,对于那些学习有困难的学生,另行制订学习计划及教学目标,尤其是一些主要科目,需采用个别化方式教授。在特殊教育方面,由于学生之间的差异较大,因此,学习目标必须依照学生的能力及限制而有所调整。

调整教学进度

在团体教育内,老师往往要求那些学习速度快或慢的学生,去适应教师的教学速度;但在个别化教学内,老师容许所有的学生依照本身的能力及速度去学习,包括:

- 学习迟缓者——另订学习目标和要求,并采用额外补充教学的形式,加强学生的学习进度。
- 能力高的学生——容许他们提前学习一些程度较深的课程。

教材多元化

对于学习能力低的学生,采用单元教学法,由老师依据学生的能力而制订不同的教材、补充或练习等。

至于 IEP 的内容,主要包括以下几个主要元素(Smith and Luckasson, 1992;傅秀媚,1998,92 - 93 页):

- 说明儿童目前的教育成就表现;
- 说明儿童可接受的教学程度;
- 说明长期和短期的教学目标;
- 说明其他相关的教育和训练服务;
- 说明回归主流教学的可能性;
- 列出开始进行的日期与期限;
- 说明合适的评量标准。

早期干预(early intervention)

早期干预是希望在残疾儿童入学前给予特殊教育和训练,它主要以早期教育或学前特殊教育和训练的形式进行。这个计划的主要目的是,希望通过对家长在训练技巧上及情绪上的支持,能为残疾或高危(high - risk)儿童[①]提供学前训练。美国已于1986年为全国36个月以下残疾或高危儿童推行这项服务。

早期干预的概念与学前教育(early childhood education)的理念有密切关系。学前教育的理念最早可追溯到18世纪的欧洲,当时法国哲学家罗素(Jean - Jacques Rousseau, 1712—1778)认为,用"统合不同感官刺激"的课程有助于儿童的发展(Blasco, 2001, p. 1)。罗素的看法随后促成了在18世纪出现的儿童乐园(kindergarten or "children's garden")的新教育形式。而意大利籍的蒙特梭利(Maria Montessori, 1870—1952)也认为儿童是通过感官去认知世界的,在她为那些在贫乏环境中成长的儿童开设的幼儿园里,她采用了一些有助儿童用感官去探索世界的教具教学。此外,她相信一个"预设的教学环境"(prepared environment)是有利儿童学习的。她认为学校应有目的地摆放校内每一个对象,由浅入深,或由简单至复杂,有系统地依次置于适当的位置上,让儿童使用,刺激儿童的学习。蒙特梭利的教学理念影响了日后特殊教育的发展方向(Blasco, 2001,

---

① 高危儿童是指那些在发展上有潜在危机的儿童,例如早产儿。早产儿由于在出生时发育未完全,所以部分机能(包括小肌肉或大肌肉的功能等)会受到影响,影响他们的学习速度。

p. 2)。

早期干预的基本信念

研究发现,脑部发展是有阶段性和周期性的,而一至六岁是孩子脑部发展的快速成长期,并发现大部分孩子在两岁半以前,大脑发展便进入成熟高峰期,这些发现为早期教育奠下重要的理论基础(傅秀媚,1998,36 页),并相信早期经验的刺激与引导是可以改善儿童的学习问题。以下是一些关于早期干预的主要基本信念:

个别性

强调每一个家庭及儿童都是独特的。

环境因素与发展障碍

虽然,现今科技仍未能充分了解儿童发展迟缓的原因,但相信这个问题与生理因素及环境因素的交错影响有关。美国的研究也发现,家庭的社会经济地位及文化因素与儿童的发展问题有密切的关系(傅秀媚,1998,11 页),并发现低收入家庭因为延迟了处理儿童的发展问题,而使情况变得更严重。早期介入便是希望通过学前教育及训练计划,为家庭提供有关训练和支持,以减少不利的环境因素对儿童发展的影响。

家庭教育与家长参与

对于儿童而言,家庭仍是他们的主要活动中心,因为他们的生活经验,大部分是围绕家庭而产生的。因此,家庭是一个照顾和教育孩子的重要地方,对特殊儿童来说尤其重要。因此,早期介入计划重视家长在教育过程中的参与,而特殊家长更须扮演着照顾者和训练者的双重角色。

早期干预的特色

以下是早期干预的一些重要特色:

个别化教育模式

针对儿童的特殊需要设计课程,包括考虑儿童的生理发展、认知发展、社会情绪发展、沟通发展及适应能力发展等各方面的条件(有关个别化的概念,可参阅本单元的“个别化程序计划”〈Individualized Program Plan, IPP〉的部分)。

以个别化家庭服务计划方式进行
(Individualized Family Service Plan, IFSP)

虽然早期介入是针对儿童的特殊需要而设,但并不标榜训练员的专家角色,反之它强调家长参与,着重与家长建立一个伙伴关系,支持及协助家长掌握有关训练技巧,推动家居训练。因此,早期介入除了顾及儿童的需要之外,更要考虑家庭本身的参与条件及资源,因此它也是一个以家庭为中心的服务模式(有关 IFSP 详情请阅本单元“个别化程序计划”)。

服务的弹性

早期干预计划的训练可采用家居服务(home - based program)、

中心服务（centred - based program）或中心与家居并行的形式进行（Smith，1993，p. 179）。家居服务的形式是指儿童的训练在家中进行，导师或治疗师会按时到访并提供有关的训练；而中心服务是指家长及儿童需前往训练中心、医院或有关诊所接受训练。通常，家居服务是为一些身体状况较弱的儿童而设的，或者由于家长因事不能前往中心而给予的特别安排。

持续家居训练

早期干预计划强调在家庭里为儿童进行持续的训练的重要性，这是进一步突出了早期介入服务的支持性质。

队际服务模式

早期干预计划明白发展迟缓的儿童不但只会在单一的发展领域内出现发展问题，还有机会在多个不同的发展领域内同时出现问题，因此，早期干预计划需要不同的专业人士协助，组成教育和训练团队，推行训练，为有需要接受服务的孩子，提供各项相关服务，包括幼儿训练、物理治疗、职业治疗、语言治疗、辅导服务等。

重视介入目标

与一般学前教育不同，早期介入非常重视训练目标，而非学习后的效果，因此，早期介入不是以年龄来决定孩子应该要做些什么，而是以孩子的发展状况作为课程设计的基础，例如，幼儿是先能够坐，然后才能学习站立；大肌肉动作的发展应在精细动作之前等。因此，早期介入非常重视评估儿童的能力及他们的学习进度等工作。

着重行为分析及直接介入技巧

行为分析学派的“环境刺激与行为塑造”研究成果,对学前教育发展有重大的影响。这些研究成果协助训练员掌握如何能有效地协助儿童学习新的行为,包括将儿童的需要变为一些可量度的行为,订立清楚及具体的行为目标等。

家长参与

家长参与的发展背景

20 世纪 40 年代之前,残疾问题仍被视为一个个人问题,而且认为此问题是与家庭有密切的关系。当时,美国的残疾人士服务仍是以大型院舍所提供的隔离照顾服务为主,使社会人士普遍认为,院舍是一项专业服务,拥有如何处理残疾人士的专门知识,因此主张将残疾人士置于院舍之中,作为给予这些特殊家庭的其中一项重要支持,以解决此类家庭的照顾负担。在当时的环境中,假若家长坚持不肯让亲人接受院舍服务的话,他们的决定便会被理解为一些不服从的行为,而需要接受专业的辅导。

到 40 年代后期情况有所转变。当时,不少知名人士将家有残疾儿童的事件在一些公开场合上讨论,例如:肯尼迪夫人(Mrs. Kennedy)及赛珍珠女士(Pearl Buck)等,她们的举动将残疾问题由一个只能在家庭等私人空间谈论的问题,变为一个公众议题(Blacher and

Bruce,2000,pp. 5 -8)。残疾不再被视为是一个个人问题,而是一个具有社会因素的问题。这些转变使家长由一个需要放弃孩子监护权的无助或无能角色,变为一个主动寻求信息和参与训练的积极角色。

可以说,家长开始由一个无知(对专业知识、信息或社会资源等方面)的被动者,转为一个求知的主动者,这些转变令他们开始察觉到旧有的服务的种种问题及社会资源分配不均等情况,促使他们开始主动组织起来,为自己的残疾孩子争取更多的资源及尝试为孩子设计一些合适的创新服务。另一方面,他们开始挑战当时主流的隔离院舍式服务模式,并倡议家庭照顾的重要性。他们强调,父母是最了解孩子需要的“专家”,也是一个负起长期训练孩子责任的人,而且,父母也是一个能够以孩子福祉为依归的倡导者。家长的这些转变,进一步挑战旧有院护服务的专业者角色,并开展了一个专业人员与家长合作的新工作模式,于是,家长便由一个照顾者角色,扩展到一个教师的角色。至此,家庭支持的工作,便由为残疾孩子提供隔离院舍服务的治疗层面,变为推动家长共同参与的决策层面上。到 20 世纪 90 年代,家长参与扩展到代表整个家庭的层面上,并以家庭系统为参与单位,家庭支持的对象不但包括残疾人士的家长,还要顾及家庭系统内不同成员的需要。

家长参与的形式

下面将不同学者对专业人士与家长的合作关系的分析作一总结,家长参与可划分为三个主要阶段(Livingstone, 1985, p. 98 及 Turnbull and Turnbull, 2000, pp. 3 -18):

没有参与

对智障人士的服务而言，这是一个以专家的意见为主的时期。无论在意见或决策的层面上，家长都不占有任何位置，他们缺乏任何训练智障人士的知识，而家长（或家庭）都不是服务的重点所在。这段时期，服务的目标是针对儿童的发展问题，把专业诊断及治疗视为最高的工作目标（傅秀媚，1998，143 页。）

技术转移（transplant phrase）

这段时期，专业界开始确认家长的参与对训练的重要性，专业人士开始将部分训练技术传授给家长，让家长在家庭内担任家居持续训练者的角色。于是，家长由一个对训练无知的位置，提升到一个家居训练员的位置。虽然如此，家长对专业人士的依赖并没有减少，过去，家长在照顾孩子上完全依赖专业的介入；现在，家长在训练的技术层面上，增加对专业人士的依赖。从这个方向看，家长对专业人士的依赖是有增无减的。

伙伴合作

在这段时期，服务不再标榜康复人员的专业训练者角色，服务策划也不仅仅限定于智障人士的身上，使专业人士在策划时在概念上将智障人士与家庭两者分开。这个阶段强调家庭的整体性，关注整个家庭的利益、需要及资源，而不再单向地只顾及训练的环节，家长由一个被摒除于外的无知者位置，转到一个被确认为有潜能而清楚自己需要的位置上。而服务不再只强调专业的贡献，更着重专业人士与家长的合作，确认家长平等参与的权利，希望达到伙伴关系的合作模式。

以下是三种家长参与形式的比较：

家长参与形式/比较项目	没有参与	技术转移	伙伴合作
服务目标	以残疾人士的需要为本,强调诊断及治疗的部分。	仍以残疾人士的需要为本,但承认家长参与跟能否达到诊断及治疗目标的重要关系。	以家庭为本,视残疾人士为家庭的一部分,尊重家庭的整体利益。
程序设计	由专家评估残疾人士的问题后撰写程序计划,知会家长。	向家长搜集有关残疾人士其他生活数据,由专家评估需要及设计程序。	确认家长对孩子的认识与专业评估是拥有相同的重要性,家长可表达他们对服务的期望和需要。这些期望和需要更成为程序设计的一些重要考虑因素。
沟通模式	以知会形式为主,专业人士与家长的接触机会相对较少。	以搜集资料及技术传授为主。	着重与家庭的沟通,以家庭需要为主。
合作关系	处于一个服务提供商(专家)跟被动的接受服务者(家长)的不平等关系。	处于一个训练者(专家)跟受训练者(孩子与家长)的不平等关系。	强调地位平等的伙伴关系。

表 12－2　不同模式的家长参与的对照

部分数据参考:傅秀媚,1998,143 页。

学习活动 7 （20 分钟）

试说明在残疾儿童的训练中，家长可担当什么角色？

在训练上，家长可担任以下三个主要角色：

家长作为决策者（parent as decision makers）

假若机构开放家长参与子女的个别训练计划的渠道，他们可以由依赖专业人士的位置，提升至参与者及决策者的位置，减少家长在面对训练时的无能感。这个转变无论对家长或孩子的成长来说都具有积极的意义。

家长参与对残疾子女的权益保障（parent participation to insure handicapped child's right）

在学校问责制度之下，父母是最佳的倡议者，也是孩子利益的代言人。因此，家长的参与可以让教师的决策更趋完善。不过，要家长成为一个有能力的代言人，工作人员应留意以下事项：

协助父母建立参与信心

社会标签影响父母如何看待残疾子女，也影响到他们如何理解自己的处境。因此，很多父母仍然认为，学校或训练中心才是保障孩子得到最大福利的地方。一方面，父母感到在训练技能上的不足，因此，他们虽然愿意向机构提问及澄清有关训练的要求，但却没有信心参与训练的设计与决策过程。因此，父母仍普遍以服务接受者的姿态出现。

时间的问题

身为子女权益的保护者,父母需要在参与时间与子女权益之间保持平衡。事实上,工作和照顾孩子这两个项目,已花了父母不少的时间,因此,工作人员必须考虑家长的实际参与条件,避免他们因时间的压力而出现耗竭。

目标的矛盾

父母对子女的期望跟中心的训练目标也可能出现矛盾的情况,影响家长的参与。这些矛盾的源头包括:父母渴望子女就读主流学校,而孩子的能力只能就读特殊学校;或父母希望让子女入住院舍,以减少照顾压力,而孩子的发展却可受益于在一些低障碍环境生活;或父母希望保护孩子免受外间的排斥,但孩子的成长却需要有机会面对一些外界的挑战等。以上所述各项情况,均可能对父母的参与动机和信心构成影响,工作人员须加留意。

家长作为孩子的教导者(parent as teacher of a child)

虽然,一般父母会缺乏专业的训练知识,但父母跟孩子是生活在同一自然环境下的人,因此最容易掌握孩子在日常生活中的喜好及表现等资料,因此,他们应该是最适合协助孩子将训练项目转化为日常生活技巧的人。通过工作人员专业技术的转移,父母也可充当一个辅助训练者或教导者的角色,协助将训练项目由中心的训练环境,扩展到日常生活的环境中,增加训练的效用。

总结

本单元对个别化程序计划及一些相关例子作了一些概略说明,

同时也简介了两个与个别化程序计划相关的课题，包括早期干预及家长参与。以下的单元，重点将会放在介绍行为模式的内容及应用上。

参考文献

Bakiew, Julius R. and George Mink. (1996). *Case Management in Social Work: Developing the Professional Skills Needed for Work with Multi – problem Clients.* Illinois: Charles C. Thomas Publisher.

Bernstein, G. S. et. al. (1980). *Behavioral Rehabilitation Through Proactive Programming.* Baltimore: P. H. Brookes.

Blasco, Patricia Mulhearn. (2001). *Early Intervention Services for Infants, Toddlers, and their Families.* Boston: Allyn and Bacon.

Malin, Nigel. (1994). (Eds). *Implementing Community Care.* Buckingham: Open University Press.

Russell, Oliver. (1985). *Mental Handicap.* London: Churchill Livingstone.

Schalock, R. L. (1983). *Services for Developmentally Disabled Adults: Developmental, Implementation and Evaluation.* Baltimore: University Park Press.

Smith, D. D. (1989). *Teaching Students with Learning and Behavioral Problems.* Englewood Cliffs, New Jersey: Prentice – Hall Inc.

Smith, D. D. and R. Luckasson. (1992). *Introduction to Special Education.* Boston: Allyn and Bacon, Inc.

Snell, M. E. (1987). *Systematic Instruction of Persons with Severe Handicapped.* Ohio: Charles E. Merrill.

Turnbull, Ann P. and H. Rutherford Turnbull. (2002). "Parent Involvement in the Education of Handicapped Children: A Critique", in Jan Blacher and Bruce L. Baker. (Eds.) *Families and Mental Retardation: A Collection of Notable AAMR Journal Articles Across the 20th Century.* Washington: American Association on Mental Retardation, pp. 301–308.

李楚翘(2005),《对香港康复服务的反思》,见何芝君、麦萍施编,《本质与典范》,新加坡:八方文化创作室。

林宝山(1984),《我国智能不足教育课程问题探讨》,《特殊教育季刊》。

林宝山(1997),《特殊教育导论》,台北:五南图书出版有限公司。

张秀玉(2003),《早期疗育社会工作》,台北:扬智文化事业股份有限公司。

傅秀媚译(1998),《婴幼儿特殊教育——出生到五岁》,台北:五南图书出版有限公司。

Elder, J. O. and P. R. Magredb. (1979). (Eds.) *Planning for services to Handicapped Persons: Community Education and Health.* Baltimore: Paul H. Brookes.

Flynn, R. and K. Nitsch. (1990). (Eds.) *Normalization, Social Integration and Community Services.* Baltimore: University Park Press.

Greene, Robert R. (1992). "Case Management: An Arena for Social Work Practice", in Betsy S. Vourlekis and Roberta R. Greene (eds.)

Social Work Case Management. New York：Aldine De Gruyter.

Griffiths, R. (1988). *Community Care: Agenda for Action.* London：HSMO.

Kaplan, James E. and Ralph J. Moore, Jr. (1993). "Legal Rights and Hurdles", in Romayne Smith (ed). *Children with Mental Retardation: A Parents' Guide.* Bethesda, MD：Woodbine House Inc., pp. 303 – 342.

McGrath, Morag. (1991). *Multi – disciplinary Teamwork.* Aldershot：Avebury.

O'Brien, J. (1980). *The Principle of Normalization: A Foundation for Effective Services.* Toronto：G. Allan Roeher Institute.

Roessler, Richard T. and Stanford E. Rubin. (1998). *Case Management and Rehabilitation Counseling: Procedures and Techniques.* Austin, TX：Proed.

Skidmore, Rex A., Milton G. Thackeray and O. William Farley. (1997). *Introduction to Social Work.* Boston：Allyn and Bacon.

Wolfensberger, W. (1983). *Social Role Volorization: A Prosposed New Term for the Principle of Normalization.* Mental Retardation, 21.

单元十三 残疾人士的训练与辅导工作(二)

前言

康复辅导(rehabilitation counseling)是一个协助一些发展有问题人士通过心理、社交、行为、职业及倡导等层面的介入,使个人达成职业及独立生活的目标的辅导过程(Maki and Riggar, 1997, p. 297)。一些与康复辅导有关的课题,例如社区康复、独立生活、职业康复等题目,将分别在其他单元里逐一说明。单元十二的重点是从程序设计这部分介绍康复服务的个别化程序计划;而本单元的重点将放在如何处理行为问题的技术介入层面上,概括地介绍应用行为分析模式(applied behavior analysis)和整合介入模式(integrative approach)的一些重要观点、内容。

完成本单元后,你将认识:

- 应用行为分析模式的重要假设;
- 应用行为分析模式的技巧、限制与批评;
- 整合介入模式(或称教育模式)的基本内容和技巧;
- 比较行为角度与教育模式对行为问题的理解。

应用行为分析模式(applied behavior analysis)及相关概念

应用行为分析模式,或称为行为模式(behavioral approach),是一个被康复机构广泛采用的工作模式。它是一个含有治疗元素,而又有很强研究基础的工作模式。它能清楚界定问题行为,并提出一些相应的处理方法。

在介绍行为模式的内容之前,先概略介绍一些相关概念,包括行为、行为问题(problem behavior)、行为治疗(behavioral therapy)及行为修正(behavioral modification)等概念。

行为与行为问题

行为

行为学派认为,行为是个人对所处环境的一种反应。这些反应是取决于个人内在及外在的环境条件或刺激的影响。外在环境是指个人所处的客观环境,内在环境则包括个人的主观经验,而行为的发生即是个人对客观环境的刺激而产生的某些行为反应(廖荣利,1987,95 页)。

行为问题

行为问题是一个多角度的概念,不同角度对它有不同的理解与分类。传统的消除模式(eliminative approach),例如行为模式等视行为问题是一些适应不佳、不合宜及具干扰性的行为(maladaptive, inappropriate, interfering behaviors)(Meyer and Evans, 1989, p. 12),并将这些不合宜的行为分为六大类,包括不服从行为(noncompliance)、重复固定行为(stereotypic mannerisms)、攻击行为(aggression)、自我伤害行为(self-injurious behavior)、发脾气(tantrums)及其他。(详情参阅第501页本单元的“残疾人士与行为问题”部分)

但教育模式(educative approach)认为,行为本身是蕴含了某些个人目的的,而非无的放矢,它反映了某些个人的需要,故行为具有适应的功能。因此,教育模式建议用过多行为(excess behavior)这个概念取代“行为问题”的概念(Meyer and Evans, 1989, p. vii)。综合来说,行为问题是指个人出现了一些不合乎社会规范、不受人欢迎(undesirable)的行为。虽然,这些行为影响个人的正常学习及人际相处,严重的甚至影响个人与他人的安全,但这些行为背后却同时隐藏着某些个人的需要及诉求。

行为治疗与行为修正

行为治疗

这种介入方式是以学习原则为基础而建立的,它着重处理个人的失调行为,而不分析有关行为的前因,也不对行为者的一些内在或隐藏的情绪作任何假设或猜测(廖荣利,1987,98-99页)。以下是行为治疗的一些重要假设及特色(廖荣利,1987,100-103页):

对行为的关注

行为治疗的重点不在于帮助受助者了解问题的因由或问题的性质,而在于帮助受助者去改善目前的行为反应。

行为是学习而来

行为治疗假设行为问题是由错误的学习而来的,因此,也可以通过学习去改善行为或发展一些新的行为。此外,行为治疗认为有两个重要的因素影响行为的学习,包括行为发生时的状况及行为发生的后果。于是,行为治疗发展出两种主要的治疗技巧:第一,是用以调节行为发生时的状况的技巧;第二,是用以调节行为发生后的后果的技巧。以下是相关技巧的简介:

介入方向	介入技巧	重点	例子
调节行为产生时的环境	减敏感法(desensitization technique)	用于减少受助者对环境产生敏感的方法。	假设一个小朋友因曾被狗咬而害怕接近狗,治疗方法如下: 先让孩子看一些狗的照片直至他一点也不感到害怕为止。 让孩子在一个很远的距离看狗,直至他一点也不感到害怕为止。 让孩子在一个较近的距离观看关在笼里的狗,直至他一点也不感到害怕为止。 让孩子接近一些自由走动的狗。

(续表)

	相对压抑法	训练受助者学习一些自我松弛的方法,以便抑制各种紧张、气愤、不安等感觉。	用上述的例子,当孩子看见狗而觉得害怕时,父母可在他身旁说:妈妈在这里,不必怕,让孩子感到松弛而将害怕抑制下去。 通常,这个技巧跟减敏感法一起运用的话,效果会更佳。
	条件回避法(conditioned avoidance technique)	当某些行为出现时,治疗师可制造一些不舒服的状况,以便将目标行为条件化而产生回避作用,继而消减目标行为。	以协助受助者消减喝酒的行为为例,可用以下的介入方法: 将一些呕吐剂放入酒内,让受助者喝了之后出现呕吐的情况。 这样,受助者会将呕吐的不舒服感觉,跟喝酒联系在一起,令他想到喝酒便想到呕吐的不舒服感受。 结果是受助者想回避呕吐的不舒服感觉而不喝酒。
调节行为后果	正增强法	当行为完成时,给予奖励,以增强该行为的出现。	详情请参阅本单元"应用行为修正的技巧"的"正增强法"的部分。(第 481 页)
	负增强法	与正增强法原则相同,分别在于所给予的不是奖励,而是给予负性奖励,即在行为发生后,令受助者减少痛苦的感觉。	详情请参阅本单元"应用行为修正的技巧"的"负增强法"的部分。(第 483 页)

（续表）

	条件嫌恶法规（惩罚法）	用处罚方法减少行为出现。	详情请参阅本单元“应用行为修正的技巧”的“惩罚”部分。（第 491 页）
	消除或消减法	用于治疗一些心理疾病的情况。	这是针对症状发生时，患者不但获得行为所带来的原有利益（例如：不用上班），还有获得附加好处（例如：家人关心）而采用的介入方法。 可用消减法处理情况：当受助者出现不良行为时，工作员/家人不给予任何奖励，以消减问题行为。
	负性练习法	让受助者拼命重复去做一些想消减的行为，令受助者对该行为产生反感而不再做该行为。	其中一个经典的例子，是让一些喜看色情物品的受助者，要他们不断地观看这类物品，直至他们对这些不良物品觉得厌恶而不想再看为止。

表 13－1　简介行为治疗的不同技巧

数据来源：廖荣利，1987，100－103 页。资料经作者整理及编排。

行为修正

或称行为更易，是行为治疗中的一种方法，采用了行为治疗中的外力增强（reinforcement）论点为基础（廖荣利，1987，103 页）。沙顿认为（Scheldonn，1982），外力增强是令个人行为出现的关键因素，这些因素经常在不同的生活情境中出现，对个人的行为起了暗示的作用（廖荣利，1987，103 页）。因此，工作人员可适当地运用外力增强的方法，去修正或调整个人的行为。（其他详情请参阅第 481 页

本单元“应用行为修正的技巧”的部分)

应用行为分析模式的理论基础

应用行为分析模式采用一个科学的态度去理解行为，它有以下四个主要的理论基础：

决定论(determinism)

决定论认为世界事物并不是一些偶然现象，它们是受一些既定的法则或定律影响，而在某些条件下才出现的。那么，如果工作人员可以找出这些法则与定律，或事件与事件之间的因果关系的话，工作人员便可以预知事件是否出现或控制事件的出现(李沛良，1992，40页)。当这个假设应用到理解人的行为时，研究人员认为，只要工作人员能掌握行为与行为之间的因果关系，了解导致行为出现的影响因素，工作人员便可通过控制这些因素而模塑或消减相关的行为。例如当工作人员观察一位迟起床的孩子的生活习惯时，发觉每逢孩子晚睡那天，第二天他就很迟才起床；越晚睡，第二天起床的时间也越迟。于是，工作人员便能从观察中推测到，孩子迟睡是第二天迟起床的前因，也就是说，迟起床是晚睡的后果。因此，只要工作人员将孩子的睡眠时间调早，便可控制孩子第二天早上起床的时间。

实验操控(scientific manipulation)

如果要解释事件与事件之间的因果关系,研究人员可利用不同的实验去找出相关的因素或排除一些没关系的因素。这些实验的基本逻辑是,假若研究人员有意地控制变项 X 时,而变项 Y 会随着 X 的变化而出现相应变化的话,则表示 X 对 Y 有影响。假若变项 X 被变更,而变项 Y 却没有相应的变化的话,这表示 X 对 Y 是没有影响的,换言之,它们之间不具有因果关系(李沛良,1992,45 页)。例如,一位渔夫告诉你,每次他唱歌时便可捕到鱼。要证明渔夫所说的话是否是事实,研究人员便需证明唱歌跟捕鱼两者是否具有因果关系。研究人员需要设计一系列的实验,包括要求渔夫在不同水域内一边唱歌一边捕鱼;要求渔夫在相同水域内,只捕鱼不唱歌。然后,研究人员将两种捕鱼方式下捕获的鱼的数量记录下来,以作比较,看看唱歌跟捕获的鱼的数量是否有必然关系。

经验主义(empiricism)

科学态度是讲求实事求是及保持客观的态度,并认为研究人员在分析现象的过程中应保持客观中立的态度,不应被个人的主观意念或偏见影响研究结果(李沛良,1992,41 页)。因此,当工作人员要了解受助者的行为时,他必须将注意力放在行为中那些可观察的部分,并把目标行为清晰地、具体地、准确地及有系统地记录下来,以确保客观性。

简单为本(parsimony)

当解释受助者的行为时,如果工作人员遇到多于一个以上的解释,而这些解释也同样具有相当的解释性时,工作人员的选择原则应以简单为上。即是说,工作人员应先选择一个较直接或涉及较少其他因素的解释,之后才考虑一些较复杂的解释。例如当一位母亲投诉她的三岁孩子尿床,工作人员应首先了解孩子是否在睡前喝水过多才出现尿床。当这个因素控制下来之后,再了解母亲的处理方法跟尿床的关系,然后才考虑尿床是否跟孩子的情绪有关。

学习活动 1　(10 分钟)

尝试为下列事件设计一些相关实验,看看事件之间的关系。

一位在日间活动中心接受训练的 27 岁中度智障男士阿志,喜欢在工作训练时段将训练用的物件掷落在地。社工观察后认为阿志的行为可能跟指导员的工作习惯有关系。因为社工发觉,指导员通常在工作训练开始半小时后才会走到阿志身旁看阿志的表现。

科学操控的理论,原则上可以协助工作人员了解行为与事件的关系,有助解决问题。但实际的生活处境跟严格的科学研究环境毕竟不同,在实际的工作处境中,工作人员做实验的目的,是要解决当下面对的问题,而非进行严格的知识推论或引证。因此,实验的步骤可因应实际处境而作出调适,而所持的原则是由简入繁。换言之,假若一些简单的实验已可解决相关问题的话,工作人员便不须再进行一些步骤繁复的实验。以阿志掷物件的行为为例,他的行为(X)可能受两个因素影响:指导员走近(Y)及工作半小时(Z)。要了解是Y影响X抑或是Z影响X,社工需要作以下测试:

将变项Z保持不变,控制Y的变化,看看X有没有出现相关的变化

社工可叫指导员在工作半小时后,不要在阿志面前出现,看看他有没有掷物件的行为。如果这样阿志便不再掷物件的话,便说明是指导员的出现刺激了阿志掷物件的行为,因此,只要叫指导员不要在这个时候出现在阿志身旁问题便可解决了。假如指导员在半小时后没有出现,而阿志仍然掷物件的话,则社工可继续看看是否时间跟掷物件的行为有关联。

将Y保持不变,控制Z的变化,看看X的变化如何

即是说,社工可要求指导员在某几个时段内出现,看看阿志的行为有没有不同,例如10分钟、20分钟、30分钟、40分钟等。假设,阿志只在30分钟及40分钟那时段才会掷物件,而在10及20分钟的时段是没有掷物件的话,这表示时间可能跟掷物件的关系较人物跟掷物件的关系更大。当中的原因,可能是阿志在半小时的工作后,便开始感到疲倦,当指导员行近时,他希望用掷物件的行为向指导师示意。因此,解决的方法是让阿志在工作某一时段后休息一会儿,看看情况有没有改善。

应用行为修正的技巧

增强法(reinforcement)

增强法是用一些增强物推动个人建立新行为,以作出改变。增强法有两种——正增强法和负增强法,分述如下:

正增强法(positive reinforcement)

正增强法是一个被广泛采用用以建立新行为的技巧。正增强法指出,当一个人在某特定情况下表现某些行为时,并能实时得到某些奖赏的话,当他遇到相同境况时,会增加他表现该等行为的机会。从行为角度来看,这些能增加行为出现的奖赏,被称之为正增强物(positive reinforcer)。以下是一些用正增强法加强某特定行为的例子:

阿刚是一名二年级学生。除了语文课之外,他上课时经常心不在焉。语文老师留意到这个情况,她特意对阿刚说:“阿刚,你上课专心,真是一个好学生。”阿刚受到老师赞赏之后,他上课时比以往更专心。

美玲正在学习颜色配对。当她将红色珠正确地放入一个红色杯之后,老师一边拍手一边说:“对了! 你做得真好!”于是,美玲每拿到红色珠,便将之放入红色杯内。

在上述两个例子中，老师的赞赏便成为加强阿刚留心听课及美玲配对红色的正增强物了。如果希望能有效地运用正增强法，在运用时需留意以下事项：

说明具体行为

当运用正增强法时，工作人员要清楚说明什么行为得到奖赏，避免增强了一些不合宜的行为。此外，也要具体地向行为者说明要表现哪些行为，例如，“要对人友善”的语句，便不及“要向别人报以微笑”的语句来得清晰、具体了。

正增强物的选择

应该选择一些配合个人特性及喜好的正增强物。正增强物的范围很大，包括（廖荣利，1987，107 页）：

- 物质的增强物——是一些被普遍采用的奖赏方法。对于儿童来说，它可以是一些食物、玩具等奖赏；对于成人来说，则可以是加薪、升职、年终奖金等奖赏。
- 社会的增强物——指语言及非语言的赞赏，例如口头赞赏、点头示意、微笑认同、拍肩等。
- 活动性增强物——指给予一些以社交活动形式的赞赏，例如看电视、逛街、旅行、宴客、读书、听音乐等。

实时给予

当行为出现后，应实时给予正增强。若在行为过后很久才给予的话，会很容易增强了一些非目标行为。假若家长原本想赞赏孩子专心功课的行为，但她却在孩子看漫画时才给予赞赏，这样的话，很容易令孩子将看漫画与赞赏联系在一起,使加强目标行为的成效受到影响。

配合环境

应将正增强法融入自然生活环境之内,即是说,当学员成功地学会了某一些行为之后,工作人员应利用一些自然的正增强物,取代先前在学习时给予的正增强物来维持目标行为,例如老师的关注、赞赏、别人的认同等。

负增强法(negative reinforcement)

当正增强法无法令学员建立一些合适的目标行为时,工作人员便可利用一些厌恶性刺激物以增强某特定的目标行为。这种利用厌恶物让学员建立目标行为,以目标行为去消减厌恶物出现的方法,便称为负增强法。

在日常生活中,常见的负增强物是父母对子女的重复叮嘱,即俗称啰唆。例如日常生活中,父母时常会重复叮嘱子女做功课、专心温习、穿衣、喝水等,对于子女来说,这些不断的叮嘱是一些令他们感到厌烦的事情。可是,只要子女做一些父母认为合宜的行为之后,啰唆便不会出现。在这个情况之下,父母的叮嘱便是一些负增强物,他们利用这些负增强物去令子女建立某些目标行为。只要目标行为出现,这些负增强物便会消失。

以下是正、负增强法的简单比较:

增强法/增强物	策略	性质	效果
正增强	给予正增强物	具奖赏性质	建立或增加目标行为
负增强	取消负增强物	具厌恶性质	建立或增加目标行为

表 13－2　正、负增强法的比较

外力增强的基本应用方法

要加强外力增强的效果，需运用间歇式增强法（intermittent reinforcement）。间歇式增强法是指，工作人员间歇地给予学员增强物以保持学员的目标行为。

这个策略包括两个主要方法，分别是比例式及分段式增强制（ratio and interval schedules）和固定与可变比例增强制（fixed and variable schedules）。现简述如下：

比例式及分段式增强制（ratio and interval schedules）

这是两种被经常采用的间歇式增强法。比例式增强制是指，当目标行为出现了某个特定次数之后，工作人员便给予奖赏。例如学员每出现五次目标行为时，即给予奖励。而分段式增强制，是工作人员设定某一特定的时段，当目标行为出现之后，工作人员依据预设的时段，给予奖励。例如工作人员设定当学员出现目标行为两分钟后才给予奖赏的计划依照计划，工作人员需在学员做出目标行为之后的两分钟，才给予奖励。

学习活动 2 (5 分钟)

试分别列举三个比例式增强制及分段式增强制的例子。

比例式增强制(ratio schedule)	分段式增强制(interval schedule)
按销售比例计算佣金	每月发薪
信用卡积分奖励计划	巴士班次
购物回赠计划	钓鱼活动

表 13－3　比例式与分段式增强制举例

固定与可变比例式增强制(fixed and variable schedules)

比例式及分段式增强制,可以采用一个固定或可变比例的方式进行。在固定增强制中,工作人员需预定某一个固定间隔才给予奖励;而在可变增强制下,奖励的给予是无固定间隔或时距。以下是一些不同的固定及可变比例增强制:

	比例制(ration)	分段制(interval)
固定制 (fixed)	简称 FR。 预定在某个数目的行为出现之后,才给予奖励。	简称 FI。 预定在行为出现后的某个时距才给予奖励。
可变比例制 (variable)	简称 VR。 无固定比例,例如赌博或买奖券。	简称 VI。 无固定时距,例如钓鱼等。

表 13－4　不同的固定及可变比例式增强制

消减或消除法(extinction)

刚才讲了两种建立行为的方法,以下两种是消除行为的方法,分别是削减或消除法和惩罚。

消除法是停止给予一些增强物,以削弱或消除之前受增强的行为。这是一个用来消除一些不合宜行为的有效方法。不过要有效消除一些不合宜行为,工作人员必须持之以恒,而且,工作人员之间必须采用一致的态度响应那些不合宜的行为。以下是一个用消除法的例子:

咏诗是一个四岁大的女孩。每当她得不到想要的东西时便会大哭起来。为了平息她的吵闹,母亲通常会用糖果逗她,令她平静下来。自从母亲学会了消除法之后,便开始对咏诗的吵闹采取不理睬的态度,直至她停止哭闹为止。而当咏诗安静下来之后,母亲才会给她一些糖果作为奖励。母亲这个做法,使咏诗知道不能用哭闹的方法来取得她想要的东西。

有一次,咏诗又因得不到所要的玩具而哭起来,母亲也同样对之不理睬。可是,父亲却因忍受不了咏诗的哭声而给了她所要的玩具。自此以后,每当父亲在场时,咏诗便会用吵闹的方法向父亲索取所要的东西。若父亲不答应要求时,她便哭吵得更厉害,直至父亲达到她的要求为止。

问题:从咏诗及其父母的例子中,你能说出使用消除法时需注意的事项及原则吗?

以上的例子说明了要有效使用消除法，必须留意以下的原则：

与其他外力增强法一起使用

消除法只要求哪些行为不可以做，但没有说明哪些行为应该做，因此，使用消除法时，应与其他建立合宜行为的增强法一起使用。这样，学员不但知道什么是不正确的行为，还知道什么才是正确的行为。于是，学员便可通过建立新的合宜行为，取代旧有的不合宜行为。

环境配合

运用消除法时，工作人员除了对行为者采取不理睬的态度之外，也要推动环境内其他人士，以相同的态度对待行为者。以咏诗的父母为例，母亲在使用消除法时，也应让父亲明白她的做法，并要求他一起配合，这样才能消除那些在环境中增强不合宜行为出现的增强物的出现机会。

持之以恒及贯彻始终

要让消除法发挥其功效，使用者必须持之以恒，避免朝令夕改，这样会令消除法失去效能。例如，当咏诗母亲对她的吵闹行为采取不理睬态度时，她要在任何场合、任何时间都要坚持这个做法，直至咏诗停止那些不合宜行为为止。不过，在现实生活中，父母会很容易受到环境的限制，例如，父母虽然在家中能自如地使用消除法，但在公众场合中，很多时候会因别人的眼光而感到不自在或尴尬出现妥协的行为，而影响消除法的效果。这也是使用消除法时，为什么要推动环境配合的原因。

清晰指示

若使用消除法时，使用者可向行为者示以清晰及具体的指示，以减少行为者因错误推测而影响成效的机会。例如当母亲使用消除法时，她可清楚告知咏诗，她不会理会那些吵闹的孩子，只会理会那些安静的孩子。这样的话，咏诗不但清楚了解母亲不理睬她的原因，还知道怎样做才会得到母亲的关注。

准备面对一些短暂的激烈行为

当孩子用不合宜行为而得不到想要的东西时，她们会报以较激烈的方法，以求得到回应。因此，当使用消除法时，工作人员或父母要有心理准备，孩子会使用一些渐趋激烈的方法。面对这些激烈反应，工作人员或父母只要保持平静心境，重申她们之前的要求，并留意环境安全，给予孩子时间和安全的空间，让孩子安静下来即可。

学习活动 3 （20 分钟）

试想想，消除法不适用于哪些行为？

虽然，消除法能有效消减一些不合宜行为，但它却不适用于两种情况：

➢ 一些普遍被其他人仿效的行为——由于消除法需较长时间才见成效，面对一些在环境内普遍被其他人仿效的行为时，消除法的效用将被大大降低。原因是环境不但不断提升某特定行为的普遍性,还间接在团体内加强其“合法性”,影响个人判断该行为是否适宜的能力。其次,父母或师长虽然对某些行为采取不理睬的态度,但行为者在所处团体内表现该行为时,却可得到团体的认同。这些社会认同便成为该行为的正增强物,间接削弱了消除法的效力。

➢ 一些过度激烈的行为——消除法不适于一些伤害人或伤害自己的行为,例如撞头、咬自己等行为。它也不适用于一些毁坏性行为,例如毁坏对象等行为。以上具破坏性或损害性行为是需要实时制止的。

用间歇式增强法(intermittent reinforcement)消减行为的方法

面对一般不合宜的行为,工作人员可考虑利用以下各种间歇式增强法:

低频率式的差序增强法
(differential reinforcement of low rates, DRL)

这不是一个消除目标行为的方法,只是减少目标行为出现的频率而已。当目标行为达到某一个预定的低频率时,工作人员便会给予行为者奖励。举例说明:

阿雄是一名住院的智障人士。他很喜欢协助工作人员管理院舍内的事务,他习惯在午饭前十五分钟的时段内,每隔一分钟便问工作人员有没有需要帮忙的地方。为了消减阿雄这个“每分钟便询问工作人员一次”的习惯，工作人员决定用 DRL 的增强法，去消减他的行为。工作人员明确地告诉阿雄，若他能在午饭前十五分钟的时段内，每隔五分钟或以上才向工作人员询问一次的话，他便可得到一个贴纸。一星期后，阿雄已经成功建立每隔五分钟才向工作人员询问一次的习惯。

零反应式差序增强法
(differential reinforcement of zero responding, DRO)

这是用来消除某些不合宜行为的方法。当目标行为不再出现时，工作人员便会给予奖励。例如，阿希每天也会向母亲发脾气五次，母亲不会给予他任何增强物，直至他不再发脾气为止。不过，由于 DRO 不适合长时间使用，故它不适用于一些积习已深的行为。

矛盾反应式差序增强法等
(differential reinforcement of incompatible responding, DRI)

这是增强一些与目标行为的性质相反的行为的方法。例如跑与坐、说话与安静、拿物件与咬手指等，都是两种性质相反的行为，它们不可能在同一时间内进行或出现的。

学习活动 4 (5 分钟)

尝试用 DRI 方法，处理美儿的不合宜行为。

美儿是一个很喜欢音乐的八岁智障儿童。每当她独处超过十分钟时便会用手打自己的脸。

工作人员可用差序增强法建立美儿玩乐器的能力,以便她可独自玩乐器自娱自乐。因为,只要美儿手里拿着乐器时,她便不可能用手打自己的脸。

惩罚(punishment)

惩罚是指工作人员利用一些厌恶性的刺激物,以减少一些不合宜行为出现的一种方法。这些厌恶性刺激物包括施以体罚、责骂等。不过,惩罚只能暂时压抑一些不合宜行为,而不能有效消除此等行为。此外,惩罚会影响人与人之间的感情,激发怨恨和激起对抗行为。

惩罚方法面对的操守及法律考虑

惩罚方法应视为处理问题行为的最后选择(the least restrictive alternative)。即是说,惩罚不可视为最先的考虑,在有其他更好的选择下,工作人员也不应考虑惩罚的方法。加尔与罗华斯(Carr and Lovass, 1983)提出以下使用惩罚的原则:

- 用差序增强法去建立一些合宜行为,以慢慢消减一些不合宜行为。
- 差序增强法与消除法一起运用,一方面消除一些不合宜的行为,另一方面加强合宜的行为。
- 采用隔离(time out)方法,将行为者与一些环境内的社会增强物分隔开来,以阻止环境内的增强物加强那些不合宜行为的机会。

- 用差序增强法配以补偿法(overcorrection)(有关详情见第501页本单元“残疾人士与行为问题”的部分),协助受助者建立另一些合宜行为。

除此之外,机构也应建立相关机制,减少员工滥用惩罚方法的机会和风险:

- 机构应制订一些作为监察员工及保障受助者权益之用的守则及指引,以指示员工使用惩罚法时要留意的地方。
- 给予员工足够和正确处理受助者不合宜行为的训练。
- 需在惩罚前征得学员父母或监护人的同意(Carr and Lovass, 1983),作为对学员的双重保障之用。

决定使用惩罚方法的原则

纪罗斯(Gaylord - Ross, 1985)提出一个监察决定使用惩罚方法的程序,以减少工作人员受主观因素影响而作出错误决定的机会,这个程序共有五个步骤或阶段,包括评估(assessment)、增强法步骤(reinforcement procedures)、评估环境步骤(ecological procedures)、评估活动步骤(curriculum procedures)和惩罚步骤(punishment procedures)。以下表列简述各步骤的重点:

步骤/阶段	主要内容
评估	这个步骤是关于评估不合宜行为的严重程度的,工作人员必须仔细考虑以下四个问题后,才可考虑是否需要进入第二阶段的评估步骤,包括: ➢ 不合宜行为的严重性?

(续表)

	➢ 该行为是否对受助者或其他人造成伤害? ➢ 该行为是否影响受助者得到增强物的机会? ➢ 该行为的成因是否与健康问题无关?
增强法步骤	➢ 工作人员须考虑受助者的不合宜行为有没有受正增强物影响。 ➢ 若有的话,工作人员必须先用消除法或差序增强法,去消除不合宜行为。 ➢ 若上述办法失效之后,才进入第三阶段。
评估环境步骤	这个阶段的主要工作是评估环境与不合宜行为的关系,并设法消除环境的影响因素。若这样做之后仍未能消除不合宜行为的话,工作人员则可进入下一阶段的评估。
评估活动步骤	➢ 这阶段的主要工作是评估活动或课程等与不合宜行为的关系,有需要的话可考虑修改有关的课程或活动对受助者的要求,看看不合宜行为有没有改善。 ➢ 若不合宜行为仍然持续,则可进入最后阶段。
惩罚步骤	这是一个决定用惩罚方法去处理不合宜行为的阶段,不过,纪罗斯(Gaylord - Ross, 1985)认为工作人员仍必须进行以下工作,包括: ➢ 选择一个惩罚方法,这里仍适宜采用一些伤害性较低的方法,例如工作人员可选用一些补偿方法、隔离方法等,而尽量不选用体罚的方法。 ➢ 执行惩罚。 ➢ 检讨所选方法的适宜性。

表 13－5　考虑采用惩罚方法的步骤

学习活动 5 （15 分钟）

试说明使用惩罚方法的负面影响。

主要的负面影响如下:

- 增强采用惩罚方法的机会——通常,惩罚方法也能在较短时间内收到某些效果,可以令行为者暂停一些令人厌烦的行为。可是,这个结果却不知不觉地成为工作人员再使用惩罚方法的正增强物,影响工作人员对采用惩罚方法的客观判断。
- 增加受罚者的对抗行为及情绪反应——霍斯(Foxx, 1982)的研究指出,当一些受助者被罚之后,部分会将情绪发泄在附近的物件上,甚至将物件损毁。有时候,他们也会采用一些激烈的手段或逃跑的方法与施罚者对抗,去避免继续受罚。这样反而会增加不合宜行为的复杂性。
- 负面模仿——无论是父母或老师用惩罚的方法,他们的做法也会成为孩子的模仿对象,增加孩子建立不合宜行为的机会。

常用的惩罚方法

主要有补偿方法(overcorrection) 和隔离(time out) 方法。补偿方法是当行为者出现某些不合宜行为时,工作人员要求他做出与行为有关的相应补偿,以消减日后出现该种行为的机会。建议使用这个方法的人认为,当行为者亲身尝到弥补行为的过失所带来的痛苦经验之后,他便会从中汲取教训,以后不再犯同样的过失。例如假如某学员弄脏班房,工作人员可要求学员清洁全班房,以弥补过失。

至于隔离方法,是指当某些不合宜行为出现之后,工作人员用隔离的方法将行为者与环境分隔开来,以消减不合宜的行为。常用的隔离方法是将行为者从团体中调出来,置于安静室(time - out room)之中。

对应用行为模式的一些反思

在单元十二“个别化 vs 个别化程序计划”的讨论中谈到,当康复服务变成“个别化计划化”的时候,便与原先的个别化原则相违而产生两个问题,其中一项便是跟康复工作过分依赖行为学的应用有关(李楚翘,2005,192 页)。李楚翘指出,行为学的理论与技术,在 20 世纪 60 年代末流行于西方康复界,自 70 年代开始也成为香港康复服务的主流工作手法,几乎所有的个别化计划都用行为学的分析方法及语言来撰写、推行及检讨成效(李楚翘,2005,193 页)。行为模式对个别化工作的贡献,是它为康复工作人员提供一套精确客观的科学语言,将复杂的问题简化为一些行为项目,并通过不同的制约(conditioning)技巧,使个别化计划的各个工作步骤变为一些可操作的行为目标,这可在前面的“应用行为修正的技巧”部分的描述中看到。

为什么康复工作过分依赖行为学的应用,会出现与个别化原则相违的问题？要解答这个问题，以下，先从理论层面了解应用行为模式对人、社会及专业人员（社会科学家、社会工作人员等）角色的一些价值假设，以审视问题的本质；接着，会简单介绍宝特勒（Broderick，1988）的“整体需要”角度怎样看行为问题；最后，会概述“整合介入模式”（或称“教育模式”）如何处理残疾人士的行为问题。

应用行为模式背后对人与社会的价值假设

应用行为模式对人、社会及专业人员角色的理解，以及相关的理论和技巧建立，主要来自对动物行为的观察，尤其是在实验室进行的科学观察与实验，并从中得出以下的结论（Forte，2007，pp. 335－338）：

- 把人视为动物（The person as animal）——行为论者认为接受社会工作服务的人（以下简称当事人）跟动物一样，也是能够通过一些基本的学习过程，例如各种制约机制（conditioning），而学到一些适应环境的行为。就学习的角度而言，在行为论者的眼中，一些复杂的人类活动，跟动物的生物活动没有两样，他们认为人类说话（speech）在本质上等同动物的发声行为（animal vocalization）（Forte，2007，p. 336）。

此外，行为论者认为，能被观察的外在行为才是一些值得注意及研究的事；至于那些内在心理活动，包括思维、精神状态、内心经历、意识（mind，mental states，inner experience，consciousness）等，是属于一些不能够被观察的私人领域事项，故不应在此落墨。例如，当一只狗走到邻家的孩子身边，用鼻子向他嗅时，这时候最重要的工作不是要了解狗这些动作背后有什么“半潜意识的动机”(semiconscious motivation),而是要从狗的可观察行为里预测到它的未来动向,以及接着下来的行动,继而教导孩子如何保护自己,以及阻止狗以后再出现这些骚扰行为(Forte, 2007, p. 336)。

除此之外,行为论者认为人类跟动物一样,也是依从适者生存的法则,通过学习而懂得如何快捷地适应环境的种种挑战。能够适应环境的物种才能保留下来,同样地,人类的行为如果得到适当的响应,也能保留下来。换言之,从行为论者的角度而言,人类行为是取决于环境的响应,因而不理会(甚至不承认)“自由、自我控制、自我导航(freedom, self - control and self - direction)”(Forte, 2007, p. 336)等这些内在道德力量在推动个人行为上所占的重要位置。

究竟这个假设在实践时会产生什么问题呢?李楚翘指出,应用行为模式本身没有卷标残疾人士,可是,当工作人员过度集中精力于处理问题行为时,便容易忽略残疾人士本身也是一个有感受、有意识、同样要受尊重的人(李楚翘,2005,194 页)。此外,将复杂的问题简化为行为项目的做法,往往使工作人员过于关注及处理残疾人士的表面行为,因而侧重于消减问题行为的工作上,利用环境设置限制或赏罚来制约残疾人士的表现,以达到控制问题行为的目的,而令工作人员在有意无意之间没有顾及到残疾人士“本身的意愿、内心心理状况”,也间接地将问题置于个人层面之上,忽略了问题行为的社会因素(例如歧视、交通障碍、社会排斥等)而未能在社会层面作介入(李楚翘,2005,193 页)。这个问题实际上跟应用行为模式如何了解问题的性质及专业人员的专业界限有关。

虽然,行为论者将复杂的问题简化为行为问题,但问题的复杂性却依然存在。面对这个情况,行为论者主张社会科学家(social scientists)与专业从业人员(practitioners)要有清晰而精细的分工(Forte, 2007, p. 338),在专业的领域内各自负责自己的事务:社会科学家负责研究与理论探索,而专业从业人员负责临床实务的工作。这个分工概念也影响到专业人员在处理当事人问题时的态度、角色与做法。应用行为模式者认为,假如当事人的问题触及一些内在心理状态问题(例如个人意志等),而不能用单一的行为更易技术解决的话,则这些问题需交由其他相关专家处理;如果环境的条件是涉及一些社会结构或宏观因素,而不仅是一些简单的环境制约因素的话,那么,那部分的问题应交由社会学家或人类学家负责。应用行为模式强调专业之间的分工,一方面令服务产生割裂而导致服务之间的衔接与联系等问题;同时,李楚翘认为残疾问题并非一个单一层次的问题,需要专业团队的介入,所以,康复服务不宜过度、单一依赖应用行为模式。

➢ 把社会视为实验室——行为论者视社会为一个心理实验室(Forte, 2007, p. 336),任何影响学习的环境条件也可以受控制,包括光线、温度或宁静度等。在行为论者来说,只要控制好环境刺激(environmental stimuli)的质与量,人类行为的质与量也可以受到控制。在这个社会实验室里,由社会科学家判断什么是理想行为(desirable behavior),继而设计一系列精密的学习程序,指导人类的行为学习。此外,行为论者认为,人类的行为学习过程跟实验室的白老鼠学习穿越迷宫的过程相似,而心理学家或社会工作人员也跟实验室的研究人员一样,在过程中需要保持一个客观、抽离的态度观察实验进展,而不必对白老鼠(当事人)投入情感(Forte, 2007, p. 337)。

究竟是否只要控制好环境刺激的质与量,人类行为的质与量也可以受到控制?李楚翘指出,应用行为模式只关注可观察的行为,把行为从人的心理、认知或思维部分剔除;事实上,行为跟人的内在心理活动有密切的关系,行为是内在心理活动的具体呈现的部分,因此,只消减行为而不理会内在的心理诉求,反而导致更激烈或更多样化的行为出现,原因是内在的心理需要未得到关注。

再者,行为技术在表面上似乎可以消减某些问题行为,可是,如果那些跟行为有密切关系的内在心理状态未能同步得到疏解的话,那么,新建立的行为便失去其内在的自律动力,那些原本的问题行为也只因受制于环境的限制而出现暂时性或功利性的停歇,而非由于个人在价值层面建立一个明确、清晰而具指导性的是非观念而带动改变。这样的功利性行为停歇,对培育个人的自律能力缺乏积极的意义,反而有机会令原先的行为问题越趋复杂。[①]所以,李楚翘认为工作人员过度的依赖应用模式,会间接地忽略了残疾人士的道德发展需要,也无意间鼓励残疾人士变得缺乏改变的内在动力而变得依赖。

➢ 把社会工作者视为行为工程师——就行为论者而言,社会工作人员也是扮演一个实验研究员的角色,控制学习环境的条件,以确保"刺激—反应"(stimulus - response)的学习过程顺利完成(Forte, 2007, p. 337),当中社会工作人员拥有很大的专业权力去分析、设计及推行一系列的程序,指导当事人进行行为更易(behavioral modification)的目标。

究竟由行为工程师设计出来的程序和训练,是否能切合实际生

① 此意念来自李楚翘教授。

活的需要？李楚翘以一些香港康复机构出版的残疾人士训练书籍和刊物为例，指出尽管残疾人士可以从行为技术的训练中"学会了一系列的行为，并不表示他已成功地掌握某一个学习范围"（李楚翘，2005，195页）。例如香港社会福利署于1992年出版的《严重弱智训练指南》中，有关与家人建立关系的项目里，列有六个训练目标，包括（李楚翘，2005，195页）：

1. 分辨男女；
2. 说出每位家庭成员的名字及说出每个人与自己的关系；
3. 说出每位家庭成员的职业；
4. 主动帮忙做家务（如抹家具、扫地、洗碗碟等）；
5. 和家人一起庆祝节日；
6. 说出家人生日并在这些日子送卡片或礼物。

李楚翘指出，与家人建立关系是一项复杂的人际活动，也是一项涉及不同层次的学习活动，例如认知、情感、文化、伦理、生活（社会）行为等层面，而训练指南所列出的六个训练目标未能体现与家人建立关系这一人际活动的复杂性、多元性。譬如分辨男女、说出家人名字与职业及跟家人的关系等，是属于对家人的基本认识，但不足以视为建立关系的指标；其他的项目，虽然会影响关系的建立，若视之为关系建立的准绳，则有待商榷。李楚翘认为，上述例子反映出很多学习范围，尤其是那些涉及多层面的学习活动，是不能将之简化为行为项目来学习，也不能只顾及训练残疾人士这项工作。因为，与家人建立关系这类社会活动，必须通过实际的生活经验，也必须有家人的参与，使残疾人士通过体验、反省，才能体会它的重要性，继而推动改变，这样的学习才有机会取得成功。

残疾人士与行为问题:整体需要角度

训练与辅导的工作是否成功,除了涉及工作人员的介入技术之外,更重要的是工作人员能否了解个人与问题之间的关系,尝试掌握行为问题背后的个人诉求。这是一件不容易的事,对于表达能力较差的智障人士来说,情况尤甚。也由于此,以下的部分是尝试重新审视智障人士的行为问题,希望能在辅导智障(残疾)人士的工作方面,获得一些启示,以便工作人员更灵活地运用技巧处理问题。

宝特勒(Broderick, 1988) 从她处理有学习困难的智障人士的骚扰行为 (disturbed behavior)经验中发觉,工作人员需要从个人的整体需要(person's overall needs) 的方向去了解问题,才能看到问题行为的另一层意义,并提出四个解决问题的重点:

将问题行为置于个人的处境中(placing disturbed behavior in context)

宝特勒认为,工作人员要避免将焦点局限于问题行为身上,无视行为与人之间的复杂关系。宝特勒重申,人与行为并不是两个不相干的领域。虽然他不否定行为修正法对解决行为问题的贡献,但强调,若忽略行为与个人的关系的话,工作人员很容易将某些问题简化,而不能对一些复杂问题提供一个较全面或具深度的解决方案。例如:当工作人员视打人的行为是问题的焦点时,这个看法本身已是一个已预先设定的工作目标(pre-requisite goal),使工作人员把将精力放在如何消减打人的事情上,而无意之中忽略了打人这项行为本身的复杂性。

学习活动 6 （15 分钟）

细读下文，尝试将个案主角的问题置于其环境中来看，并提出一些解决问题的新方向。

美玉是一位 25 岁的中度智障人士，在庇护工场工作，正在轮候入住宿舍。她的父亲刚于三个月前去世，美玉现在与 77 岁的母亲同住于九龙。美玉有两位姐姐，已婚，居于新界。母亲发觉自美玉的父亲去世之后，美玉便变得沉默，而且经常发脾气。工场工作人员表示，近来美玉在工场经常因小事与同事不和，也曾在争吵中打同事。

最近几月，美玉不肯起床上班。每当母亲劝她上班时，她即大吵大叫。期间，她与母亲的关系越来越恶劣。由于母亲患有心脏病，她的姐姐担心，如果美玉继续留在家的话，会令母亲病发的机会增加，故此希望美玉能返回庇护工场工作。另一方面，姐姐也希望社工加快安排美玉申请入住宿舍的速度。现时，美玉的情绪及行为问题由社工跟进，社工的介入焦点是用赏罚计划处理她不肯起床上班及情绪的问题，可是进展不大。

如果工作人员将美玉不肯起床上班、发脾气及打人的表现抽离于她特有的处境，并以行为问题的概念去理解的话，解决问题的方向便会集中于如何消减她这些行为的方面。当然，这样说不表示美玉不肯起床上班、发脾气及打人等表现没有问题,而是指出,问题的关键不在于行为本身,而在于什么事情令她会出现如此转变的问题上。

当工作人员尝试将美玉的转变置于她的处境中看,并环顾最近几个月在她身边发生的事时,便会发现她的转变似乎与父亲去世有着某种关联。虽然,美玉是一位中度智障人士,可是工作人员必须相信,她的残疾不会减弱她对父亲去世的悲痛。尽管美玉不能流畅地用语言表达她对父亲去世的感受,但这不表示她对父亲的事无动于衷,而美玉对母亲的态度、在工场内的转变、或不愿上班等表现,很有可能是她想以行动来诉说她的感受。若工作人员相信残疾人士也与普通人一样,拥有某些人的特质的话,对美玉的转变与父去世的事有关的推论,便显得合理了。若是如此,解决问题的方向便不在于改变个别的行为,而在于协助美玉表达对父亲去世的感受或用什么方法协助智障人士表达内心感受等问题上了。

问题行为量度表的限制

承接上述的讨论,当问题行为被视为问题的焦点所在时,如何界定行为问题便相应地成为工作人员的一个工作重点。宝特勒指出,两个被广泛应用的量度工具是适应行为量度表(The Adaptive Behavior Scale)和问题行为量度表(The Behavior Disturbance Scale)。虽然,上述的量度表清楚、具体地界定问题行为的范围和量度,但宝特勒认为,由于这些量度表只集中于个别的行为,没有考虑到行为与环境的关系,因此,在应用时很容易出现误差,尤其是在问题界定方面,增加了专业人士与家人双方的距离。宝特勒举例,一名17岁学习障碍人士的行为,曾被他用行为量度表界定为极具毁坏性。可是,他的家人却只视这些行为是一些令人烦厌的行为而已,因为家人早已习惯了他的行为,故厌烦程度因此而降低了。反而,家人对那些在量度表占较轻微位置的行为却感到极度不安。上述的分歧,不但增加工作人员的介入困难,还间接消减了家人的参与动力。

介入方案的考虑
(considerations in planning individual interventions)

行为模式可算是康复界一个主流介入方式。行为模式的优点在于它有一套有系统、仔细而确切(specific)的评估标准与介入守则,令工作人员易于掌握和应用。不过,宝特勒认为,行为模式的优点却无意间变成了它的限制。由于行为模式过于专注于一些可观察的外在行为,影响它理解问题的视野,容易将复杂的问题简化成一些简单的行为反应。

虽然,将问题简化是可以令工作人员的精力集中于问题的某一点之上,并可以在较短的时间内看到介入的成效。不过,一项对问题行为人士重返社区生活的成效的研究指出(Fidura, Lindsey and Walter, 1987),这些人士虽然在接受有系统的行为训练后能重返社区,但研究发现大部分成员依然未能解决原有的行为问题(Broderick, 1988, p. 112)。因此,宝特勒认为将问题简化,并不代表能彻底地解决问题。

其实,宝特勒并不是反对运用行为模式,他只是想强调,在生活中出现的问题,并不能简化为简单的行为而忽略了环境与问题之间的互动关系。因此,他认为在订立介入方案时,必须留意以下几点:

- 避免过早将问题简化为一些行为项目。
- 避免过早将一些行为动机赋予贬义而予以否定,而不深入探讨这些动机对个人的意义,例如把某人的行为理解为想引起别人的注意力,而否定他的做法。

➢ 避免过于专注行为的结果(consequences)。宝特勒指出,虽然工作人员明白某些行为是与环境有关,并且因其结果而得以加强。可是,很多时候工作人员会较容易将焦点放在行为的结果上,而忽略环境因素或个人整体经验与需要的部分。他认为,假如工作人员能将介入的重点放在改变环境的层面的话,工作的成效会比将焦点放在行为上的结果理想。

学习活动 7 (15 分钟)

细读下文,尝试为个案中的主角制订一个介入方案。

亚文是一位20岁的中度智障人士,正在日间活动中心接受训练,结合亚文的能力及兴趣,中心为他设计一项清洗车训练课程,希望安排他参与辅助就业计划。基本上亚文的学习及工作态度不错,但却偶尔出现很激动的情绪表现,虽然并不频繁,约一个月一次,但每次情绪出现时却很激烈,例如,会将中心的桌椅推倒,也曾试过打碎中心的玻璃窗而受伤入院等。

中心导师曾仔细观察亚文的情绪与环境的关系,发觉每次当他与其他组员一起工作,但又没有信心面对新的工序时,他便会发脾气。导师认为,亚文的行为目的是希望引人注意。因为,每次亚文发脾气时,他便成为众人的焦点,使他产生被关注的英雄感,而不用面对当达不到新工序的工作要求时的失败感。因此,导师认为亚文的行为是受被人注目时,将失败感转为英雄感这个结果所影响。

虽然,从导师对个人与环境两者的理解中可以看到,行为的结果如何加强亚文的情绪之间的某些关联。不过,宝特勒认为,要控制或阻止组员(或工作人员)对亚文的情绪作出响应,不是一件容易的事。此外,工作人员也不能忽略亚文的失败感对他个人的影响及冲击,而强行要求他安静或道歉等。这是宝特勒所说的"要控制结果的困难"之所在。因此,要解决亚文的情绪问题,可先从环境入手,包括:

减少亚文因新工序而出现的挫败感:

- 在给予亚文新工序时,可先安排他独自练习该项工序,待熟练后再安排他与其他学员一起做。
- 将新工序化为一些简单项目,让亚文容易学习,减少由于能力不足而产生的挫败感。

教导亚文用正面态度面对失败:

- 避免在其他学员面前,指正亚文的错误,而应在一个没人骚扰的地方再纠正他的问题,以减少他在公众面前不能面对自己失败的机会,以及让他有调适情绪的空间。
- 虽然,亚文是中度智障人士,但这并不表示他不能学习一些日常生活的规范,以及学习一些合宜的社会行为,包括如何面对失败及如何表达自己的内心感受等。

运用资源以弥补不足(planning services to meet the needs)

宝特勒指出,当工作人员不再将焦点放在问题行为上,而是关注个人的整体需要或环境因素时,介入的策略便由改变个别行为,转为关注如何利用相关资源,改善需要或环境不足(deficit)的情况。宝特勒认为计划必须包括四个不同阶段:

- 内部管理计划——这是处理问题行为的最基本阶段,计划的重点是推动有关工作人员及家长参与评估工作及参与解决方案。这个阶段的特点是动用内部资源解决问题,而不需往外界寻求协助。
- 加强或扩展内部资源——这阶段与上一阶段的主要分别是在资源运用方面。除了运用机构内部的现有资源之外,还需作出其他的配合,例如改动环境或设施、增加人手、安排短暂住宿服务、危机管理等。
- 顾问服务——这个阶段的主要特点,除了调动内部人手或资源去解决问题之外,还要借助一些对处理问题行为有专业经验的专家协助。
- 短期密集式治疗——假若上述三个不同层次的介入,仍未有效解决一些持续而严重的问题行为的话,有关人士便需接受一些短期的治疗服务,例如医院等。

整合介入模式(教育模式)

接着刚才的讨论,以下将简单介绍用另一种新的工作模式来处理一些有发展限制的人士(person with developmental disabilities)[1]的行为问题。这个新模式称为整合介入模式(integrative approach),或称教育模式(educative approach)。相对于一些采用消除式介入模式(eliminative approach)的主流工作模式而言,例如行为修正模式等,整合介入模式强调运用一些非厌恶性的介入方法(non - aversive intervention strategies)去处理残疾人士的行为问题。

整合介入模式的基本假设

以下是整合介入模式的一些基本假设(Meyer and Evans, 1989, pp. 10 - 18):

对行为问题的基本态度

- 整合介入模式认为所谓不合宜或越轨行为,并不是残疾人士才有的问题,普通人也会有类似的问题。而这些所谓不合宜或越轨行为本身,也不是一些非要修正不可的行为,问题在于别人是否能容忍这些行为。假若别人可以容忍的话,这些不合宜或越轨行为便不是一些需要改变的焦点。因此,综合介入模式认为,将这些不合宜或越轨行为视为行为问题,仍有商榷之处,并提出应将行为问题称为过多行为(excess behavior)会比较客观。

---

① 有发展限制人士泛指患有不同残疾问题的人士,包括智障人士、感官障碍人士、自闭症人士及其他(Meyer and Evans, 1989, p. 1)。以下将有发展限制人士称为残疾人士,一来为书写方便,其次是不想用英文简写的方式,即PDD(People with Developmental Disabilities)用来对有发展限制人士的代称谓,将人物变成一些英文字母。

- 整合介入模式认为,行为其实是反映某些个人的需要或诉求,因此,行为本身是有其个人目的的。对于一些缺乏表达能力或技巧的残疾人士来说,这些通过行为来表达的诉求更显得重要。
- 假若行为背后是一些个人诉求的话,尽管所表现的行为相同,但行为所包含的诉求却因人、因时、因事、因地而不尽相同。即使是同一人,做出相同的行为,但这些行为的意义却因环境及空间等条件的改变而有差异,更何况是不同人所表现的行为呢?因此,单一的介入方法,并不适用于不同人士身上。

对处理过多行为的基本态度

- 整合介入模式认为,康复的主要目标是鼓励残疾人士发展那些顺应环境的行为(adaptive behaviors),促进参与,以充实残疾人士的生活经验。在这个前提之下,当工作人员介入处理残疾人士的过多行为时,也要顾及他们的学习和参与需要,不能顾此失彼。
- 整合介入模式认为,不是所有过多行为都需要优先处理的,因为决定某些行为是否过多,取决于行为的环境。例如在班内走来走去是一个过多行为,但在活动室或操场上走来走去,便是一个可接受行为了。因此,除非是在一些迫切的处境下,否则,工作人员不应将处理行为问题的工作部分,置于其他工作目标之上。
- 假若工作人员必须介入处理残疾人士某些过多行为的话,处理的策略应是以建立一些具正面适应功能的行为为目标，以取代那些过多行为，而不是以控制过多行为为工作焦点。

- 工作人员在介入处理一些过多行为时，宜采用一些非厌恶性的介入策略，以保障残疾人士的尊严与人身安全。

整合介入模式对行为问题的理解

消除式介入模式认为，一些不合宜的行为影响残疾人士的学习，因此必须先将之消除，才能使残疾人士学习到一些新的合宜行为。至于如何将这些不合宜行为分类，不同作者提出不同分类。一般来说，消除式介入将之分为六大类，包括不服从行为（noncompliance）、固执行为（stereotypic behavior）、侵略行为（aggression）、自我伤害行为（self - injurious behavior）、脾气问题（tantrums）及其他（包括离位、走来走去等）（Meyer and Evans，1989，p. 12）。

而整合介入模式将这些过多行为分为以下几个主要类别，包括（Meyer and Evans，1989，pp. 20 – 28）：

固执行为

这是一些长期不断重复的行为，例如身体摇晃、拍手、敲击对象、把玩手指（finger flicking）等。一般相信，这些行为具有自我刺激（self - stimulation）作用，因为研究发现（Rincover and Devany，1982），当行为出现后，行为若得不到原有的感官效果时，行为者便会相应地减少这些行为。其次，研究也发现，这些固执行为出现的频率，会因环境刺激的增加而相对减少（Romanczyk，Kistner and Plienis，1982）。依据这些研究发现，处理这些固执行为的方向，应着重增加一些闲暇技能训练及提供多样化的活动。

虽然如此,工作人员也应避免视这些固执行为是一些同性质的(homogenous)行为。因为其他研究也发现,部分残疾人士会在缺乏环境刺激的条件下,增加这些固执行为;但部分残疾人士却因为环境刺激过多而增加此类行为(Meyer and Evans, 1989, p. 21)。无论如何,这些固执行为本身是有其适应环境的功能,却是一个明显的事实。

自我伤害行为

自我伤害行为并不是残疾人士独有的,若这些行为发生在一些精神病人身上的话,该类行为便称为是一些类自杀行为(para - suicidal behavior)(Meyer and Evans, 1989, p. 22)。这些行为包括将头撞墙、咬手、自己打自己等。加尔(Carr, 1977)对自我伤害行为提出以下的解释,包括:

- 从神经心理(neuropsychological)角度看,自我伤害行为与个人的增强耐痛力(heightened pain tolerance)有关。
- 自我伤害行为受社会增强物影响,例如家人或导师的关注等会增强自我伤害行为的出现。
- 自我伤害是自我刺激行为的延伸。
- 视自我伤害行为为一些减轻环境要求的反应,而通过自我伤害行为令导师或家人减少或降低对行为者的要求。

从以上的解释中看到,自我伤害行为并不是由单一原因构成的行为。整合介入模式认为,自我伤害行为有以下的特色:

- 自我伤害行为是受不同的因素影响的,因此,当这些行为出现在不同人士的身上时,便有不同解释的可能性。

- 通常，出现自我伤害行为的人，也同时出现其他过多行为，反映出自我伤害行为的复杂性。
- 这是一个包含身体因素及社会或环境因素的问题。

要解决自我伤害行为，工作人员必须采取一个全面的治疗策略。达比与史路达（Tarply and Schroeder, 1979）指出，一些抵消式的方法（aversive method）可以收到一些治疗效果，包括隔离、补偿方法、矛盾式差序增强法等。虽然如此，处理自我伤害行为得到长期成效的个案仍很少。

攻击行为

能对他人造成伤害的行为称之为攻击行为。这些行为相信有以下几个功能，包括（Blanchard and Blanchard, 1986；Carr, Newson and Binkoff, 1980 及 Evans and Scheuer, 1987）：

- 利用攻击行为去逃避一些个人感到害怕的处境。
- 用攻击行为表达个人的愤怒及挫折感受。
- 以攻击行为作为手段，使人折服或顺从行为者的要求。但这类攻击行为较多发生在一些非智障人士身上（Meyer and Evans, 1989, p. 24）。
- 攻击行为通常与环境要求有关，特别是那些愤怒式攻击（angry aggression）行为。
- 其他研究指出，攻击行为可能是行为者想通过激烈行为，去对某些活动行使操控权的具体表现。若是这样的话，要解决攻击行为，工作人员需要协助行为者建立一些合宜的沟通与交往技巧，令他们能正确表达所需。

不合宜社会行为(inappropriate social behavior)

是指那些不合适的社会行为,包括用手触摸陌生人、扯衣服、擅取别人东西等行为。这些行为实际上反映出行为者因缺乏学习机会,不能掌握什么才是一些正确社交礼仪而已,而非有意挑战社会规范。

其次,一些越轨行为也可归于这类别中,例如滥交(promiscuity)、露体、在公众地方自慰(public masturbation)等。要处理这些问题,工作人员要了解行为背后的缘由,包括了解行为者的社会背景、生理及心理状况等。此外,工作人员也要了解行为者的社交能力及技巧等资料,以对这些行为有更全面的了解。至于介入层面,除了可使用一些抵消式的方法去控制行为之外,也需辅以全面的性教育及社交技巧训练。

机能控制问题(disorders of physical regulations)

这是指一些不受控制的身体机能反应,例如尿床、流口水等表现。通常,这些问题都是通过行为训练而得到某程度的改善(DiLorenzo and Ollendick, 1986)。值得一提的是,基本上这些问题都是一些不自觉的行为,而这些行为大部分都是一些身体自动机能的反应,它们并不受个人意志所左右。

因此,介入策略的焦点是如何协助残疾人士适应的问题,例如,用什么方法可以减少这些行为所引致的仪容问题,或如何表现一些合乎身体限制的社交礼仪等,以减少他们因身体条件的限制而影响到其社交形象。除此之外,社会教育也是重要一环,目的是教育社会人士,不应因个人外表或身体机能的问题,而对残疾人士采取隔离态度。

整合介入模式的工作重点

整合介入模式的工作重点包括：评估问题行为、制订介入计划、介入辅助策略和检讨四个主要步骤。

评估问题行为

评估工作的重点包括：

- 评估介入改变问题行为的迫切性——它将问题分为三大类，不同的行为类别有不同的处理策略。第一类是危险行为，例如自我伤害行为等。这些行为需要及时制止，并辅以长远介入计划。第二类是一些严重行为，例如攻击行为或一些程度较轻微的自我伤害行为等。这些行为需要工作人员严密观察，并辅以长远介入计划。最后一类是过多行为，这些行为对人身安全不构成现实危险，但影响残疾人士的社交关系及表现。因此，工作重点将在于推动环境转变及建立个人的社交技能等方面。
- 了解目标行为的功能——当确定目标行为之后，工作人员便要评估这些目标行为的功能。米亚与伊云斯（Meyer and Evans，1985）认为，行为有三种主要功能：社交沟通功能（social - communication）、自我调节功能（self - regulatory）及自娱功能（self - entertainment or play）。工作人员可以针对行为的不同功能，设计一些相应的介入策略。

制定介入计划

这个阶段包括四个主要工作,计有:

- 评估实时后果(immediate consequence)——订立了行为目标之后,工作人员便应评估这些行为可能引起的现实后果,以便制定一些相应的实时介入对策。例如对于一些引人注意的行为,工作人员可采取不理睬的方法;对于一些简单不合宜的社会行为,可以用口头训示等方法。
- 制定短期防预策略(short - term strategy)——这里的重点是,工作人员可以制定一些短期策略,去控制目标行为的出现,包括更改环境条件,及加强对行为者的督导等。例如每次当工作人员带亚强进入一些环境嘈杂的餐厅午餐时,亚强便不能安静地坐下来。解决这个问题的其中一项短期解决方法是,不再带亚强往这些环境嘈杂的地方吃饭,而改去一些环境较安静的地方。
- 建立适应技能(adaptive alternatives)——这里的工作重点,是协助受助者建立一些适宜的社交技能,并将这些技能纳入常规的训练课程中。例如在处理学员的攻击行为时,工作人员除了要及时制止该行为之外,还要要求该名学员向受袭者道歉。要掌握道歉这个新行为,工作人员须将这个社交技能纳入正规的课程之内,作为训练部分之一。
- 制定长期防预策略(long - term prevention)——除了实时介入及制定短期介入计划之外,工作人员还应对问题行为作全面的评估,以制定一个长期介入计划。例如,若学员的攻击行为是与别人的批评有关的话,工作人员除了要教导学员如何面对这些批评的技巧之外，还要了解该攻击行为是否与学员本身的自控能力、对环境的评估能力等有关。若是的话，工作人员便应针对上述问题而制定一个长远的训练计划。

介入辅助策略

整合介入模式认为，要有效地维持学员的转变，工作人员不但要推动相应的环境转变，还要顾及残疾人士的情绪状态。一些认知技巧（cognitive strategies），例如理性情感治疗法（rational－emotive therapy）等，是有助于残疾人士保持一个较正面的情绪状态的。其次，一些松弛训练及情绪控制训练等也可缓和残疾人士的紧张情绪。

检讨

对行为模式来说，问题行为的频率的增减，是评估介入成效的重要指标。对于整合介入模式来说，行为的改变只是众多评估准则的其中一部分，其他还包括：

- 运用新社交技能的纯熟程度。
- 对应着问题行为的并排改进情况（positive collateral effects），例如，当攻击行为消减时，周围人的关系会否因此而有改善等。
- 危机介入的评级。
- 社区参与的能力。
- 整体生活质量，例如人际关系、工作动机等。
- 建立人际关系或社交网络的能力。
- 家人或重要人物的评价等。

总结

本单元分别介绍了行为模式与整合介入模式的基本假设及一些主要介入技巧。与行为模式不同,整合介入模式认为,行为问题不是一个独立的问题,它强调要了解行为,必须将行为与个人本身的条件结合在一起,并将之置于个人所处的社会环境中,才能明白行为所表达的个人信息。针对上述的看法,整合介入模式在提供了一个较全面的评估、介入与检讨建议。

参考文献

Broderick, Brendan. (1988). "Comments on Contemporary Issues in Addressing the Needs of People Who Have Mental Handicap and Disturbed Behavior", in Roy McConkey and Patrick McGinley (eds.) *Concepts and Controversies in Services for People with Mental Handicap.* Ireland: Woodlands Center, pp. 105 – 128.

Dilorenzo, T. M. and T. H. Ollendick. (1986). "Behavior Modification: Punishment", in R. P. Barett (ed.) *Severe Behavior Disorders in the Mentally Retarded: Nondrug Approaches to Treatment.* New York; Plenum.

Forte, James A. (2007). *Human Behavior and the Social Environment: Models, Metaphors, and Maps for Applying Theoretical Perspectives to Practice*. Australia: Thomson Brooks/Cole.

Hersen, Michel, Vincent B. Van Hasselt and Johnny L. Matson. (1983). *Behavior Therapy for the Developmentally and Physically Disbled*. New York: Academic Press.

Hudson, Barbara L. and Geraldine M. Macdonald. (1986). *Behavioural Social Work: An Introduction*. London: Macmillan.

Kennedy, Craig H. and Travis Thompson. (2000). "Health Conditions Contributing to Problem Behavior Among People with Mental Retardation and Developmental Disabilities", in Michael L. Wehmeyer and James R. Patton (eds.) *Mental Retardation in the 21st Century*. Texas: Proed, pp. 211 – 231.

Martin, G. and J. Pear. (1992). *Behavior Modification: What Is It and How to Do It*. Englewood Cliffs, NJ: Prentice – Hall.

May, J. (1976). *Guidelines for the Use of Behavioral Procedures in State Programs for Retarded Persons*. Arlington: National Association for Retarded Citizens, US.

Meyer, Luanna H. and Ian M. Evans. (1989). *Nonaversive Intervention for Behavior Problems: A Manual for Home and Community*. Baltimore: Paula H. Brookes Publishing Co.

McDonnell, John J., Michael L. Hardman and Andrea P. McDonnell. (2003). *An Introduction to Persons with Moderate and Severe Disabilities: Educational and Social Issues*. Boston: Pearson Education Inc.

Whitman, T. L. (1983). *Behavior Modification with the Severely and Profoundly Retarded: Research and Application*. New York: Academic Press, Chapter 1 and 3.

李楚翘,《对香港康复服务的反思》,见何芝君、麦萍施编(2005),《本质与典范》,新加坡:八方文化企业公司。

廖荣利(1987),《社会工作理论与模式》,台北:五南图书出版有限公司。

Blanchard, D. C. and R. I. Blanchard. (1986). "Punishment and Aggression: A Critical Reexamination" in R. J. Blanchard and D. C. Blanchard (eds.) *Advances in the Study of Aggression Vol. 2*. Orlando, FL: Academic Press.

Carr, E. G., C. D. Newsom and J. A. Binkoff. (1980). "Escape as a Factor in the Aggressive Behavior of Two Retarded Children", *Journal of Applied Behavior Analysis*, 13: 101 – 117.

Cooper, J. O. (1987). *Applied Behavior Analysis*. Columbus: Merrill Publishing Company.

Evans, I. M. and A. D. Scheuer. (1987). "Analyzing Response Relationships in Childhood Aggression: The Clinical Perspective", in D. H. Crowell, I. M. Evans and C. R. O'Donnell (eds.) *Childhood Aggression and Violence: Sources of Influence, Prevention and Control*. New York: Plenum.

Fidura, J. G., E. R. Lindsey and G. R. Walter. (1987). "A Special Behavior Unit for Treatment of Behavior Problems of Persons Who are Mentally Retarded", *Mental Retardation*, 25 (2): 107 – 111.

Foxx, R. M. (1982). "Overcorrection", in M. Hersen, et al. (eds.) *Progress in Behavior Modification*. New York: Academic Press, 13: 277 – 288.

Gaylord – Ross, R. J. and J. Holvoet. (1985). *Strategies for Ed-*

ucating Students with Severe Handicap. Boston: Little Brown.

Lundin, R. W. (1969). *Personality: a Behavioral Analysis.* London: MacMillian.

Maki, Dennis R. and T. F. Riggar. (1997). (Eds.) *Rehabilitation Counseling: Profession and Practice.* New York: Springer Publishing Company.

Rincover, A. and J. Devancy. (1982). "The Application of Sensory Extinction Procedures to Self – injury", *Analysis and Intervention in Developmental Disabilities*, 2: 67 – 81.

Romanczyk, R. G., J. A. Kistner and A. Plienis. (1982). "Self – stimulatory and Self – injurious Behavior: Etiology and Treatment", in J. J. Steffen and P. Karoly (eds.) *Advances in Child Behavior Analysis and Therapy: Autism and Severe Psychopathology.* Lexington: MA: D. C. Health.

Scheldon, B. (1982). *Behavior Modification.* London: Tavistack Books.

Tarpley, H. D. and S. R. Schroeder. (1979). "Comparison of DRO and DRI on Rate of Suppression of Self – injurious Behavior", *American Journal of Mental Deficiency*, 84: 188 – 194.

Whaley, D. L. and R. W. Malott. (1971). *Elementary Principles of Behavior.* Englewood Cliff, NJ: Prentice – Hall.

李沛良,《社会学研究法》,见李明、黄绍伦主编(1992),《社会学新论》,香港:商务印书馆。

单元十四　社区康复

前言

回顾香港的康复服务发展，可概括地分为四个主要阶段。第一阶段是 20 世纪 50 年代以前的零散服务阶段，这个时期的康复服务是以一些没有方向、缺乏系统的零散服务为主。第二阶段是 20 世纪 70 年代以前的院舍化阶段，服务是以一些远离市区的大型院舍式服务为主（Kong, 1996, p. 46）。第三阶段是融合服务阶段，此阶段大约始于 1977 年政府发表了首份名为《群策群力协助弱能人士更生》的康复政策及服务白皮书确立了协助残疾人士融入社会的工作方向之后；而 1981 年的"国际残疾人年（The International Year of Disabled Persons, 1981）"及 1983 年展开的"联合国国际残疾人纪元（United Nations Decade of Disabled Persons）"等国际事项，则确立了香港康复服务的社区发展方向。第四阶段是残疾人士独立生活及自助组织的发展，这个阶段承接以上的国际及本土康复服务的发展，唤起了残疾人士及其家属作为消费者的参与意识，再加上政府在 1992 年发表了推动残疾人士的平等参与的康复政策绿皮书，直接推动香港残疾人士独立生活与自助组织的发展（有关香港的康复服务发展请参阅第

40 页单元二“香港的康复概念的发展”部分)。

本单元将焦点放在社区康复的课题上,重点介绍社区康复的概念,残疾人士独立生活概念及自助(self - help) 概念等。

完成这个单元之后,你将会了解:

- 社区康复概念;
- 香港社区康复的经验;
- 独立生活概念;
- 独立生活与社区照顾的关系;
- 自助概念与自助组织。

社区康复概念

社区康复(community - based rehabilitation, CBR) 概念的目标是发展非院舍化(de - institutionalize)、非专业化(de - professionalization) 的康复工作,其重点是在社区内推动社会人士,包括残疾人士自己及家人、社会人士认识和参与社区康复服务,提升社区人士对参与康复工作的意识(Johnson, 2001, pp. 71 - 72)。

CBR 的发展跟 WHO(联合国卫生组织)于 1976 年在一些贫困及经济落后地区的试验计划有密切关系。在这些地区,人民的生活水平一般较低,区内人士普遍缺乏医疗卫生知识;与此同时,社会的康复概念薄弱,残疾人士多被主流社会摒弃于外,令他们得不到应有的医疗及康复照顾。因此,CBR 的原意是在一些缺乏教育、医疗设施及相关专业人员的贫困或发展中地区尝试用 CBR 的介入手法,将部分专业知识传授给当地人士,并同时推动社区内的非制度化资源,以响应区内人民及当地残疾人士的需要。因此,CBR 的工作焦点是强调功能上而非临床治疗上(functional rather than clinical treatments)的康复。

CBR 采用一个三层架构的工作模式(three - tiered model),将知识传授给社区人士,推动社区及家庭参与,试图发展地区资源(Johnson, 2001, p. 73):

- 第一层社区层面的介入——工作的对象主要是残疾人士及其家人、工作人员和机构。负责这个层面的工作人员,均是一些受过基本 CBR 康复训练的社区健康工作人员,他们在社区内识辨残疾人士,评估残疾人士的状况,并训练家人为这些残疾成员提供基本的康复照顾知识与技巧。
- 第二层普通医疗服务层面的介入——参与这一层面介入工作的均是一些现职的一般医疗服务专业人员。他们的主要工作是普遍的预防及医疗工作,而非仅仅针对残疾人士的康复需要。
- 第三层专业康复服务的介入——参与这一层面介入工作的均是一些康复工作的专业人士,包括医疗、职业康复、特殊教育、社会服务等。

学习活动 1　(15 分钟)

你认为上述三层架构工作模式,能否有效地针对残疾人士的康复需要?

CBR的主要目标是推动社区内的非制度化资源，以回应残疾人士的需要。理论上，它的工作重点是放在第一层面的工作上，而第二及第三层面的介入，则主要用来辅助第一层面的介入，以弥补它们的不足。因此，部分学者对CBR三层架构模式提出以下的主要批评(Johnson, 2001, p. 73)：

- CBR的工作过于着重不同服务的协调，反而将残疾人士置于较次要的位置。
- 由于工作人员需顾及多层次的协调工作，同时也还要担负起训练者的角色，这样容易使工作人员出现耗竭。
- 资源的分配涉及多重划分，这个做法导致残疾人士寻求资源时，要面对更多的结构限制，这就使CBR与充权的工作理念出现矛盾。
- 专业知识传授的结果，是家人会增加对工作人员的依赖，使他们放弃运用一些非制度化资源而选取专业服务。
- 照顾的责任落在家庭身上，但家庭却缺乏系统的支持。
- 女性主义者(feminist)则指出，当照顾责任落在家庭时，妇女便是主要承受这个“负担”(burden)的人(Johnson, 2001, p. 39)，直接增加了妇女的压力。
- 这个计划含有很浓厚的节省政府资源的味道。

香港的社区康复经验概略

社区康复的概念，最先出现在1992年的康复政策绿皮书中，提出了社区康复的几个重点(李楚翘,1997)：

- 社区应具有推行康复工作的资源。
- 将预防残疾的方法及康复技能，授予残疾人士、家人及社会。
- 社区康复计划的策划、制订及评估等工作，应有社区的参与等。

陈丽云(1989) 认为社区康复所提出的定义，具有以下的特色：

- 社区康复的目标是有意识地为残疾人士提供重归社会的机会。
- 强调将服务送到残疾人士家里。
- 注重社区教育，推动社区人士接纳残疾人士。
- 服务建议应包括：社区康复护理、社区康复中心、职业训练中心、庇护工场、社区教育。
- 提议需要制订相应的社区设施配合，例如一些相关的房屋政策及保护政策等。

但李楚翘认为 CBR 的模式并不适用于香港的情况，主要原因如下(李楚翘,1997)：

- 香港的康复工作已达到一定的专业水平——由于 CBR 本来是为一些缺乏康复资源及经验的地区而设的，而香港的康复发展基本上已趋专业化，并已掌握了一定的康复知识及经验，因此，香港的发展方向应与一些落后地区有所不同。
- 香港康复服务的发展，部分已超过 CBR 的概念范围——李楚翘认为从一些新服务的服务性质来看，它们的工作目标已远不止运用专业知识，将服务送进家庭或协助残疾人士重归社会的层面，而是确认“残疾人士是社会的一分子”这个事实，利用一些辅助性质的社会服务，支持残疾人士在社区中生活，体现充权的服务理念。当中的服务包括辅助宿舍、辅助就业、社区网络组织、家长资源中心等。

李楚翘认为社区康复的概念是一个不断发展中的概念，她提出马烈治（Marlett，1994）的社区康复概念，这个概念的重点是：

- 对一些有持续支持需要的残疾人士，作出一些社会性、教育性及行为性的响应。
- 残疾人士的范畴应扩充至那些有身心发展障碍、精神健康问题、肢体伤残及长期病患等人士。
- 服务包括各种支持自我选择生活方式的服务、训练和装修设施等。

学习活动 2 （20 分钟）

试讨论马烈治提出的社区康复概念的特色。

马烈治的定义有以下特色（李楚翘，1997）：

思维转变

马烈治的定义突破了康复服务是一种服务或专业工作的旧有思维，用响应来表达一些服务与非服务、专业与非专业等的支持。

确认残疾人士是社会一分子的身份

马烈治提出的社区康复的新定义，其工作目标是支持个人立足于社区中生活。这个目标确认了残疾人士也是社会的一分子（community membership），拥有在社会生活的权利，而非一些处于社会边缘位置的人。李楚翘认为这个思维超越了融合与正常化这两个概念的思维，因为在融合及正常化的概念下，康复服务的目标是将残疾人士纳入常规生活之内，这反而突出了残疾人士有别常人的地方。但新的社区康复定义则确认了残疾人士在社区内应有的位置，社会应该包容（inclusion）残疾人士，尊重他们的选择与权利。

支持模式（support model）

马烈治的社区康复的工作方向是以个人为本，而工作人员的工作是连接社区资源，支持残疾人士在社区内生活。而旧有的社区康复概念其工作方向则是以社区为主，工作人员要先评估社区内已有的资源，继而开办一些社区内所缺乏的服务，去满足残疾人士的需要。马烈治的社区康复工作模式，也有别于医疗模式及发展模式。医疗模式视残疾人士为一些有缺憾及有问题的人，他们需要隔离及治疗以回复正常状态。因此，康复工作的目标便是矫治。

至于发展模式，它虽强调残疾人士的潜能，认为通过康复工作的介入，可以将残疾人士的潜能提升至接近常人的能力，以便让他们融入社会。因此，训练是发展模式的首要康复工作，希望通过训练发挥残疾人士的潜能。不过在实践上，康复训练主要依赖行为学派的训练方法，着重建立一些合乎常规的行为。这个做法仍未能摆脱医疗模式的治疗元素，认为残疾人士是一个能力不足的个人问题。此外，训练过程中的评估及课程设计等部分，也类似医疗模式中的诊断及治疗的部分，以上均反映出发展模式本身仍不能超越医疗模式的影响（李楚翘，1997）。

支持模式认为，残疾问题并不是一个个人的问题，而是由社会建构而成的。社会结构、意识形态、经济模式等，强化了残疾人士的限制，使他们成为被动及依赖（dependent）的一群人。支持模式认为，特殊服务本身蕴含隔离的元素，进一步加强了残疾人士的限制。支持模式则将工作焦点放在如何支持残疾人士在社区内生活的目标上，尊重个人的意愿及选择，营造一个包容的社会环境。

社区康复的工作内容

社区康复的主要工作是连接、支援及倡导（李楚翘，1997）：

连接（connecting）

社区康复着重把残疾人士与社区的人、事、团体等有目的地连接起来，支持他们在社区内独立生活。连接的范围包括：

人与人之间的连接

协助残疾人士在所居住的地区内建立一个可以互相支持的人际网络。这里要注意的是，残疾人士在当中并不是扮演一个受助者，而是一个有助于人及亲善能力的社区的一分子。

人与团体之间的连接

与地区内一些非正规团体连接起来，例如教会、街坊会、联谊会、自助组织等，以强化残疾人士的人际网络内容。

人与设施及资源的连接

推动残疾使用区内的公共或闲暇设施，扩展他们的生活领域，例如图书馆、运动场、戏院、酒楼等。

人与信息的连接

协助残疾人士贴近社区、社会、世界的脉搏，鼓励及协助他们运用、熟识不同信息的渠道，开拓他们的生活视野及社会参与机会，例如通过报纸、电台或电视台等了解社会发生的事，关注大厦的墙报版、通告、地区报或议员通讯了解社区内发生的事。

人与服务的连接

除了连接特殊服务之外，还要连接一些常规服务，减少残疾人士在社区内自我隔离的情况。

残疾人士之间的连接

由于经验、遭遇的相似，残疾人士之间较容易理解对方的情感与问题。工作人员可推动残疾人士组织互助小组，发挥互助精神，也还可以组织一些服务来服务社区。

团体与团体之间的连接

工作人员可推动残疾人士的互助团体，与社区内其他团体交流和联系，解决社区内问题。在这个过程中，不仅可以肯定残疾人士的社会地位，另一方面也可作为社会教育以及发展另一股自助运动力量。

支援(support)

支援不等于专业帮助。支援概念强调协助者及受助者之间的地位平等,而在专业帮助中,专业者处于较高的交往地位。支援的主要元素是支持及协助,这是一个以残疾人士的意愿为主,辅助他们达成目标的工作。在社区康复工作中,支持是指为残疾人士提供心理及实质的协助,让他们能以自己的选择或生活方式在社区内生活。支持的对象也包括与残疾人士一起生活的人、为他们提供服务的人、社区人士等。因为他们与残疾人士相处时可能会面对一些困难,或者不懂得如何包容他们,而需要得到一些指引与协助。支援的工作范围包括:

支援残疾人士对外的关系

支持残疾人士与社区人士加强互动及建立关系、维系并发展现有关系。有些残疾人士不擅长沟通及缺乏与人相处的技巧,又未必懂得双向交流,施与受并行地持续发展更深厚的关系。而一般人可能不明白他们,即使认识了他们亦只停留在表面化的关系上,又或只当他们是受助的对象。因此难以建立、维持及发展较为平等、正常的关系。工作人员可以对两方给予意见、加以辅导、从中协调相处,或就关系的发展和维持提供咨询和协助。而融入社群,正是社区康复的重要内涵。

支援日常生活

很多接受院舍服务的残疾人士,其实是有独立生活能力的,很多时候他们只是缺乏机会或没有适当的支持，才不得不继续接受院舍化的生活。社区康复工作，可以通过转介或训练，例如提供家务助理、训练起居饮食的能力等，协助这批人士脱离院舍，返回社区。除此之外，当残疾人士开始在社区生活之后，工作人员也需继续与残疾人士保持联系，在需要时协助他们处理在生活上遇到的各种事务，包括调解纠纷、处理申请手续等。

支持就业及工作

主要的工作包括：协助残疾人士就业及推动他们参与义务工作两方面（请参阅单元十五）。

支持闲暇活动

社区生活的其中一个特色是个人可以在常规生活以外，自由运用工余的时间，发展兴趣及维系人际关系。因此，假若残疾人士整天都待在家中，不与外界接触的话，这样的社区生活可称得上是有名无实。因此，社区康复工作人员应推动残疾人士善用余暇，丰富他们的社区生活内容。

倡导（Advocacy）

倡导是向公众及会影响残疾人士生活与使用服务的人士推广残疾人士的需要和生活方式、伸张他们的权利及营造社会融和的环境。倡导在社区康复中有两层意思，一是影响社区的人和环境，使其包容残疾人士、体现平等机会、按残疾人士的需要提供服务；一是支持在社区内生活的残疾人士，代言或协助他们说明本身的需要、伸张及争取平等机会、影响服务等。一般而言，上述支持（support）已涵盖部分倡导的内容，例如在支持残疾人士的生活、人际关系、就业上，工作人员经常需要协调残疾人士及社区人士双方的理解、互动和关系，当中自然涉及推广需要、伸张权利、营造融和环境等等。但在支持与倡导的分别在于前者是温和的、协议性的，而后者带有赋权的味道，其推动力来自残疾人士的醒觉及对自身的责任感，会积极发挥影响力改变对方、并会触及权力的改变（Bateman，2000）。以下是在社区康复中常见的倡导形式。

委托代言

在社区生活中，残疾人士在寻求使用设施或服务时，委托另一位人士陪同或代表他接洽。被委托的代言人士通常是比残障人士能言善辩、更熟悉该等设施、服务的使用情况。代言人会代表或辅助残疾当事人更有效地寻求所需设施及服务，在遇到歧视或不合理对待时伸张残疾当事人的权利，并建议互相包容的途径。社区康复工作者在需要时会担任代言人的角色，亦可以协助当事人寻找合适的代言人。

自我倡导

残疾人士以个人或群体就本身诉求向社群或大众进行介绍、推广、教育、游说、争取、抗议等行动。目的是影响他们对待残疾人士的态度、立场、决策及行为。例如精神病患康复者合演街头剧，把他们患病和康复的经过以戏剧形式表演给街坊欣赏，这有助于社区内的人了解和接受他们，促进邻里融洽和睦。又例如长期病患者有组织地通过媒体访问，道出自己的需要及苦况，争取医管局增加对昂贵药物的补贴。社区康复工作者在残疾人士的自我倡导中可扮演辅助与支持的角色。

学习活动 3　(10 分钟)

从上述的社区康复工作内容中,你认为社区康复工作的服务对象应包含哪些人士?

以上内容中反映出服务对象除了残疾人士、家庭、社区之外,还包括专业人员。以下是社区康复工作面对不同的对象时的一些工作重点:

对象	残疾人士	家庭	社区	专业人员
工作重点	支援残疾人士在社区内过一种有尊严的生活; 连接社区内的人、事、机构、设施等。	推动家庭支持残疾人士的心理及实质需要; 发展家庭的资源,协助残疾人士在社区内生活。	建立一个无障碍生活环境; 社区教育工作,建立一个包容社区。	发展充权工作,推动专业人员落实尊重残疾人士的选择及参与权; 发展充权的知识及技巧,推动残疾人士的自强运动(self-empowerment)。

表 14-1　不同社区康复工作对象的工作重点

数据参考:李楚翘,1997。

社区照顾与独立生活

社区照顾概念

英国的社区照顾始于20世纪70年代末期，它的发展被视为是一项对大型院舍式服务流弊的回应。以下是社区照顾的一些重要价值概念(Johnson, 2001, pp. 39 - 40):

道德责任层面

社区照顾概念的基本假设是家庭有照顾残疾成员的责任，而家庭也愿意负起这项负任。

社会服务的角色

一直以来，英国的国民健康服务(National Health Services)与社会服务(Social Services)是两个由不同政府部门管辖的机构，这种情况不但影响资源运用的效益，还影响了服务之间的衔接。针对上述问题，英国政府采纳1988年加费斯报告(Griffiths Report)的建议，该报告提出政府须重新厘定社会服务角色，指出社会服务应该扮演一个促进者的角色(enabling body)，负起推动、资助及购买志愿机构及私营机构提供服务的责任，而不是担任一个服务提供商的角色(service provider)。报告的建议使政府重新划定社会服务的角色，间接促成了社区照顾的发展。

效益层面

政府将“服务购买”与“服务提供”这两项工作分家，并采用社区照顾计划（community care plan）的形式来协调及统筹服务，以加强不同服务之间的联系，减少服务重叠或服务衔接不畅等问题而引起的资源浪费问题。

整合服务

政府通过社区照顾计划来协调不同种类的服务，加强了服务之间的衔接。

保障残疾人士尊严层面

政府在社会服务里所扮演的角色转变直接影响了社会服务提供的形式。以英国为例，以往残疾人士以一个受助者的姿态来接受社会福利服务，由专业人员评估残疾人士的需要。改革后，社会福利服务改为用个案管理（case management）（详情参阅第579页单元十五“个案管理”部分）的形式协调不同的服务，虽然当中的评估工作仍由专业人员进行，但过程中加强了残疾人士参与决策的机会与空间。因此，残疾人士由被动的福利受助者角色，转为较主动的使用者或顾客的角色，这些转变直接改变了残疾人士与专业人士及机构之间的权力距离，间接提升了残疾人士的地位，保障他们的尊严。

影响社区照顾发展的关键因素

社区照顾是希望从理念、服务形式、机构角色、资源效益、残疾人士与专业人士的关系、残疾人士权利等层面，改善康复服务的质量，协助残疾人士返回社区过独立的生活，以达到社会共融的目标。虽然，跟大型院舍式的服务相比，社区照顾在理念上确实有某种程度的本质改变，可是在推行上仍然遇到不少的阻力及限制，以致影响了社区照顾的发展及预期的效果。这些阻力包括(Johnson, 2001, pp. 26－41)：

关怀工业(Industry of Concern)的问题

社区照顾的目标之一，是希望康复者可以降低对社会服务的依赖，可是庄逊(Johnson, 2001)认为，实际的情况可能与理想相悖。他指出，在20世纪有很多先进国家出现了经济模式的改变，由过去以工业生产为主的经济模式转变为以服务为主的经济模式。这些转变影响了就业市场，一些强调关怀、服务效率及顾客为本的服务行业应运而生。受这些经济模式转变的影响，服务渐渐被视为是众多商品中的一项，也成为市场的商品之一。从市场的角度而言，商人是根据购买者需要什么来决定生产何种类的商品；而影响购买者决定是否购买某些东西，其中一个重要的影响因素是购买者是否缺乏所需。当这个市场概念转移到社会福利服务时，社会福利服务便变成为一种关怀工业，也被视为是市场的一项商品，在这个过程中，接受服务的人也顺理成章变为使用者。可是，当市场的购买者概念变为社会福利服务的使用者概念时，购买者的缺乏所需却变成使用者的“缺陷”(deficiency)，这样反而间接地加强了使用者对服务的依赖。

社会结构与平权假象

虽然，残疾人士运动倡议保障残疾人士的权利，维持社会公义，可是庄逊指出，残疾人士运动正让大家看到，在资本主义的社会环境下要消减残疾人士所遇到的社会及经济不平等现象的强大阻力。这些阻力主要来自主流医疗角度在社会的优势及影响力，使残疾难以撇掉其处于弱势的标签。表面上，社会政策、机构的服务标准等似乎正采取积极的态度，响应残疾人士所面对的社会不平等问题。可是，这些政策及服务标准却在某种程度上确认了残疾人士的社会弱势。基于此，庄逊认为政策及服务并没有消减残疾人士的负面社会标签，反而无意间维持了残疾人士处于社会弱势的恶性循环。

社会融合的现实差距

社区照顾的最高目标是整合(integration)，不同作者将不同层次的整合作不同的划分(有关数据可参阅单元三)，而苏达(Soder, 1980; Johnson, 2001, p. 32)将不同性质的整合划分为以下四个类别，包括：

- 环境整合(physical integration)——这种整合的焦点是在空间上缩短残疾人士与普通人之间的距离。一个典型的例子是在学校里设立特别班，或在普通大厦里设立特殊服务的单位等。例如在香港，一些智障人士训练中心或庇护工场等服务设立在公共屋邨之内。不过，这样的安排在表面看来，智障人士没有被隔离于社区之外，可是在实际的生活中，智障人士依然鲜有跟普通人交往的机会，形成了两个各自为政或互不相干的独立社群。
- 功能整合(functional integration)——这种整合是在设备或资源层面缩短残疾人士与普通人之间的距离。例如残疾学生与普通学生共享同样的学校资源，或大家一起参与一些指定的活动等。这个整合可算是一些有限度的计划交往，双方的参与是为了达到某些预定的活动目的，而不是在自然环境下一些自发性的交往活动。

- 社交整合（social integration）——这种整合的模式是双方生活在同一社区之内，而且是有一些自发及自然的社交交往机会，把双方的社交距离缩短。例如一些接受融合教育的残疾人士，他们可在学校内与一些普通人（同学）发展一些自然而自发的同辈及合作关系。
- 社会整合（societal integration）——原则上，残疾人士应享有与其他人一样的社会资源与机会，在社会上有自己的声音，发挥某种程度的影响力。同时，他们也可以与其他人一样得到工作，贡献于社会。不过，尼斯（Nirje，1980）认为，社会整合应加入个人整合（personal integration）的元素，强调残疾人士有权决定私人生活的内容，以及与人发展亲密的关系，包括结婚生子。

就业问题

虽然，上述的整合形式在某种程度上均与正常化的原则相呼应，但在现实中，大部分的学校及社区整合仍停留在较低层次的整合形式上。有一点令人感到担忧的情况是，研究指出，部分接受整合服务的残疾人士虽生活在社区之内，却依然在一些整合的环境中受到隔离（Johnson，2001，p. 32）。换句话说，虽然隔离式的康复服务已消失，但社会对残疾人士的隔离心态却没有相应地减退；残疾人士只是由大型院舍式的隔离生活转换成小型机构式的隔离生活而已。若真如此，社区照顾是否真的能为社会融合甚至为残疾人士的独立生活提供一些基本的推行条件，抑或它无意间成为社会融合及独立生活的另一种障碍？（请参阅第557页单元十五“香港的支持就业服务概略”部分。）

独立生活概念

独立生活的核心概念是独立，其中包含自主与充权（autonomy and empowerment）的元素。它有别于专业人士口中的自给自足（self-sufficiency）的概念（Johnson，2001，p. 61）。

自给自足指的是个人可以决定他所喜爱的生活模式而不需要依靠他人，其强调的是“无需依赖别人”的部分。在这个情况之下，假如一个人无法在经济上或体能上自己照顾自己的话，他便会被视为失去控制自己生活的能力，继而失去决定自己喜爱生活的机会（Morris，1993，p. 23）。但自主概念不同，它强调的是消费者权益的部分。因此，不论是残疾人士或普通人士，也不论年纪、肤色、性别，他们均享有操控自己生活的权利，去选择一个适合自己的生活方式。因此，个人的残疾所带来的种种限制并不影响他享有独立生活这个权利，而独立生活也不表示个人不必接受他人的协助（Morris，1993，p. 23）。因此，独立生活应包含以下内容（Johnson，2001，p. 62）：

- 有权利得到应有的社会支持及在社区内生活；
- 具有人的尊严及享有公民的权利，包括可以在不同领域内建立人际关系，有教育、训练、工作、闲暇及参与社区等机会。

学习活动 4 （20 分钟）

试讨论社区照顾是否有利于残疾人士体现独立生活的诉求。

从刚才“影响社区照顾发展的关键因素”的描述中看到，理论上，社区照顾是有利于残疾人士在社区独立生活的，实际上却不然。除了在融合的角度下，让我们看到社区照顾概念对独立生活的限制之外，社区照顾所强调的非制度化资源，也会影响残疾人士的独立生活，原因如下（Morris，1993，pp. 153 – 157）：

增加家庭负担

学者指出，当残疾人士离开院舍之后，照顾的责任自然地落在家庭身上。虽然，一些制度化的社区服务在某程度下可以减轻家人的负担，但家庭仍需负起大部分的实际照顾责任。这个情况使残疾人士由依赖院舍的服务转成依赖家庭的照顾，本质上也是将残疾人士置于一个被动的位置上。

改变家庭的生活质量

照顾残疾人士的责任，无论在金钱上、时间上及体力上均增加了家人的负担，直接影响了家庭一些固有的生活内容，例如，家人必须放弃自己一些闲暇的时间来照顾残疾成员，甚至有些家人因为照顾残疾成员而失去工作等。学者认为，上述的情况不但不能使残疾人士体现独立的生活，还间接地导致家庭也失去体现独立生活的条件。

影响残疾人士参与决策的权利

日常生活中，当家人负起照顾残疾成员的责任时，在家人的普遍意识中，残疾人士便成为一位被照顾者多于是一位有独立决策能力的成员。因此，在很多情况之下，家人会为残疾成员做好安排，而非以平等的态度与残疾人士共同商讨有关事项。可是，独立生活所强调的是个人拥有选择生活的权利，而家居生活则反而削弱了残疾人士体现这方面的权利。

独立生活的内容

独立生活的精神，主要落在残疾人士的自主程度，或落在日常生活中的人际关系质量方面，而不在于残疾人士在生活上是否需要接受协助的方面。费斯与伯利（Felce and Perry, 1996）用社区适应的构想（community adjustment construct），认为独立生活应满足残疾人士以下几个范围的需要（Johnson, 2001, p. 63）：

身体层面的满足（physical well - being）

包括身体健康、个人安全有保障、体能充沛、能自由活动。

物质层面的满足（material well - being）

在收入、居住质量、隐私、邻里、交通、社会保障、食物等方面也能满足个人需要。

社交层面的满足（social well - being）

能满足在人际关系、家庭生活、亲友关系、社交生活、社区参与等层面的需要。

发展及活动层面的满足(development and activity)

在自信、独立、选择、闲暇、兴趣、工作等范围也得到满足。

情绪层面的满足(emotional well - being)

这是涉及个人的自我价值部分及别人对他的评价等方面,包括残疾人士能建立正面的情感,保持心理健康;能建立自尊及社会地位;能在信仰及性方面得到满足等。(其他有关独立生活的数据,可参阅第106页单元四"充权与残疾人士运动"中的有关内容。)

自助小组

自助小组的概念

根据美国的经验,自助小组的发展起源于义务工作的发展。杰斯与毕达(Katz. and Brender, 1976)将自助小组定义为[①](Katz and

---

① Katz and Bender's (1976) definition: "Self - help groups are voluntary, small group structures for mutual aid and the accomplishment of a special purpose. They are usually formed by peers who have come together for mutual assistance in satisfying a common need, overcoming a common handicap or life - disruption problem, and bringing about desired social and/or personal change. The initiators and members of such groups emphasize face - to - face social interactions and the assumption of personal responsibility by members. They often provide material assistance, as well as emotional support; they are frequently 'cause' - oriented, and promulgate an ideology or values through which members may attain an enhanced sense of personal identity." (Katz and Bender, 1990, p. 23)

Bender, 1990, p. 23)：

- 一些以解决问题为主的小型义务互助小组。
- 由一批有共同问题的人组成，通过小组达到解决问题、满足共同需要及带动某些个人及社会改变的目的。
- 小组以日常交往形式为主。
- 小组成员应负起自己个人的责任。
- 小组会对组员提供实物及情绪支持。
- 通过小组的理想或价值，协助组员确立自我的身份。

综合杰斯与毕达在 1976 年及 1990 年对自助小组的描述，自助小组有以下特点：

- 是一些自愿参与的互助小组；
- 具道德元素，成员之间拥有共同实践同道支持的理想；
- 组员之间的地位平等，在自助小组内服务给予者同时也是服务受益人，因此，成员之间没有正规服务中那些专业人员与案主之间所产生的社会或权力距离；
- 自助小组采用一些实际生活的知识以达到互相帮助的目的，而非依靠一些制度化的专业知识来提供协助；
- 小组针对成员的一些共同福利，解决一些共同面对的问题；
- 成员之间的支持不受小组的固定结构所限制，组员之间可以随时给予支持或协助；
- 组员有较强的团体身份等。

用小组性质来分类，杰斯与毕达将美国的自助小组分为五个类别，包括（Katz and Bender, 1990, p. 27)：

治疗性的自助小组(therapeutic)

针对一些特殊的身体或心理问题而成立,目的是减轻组员所面对的压力,促进组员适应新的身体状况,例如全国精神病者联盟、体液透析小组等。

社会倡导/行动的自助小组(social advocacy/action)

小组的焦点是倡议政策改革,例如母亲反对醉酒驾车小组、残疾人士权利联盟等。

支持另类生活的自助小组
(groups created to support alternatives lifestyles)

这是美国在20世纪六七十年代较为流行的自助小组,其目的是争取社会认同与发挥互相支持的作用,例如男同性恋解放小组、郊区居民小组等。

全天候危机服务小组(groups to provide outcast/ havens through a 24 - hour live - in situation)

这类自助小组为有需要的组员提供24小时临时应变服务,例如被虐妇女庇护所等。

混合型的自助小组(mixed types)

针对一些特别社群而设的小组,这是一些为组员提供支持及倡议政策改革的自助小组,例如释囚小组、消费者及雇主合作小组等。

学习活动 5　(15 分钟)

在谈及自助小组时,很容易提到互助这个字词。究竟自助小组与互助小组之间有没有不同? 这两个概念是否同义?

自助(self－help)与互助(mutual help) 是两个相关但不同的概念,而自助小组与互助小组是两种性质相似但又不尽相同的小组。根据杰斯与毕达的理解,自助小组是由互助小组发展而来的,故可视之为互助小组的属类(sub－type)。以发展历史看,自助小组的发展与专业人员推动互助小组的发展有直接关系。互助小组的特色如下(Shapiro, 1990, p. 169):

- 在制度之外自然而成的组织。由于它们是在不知不觉下形成的,故别人不容易察觉它的存在,专业人士也容易忽略它的贡献。
- 相对于自助小组来说,它的组织较为松散,结构也不严密。
- 组员是接受帮助但同时也是提供帮助的人。
- 其他的特色与自助小组相似。

香港的自助组织对康复工作的影响

香港的残疾人士独立生活及自助运动的发展是受 1964 年成立的盲人协会所影响,其后的伤健运动(the PHAB movement)、健乐社运动(the Gateway movement)、自助运动(self－help movement) 及社区复康计划(the CBR projects)[①]等,均直接影响残疾人士的社区康复。到20世纪90年代中期,自助组织的数目已超过三十个,它们是由肢体伤残人士、弱视人士、弱听人士、智障人士家长、精神病者家属及不同种类的慢性病患者所组成(Kong, 1996, pp. 54 –55)。它们对香港康复服务的影响有:

政策层面

参与政策制订,例如由跨残疾类别的自助倡导小组(cross – disability self – advocacy group)组成的复康联盟(The Rehabilitation Alliance),代表残疾人士出席不同咨询委员会发表意见。其次,在1992年的康复政策绿皮书的咨询期间,各自助组织也通过不同的途径积极表达意见,包括签名运动、举办研讨会、游行等。

机构层面

除了争取表达意见的机会外,残疾人士及其家人也参与机构行政、参与机构管理等事务,例如加入资源中心的董事委员会。

服务层面

提供直接服务,例如唐氏综合征协会成立的家长资源中心,香港新声协会(the Hong Kong New Voice Club for Larynegctomees)自行聘用社会工作者负责行政及第一线工作。据统计,至1995年为止,26个病人自助组织当中,已有5个组织可以自行聘用社工为会员提供

---

① 香港复康会(Hong Kong Society for Rehabilitation)于1994年成立两间社区康复网络中心(Community Rehabilitation Network),服务慢性病的病人,它们采用充权为主要的工作重点,协助患者成立自助小组及提供有关疾病的资料,促进慢性病人的自我照顾能力。

服务(Chan, 1996, p. 76)。

学习活动 6　(20 分钟)

部分学者认为,自助小组的发展其实是对应着专业主义的过度发展而来的。试比较专业服务与自助小组的差异之处。

部分学者对服务的过度专业发展,有以下几个主要的批评(Katz and Bender, 1990, pp. 184 – 185):

权力不均

专业人士掌握了选择为何类案主提供服务的权力,影响有需要人士接受服务的机会。

以专业人士的利益为先

在行政上,服务的安排只考虑专业人士的方便,不是以有需要人士的处境为考虑标准,例如,朝九晚五的工作时间会使很多在职的有需要人士被拒之于门外。

缺乏案主参与

无论机构的服务标准、目的、角色、责任等,均由专业人士所决定,案主无从参与。

评估标准

通常,服务的成效是由专业人士所提出的评估标准来量度,而非由受助者对服务的满意程度等来量度。以下是自助小组与专业服务的一些比较(Katz and Bender, 1990, p. 185):

项目	自助小组	专业服务
小组结构	自由参与。	需申请甚至缴费。
	小组活动的举办地方因组员的需要而变更,而且一般在社区内进行。	通常在某一固定地方举行,多数是在机构的活动室之内。
	大部分活动是可以随意参与,不需预约。	要预约,更改时间也须预先告知。
	只作少量的活动记录。	有严格规定的活动记录。
小组关系	组员地位平等。	不平等的"工作人员－受助者"关系。
	组员各有自己的问题,但这个情况在小组内是被视为常规而非是一些特殊的情况。	工作人员是以正常姿态出现,而受助者则是一些有问题的人士。
	用第一身的经历看组员之间的问题。	用第三身角度看受助者的问题。
	组员以主动的态度接受服务。	受助者以被动的态度来接受服务。
	组员同时负有模范角色的作用。	受助者并不是一个模范角色。
小组内容	以日常生活的经验为主。	以客观及全面评估为主。
	小组的理念与组员的问题之间是互相呼应的。	小组的理念主要建基于理论与知识之上。
	互助为主。	治疗为主。
小组过程	组员之间有较强的身份认同。	专业人员保持一种客观的态度与理解。
	组员可自由发表个人意见。	专业人员保持客观中立。

（续表）

	可提出一些指导性的建议。	专业人员避免给予具指导性的建议，尊重受助者自决的原则。
	组员之间的关系及交往可伸延至小组之外。	专业人员与受助者之间的交往只限于小组之内。
	组员可随意分享个人经历。	专业人员有限度及有目的地分享个人经验。

表 14－2　比较自助小组与专业服务之间的不同

资料选自：Katz and Bender，1990，p. 185，并经作者稍作修改及重新编排。

总结

1990 年，英国政府在政策层面确立了社区照顾的方向，[①]它承接了非院护化（de－institutionalization）及正常化的概念发展，成为现时康复服务的一个主流概念，并以 CBR 的工作模式实践社区照顾。一方面，残疾人士为了摆脱制度化院舍的束缚，开始提出独立生活的要求，残疾人士的独立生活诉求更发展成为一项社会运动（Morris，1993，p. 18）；另一方面，残疾人士为了响应康复服务过度专业化的发展，也展开了自助小组的社会运动，体现了残疾人士的充权。本单元尝试描述社区康复、社会照顾、独立生活及自助小组的一些重点，

① 社区照顾概念可追溯至更早的时间，但英国于 1990 年通过的 NHS（National Health Service）及社区照顾法案（Community Care Act），确立了政府与机构对社区照顾发展的共识（Barnes，1997，p. 3）。

让大家对现时的康复服务发展有一个概括的认识。

参考文献

Barnes, Marian. (1997). *Care, Communities and Citizens.* London and New York: Longman.

Brown, Hilary and Helen Smith. (1992). (Eds.) *Normalisation: A Reader for Nineties.* London: Routledge.

de Lacey, Eamon. (1988). "Developing Community Involvement in Services", in Roy McMonkey and Patrick McGinley (eds.) *Concepts and Controversies in Services for People with Mental Handicap.* Ireland: Woodlands Centre and St. Michael's House, pp. 276 – 298.

Johnstone, David. (2001). *An Introduction to Disability Studies.* London; David Fulton Publishers, Chapter 4 and 9.

Katz, Alfred H. and Eugene I. Bender. (1990). (Eds.) *Helping One Another: Self – Help Groups in a Changing World.* Oakland: Third Party Publishing Company.

Kieran, Peter. (1988). "Community Care Support Families?" in Roy McConkey and Patrick McGinley (eds.) *Concepts and Controversies in Services for People with Mental Handicap.* Ireland: Woodlands Center, pp. 191 – 214.

Malin, Nigel. (1994). (Ed.) *Implementing Community Care.* Buckingham: Open University Press.

McGrath, Morag. (1991). *Multi – disciplinary Teamwork.* Aldershot: Avebury.

Morris, Jenny. (1993). *Independent Lives: Community Care and Disabled People.* London: Macmillan.

Oliver, Michael. (1991). (ed.) *Social Work: Disabled People and Disabling Environment.* London: Jessica Kingsley Publishers.

Roessler, Richard T. and Stanford E. Rubin. (1998). *Case Management and Rehabilitation Counseling: Procedures and Techniques.* Austin, TX: Proed.

Skidmore, Rex A., Milton G. Thackeray and O. William Farley. (1997). *Introduction to Social Work.* Boston: Allyn and Bacon, Chapter 20.

Smart, Julie. (2001). *Disability, Society, and the Individual.* Gaithersburg : Aspen.

李楚翘,《社区康复——康复之新里程》,见蔡远宁、杨德华编(1997),《香港弱智成人服务:回顾与展望》,香港:中华书局。

周月清、尤素芬编译(1999),《社会照护管理技巧——社会照护管理手册》,台北:五南图书出版有限公司。

Bateman, Neil (2000). *Advocacy Skills for Health and Social Care Professionals.* London & Philadelphia: Jessica Kingsley Publishers.

Boyle, Maura and Denise Kavanagh. (1988). "Community - Based Residences: Supporting the Staff", in Roy McMonkey and Patrick McGinley (eds.) *Concepts and Controversies in Services for People with Mental Handicap.* Ireland: Woodlands Centre and St. Michael's House, pp. 261 - 276.

Chi, Iris and Siu - kau Cheung. (1996). (Eds.) *Social Work in*

Hong Kong. Hong Kong: Hong Kong Social Workers Associations Ltd.

Felce, D. and J. Perry. (1996). "Exploring Current Conception of Quality of Life", in R. Renwick, I. Brown and M. Nagler (eds.) *Quality of Life in Health Promotion and Rehabilitation*. London: Sage.

Katz, A. and E. Bender. (1976). *The Strength in Us: Self-Help Groups in the Modern World*. New York: Franklin Watts.

Kong, Siu-hong. (1996). "Social Work in the Rehabilitation Field", in Iris Chi and Siu-kau Cheung (eds.) *Social Work in Hong Kong*. Hong Kong: Hong Kong Social Workers Associations Ltd, pp. 46-47.

Marlett, N. (1994). "Community Rehabilitation: A Perspective from the Community Rehabilitation Programme at the University of Calgary", A Paper Presented at the Community-Based Rehabilitation Workshop Hosted by the International Center for the Advancement of Community-Based Rehabilitation, Tornoton, Nov. 1994.

Nirje, B. (1980). "The Normalisation Principle", in R. Flynn and K. Nitsh (eds). *Normalisation, Social Integration and Community Services*. Baltimore: University Park Press.

Shapiro, B. (1990). "Mutual Helping: A Neglected Theme", in Alfred H. Katz, and Eugene I. Bender (eds.) *Helping One Another: Self-Help Groups in a Changing World*. Oakland: Third Party Publishing Company, pp. 169-182.

Soder, M. (1980). "School Integration of the Mentally Retarded - Analysis of Concepts, Research and Research Needs", in *Research and Development Concerning the Integration of Handicapped Pupils in the*

Ordinary School System. Stockholm: Skoloverstyrelsen.

Smith, Frances. (1988). "Integration in Special Education: Case Proven or Case Dismissed", in Roy McMonkey and Patrick McGinley (eds.) *Concepts and Controversies in Services for People with Mental Handicap.* Ireland: Woodlands Centre and St. Michael's House, pp. 215 - 242.

陈丽云,《社区照顾:概念和技巧》,见香港社会工作人员协会编(1989)《社区工作——社区照顾实践》,香港:香港社会工作人员协会。

《群策群力协助弱能人士更生》(1997),香港特区:香港政府印务局。

单元十五　职业康复

前言

职业康复是众多康复服务中的一项，也是康复工作的工作目标之一。在未讨论职业康复之前，首先要认识两个与职业康复相关的概念：工作与就业。工作与就业是两个相关但不同的概念（李楚翘，1999，306 页）。虽然，这两个概念均是一些具有目的及能获取成果的活动，不过，工作是指一些不涉及金钱报酬的家务、照顾亲人或义务工作等活动，而就业是指一些通过受雇或自雇形式的受薪工作（李楚翘，1999，306 页）。一个人要成功地就业，先决条件是个人需具有工作的能力及良好的工作习惯，也就是说，工作也可视为是就业的一项重要基础。本单元的重点，是概括介绍残疾人士的就业情况及一些与之有关的问题。[①]

完成这个单元之后，你将会认识：

- 就业对残疾人士的意义；
- 残疾人士就业的主要障碍；

---

① 为了方便讨论，本单元暂将工作与就业概念交换使用。

- 庇护工场的特色及问题；
- 辅助就业的特色及问题；
- 个案管理。

就业对残疾人士康复的意义

在现代社会，工作基本上是一种社会制度（Fryer，1990），成为现代人生活中一个不可或缺的部分。无论个人是因为年龄问题、失业而需要退离工作岗位，失去工作这件事总隐含个人的能力及贡献的退减的意味，因而使退休人士或失业者承受着某种程度的压力，包括增加个人的依赖感及无能感等。对于就业率一向偏低的残疾人士来说，残疾的标签再加上没有工作的无能感，使他们承受着更大的压力。以下是一些有关残疾人士就业情况的资料（李楚翘，1999，307页）：

- 1997年香港社会服务联会的数字显示，残疾人士失业率约为25%，比香港同期的失业率高出超过10倍。
- 1993年至1998年劳工署展能就业组的数据显示，成功就业的残疾人士长期低于一半，其中以失明、肢体伤残、长期病患和精神病康复者的情况最为严重，近三年的成功率低于40%。
- 1991年的智障[①]特殊学校毕业生出路调查结果，约29% 轻

---

① 基本上，本单元承接单元十的阐述，除了直接从文献中引述内容或对现有的机构名称等保留用智障这名词之外，其他描述会用智能残疾代替智障对不同智力障碍的总称，有关阐述请参阅第345页注释①。由于本段资料是取自现有文献，故保留原本用词。

度智障生及5%中度智障生能公开就业。据估计,约有45%轻度智障生在接受有系统的职业训练后能找到工作,但约25%轻度智障生及绝大部分的中度及严重智障毕业生是没有就业机会的。

从某种程度上来说,工作可以体现人的部分社会地位(Hutchinson, 1982, p. 1),以下是工作(就业)对协助残疾人士康复的一些重要意义(Johnstone, 2001, pp. 35 – 36):

- 通过工作,残疾人士可以得到某种程度的经济能力,有利于他们过独立的生活,改善生活质量。
- 工作可体现个人的能力,因为工作要求人必须具有某种程度的独立生活能力、解决问题等能力。所以,工作能加强残疾人士独立自主的信心,减少对家人的依靠。
- 工作可以体现残疾人士的独立经济能力,保障残疾人士在日常生活中的自主性,间接地促进残疾人士的充权。
- 通过工作,可以让社会人士认识到残疾人士的潜能与贡献,改善社会人士对残疾问题的负面态度。
- 工作也可增加残疾人士的社交机会,建立自己的人际关系及支持网络,加强残疾人士在社区生活的条件,有利社会融合。
- 工作也是一种个人发展,包括技能、解决问题的能力等。
- 在工作中得到的成功感,能加强残疾人士的信心、成就感、满足感及个人尊严。

香港的支持就业服务概略

在香港，现时的主要支持就业服务共有三大类，包括职业训练、协助寻找职业及提供庇护工作等（李楚翘，1999，310－311页）：

职业训练

残疾人士的职业训练主要通过不同途径进行，包括：

职业训练及技能中心

这是一个主要提供职前训练的地方，在一些为残疾人士而设的职业训练及技能中心内进行，训练的内容包括一般及特定行业的工作技能。除了一般工作技能之外，职业训练中心更推出一些工作体验计划，安排学员在一些商业机构内担当一些临时职位，此举一方面可让残疾人士在实际工作环境中体验工作的生活，另一方面可开拓残疾人士的就业机会。

其他

在特殊学校的中学班及为残疾人士而设的日间活动中心内，提供一些间接与职业技能有关的训练，包括自理、手眼协调、基本工作习惯及技巧等训练。不过，原则上这两类服务的目标并非着眼于职业训练，事实上，在特殊学校内的职业训练只占学校课程某个比重；而在日间训练中心内，学员多数是一些中度至严重智能残疾的人士，他们可以公开就业的可能性低。虽然,日间活动中心也为能力较高的学员提供一些模拟庇护工场的“工作活动训练”,让他们熟悉庇护工场的工作模式而希望他们日后可进入庇护工场工作。不过李楚翘(1999)指出,日间活动中心的模拟庇护工场的安排,可能会在无意中限制学员日后的工作选择机会,同时也会出现忽略工作而偏重就业的训练问题。

协助找寻职业服务

由香港劳工处的展能就业服务和社会福利署资助的辅助就业服务负责,它们的工作包括:

展能服务

主要的工作包括:向雇主宣传及招募职位,为残疾人士编配合适的职位等。

辅助就业服务

这是一种包含寻找工作、在职训练及辅导服务的综合服务(详情请参阅本单元的“职业康复——辅助就业”部分)。

庇护工作机会

详情请参阅第566页本单元“庇护工场”部分。

残疾人士的就业障碍

残疾人士的就业面对着不少的障碍，包括残疾人士本身的条件局限、社会歧视、结构性因素及职业康复服务的限制等四大类（Rubin and Roessler，1995，pp. 178 – 186；Johnstone，2001，p. 36；李楚翘，1999，307 – 316 页）：

个人层面因素

残疾人士本身的条件局限

不可否认，残疾本身会对个人构成某些功能性的限制，而限制的范围则与残疾的类别有密切关系，影响残疾人士工作类别的选择。例如身体残疾人士普遍面对行动上的限制，不利于他们担任一些户外或体力劳动的工作，包括运输或速递工作等。

职业技能因素

某种程度上，个人的职业技能跟智能、教育、职业训练或在职训练等有关。若残疾人士能拥有某些相关的职业技能，对他们重返工作岗位或找工作均有直接的影响。

心理因素

这是一个除个人能力及职业技能之外，第三个影响就业机会的重要因素。一般来说,工作除了包含事务的部分之外,还涉及人际间的合作及相处问题。而残疾人士普遍地较容易将自己的身体损伤与能力作某种联系,较容易对自己的能力产生怀疑,影响与人交往的信心。假若残疾人士不能消除这个心理障碍的话,很容易在工作中产生一些不必要的人际纠纷,影响就业。以下是希利登(Hamilton, 1950)列举的一个真实例子(Rubin and Roessler, 1995, p. 178):

一个患有弱听问题的飞机技术员,经常觉得同事在背后说他的闲话。一日,他终于控制不住情绪,拿起手边的绘板,往一个正在跟同事闲谈的导师的头上掷去。

上述片断显示,假如那位弱听人士不能克服个人因残疾而引起的心理障碍的话,他是很难成功就业的。

学习活动 1 (20 分钟)

试指出智能残疾人士有哪些社会心理障碍影响他们的就业。

以下是一些智能残疾人士常常出现的社交心理障碍(Rubin and Roessler, 1995, p. 194):

低自尊

跟社会对残疾的负面标签及残疾人士在日常生活中经常遇到挫

败的经验等有关。

专注力问题

对于轻度智能残疾人士来说，短暂的专注力，影响他们的学习能力，因此在学习过程中容易产生失败感。

社会适应的问题

对于中度或严重智能残疾人士来说，大部分的时间他们都在院舍或训练中心等地方，过着制度化的生活。由于他们已习惯一些有规律、缺乏弹性的生活，而养成一些较被动的生活模式。一旦回到社区中生活，他们未必能适应社区生活的要求，影响他们的就业。

独立能力的问题

这跟父母的教导态度有直接关系。父母的过分保护，令智能残疾人士害怕面对一些陌生或新环境，没有信心作新尝试；而父母的抗拒态度，则较容易引起智能残疾人士情绪不稳的问题，两者均影响智能残疾人士的工作能力。

社会因素

公众及雇主对智能残疾人士的歧视

这是由于社会人士对残疾人士的误解所致。首先，很多人视残疾人士为一些带有某些缺憾、能力较低的“种类”，而不是把他们看成是一些各有差异的独立个体，忽略了他们也具有创意的潜能，因而产生一种错觉，认为残疾人士只适合担任一些低技术、简单的工序，以为残疾人士只适合进入一些庇护式的环境工作，令雇主减低聘用残疾人士的动机。

环境障碍

虽然，庇护工场对残疾人士的职业康复的贡献是不容抹杀的，可是，庇护工场的隔离环境，以及在工场内持续进行的那些简单、缺乏变化的工序，实际上跟公开就业市场内不断更新的人力资源的要求出现了距离。可以说，庇护工场是在不知不觉之间，强化了残疾人士不适合公开就业的负面形象（有关庇护工场的讨论，请阅本单元“庇护工场”的部分）。

学习活动 2 （15 分钟）

试提出一些方法，减低由社会因素而致的就业障碍。

针对社会人士对残疾人士的偏见与环境障碍的问题，一些建议性的解决方法如下（李楚翘，1999，316－318 页）：

加强公众教育

除了在信息层面让社会人士及雇主对残疾人士有正确认识之外，还要开拓残疾人士与普通人的接触及交往机会，让普通人能从实际生活的互动交往中，同时了解残疾人士的限制及潜能。对于残疾人士来说，通过跟普通人的日常交往机会，可以从中学习一些生活常识，加强他们适应未来工作生活的要求。此外，残疾人士也可以被邀请加入公众教育的行列，用现身说法或伤健合作的方式，推行社会教育，让社会人士能够近距离认识残疾人士的一些实际生活经历，加强彼此的认识、沟通与了解。

开放教育制度

李楚翘认为要消除导致残疾人士失业或缺乏公开就业机会的社会因素，最基本的做法是开放教育制度，让残疾人士有机会与其他人一起成长。此外，政府应考虑将残疾的知识和伤健共融的概念加入小学课程之内，扩展公众教育的形式。

加强雇主工作

除了利用职前训练来加强残疾人士的工作能力之外，李楚翘建议在就业服务里，强化雇主工作的部分，以便在工作环境内建立一个支持系统，协助残疾人士适应工作的生活，例如推动上级督导、同伴合作等。

加强执法

虽然，香港政府在1995年制定了《残疾歧视条例》，将歧视残疾人士就业列为违法行为。可是，在执行法规条例时，却很难证明雇主是否歧视残疾人士，从而很难将那些抵触法规条例的雇主绳之以法。假如法规条例能够针对上述问题而作出修订，相信残疾人士的就业权利会得到保障，这样才能消除一些由社会构建的障碍。

结构性因素

以目前社会的经济环境来看，影响残疾人士就业最大的阻碍，相信是社会由于经济转型而出现的结构性失业（structural unemployment）及就业不足（under - employment）等情况（Johnstone，2001，p. 36）。经济转型可以在以下几个范围影响残疾人士的就业机会：

雇主对员工的要求改变

当社会经济环境越来越艰难时，雇主对员工的要求便会相对提高。雇主不仅要求员工熟悉本身的工序，还要求员工拥有多元化的技能或某种程度的创意或应变能力，去应付工作中突如其来的问题。可是，这些着重应变能力的个人条件，却是部分残疾人士的个人限制。譬如说，一些因市场需要或顾客需求，而要求员工在短时间内作出快速的转变的职位，便不适合一些需要较长时间建立工作习惯的残疾人士担任，例如一些销售行业或侍应等工作。

非技术性职位的减少

经济转型使社会由一个以制造业为主的经济体系，变为一个以服务及知识型经济为主的体系，再加上科技发达，社会对一些低技术性职位的需求减少。这本来不是一个只有残疾人士才会遇到的就业问题，其他社会人士同样也需要面对。关键是，在经济转型的过程中，政府会提供相应的训练机会，协助部分的受影响人士职业转型。不过，这些课程主要是针对就业市场的需求而设的，并没有考虑到残疾人士的特殊需要与限制，因此，残疾人士普遍不能受惠，因而直接影响他们在职业市场内的竞争力。

高学历职位增加

现实中，服务或知识型经济体系所要求的人力资源普遍趋向那些高学历人士。对于残疾人士（特别是智能残疾人士）而言，相当不利，因为不少残疾人士因受学习能力条件所限，一般只能接受较低程度的教育。假如就业市场的高学历职位是随着社会的发展而不断增加的话,残疾人士很有可能会再次被隔离于公开就业市场之外。

人际因素

普通人在面对工作要求的改变时,也会感到吃力,相信残疾人士在面对此情况时,因为受到本身的体能等条件所限压力会更大。很多时候,当工作环境变得严峻时,同事之间的包容度也受到挑战,例如同事之间开始对于工作分配等事项变得敏感、计较,甚至执著,很容易由工作而激发起人事上的矛盾。在这些情况之下,残疾人士很容易首当其冲,成为同事的针对对象,间接影响雇主对残疾人士的态度。例如,当资源比较充裕及工作环境比较轻松时,同事普遍也不会太介意由残疾人士担任一些较轻松的职位,同事甚至乐于主动担起一些要求较高的职务;但当雇主对员工的要求越来越高而资源越来越紧缩时,同事之间的竞争也会变得激烈,残疾人士随之也会被视为是工作的竞争对手,因而影响了同事以往对残疾人士的体谅与包容的态度。

与职业康复政策及服务有关的因素

重就业而轻工作的康复取向

社会人士普遍偏重就业而轻视一些没有金钱报酬的工作,家庭主妇的工作便是一个典型的例子,因为社会普遍把家庭主妇的工作视为一项缺乏市场价值或经济效益的事务,而不予以确认(李楚翘,1999,309页)。李楚翘指出,政府所制定的职业康复政策反映出,香港的康复服务也同样有重就业而轻工作的心态。因为,香港的职业康复目标是协助残疾人士公开就业，对于那些不能公开就业的残疾人士，便提供庇护工作或训练机会，然而，政策只着重发展残疾人士担任一些有金钱报酬工作的能力或机会，却忽略了发展那些非金钱报酬性的工作，例如管理家务、社区义务工作等（李楚翘，1999，309页）。

支持就业服务的问题

详情请参阅以下“庇护工场”及第572页“辅助就业”的内容。

庇护工场

原则上，庇护工场是为未能进入公开市场就业的残疾人士而设，安排他们在一些计划就业的工作环境中接受训练及工作。香港最早的庇护工场始于1949年，而第一间为精神病康复者而设的庇护工场则始于1964年。据1992年的数据显示，香港为残疾人士提供的庇护工场职位共有3,875个（Ng, 1993, p. 81）。

理论上，庇护工场的最高工作目标是发展残疾人士的工作潜能，并视之为残疾人士公开就业前的过渡安排。可是，实际上它却由一项过渡服务转变为一个最终目标（Whitehead, 1981；Kiernan, 2000, p. 152），这个发展的结果削弱了残疾人士的公开就业机会。以下是庇护工场服务对残疾人士的一些限制（Kiernan, 2000, pp. 151 - 164）：

与实际生产环境脱节

在设计上，它是以发展残疾人士的工作技能为主（work－based skills），希望将一些复杂的工序简化为一些简单而具层次的工序，让残疾人士循序渐进地掌握一些基本的生产步骤与技巧。实际上，由于庇护工场的训练与实际生产脱节，使它的工作停留在一些重复、单调的工序上，使庇护工场变成一些隔离的训练中心（segregated training centers），而不是一个过渡到公开就业的地方。这个情况令庇护工场失去了联系社区与市场的角色（Ng，1993，p. 77）。

经济问题

由于很多庇护工场的工作均是一些低价钱的工序，因而影响残疾人士的收入，削弱了他们在经济上自给自足的机会。

隔离问题

庇护工场内的员工，很多都是残疾人士，因此，工友之间缺乏从工作中发展与非残疾人士交往的机会与经验，影响残疾人士扩展人际关系网的能力。

以香港的庇护工场为例，除了以上问题之外，还出现下列问题（Ng，1993，pp. 76－83）：

顾此失彼

面对庇护工场跟经济及与生产脱节的问题,香港部分庇护工场转聘了一些拥有丰富商业经验的人取代原本由社工负责的管理职位(Ng, 1993, p. 77)。可是,庇护工场的概念本身包含两个重要的工作目标:一方面,它需顾及残疾人士的需要,扮演一个训练者的角色;而另一方面,也要适应市场的需求,扮演一个市场与残疾人士就业的中间人角色。以往,由社工管理的庇护工场较着重于残疾人士的需要部分,因此管理的模式趋向以治疗为主(Ng, 1993, p. 77)。相反,由商业人才管理的庇护工场,把生产置于优先位置上,着重残疾人士的生产表现。然而,两个管理模式都出现顾此失彼问题,直接对残疾人士就业及庇护工场管理等构成影响(Ng, 1993, p. 77)。

以下是从策划、组织、人手、指导及控制等层面,比较以治疗为主导及以生产为主导的庇护工场之间的差异及所面对的问题(Ng, 1993, pp. 77 – 81):

管理模式 / 层面	以治疗为本	以生产为本
策划	➢ 管理目标强调满足残疾人士的需要。 ➢ 考虑残疾人士的能力及发展需要,容许个人在能力上出现差异。 ➢ 因适应残疾人士的能力,工作以短期目标为主,缺乏一些长期的组织发展目标。	➢ 相对以治疗为本的庇护工场来说,以生产为本的庇护工场拥有一个清晰的长期组织发展目标。

（续表）

	Ng 认为这是庇护工场的致命管理弱点。	
组织	➢ 无论以残疾人士的能力、设备等来说，都难以发展一个统一要求的分工生产线来增加生产。 ➢ 由于分工不精细，很多时候工人需要负责多种不同的工序。对于残疾人士来说，学习不同的工序的机会越多，他们所掌握的技能便会越多，从残疾人士的发展角度来说，未尝不是一件好事，但这个安排却加重了庇护工场的人手及成本负担。 ➢ 由于生产较缺乏保证，影响工人的收入。	➢ 分工会较精细，使工人在有限的时间内掌握一些特定的工序，使他们在熟悉后能加快生产的速度。 ➢ 这个安排的好处是生产速度有所保证，但对于工人来说，他们便要做一些重复的工序，容易对工作感到沉闷，也减少了他们学习新技能的机会。 ➢ 由于较容易控制生产速度，工人的收入较有保障。
人手	➢ 由于管理是由社工负责，他们会较熟识残疾人士的需要与特性，不过，由于社工缺乏生产及工商管理的知识，因此未能掌握市场的供求情况。	➢ 管理工作多数由有商业经验的人士负责，其好处是他们熟识商业生产的运作及市场的需要。可是，这些采用商业原则管理的管理人员，他们缺乏对残疾人士的特性与需要的认识，因而较容易跟社会工作的同事，甚至残疾人士产生矛盾。
指导	➢ 着重人际关系的建立，增加	➢ 以事工（工作任务）为主；

（续表）

	残疾人士对工作的投入感。 ➢ 奖励以非物质为主，例如工作满足感、赞赏等。 ➢ 着重非正式与正式的沟通途径。	➢ 奖励以物质为主，例如增加薪金等。 ➢ 着重建立正式的沟通途径，例如员工守则等。
控制	➢ 由于服务着重个人成长及促进残疾人士的工作能力等抽象目标，因此较难订立一些具体的评估准则，以评估员工及工人表现。	➢ 容易订立一些以生产为目标的评估标准。 ➢ 难于订立一些适合残疾人士能力的生产要求，因为生产要求太高的话，会让残疾人士负担过重，影响残疾人士的身心健康；太低的话，则会出现浪费人力资源的问题。

表 15－1　比较以治疗为本与以生产为本的庇护工场的特色及潜在问题

资料来源：Ng，1993，pp. 77－81。资料经作者整理。

能力差异

目前，不同类别的残疾人士会被接纳在同一庇护工场之内工作。这样的安排产生了两个问题：首先，从发展角度来看，工场很难安排一些切合不同类别残疾人士需要的训练程序；其次，在生产角度来看，工场也很难安排一个适合不同类别残疾人士能力的生产计划，因此，无论从残疾人士的需要还是生产角度来说，两者均受影响。

市场竞争力

庇护工场不但要跟香港的生产市场对手竞争，还要面对香港工业北移的问题。面对工资低的内地市场，庇护工场的竞争力进一步减弱，生存条件更加严峻。

影响工作投入感

庇护工场的工作多偏向一些简单的工序，属于一些价格偏低的工序；加上香港工业北移的问题，削弱了庇护工场的竞争力，使庇护工场工人的收入越趋不稳定。据数据显示，1991 年香港工人的工资平均是 HK$ 5,000，但庇护工场工人的平均收入只有 HK$ 250 至 HK$ 300（Ng，1993，p. 82）。这样偏低的工资，严重影响庇护工场工人的工作积极性。

学习活动 3　（25 分钟）

就庇护工场所遇到的问题，你认为有什么解决方法？

吴认为香港庇护工场面对的主要问题是管理与工源不足，因此，解决问题应从这两方面入手：

结合训练与生产的元素

吴认为,要在不同的康复阶段中,为残疾人士提供不同程度的训练服务,及对他们提出不同的生产要求。例如在工作康复的初期,可为残疾人士提供较多的工作训练,容许他们处于一个较低生产力的状态中。不过,到康复的中后期,工作训练的数量可逐步减少,生产的要求则增加。

制定发展方向

目前,庇护工场的工种是以一些低价钱工序的生产为主,但面对香港工业北移的问题,庇护工场须考虑跟一些小型工厂接洽订单,开拓客源。此外,面对经济转型,庇护工场也需要重新订立新的训练方向,以配合人力市场的新需求。

工场地点的考虑

可考虑在一些工厂区内设立庇护工场,这样可以拉近工业与庇护工场的距离,增加接洽订单的机会。

生产设备的配置

庇护工场需要更换一些高生产力的设备,以应付市场的要求。

辅助就业(supported employment)

针对庇护工场的种种限制,政府开始考虑采用一个现场训练的模式(place - and - train approach),为残疾人士提供职业康复训练。促成辅助就业发展的条件还有以下几项:

- 残疾人士的特殊学习条件;
- 香港经济转型;
- 社会融合的康复服务发展。

香港的辅助就业始于1988年,由政府及自愿团体推行。1995年的《康复政策及服务白皮书:平等齐参与、展能创明天》中提出了在《一九九零年康复计划方案》(1990 Rehabilitation Programme Plan)里确定的四个辅助就业工作模式,包括:辅助工作模式(Supported job model)、辅助工作单位模式(Enclave model)、流动工作队伍模式(Mobile crew model)和固定作业模式(Benchmark model)。1995年的统计数字显示,香港社会福利署已资助360个辅助职业的职位(Chan, 1996, p. 63)。

(有关各辅助就业模式的内容,请参阅以下"辅助就业的模式"的部分。)

辅助就业的特色

辅助就业的特色如下(Chan, 1996, pp. 57 – 79 及 Mak and Wong, 1993, pp. 37 – 38):

全面训练

辅助就业的特色是辅导员在实际的工作现场中为残疾人士提供支持(on – site supports),让残疾人士在工作中接受训练。这样的安排不但使残疾人士掌握生产的技巧,还能在实际的工作环境中,熟悉工作的文化与社交事务,让残疾人士更全面地建立相关的工作技能。

加强市场(雇主)与康复服务的联系

辅助就业是社区康复的其中一个形式,此服务可以让辅导员更准确地掌握雇主对雇员的最新要求及职业市场的最新发展,因而可以提供一些切合市场需要的训练程序，将残疾人士的人力资源直接跟市场联系，加强残疾人士的就业机会。

增加雇主对残疾人士能力的认识

很多时候，社会人士对残疾人士的偏见并不是来自实际接触经验，而是来自一些模糊的印象或一些失实的报道。辅助就业服务可以协助雇主跟残疾人士实质接触，亲身了解残疾人士的工作表现，以减少雇主对残疾人士的误解与顾虑。

经济效益

辅助就业可以视为一项整合的工作系统与训练系统（integrated employment and training system）服务，在某种程度上，这个工作模式是可以降低由于服务与现实环境之间的差距而出现的浪费资源问题；同时，也可缩短残疾人士寻找职位到安排就业（job identification and placement）的程序距离，加快残疾人士公开就业的速度，直接影响了资源的有效分配。

推动非正规援助（natural supports）

其实，与残疾人士共事一处的雇主或同事，也属于残疾人士支持系统中的一员，因此，工作人员可以推动雇主或同事，以“顾问－见习”关系的形式（mentor－mentee relationship）或共同训练者（co－worker as a trainer）的合作形式，为残疾人士在工作地方提供实质的支持。雇主与同事的参与，一方面可以加强残疾人士与普通工人的合作及沟通关系，促进残疾人士的社会融合；另一方面也可以拓展辅助就业服务的资源。

增加残疾人士公开就业的机会

辅助就业的工作目标跟庇护工场的不同，它强调积极为残疾人士开拓新的工作机会，而非以训练及转介工作为主，因此能提高残疾人士的公开就业机会。

辅助就业的模式

辅助就业的其中一个工作重点是，在工作环境内推动一些非正规支持系统参与协助。从非正规支持系统的参与程度来看，辅助就业可分为两个基本模式，列表如下（Mak and Wong，1993，pp. 39－40；李楚翘，1999，313 页）：

模式	合作形式	主要
(I) 以个人为本（a personnel service）	辅助竞争就业（supported competitive employment）（Wehman and Kregel，1985）	➢ 是一种独立工作模式（李楚翘，1999，313 页）；也称为工作指导模式（job coach model）、支持工作模式（1995 年的《康复政策及服务白皮书》，以下简称白皮书，译作辅助工作模式）〈supported jobs〉或个人安置模式〈individual placement〉。 ➢ 残疾人士通常在一些商业机构内与普通人一起工作，包括酒楼、酒店、办公室等。 ➢ 残疾人士在未入职前预先给予工作训练，工作辅导员会到工作地点辅导残疾人士工作，直至他们能够独立应付工作为止。

（续表）

		➢ 通常，残疾人士每天会工作3至6小时，薪金也较在庇护工场内工作的多数倍。 ➢ 这是在众多辅助就业的模式中，融合度最高的一种，因为残疾人士可跟普通人在社区内一起工作。
	附设于工业之内（enclaves in Industry）（Rhodes and Valenta, 1985 and 1989）	➢ 也称为固定工作单位模式（白皮书称为辅助工作单位模式（The enclave model, Chan, 1996, p. 63），此模式的训练及支持形式同上。 ➢ 这是将一队经训练的工作队（一般由8位残疾成员组成），置于一般工业或商业机构之中，负责某些特定的工作，例如某一生产线的工序或厨房洗碗工作等。 ➢ 残疾人士的工资跟普通工人一样。
（II）以企业为本（an entrepreneurial service）	流动工作队（mobile work crews）（Bourbeau, 1985）	➢ 也称为流动工作队伍模式（the mobile crew model, Chan, 1996, p. 63）。 ➢ 由工作辅导员带领一组残疾人士承办合约，以流动队伍方式提供某一类服务。 ➢ 工作的性质，通常是一些要求简单但需要在某一时段内完成的工作，例如流动清洁队、流动装修队伍、流动园艺队伍、流动擦车队等。 ➢ 通常由5人组成，每组由一位工作辅导员负责随队督导。
	小型商业（small business efforts）	➢ 又称试点模式（白皮书称为固定作业模式）（the benchmark model, Chan, 1996,

（续表）

	（Mank，Rhodes and Bellamy，1986）	p. 63）。 ➢ 跟庇护工场的形式类似，但规模较小，通常不多于 15 人，由一位工作辅导员负责督导工作。 ➢ 通常会向厂商或市场接洽一些简单的工序，例如电子装嵌。

表 15－2　辅助就业工作模式

资料来源：Mak and Wong，1993，pp. 39－40。资料经作者整理。

学习活动 4　（25 分钟）

试比较上述四个不同辅助就业工作模式的优点与缺点。

以下是四种不同辅助就业工作模式的优点及缺点的比较（Mak and Wong，1993，p. 40）：

工作模式	优点	缺点
独立工作模式	➢ 残疾人士能从导师或工作辅导员中得到一些较持续的支持，增加其就业信心。	➢ 由于需要为残疾人士提供持续的工作支持，故成本较高。
固定工作单位模式	➢ 残疾人士能得到一些相对稳定的工作及收入，而雇主能得到一些较稳定的服务，令生产有保证，雇主与员工	➢ 较难找到一些理想的合作机构。 ➢ 由于工作地点是在机构的架构之内，残疾人士需要

（续表）

	双方都受益。 ➢ 对社会融合有积极的意义。	适应机构的文化、运作及习惯，因此要求残疾人士有较高的适应能力。
流动工作队模式	➢ 其流动的工作性质令残疾人士增加接触社区的机会，开阔残疾人士的眼界及经验。	➢ 残疾人士需拥有一定程度的工作技巧，才能应付工作的需求。 ➢ 由于流动队伍需要有适当的交通设备（例如：车辆）去不同的地区工作，因此开支较大。
试点模式	➢ 以接洽订单为主，因此相对其他模式来说，成本较低。	➢ 与庇护工场的工作模式区别不大，因而也会遇到庇护工场的限制。

表 15－3　比较不同辅助就业工作模式

资料来源：Mak and Wong，1993，pp. 39－40，资料经作者整理。

以香港为例，辅助就业服务也面对不少困难。主要有（李楚翘，1999，314 页）：

经验不足

由于服务仍缺乏甄别合适雇主或职位的经验，以致影响转介残疾人士工作的成效。

资源不足

每名工作辅导员须督导最少十名在职的残疾人士，负责支持与辅导工作，甚至负责调解雇主与雇员的合作问题，因此，工作辅导员经常分身乏术，影响服务的成效。

专业知识的限制

辅助就业工作员多数是一些曾经接受社会工作训练的人员，他们虽然熟识处理人际关系等方面的问题，却缺乏一些劳工市场和就业服务的认识，因而影响为残疾人士成功寻找职位的成效。

个案管理

残疾人士的康复计划跨越不同的专业领域，包括医疗、特殊教育、职业治疗、物理治疗、语言治疗、职业康复等，如何有效地统筹不同服务，使残疾人士不会因服务之间的沟通不足而出现服务重叠或中断等问题，以达致有效控制资源的运用是保障服务成效的一个重要课题。个案管理便是针对上述问题而发展出来的工作系统，它强调工作的弹性及灵活运用资源。

那么，个别化程序计划(IPP)与个案管理两者有什么不同？在康复工作的过程中，个别化程序计划(IPP)的重点集中于训练及教育的部分，而个案管理则着重于行政及管理的部分。通过个案管理的方式，希望协助康复工作达到以下的成效(Skimore, Thackeray and Farley, 1997, pp. 334－335)：

提升服务质量

个案管理强调，服务必须配合使用者的需要，并肯定了使用者参与决策的重要性。这个转变提高了服务的切合性，同时减少了社会服务非人化(depersonalized social service)的缺点，间接提升了服务的质量。

提升服务效率

个案管理的其中一个目标是加强统筹及协调的工作，以减少因为服务重复及服务割裂而导致的资源浪费问题。从资源的效益角度看，个案管理可以有效控制成本，并能够提高服务的成效。

推动及开拓资源

个案管理除了解决服务的割裂或重复的问题之外，还改变康复服务以往只着重发展专业或制度化服务的方向，转为加强发展一些非制度化的照顾形式，并将这些非制度化照顾纳入现有的资源网内，开拓及推广一些非正规资源。

个案管理的发展

个案管理概念其实是个别化程序计划（IPP）的一个重要部分。以英国的经验来看，1988 年加费斯报告书（Griffiths Report）可以说促成了个案管理的发展。该报告书提出一个“结合受助者及照顾者力量的个别服务计划”的新服务形式（McGrath，1991，p. 67）。在新的社会服务方向下，政府只会直接提供部分的社会福利服务，希望渐渐淡化政府为福利服务提供商的角色；与此同时，政府加强其中间人（broker）的角色，负责推动志愿机构及私人机构发展有关社会服务。可是，在新的服务形式下，受助者需要向不同的机构寻找所需要的服务，因此，协调及统筹的工作便成为这个新服务方向的一个重要课题。为了解决上述的协调及统筹问题，报告书提议设立个案经理

（case manager）的职位，负责统筹各项服务及定期检讨受助者的需要与服务进展等工作。个案管理便是在上述的条件下产生及发展的。

在美国，个案管理的发展可追溯到更早的时间，约在18世纪中叶，一项由麻省（Massachusetts）为了节省政府财政而推行的统筹公共服务的计划开始（Skimore, Thackeray and Farley, 1997, p. 336）。不过，个案管理直至到20世纪70年代开始才受美国政府的关注，更通过立法将个案管理视为康复服务的部分，例如美国在1985年通过的"强化小型巴士预算协调法案（The Consolidated Omnibus Budget Reconciliation Act）"，鼓励州政府用个案管理方式，统筹一些选择性医疗辅助服务；以及在1987年通过的特殊教育政策（The Special Education Legislation）及1988年的家庭支持服务法案（the Family Support Act）等，均将个案管理纳入服务系统之内（Skimore, Thackeray and Farley, 1997, pp. 334 - 335）。

此外，美国社会工作界也重视个案管理，并视之为一种介入手法。美国社会工作者协会（National Association of Social Workers, NASW）更在1992年的报告中提出新的社会工作个案管理守则，并将个案管理定义为：①

➢ 一种提供服务的方法；

➢ 包含评估案主及其家人需要的部分；

➢ 为案主及家人提供一系列相关的服务；

① 英文原文如下：[Social work case management] as "a method of providing services whereby a professional social worker assesses the needs of the client and the client's family, when appropriate, and arranges, coordinates, monitors, evaluates and advocates for a package of multiple services to meet the specific client's complex needs." (Skimore, Thackeray and Farley, 1997, p. 337)

- 由社工安排、协调、监察、评估及倡议所需服务等。

综合来说，个案管理包含以下重要的部分（McGrath，1991，pp. 67 – 68）：

- 详尽的需要评估；
- 全面的服务计划；
- 统筹资源的安排；
- 检讨及跟进部分。

个案管理系统的特点

基利（Greene，1992）提出个案管理的特点，现综合如下（Skimore，Thackeray and Farley，1997，p. 337）：

- 建立于服务对象与工作人员互信的关系基础上。
- 尊重服务对象的自决及推动参与，保障个人尊严。
- 运用适当的评估工具去评估服务对象的需要，以加强对服务对象及其所处环境的理解。
- 尝试处理服务对象因残疾或损伤而引起的情绪问题。
- 推动以社区为本的服务，通过照顾服务计划（care package plan），提供一系列相关的服务，解决由残疾事件所引起的各种问题，包括个人护理、经济、医疗、社交等服务。
- 运用社会工作的协调及倡议等技巧，扩展服务的资源。
- 在个人层面及机构层面检讨服务的适宜性及成效等。

学习活动 5 （10 分钟）

试讨论在个案管理模式中,社会工作者的角色与功能。

社会工作者的角色与功能,跟不同阶段的个案管理工作有密切关系,以下用列表的方式作一概括描述(Roessler and Rubin, 1998, p. 14):

个案管理过程	主要工作	社会工作者的角色与功能
订立协约(engagement)	➢ 这个阶段的主要工作,是跟受助者订立协约及工作目标,澄清双方的权责、期望及角色等。	➢ 以辅导者角色为主,协助受助者及所涉人士了解问题,及推动参与。
评估	评估工作包括: ➢ 评估受助者的能力、限制、需要等。 ➢ 评估外在及内在的资源,包括人际关系资源,个人改变动机及潜能等。 ➢ 评估内在及外在的障碍。内在障碍主要跟受助者对身处环境或问题的态度与理解有关;而外在的障碍则包括与环境或社会人士有关的障碍,以及个人的身体限制等。	➢ 仍以辅导角色为主,其中涉及资料搜集、评估及分析等工作。
策划	➢ 制定介入的目标及相关的工作策略。	➢ 以程序策划者的角色为主,包括策划训

（续表）

	➢ 设计相关的程序或活动，加强及发展受助者应付问题的能力，例如工作训练技能小组、社交技巧小组、情绪管理小组等。	练、教育等活动。 ➢ 担任训练者或教育者的角色。
推动资源及协调	➢ 推动受助者的现有资源及开拓新的资源。 ➢ 推动受助者及家人争取更多的社会资源来解决问题。 ➢ 监察进度。	➢ 以协调工作为主，包括协调不同专业人士、机构、社区等工作。 ➢ 倡议者角色。
检讨	➢ 评估工作成效。 ➢ 强化受助者解决问题的能力。 ➢ 协助受助者加强与社区资源的联系。 ➢ 转介或结束服务。	➢ 以推动者身份，鼓励及加强受助者的独立解决问题的能力。 ➢ 过程中辅以辅导元素，减少受助者面对未来的焦虑。 ➢ 支持受助者发展独立能力。

表15－4　简述社会工作者在个案管理中的角色

总结

工作是现代生活的一个重要部分，除了经济原因之外，工作更成为现代人衡量自己的贡献及价值的一个重要基础。对于残疾人士来说，无论是返回社区生活也好，或是朝着正常化的康复工作方向也好,康复的其中一个重要目标是希望他们能过着自食其力的生活,找到一份合适的工作以立足社会。本单元除了概括地说明工作对残疾人士的意义及残疾人士的就业障碍之外,还对庇护工场及辅助就业作了概括的介绍。最后,也概述了个案管理及社会工作在其中的角色。

参考文献

Chan, Kai – fong. (1996). "Social Work and Mental Health", in Iris Chi and Siu – kau Cheung (eds.) *Social Work in Hong Kong*. Hong Kong: Hong Kong Social Workers Associations Ltd, pp. 57 – 79.

Doyle, B. (1995). *Disability, Discrimination and Equal Opportunities*. London: Mansell Publishing Limited.

Floyd, Michael, Margery Povall and Graham Watson. (1994). (Eds.) *Mental Health at Work*. London and Bristol: Jessica Kingsley Publishers.

Hutchinson, David. (1982). *Work Preparation for the Handicapped*. London: Croom Helm Special Needs Series.

Johnstone, David. (2001). *An Introductiion to Disability Studies*. London: David Fulton Publishers, Chapter 2.

Kiernan, William E. (2000). "Where We Are Now: Perspectives on Employment of Persons with Mental Retardation", in Michael L. Wehmeyer and James R. Patton (eds.) *Mental Retardation in the 21st Century*. Texas: Proed, pp. 151 – 164.

Keirnan, William and Kari Knutson. (1990). "Quality of Work Life", in Robert L. Schalock (ed.) *Quality of Life: Perspectives and Issues.* Washington: American Association on Mental Retardation, pp. 101 - 115.

Klein, Jay and Jeffery L. Strully. (2000). "From Unit D to the Community: A Dream to Fulfill", in Michael L. Wehmeyer and James R. Patton (eds.) *Mental Retardation in the 21st Century.* Texas: Proed, pp. 165 - 180.

Roessler, Richard T. and Stanford E. Rubin. (1998). *Case Management and Rehabilitation Counseling: Procedures and Techniques.* Austin, Texas: Proed.

Rubin, Stanford E. and Richard T. Roessler. (1995). *Foundations of the Vocational Rehabilitation Process.* Texas: Proed.

Skidmore, Rex A., Milton G. Thackeray and O. William Farley. (1997). *Introduction to Social Work.* Boston: Allyn and Bacon

Tse, J. W. L. (1991). *Employment Opportunities for Persons with Mental Handicap.* Hong Kong: Hong Kong Association for Scientific Study of Mental Handicap, pp. 15 - 32.

Wehman, Paul, John Bricout and John Kregel. (2000). "Supported Employment in 2000: Changing the Locus of Control from Agency to Consumer", in Michael L. Wehmeyer and James R. Patton (eds.) *Mental Retardation in the 21st Century.* Texas: Proed, pp. 115 - 150.

李楚翘,《工作与就业——弱能人士面对的困境与出路》,见何洁云、阮曾媛琪编(1999),《迈向新世纪:社会工作理论与实践新趋势》,新加坡:八方文化企业公司。

Bourbeau, P. E. (1989). "Mobile Work Crews: An approach to Achieve Long - term Supported Employment", in P. Wehman and J. Kregel (eds.) *Supported Employment for Persons with Disbailities: Focus on Excellence.* New York: Plenum Publication Company.

Fryer, D. (1990). "The Mental Health Cost of Unemployment: Towards a Social Psychological Concept of Poverty?" *British Journal of Social and Clinical Psychiatry*, 7: 164 - 175.

Greene, Robert R. (1992). "Case Management: An Arena for Social Work Practice", in Betsy S. Vourlekis and Roberta R. Greene (eds.) *Social Work Case Management.* New York: Aldine De Gruyter.

Hamilton, K. (1950). *Counseling the Handicapped in the Rehabilitation Process.* New York: Ronald Press.

Mak, K. Y. (1993). "Case Management in the Care of the Mentally Ill", *Hong Kong Journal of Mental Health*, 22: 85 - 90.

Mak, K. Y. and Daniel Wong. (1993) "Supported Employment: A Breakthrough in Vocational Rehabilitation", *Hong Kong Journal of Mental Health*, 22: 37 - 42.

McGrath, Morag. (1991). *Multi - disciplinary Teamwork.* Aldershot: Avebury.

Mank, D. M., L. E. Rhodes and T. G. Bellamy. (1986). "Four Supported Employment Alternatives", in W. E. Kiernan and J. A. Stark (eds.) *Pathways to Employment for Adults with Developmental Disabilities.* Baltimore, MD: P. H. Brooks Publishing Company.

Ng, Petrus Y. N. (1993). "The Problems of Sheltered Workshop for the Mental Ill in Hong Kong", *Hong Kong Journal of Mental Health*,

22: 76 - 84.

Rhodes, L. E. and L. Valenta. (1985). "Enclaves in Industry", in P. McCarthy, et al. (eds.) *School - to - work Transition for Youth with Severe Disabilities Project: Transition into Employment.* Richmond, VA: Virginia Commonwealth University.

Rhodes, L. E. and L. Valenta. (1989). "Industry - based Supported Employment: An Enclave Approach", in P. Wehman and K. Kregel (eds.) *Supported Employment for Persons with Disbailities: Focus on Excellence.* New York: Plenum Publishing Company.

Secretary for Health and Welfare. (1995). *Report of the Working Party on Training and Employment of People with Disabilities.* Hong Kong: Secretary for Health and Welfare.

The Hong Kong Government (1995). *White Paper on Rehabilitation - Equal Opportunities and Full Participation: A Better Tomorrow for All.* Hong Kong: Hong Kong Government.

Tsang, Hector W. H. (1995). "The Current Scene of Vocational Rehabilitation for People with Mental Illness in Hong Kong", *Hong Kong Journal of Mental Health*, 24: 25 - 39.

Segal Quince Wickstead (Asia) Limited. (1996). *Strategic and Organizational Review of the Vocational Training Council - A Final Report to the Secretary for Education and Manpower.* Hong Kong: Vocational Training Council.

Siu, Andrew M. H. (1994). "Improving Work Skills and Habits in People with Chronic Psychiatric Illness: A Review of Current Techniques", *Hong Kong Journal of Mental Health*, 23:15 - 29.

Smart, Julie. (2001). *Disability, Society, and the Individual.* Gaithersburg: Aspen.

Wehman, P. and J. Kregel. (1985). "A Supported Work Approach to Competitive Employment of Individual with Moderate and Severe Handicaps", *Journal of the Association for Persons with Severe Handicaps*, 10: 3-11.

Whitehead, C. (1981). *Final Report: Training and Employment Services for Handicapped Individuals.* Washington, D. C.: Department of Health and Human Services.

香港社会服务联会(1994),《工作新一页——雇员再培训计划》,《社联导报》,3 (235): 1-3。

香港政府布政司署(1996),《香港康复计划方案检讨:一九九四/九五至一九九八/九九年度》,香港:布政司署。

香港政府布政司署(1992),《康复政策及服务绿皮书》,香港:布政司署。

香港政府布政司署(1995),《康复政策及服务白皮书:平等齐参与,展能创明天》,香港:布政司署。

单元十六　中国内地残疾人士的康复状况

前言

前十五个单元已谈及残疾的基本概念、康复的概念及其相关理论、香港的康复服务现状以及不同类别残疾人士及其家人的处境。本单元将介绍中国内地的康复理论与实践。由于经济、文化、城乡差别、地域以及康复理念等多重因素的影响，中国内地的康复服务在许多方面与香港不同，因此，学习本单元时尤其需要关注它们之间的差异性。学习完本单元后，你将能够：

- 了解中国内地残疾的定义及主要分类情况；
- 了解中国内地两次全国残疾人抽样调查情况及变化；
- 了解中国内地与残疾人相关的法律、法规；
- 掌握中国内地残疾人的社会福利服务。

残疾的定义与分类①

中国内地对残疾人的定义

根据《中华人民共和国残疾人保障法》(1990)第一章第二条将残疾人士定义为:残疾人是指在心理、生理、人体结构上,某种组织、功能丧失或者不正常,全部或者部分丧失以正常方式从事某种活动能力的人。

学习活动 1　(5 分钟)

思考《中华人民共和国残疾人保障法》中关于残疾人士的定义与单元一所介绍的残疾概念有何不同?

《中华人民共和国残疾人保障法》第一章第二条关于残疾人的定义包涵了在单元一所谈及的残缺和残疾两个概念的内容,即强调身心的一种不健全状态以及由此带来的个人能力上的损失和限制。

① 以下关于残疾分类的资料来源于中国残疾人联合会网站,《第二次全国残疾人抽样调查残疾标准》,http://temp.cdpj.cn/dlzt/2006-03/03/content_5458.htm。

很明显这个定义回避了与残缺和残疾休戚相关的残障这一概念，回避了因社会的障碍而阻碍残疾人履行相关的社会角色或要求这一内容。尽管《中华人民共和国残疾人保障法》第一章第四条指出，“国家采取辅助方法和扶持措施，对残疾人给予特别扶助，减轻或者消除残疾影响和外界障碍，保障残疾人权利的实现”，但是补充性的条文和在定义中明确规定是截然不同的，它直接影响了人们对残疾的归因——即认为残疾是由个人因素还是社会因素造成的——进而影响到康复的责任归属和服务模式。上述定义从某种程度上反映了我国现行的残疾人保障法在某些地方仍有发展的空间，需要与目前国际关于残疾的看法和研究保持一致。

中国内地残疾的主要分类

视力残疾

据中国残疾人联合会《第二次全国残疾人抽样调查残疾标准》资料定义，“视力残疾，是指由于各种原因导致双眼视力减退且不能矫正或视野缩小，以致影响人们的日常生活和社会参与。”视力残疾包括盲和低视力两类，[①]包括：

(1)一级盲——双眼中视力较好的一眼，最佳矫正视力[②]低于

① 盲或低视力均指双眼而言，若双眼视力不同，则以视力较好的一眼为准。如仅有单眼为盲或低视力，而另一眼的视力达到或优于0.3，则不属于视力残疾范畴。

② 最佳矫正视力是指以适当镜片矫正后所能达到的最好视力，或以针孔镜所测得的视力为准。

0.02[①] 或视野半径小于 5 度；

（2）二级盲——最佳矫正视力等于或优于 0.02，而低于 0.05，或视野半径小于 10 度；[②]

（3）一级低视力——最佳矫正视力等于或优于 0.05，而低于0.1者；

（4）二级低视力——最佳矫正视力等于或优于 0.1，而低于 0.3者。

听力残疾

根据中国内地第二次全国残疾人士抽样调查标准，“听力残疾，是指人由于各种原因导致双耳不同程度的永久性听力障碍，听不到或听不清周围的环境声音及言语声音，以致影响日常生活和社会参与”，并将听力残疾分为四级，[③]如下表所示：

---

① 中国内地多采用 E 表来测量视力，采用小数记录视力的方法。为方便检查，将 E 表中0.1 及0.3 之E 剪下做成硬纸板卡。测试时，在足够明亮处让被检查者与E 卡相距 5 米，遮盖一眼看 0.3 卡，E 字方向任意调换，若有一眼能看到 0.3 ，即不属视力残疾人士。若被检查者不能分辨 0.3 卡，则用针孔镜矫正后再看。若仍不能分辨 0.3 卡，则改用 0.1 卡，若双眼中视力较好的一只通过矫正后能看到 0.1 卡，则属二级低视力。若被检查者双眼中视力较好的一只通过矫正后在 5 米处看不到 0.1 ，则让被检查者向前移动，每向E 表移动 1 米，则由 0.1 减去 0.02 ，即患者视力为 0.08 ，如被检者向视力表移动 2 米，则视力为 0.06，属一级低视力。移动 3 米为 0.04 ，为二级盲，以此类推。

② 视野检查的主要方法有对照法，即以检查者的正常视野与被检查者的视野作比较，以大致确定被检查者的视野是否正常，但此种方法不是很精确；另一种方法是视野卡法：用白色硬纸板卡，标出 10 度视野范围，检查者与卡片相距 1 米，让被检查者遮盖一眼，注视 10 度视野卡中央注视点，询问被检查者是否能看到 10 度视野范围。若双眼都不能看到则属于盲 ，若一眼能看到则不属于视力残疾人士。

③ 听力残疾是指双耳而言，若仅有一耳符合听力残疾认定标准，而另一耳的听力损失等于或小于40 分贝，则不属于听力残疾范围。

分级	听力系统和结构	听力损失	交流活动	社会参与
一级	极重度受损	≥91dBHL①	在无助听设备帮助下，不能依靠听觉进行言语交流。	存在极严重障碍。
二级	重度受损	81－90dBHL	在无助听设备帮助下，在理解和交流等活动上重度受限。	存在严重障碍。
三级	中重度受损	61－80dBHL	在无助听设备帮助下，在理解和交流等活动上中度受限。	存在中度障碍。
四级	中度受损	41－60dBHL	在无助听设备帮助下，在理解和交流等活动上轻度受限。	存在轻度障碍。

表16－1　第二次全国残疾人士抽样调查听力残疾标准

资料来源：中国残疾人士联合会网站，http://temp.cdpj.cn/dlzt/2006－03/03/content_5458.htm。

与1987年第一次全国残疾人抽样调查残疾标准相比，第二次抽样调查在听力残疾的定义上增加了听力残疾对日常生活及社会参与的影响程度，兼顾了生理损伤及社会参与障碍两个纬度，体现了"国际功能、残疾和健康分类（International Classification of Functioning, Disability and Health，简称ICF）"对残疾评定的要素。在数值上除了听力残疾一级与一级聋完全相同外，其他级别在数值上有5～10 dB HL的变化，变化的依据为WHO1997年（日内瓦会议）听力障碍

① 听力级单位为dBHL（hearing level，HL），是参照听力零级计算出的声级。有关数据请参阅第320页"听觉残障的定义"的内容。

分级标准(孙喜斌、李兴启、张华,2006,447 页)。

言语残疾[①]

根据中国内地第二次全国残疾人士抽样调查标准,言语残疾,是指由于各种原因导致的不同程度的言语障碍(经治疗一年以上不愈或病程超过两年者),不能或难以进行正常的言语交往活动(3 岁以下不定残)。言语残疾可分为四级:

分级	语言功能	语言清晰度	言语表达能力等级测试水平[②]	语言交流能力
一级	无任何言语功能。	语音清晰度≤10%。	未达到一级测试水平。	不能进行任何言语交流。
二级	具有一定的发声及言语能力。	语音清晰度在11% –25%之间。	未达到二级测试水平。	可以进行部分言语交流。
三级	具发音能力。	语音清晰度在26% –45%之间。	未达到三级测试水平。	能进行简单会话,但用较长句或长篇的表达困难。
四级	具发音能力。	语音清晰度在46% –65%之间。	未达到四级测试水平者。	

表 16 –2　言语残疾的分级标准

资料来源,中国残疾人联合会网站:http://temp. cdpj. cn/dlzt/2006 – 03/03/content_5458. htm。

---

① 1987 年第一次全国残疾人抽样调查,将听力言语残疾作为一个类别;而 2006 年第二次全国残疾人抽样调查,将听力残疾和言语残疾分别作为两种不同的残疾类别加以定义和评定,并且将言语残疾细分为:失语、运动性构音障碍、器官结构异常所致的构音障碍、发声障碍(嗓音障碍)、儿童言语发育迟滞、听力障碍所致的语言障碍和口吃七类。

② 言语表达能力测试,是采用看图说话或主题对话的测试法进行测评。详细测评办法请参见中国残疾人联合会网:http://www. cdpf. org. cn/zhengce/xg – zl – 006c. htm。

肢体残疾[1]

根据中国内地第二次全国残疾人士抽样调查标准,肢体残疾,是指人体运动系统的结构、功能损伤造成四肢残缺或四肢、躯干麻痹(瘫痪)、畸形等,而导致人体运动功能出现不同程度的丧失,以及活动受限或参与的局限。肢体残疾包括:

(1)上肢或下肢因伤、病或发育异常所致的缺失、畸形或功能障碍。

(2)脊柱因伤、病或发育异常所致的畸形或功能障碍。

(3)中枢、周围神经因伤、病或发育异常造成躯干或四肢的功能障碍。

根据第二次全国残疾人抽样调查的残疾标准,把肢体残疾分为四级:

(1)肢体残疾一级——不能独立进行日常生活活动者。

(2)肢体残疾二级——基本上不能进行日常生活活动者。

(3)肢体残疾三级——能部分独立进行日常生活活动者。

(4)肢体残疾四级——基本上能独立进行日常生活活动者。

智力残疾

根据中国内地第二次全国残疾人士抽样调查标准,智力残疾,是指智力显著低于一般人水平,并伴有适应行为的障碍。此类残疾是

---

① 与 1987 年第一次全国残疾人抽样调查相比,2006 年的第二次全国残疾人抽样调查在肢体残疾四级中新增加了四类:第一类是单侧拇指的全缺失,第二类是单足跗跖关节以上缺失,第三类是双足趾完全缺失或失去功能,第四类是侏儒症,就是指身高不超过 130 厘米的成年人。

由于神经系统结构、功能障碍，使个体活动和参与受到限制，需要环境提供全面、广泛、有限和间歇的支持。智力残疾包括：在智力发育期间（18 岁之前），由于各种有害因素导致的精神发育不全或智力迟滞；或者智力发育成熟以后，由于各种有害因素导致有智力损害或智力明显衰退。[①] 智力残疾分为四级：

级别	分级标准			
	发展商（DQ） 0－6 岁	智商（IQ） 7 岁以上	适应性行为 （AB）	WHO－DAS[②] 分值（分）
一级	≤25	<20	极重度	≥116
二级	26－39	20－34	重度	106－115
三级	40－54	35－49	中度	96－105
四级	55－75	50－69	轻度	52－95

表 16－3　第二次全国残疾人士抽样调查智力残疾标准

资料来源：中国残疾人士联合会网站，http://temp.cdpj.cn/dlzt/2006－03/03/content_5458.htm。

与第一次全国残疾人抽样调查相比，第二次全国残疾人抽样调查的残疾标准在对智力残疾的评定标准上，在智商（IQ）的基础上增

---

① 中国内地对智力残疾（单元十用智能残疾作为对不同状态的智力问题的统称）的定义，跟香港特区的定义不同，也跟美国智能障碍协会（American Association on Mental Retardation，AAMR）于 1992 年提出的新定义不同。香港是采用美国精神科学会于 1994 年出版的 DSM－IV 的界定，智力障碍（intellectual disabilities）或称智障的其中一项征状是在未满 18 岁前显现的智力障碍状况。换言之，18 岁以后所出现的智力障碍问题，便不纳入智障的范围之内。详情请参阅第 346 页有关“智障的定义”的内容。

② WHO－DASⅡ（World Health Organization Disability Assessment Scale－Ⅱ）是世界卫生组织残疾评定量表（第二版），在智力残疾评定的过程中，该量表只用于残疾人士活动和参与的评定，但不作为智力残疾分级的依据。

加了发展商(DQ)、适应性行为(AB)以及 WHO - DAS 三个评定标准。

精神残疾

根据中国内地第二次全国残疾人士抽样调查标准,精神残疾,是指各类精神障碍持续一年以上未痊愈,由于病人的认知、情感和行为障碍,影响其日常生活和社会参与。根据世界卫生组织残疾评定量表(WHO - DASII)和适应性行为,把精神残疾划分为四级:

(1)精神残疾一级——WHO - DASII 值在 ≥116 分,患者的适应行为严重障碍;生活完全不能自理,忽视自己的生理、心理的基本要求;不与人交往,无法从事工作,不能学习新事物;需要环境提供全面、广泛的支持,生活长期、全部需他人监护者。

(2)精神残疾二级——WHO - DASII 值在 106 - 115 分之间,患者的适应行为重度障碍;生活大部分不能自理,基本不与人交往,只与照顾者简单交往,能理解简单照顾者的指令,有一定学习能力。患者在监护下能从事简单劳动,能表达自己的基本需求,偶尔被动参与社交活动;需要环境提供广泛的支持,大部分生活仍需他人照料者。

(3)精神残疾三级——WHO - DASII 值在 96 - 105 分之间,患者的适应行为中度障碍;生活上不能完全自理,可以与人进行简单交流,能表达自己的情感;能独立从事简单劳动,能学习新事物,但学习能力明显比一般人差;被动参与社交活动,偶尔能主动参与社交活动;患者需要环境提供部分的支持,即所需要的支持服务是经常性的、短时间的需求,部分生活需由他人照料者。

(4)精神残疾四级——WHO - DASII 值在 52 - 95 分之间,患者的适应行为轻度障碍;生活上基本自理,但自理能力比一般人差,有时忽略个人卫生；能与人交往，能表达自己的情感，体会他人情感的能力较差，能从事一般的工作，学习新事物的能力比一般人稍差；患者偶尔需要环境提供支持，一般情况下生活不需要由他人照料者。

多重残疾

根据中国内地第二次全国残疾人士抽样调查标准，多重残疾是患者有两种或两种以上的残疾。在评定患者为多重残疾时，应说明其残疾的类别。多重残疾的分级是按所属残疾中最重类别的残疾分级标准进行分级的①。

中国内地两次全国残疾人抽样调查的情况及变化

中国内地第一次全国残疾人抽样调查(1987 年)

抽样概况

第一次全国残疾人抽样调查，从 1984 年着手筹备到 1989 年 9 月后续工作完成，历时 5 年。抽样调查的主要资料搜集在 1987 年年底完成，成为国家制定有关残疾人的法律、法规、政策的主要依据。1987 年的调查采取概率比例抽样方法，在 29 个省、自治区、直辖市

---

① 残疾类别和等级的鉴定是残疾人士申领残疾人证明的重要依据，而残疾证明只以一种残疾类别(除多重残疾外的其他残疾类别)为依据进行认定。故多重残疾人士申领残疾证明时，需要经残疾人士本人或家属同意，以最重的一种残疾类别进行鉴定。

抽取424个县（市、市辖区），再逐级抽取乡（镇、街道）和村民（居民）委员会，共3,169个调查单位，平均每个调查单位约抽500个样本。全国共调查了369,816户，共1,579,314人，调查总人数占全国当年总人口数1.50‰。

抽样结果

通过抽样调查资料的推算，我国残疾人总数与各类残疾人的人数及比例如下：

残疾类别	人数（万人）	占残疾总人数比例（%）
听力言语残疾	1770	34.28
智力残疾	1017	16.69
肢体残疾	755	14.20
视力残疾	755	14.20
精神残疾	194	0.04
多重残疾	673	13.03
总数	5164	100.00

表16－4　1987年中国内地残疾人抽样调查概况

资料来源：中国残疾人联合会网站，http://www.cdpf.org.cn/shiye/sj－000b.htm。

中国内地第二次全国残疾人抽样调查（2006年）

抽样调查的背景

第一次残疾人抽样调查的资料一直沿用至今，历时18年之久。

随着社会的发展和进步，残疾人士的数量、各类残疾人士的比例、致残的原因、康复状况以及残疾人士的婚姻、就业等基本情况都有了很大的变化。因此第一次残疾人抽样调查的资料，已经不能准确反映目前残疾人士的现状，也无法成为残疾人士事业发展、制定法律法规、政策以及各类相关研究的主要依据。2006 年 4 月 1 日，第二次全国残疾人抽样调查开始。2006 年 12 月 1 日，第二次全国残疾人抽样调查的领导小组和国家统计局，公布了调查的主要数据。

抽样概况

第二次抽样调查采取分层、多阶段、整群概率比例抽样方法，在 31 个省、自治区、直辖市抽取 734 个县（市、区），2,980 个乡（镇、街道）作为样本，共覆盖了 5,964 个社区，平均每个调查社区抽取约 420 人。全国共调查了 771,797 户，共 2,526,145 人，调查的抽样比为 1.93‰。入户见面共 2,108,410 人，占调查总人数的 83.46%；根据调查初步统计，被调查户中有残疾人的家庭共 142,112 户，确定视力、听力、言语、肢体、智力、精神和多重残疾共 161,479 人。其中，视力残疾 23,840 人，听力残疾 38,370 人，言语残疾 2,510 人，肢体残疾 48,045 人，智力残疾 10,844 人，精神残疾 11,790 人，多重残疾 26,080 人。

抽样结果

按照国家统计局公布的 2005 年末全国人口数，推算出第二次调查时点[①]的我国总人口数为 130,948 万人，据此得到 2006 年 4 月 1

---

① 我国第二次全国残疾人抽样调查的标准时间为 2006 年 4 月 1 日零点。

日我国残疾人士占全国总人口的比例为6.34%。各类残疾人士的人数及各占残疾人士总人数的比例分别如下表所示：

残疾类别	人数(万人)	占残疾总人数比例%
听力残疾	2004	24.16
言语残疾	127	1.53
智力残疾	554	6.68
肢体残疾	2412	29.07
视力残疾	1233	14.86
精神残疾	614	7.40
多重残疾	1352	16.30
总数	8296	100.00
备注	1.本公报为初步汇总数。① 2.本次调查登记对象为具有中华人民共和国国籍并居住在中华人民共和国境内大陆的常住人口，残疾人士是按照《第二次全国残疾人抽样调查残疾标准》来评定。 3.全国总人口未包括中国香港、中国澳门、中国台湾人口。	

表16－5　中国内地2006年全国残疾人抽样调查概况

资料来源：中国残疾人联合会网站，http://temp.cdpj.cn/dlzt/cydc/sjfb－1.htm；2006年12月1日。

根据2007年5月28日发布的第二次全国残疾人抽样调查第二

① 上述数据属于初步统计结果，具体的调查分析结果请参见《2006年第二次全国残疾人抽样调查资料》。

号公报，我国残疾人士的年龄及城乡分布情况列表如下：

残疾人的年龄构成	人数（万人）	占全国残疾人口的比例
0－14 岁	387	4.66%
15－59 岁	3,493	42.10%
60 岁及以上	4,416	53.24%

表 16－6　残疾人的年龄构成

资料来源：中国残疾人联合会网站，http://www.cdpf.org.cn/mrxx/2007－05/28/content_10144638.htm，2007 年 5 月 28 日。

地域分布	人数（万人）	占全国残疾人口的比例
城镇	3755	24.96%
农村	6,225	75.04%。

表 16－7　残疾人的城乡分布情况

资料来源：中国残疾人联合会网站，http://www.cdpf.org.cn/mrxx/2007－05/28/content_10144638.htm，2007 年 5 月 28 日。

学习活动 2　（15 分钟）

比较 1987 年中国内地第一次全国残疾人抽样调查统计资料和 2006 年第二次全国残疾人抽样调查的统计资料，试分析两次调查结果的变化及其原因。

根据上述两次抽样调查的结果,列出下表:

调查次数 比较项目		第一次抽样调查	第二次抽样调查
人口总数(万)		105,288	130,948
残疾人士数(万)		5,164	8,296
占总人口比例(%)		4.9	6.34
不同残疾类别的比例(%)	听力残疾	34.28	24.16
	言语残疾		1.53
	智力残疾	16.69	6.68
	肢体残疾	14.20	29.07
	视力残疾	14.20	14.86
	精神残疾	0.04	7.40
	多重残疾	13.03	16.30

表16-8　中国内地第一次与第二次全国残疾人抽样调查结果比较

从上面的表格以及上述数据可以看出以下几个变化:

➢ 残疾人士总量增加,残疾人士比例上升。影响这一变动的主要因素有:

(1)人口总量的增加——人口总量增加导致残疾人士的比例增加。1987年残疾人士占总人口的比例是4.9%,2006年残疾人士数量增加了1,252万人,占总人口的6.34%。

(2)人口年龄结构老化——老年人由于生理机能衰退,脑血管疾病、骨关节病、痴呆等发病率和致残几率增高。这次调查60岁及以上的残疾人士约有4,416万人,比1987年调查时该年龄段残疾人士数增加了2,365万,占全国残疾人士新增总数的75.5%。

(3)两次调查的残疾标准和残疾评定方法有所不同——第二次抽样调查参照国际最新标准并结合中国国情进行了修订。对残疾的评定,不仅重视生理结构,同时强调功能障碍和社会适应性。

(4)其他社会环境因素的影响——随着我国工业化和城镇化进程的加快,人口流动频繁,人们工作节奏加快,以及生产安全事故、交通事故和环境污染等因素的影响,都不同程度地增加了残疾的风险。

- 残疾的类别的划分有所变化。从前面的论述中可以看出,1987年第一次抽样调查将残疾的类别定为六类,即听力语言残疾、视力残疾、智力残疾、肢体残疾、精神残疾以及多重残疾;而2006年第二次抽样调查将残疾类别定为七类,将听力语言残疾细分为听力残疾和语言残疾两类。第一次残疾人抽样调查听力残疾与语言残疾定义合二为一,未单独分开定义。在残疾人抽样调查时,听力残疾与语言残疾作为一个类别,调查也未严格分开,调查结果仍以听力残疾为主而进行分级,但单纯语言残疾则不分等级。第二次残疾人抽样调查时,听力残疾与语言残疾分开定义及分级,听力残疾还加入了"永久性听力障碍"的字样。与此同时,更依据国际功能残疾和健康分类(ICF)的标准,考虑并加入了影响残疾人士日常生活和社会参与等功能障碍的因素。
- 肢体残疾的比例增长迅速。与第一次全国残疾人士抽样调查相比,增加了一倍之多,占残疾人士总数的29.07%。主要原因是在第二次抽样调查中,肢体残疾标准在对照我国现行有关伤残标准之后,进行了适度的调整。此外,随着我国工业化和城镇化进程的加快,生产安全事故、交通事故和环境污染等因素的影响,都不同程度地增加了肢体残疾的风险。

残疾人士的法律[①]保障

中国内地残疾人士的法律法规体系是以宪法为核心,以《中华人民共和国残疾人保障法》为基本法律,包括残疾人士保障法实施办法、相关法规和县(市)、乡(镇)扶助残疾人士的规定等(郭建模,2002,11页)。

《宪法》(1982年12月4日通过,1988年4月12日、1993年3月29日、1999年3月15日修正)第45条规定:

中华人民共和国公民在年老、疾病或者丧失劳动能力的情况下,有从国家和社会获得物质帮助的权利。国家发展为公民享受这些权利所需要的社会保险、社会救济和医疗卫生事业。

国家和社会保障残废军人的生活,抚恤烈士家属,优待军人家属。

国家和社会帮助安排盲、聋、哑和其他有残疾的公民的劳动、生活和教育。

《中华人民共和国残疾人保障法》(1990年12月28日第七届全

① 除下文提及的《宪法》和《中华人民共和国残疾人保障法》外,其余有关残疾人权益保障的法律请参见附录。

国人民代表大会常务委员会第十七次会议通过)(以下简称为保障法):

保障法的主要内容

保障法共9章54条,第一章总则规定了立法宗旨、原则,残疾人士的定义、类别,残疾人士的权利和义务,对残疾人士的特别扶助和特别保障,政府的职责,社会的责任,残疾人士联合会的法律地位、法律责任以及残疾人士亲属的责任等内容。其余各章分别涉及到残疾人士的康复、教育、劳动就业、文化生活、福利、环境和法律责任等内容。

现行保障法存在的问题与限制(老末,2004):

(1)立法条文过于粗疏,操作性不高——例如保障法第六章第四十一条第一款规定:“国家和社会对生活确有困难的残疾人士,通过多种渠道给予救济、补助”。首先国家和社会分别承担何种责任并无明确规定;其次对“生活确有困难”如何去认定;何谓“多种渠道”等等这些文字都没有相应的立法条文解释,导致在实际执行的过程中无法有效操作。

(2)反对或禁止歧视残疾人士的法律意识不强——以残疾人士按比例就业为例,保障法第四章第三十条规定:“机关、团体、企事业组织、城乡集体经济组织,应该按照一定比例安排残疾人士就业,并为其选择适当的工种和岗位。”但事实上,许多单位并未按照规定的比例安排残疾人士就业,但保障法中对残疾人士的就业歧视问题,并未有相应的惩罚措施。

(3)对于残疾人士的社会福利保障,缺少了在国家层次上的硬性规定——对于国家应该给残疾人士提供什么福利和支持,缺乏特别明确、具体的规定;对于中央政府和地方政府在扶持残疾人士的财政资助的分配比例上也未作出具体的规定,因此可以说,这些条例尚未能从建立国家对于残疾人士的积极支持系统的角度,确立残疾人士的具体福利和权益。

(4)法律条文未能适应社会进步而及时作出必要的修订——保障法中第四章劳动就业第三十四条规定:"对于国家分配的高等学校、中等专业学校、技工学校的残疾毕业生,有关单位不得因其残疾而拒绝接收;拒绝接收的,当事人可以要求有关部门处理,有关部门应当责令该单位接收。"大中专学生由国家分配的就业形式,是计划经济的产物,随着社会经济的转型,此种就业方式已经不复存在。因此,保障法中的相关规定也应作出相应的调整。

对修改残疾人保障法的意见

《中华人民共和国残疾人士保障法》的修改背景

《中华人民共和国残疾人士保障法》自实施以来,对于促进残疾人士事业的发展以及残疾人士权益的保护,发挥了至关重要的作用。但是十多年来,我国的社会、经济等各方面的发展与立法之初相比,已经发生了很大的变化。保障法中许多法律条款已经不合时宜甚至是滞后,出现了残疾人士保障法和残疾人士事业的发展不相适应的情况。这可从以下几个方面看到:

(1)残疾人的生活状况低于社会平均水平,而且这种差距还有继续拉开的趋势。残疾人参与社会生活的障碍依然存在,例如歧视残疾人、残疾人合法权益未得到确实的保障。因此,残疾人事业发展中出现的困难和问题,需要通过残疾人保障法的不断完善来解决。

(2)随着改革开放的不断深入和现代化建设的快速发展,跟残疾人保障法立法之初的经济、社会条件比较都发生了很大变化,所以部分条款已不适应现实的需要。此外,有些规定跟刑法与保障法等相关的法律规定出现了不一致的情况,如保障法第八章法律责任第五十二条。由于刑法已于1997年修改,侵犯残疾人的权益应承担的法律责任所依据的刑法条文内容已经更改,故残疾人保障法也应修改所依据的刑法条文,以达到法律统一。另外,奸淫残疾人,除了原刑法规定的以强奸论之外,依据新刑法还应从重处罚。

(3)残疾人保障法立法之初,基于当时的国情,有些条款的规定操作性不强,在实际中难以得到有效的贯彻落实。例如,第四章劳动就业中第三十四条第二款规定,"在职工的招用、聘用、转正、晋级、职称评定,劳动报酬、生活福利、劳动保险等方面,不得歧视残疾人。"该法条仅作了一般性规定,并未规定具体的实施办法,在实践中没有操作性。另外,同条第三款中"对于国家分配残疾毕业生"的规定也显得不合时宜,因为现在已经不存在国家分配学生就业的做法。

(4)一些由各级政府及其有关部门和残疾人组织实践、积累了而证明行之有效的、具有普遍意义的经验和做法,需要提升到立法层次。例如,依法推行残疾人按比例就业、对残疾人进行特别扶助、推进无障碍设施建设等。

(5)随着国际残疾人运动的发展,一些被国际社会认可的理念和经验应当被残疾人保障法所采纳。例如,无障碍设施的建设应该是保障残疾人社会参与的一个前提,但是目前中国内地对于无障碍设施建设的考虑太少或是根本没有考虑(董清、李超英,2005),以致残疾人无法"自由"出行。因此,无障碍环境的创造被视为维护残疾人权益的一部分,应以法律的形式加以确认。

(6)残疾人权益保障和残疾人事业发展在过程中也出现了一些新情况、新问题,需要残疾人保障法增加一些新内容。如社区工作、法律援助工作、社会保障工作等。

为切实保障残疾人的权益和发展残疾人事业,残疾人保障法的修改也提上了议事日程。2004 年 11 月 9 日,残疾人保障法修改工作领导小组在北京召开第一次会议,标志着《中华人民共和国残疾人保障法》修改工作正式启动。2008 年 4 月 24 日第十一届全国人民代表大会常务委员会第二会议通过修订,于 2008 年 7 月 1 日起实行。

残疾人士保障法的修改框架①

自 2004 年开始,我国的残疾人保障法进入修改阶段,修改方案综合分析残疾人保障法特点和中国内地在妇女、儿童、老年人等领域的立法框架;比较研究外国残疾人士综合立法及其最新发展趋势;同时结合联合国正在制定的残疾人士权利国际公约;在保持残疾人保障法原有体系基本不变的前提下,增加部分章节,突出对残疾人士权益如政治权利、人身权利、财产权益和婚姻家庭权益的保障。修改框架中有两点值得留意的地方:

---

① 具体修改框架请参见附录二。

(1)残疾人保障法的名称——关于残疾人保障法的名称,主要有两种观点,一是继续沿用"残疾人保障法"的名称,二是将名称修改为"残疾人权益保障法",以着重强调新法对残疾人士权益的保障和维护,同时使之与其他相关法律如《妇女权益保障法》《老年人权益保障法》等法的命名方式相一致。一些专家和学者建议改名为"残疾人权益保障法",有利于实现以残疾人士权利为本,有利于全面促进和保障残疾人士的各项权利,有利于增加关于残疾人士权益的规定,符合我国立法进一步保障人权的趋势,符合国际残疾人士立法的最新发展趋势,并能和中国内地其他相关法律的立法理念相统一。

(2)关于残疾①的用语——中国内地惯用残疾人这一用语。比较残疾与残障(或身心障碍)两个概念,残疾更侧重强调疾病或缺陷,残障更多地强调外界障碍和不利影响。换言之,采用残障的概念更符合我国对残疾人士的定性,更符合把残疾人士作为权利主体的理念,但社会上对残疾人士的概念已广泛接受,而且现行法律都已采用残疾人这一概念,如改为残障,社会人士要有一个较长的接受过程。

对于是否修改残疾人保障法的名称和残疾人的称呼,目前尚未有定论,但是,从提出修改的这个思路看到,中国残疾人保障法尝试与国际对残疾的共识保持一致的努力。总体来说,中国的残疾人法律体系仍然处于一般立法阶段,因为除了《中华人民共和国残疾人保障法》以外,在针对不同类型的残疾人士,以及与残疾人士相关的不同层面的立法上,仍然属于空白。也就是说,在关于残疾人士的教育、就业、无障碍设施的建设、对残疾人士的歧视等方面,都没有以法

---

① 关于残疾的翻译请参见单元一注释①。

律的形式表述出来。由于缺乏必要的法律依据,给实务层面的工作带来很大的困难。

学习活动 3 （10 分钟）:

试比较保障法建议修改稿和现行的残疾人保障法,分析建议修改稿有何变化?

修改框架和现行的残疾人保障法相比较变化主要体现在下面几个方面:

(1)名称的变化——尽管在修改框架中尚未对是否修改残疾人保障法的名称以及残疾人这一用词作定论,但是修改方案中提出了变化的可能性,表明了我国在残疾人士立法方面与国际关于残疾的理念接轨的趋势。

(2)内容及理念层面的变化——政治权利、财产权益、人身权利、婚姻家庭权益是残疾人士基本权利的重要内容,?修改框架将它们分别独立作为一章进行专门规定有利于残疾人士的人权保障。此外,第六章到第十章基本建立在原法相关章的基础上,在相应标题上增加权益或权利两字,以强调对残疾人士权益的保障,同时与保障法修改的立法方向相统一。

(3)重新改写无障碍权益一章——因为残疾人保障法颁布实施十几年来,我国的无障碍环境建设虽然已经取得很大进展,但部分其他国家还有专门的无障碍环境立法,而正在制定的联合国残疾人士权利国际公约也将无障碍作为残疾人士权益的重要内容加以规定,因此修改框架提出了在修改残疾人保障法过程中需要结合形势作出新的规定。

(4)残疾人组织和机构作为一章从原总则中准备独立出来——这个做法的好处,一是考虑到残疾人士组织在残疾人士事务中的独特作用需要得到确认;二是残疾人士自身组织的发展需要进行规范和引导,以保持残疾人士紧密联系,又能够与国际残疾人士组织保持密切配合与合作。

(5)可操作性的提高——修改框架提出在每一章的具体内容上,首先在总体上对残疾人士享有的权利或权益作一般性规定,接下来可以用几个条款对这些权益作进一步的具体阐释,以对每一章所规定的具体权益作进一步的说明,同时尽量保留原法的相关规定,以保持与原法内容的前后衔接,并根据国情变化和时代要求进行适当增删。

残疾人士的社会福利服务

在本部分开始之前,先要区分社会福利(social welfare)和社会保障(social security)两个概念。欧美国家对社会保障与社会福利概念的理论界定和社会理解是:社会保障主要是以经济保障的形式对社会的弱势群体提供服务,而社会福利则以社会服务为主要形式,改善全体公民的生活水平。这一理解和界定影响了许多国家和地区。中国内地对这两个概念的理解有不同之处:社会保障是国家有关改善民众生活质量状况,以及不断提高民众基本需要满足程度的综合性制度安排;而社会福利则是包含在社会保障内的一个概念,是指国家宏观层面的总体性社会保障制度的重要组成部分（刘继同，2003）。鉴于国际流行以社会福利为总称的做法，本单元使用社会福利而非中国内地所惯用的社会保障一词。

中国残疾人士社会福利的发展历史

新中国成立后，我国残疾人士社会保障的发展演变大致经历了初创、停顿和再创三个阶段（陈银娥，2004；赵行良，1998）：

初创阶段（1949－1965年）

20世纪50年代，社会秩序稳定，工农业生产不断发展，残疾人士的生活也得到了改变。与解放前相比，这阶段残疾人士的工作发生了质的变化。但是由于历史的局限，这阶段的工作侧重于对残疾人士扶助、收养和救济上，平等参与社会生活的问题尚未得到重视（郭建模，2002，19页）。简而言之，这个阶段的特征是收养救济从前流离失所的残疾人士，使他们获得了基本的生活权利和政治权利。这阶段残疾人士保障事业的主要成就有：

（1）《劳动保险条例》的颁布——1951年我国政府颁布了《劳动保险条例》，它可以看做是我国第一个社会保险法，解除了公民在退休养老、疾病伤残方面的后顾之忧。

（2）开办盲聋哑学校、社会福利机构和福利企业——1958年社会福利工厂[①]发展至463间，安置3,800位残疾人士在这里工作。各

① 社会福利工厂是社会救济福利性质的生产单位，它集中安置城镇中部分盲人、聋哑人和肢体残疾人就业。社会福利工厂的产品除一部分为重工企业配套和基本建设服务外，绝大部分是轻工和有关人民生活的日用品。

种荣军疗养院①、养老院和福利院共收养荣誉军人、老人和残疾人士360,000人。盲聋哑学校也由1949年的42所发展到266所,共接受残疾学生2,300人接受教育(赵行良,1998)。

(3)专门协会的成立——1953年3月中国盲人福利会成立。该会创办了全国盲人训练班,设有师资、按摩、音乐、普通工艺与农艺四个班,先后有二百九十多名学员毕业,分配到全国各地,成为发展我国盲人事业的骨干。1956年2月中国聋人福利会在北京成立。1960年,中国盲人福利会和中国聋哑人福利会合并成为中国盲人聋哑人协会,部分省、自治区、直辖市也建立起地方协会和基层组织。协会专门针对残疾人士的一些特殊问题,解决了一部分残疾人士的入学、就业和生活问题,标志着我国残疾人士社会福利的产生。

停顿阶段(1966－1976年)

我国残疾人士的福利事业在"文化大革命"期间遭到了严重的破坏。中国盲聋哑人协会被扣上了"推行修正主义"的罪名,协会工作人员随同被撤销的内务部工作干部到湖南长沙市岑河农场劳动,协会的工作被迫中断;残疾人士生产自救组织被强行合并、撤迁或撤销;盲聋哑学校被迫收缩或停办。残疾人士的福利事业在该阶段处于停滞状态。

再创阶段(1977年至今)

(1)恢复重整阶段——中国盲聋哑人协会工作于1978年8月

---

① 荣军疗养院是有国家财政拨款,民政部门管理性质的疗养院,它专门为达到一定伤残级别(一般是特等、一等伤残)的伤残军人、复员军人以及以往战争(如抗美援朝战争)中负伤的军人服务。

恢复工作,并重新出版《盲人月刊》;在教育方面,1979 年 5 月 14 日,教育部发出《关于盲聋哑中、小学教职工工资待遇问题的复函》,通过对盲聋哑中、小学校的教员、校长、教导主任应按评定的等级工资另外加发 15%,以提高从事特殊教育人员的积极性,恢复和发展特殊教育。在就业方面,1980 年 2 月 28 日,财政部、民政部发布《关于民政部门举办的福利生产单位交纳所得税问题的通知》,规定"福利生产单位盲、聋、哑、残人员占生产人员总数 35% 以上,免交所得税;盲、聋、哑、残人员占生产人员总数的比例超过 10% 未达 35% 的,减半交纳所得税"。通过减税或免税等形式鼓励企业雇用残疾人士。

(2)发展阶段——1984 年中国残疾人福利基金会成立,为残疾人士服务;1987 年长春市长春大学首次开办了专门招收残疾人士上大学的特教部。辽宁省沈阳市皇姑屯小区于 1984 年开始发动街道力量,对残疾人士进行知识教育、技术培训、医疗康复工程,凡达到康复标准的残疾人士,可以到街道的福利工厂就业。到 1987 年,皇姑屯小区已经形成了一个统筹规划的"小区康复"的办法。

(3)蓬勃发展阶段——《中国残疾人事业五年工作纲要(1988 年—1992 年)》是由国务院 1988 年 9 月 3 日批准颁布实施的第一个残疾人士事业发展规划。在残疾人士的组织方面,1988 年,全国各类残疾人士的统一组织——中国残疾人联合会成立,到 1989 年全国有 90% 的省市已经相继成立了地方分会。中国残疾人联合会是政府批准的全国性残疾人士社会福利事业团体,集代表、服务和社会管理功能于一身。在立法方面,1990 年 12 月 28 日,七届全国人大常委会十七次会议通过《中华人民共和国残疾人保障法》,旨在促进残疾人士平等地充分参与社会生活,共享社会物质文化成果。残疾人保障法的颁布实施标志着中国残疾人士的社会福利发展到一个新的水平。为促进残疾人士社会福利的发展,中国先后制定了关于残疾人士社会福利的五年计划。五年间,残疾人士的教育、就业、无障碍设施建设等方面都取得了一定的进步。

1991 年 12 月 29 日,国务院批转了《中国残疾人事业“八五”计划纲要(1991 年—1995 年)》。它明确了“八五”[①]计划期间残疾人士事业的总目标和指导方针,规定了主要任务和指针,提出了相应措施。《中国残疾人事业“九五”计划纲要(1996 年—2000 年)》期间总的目标是:进一步改善残疾人士平等参与社会生活的物质条件和精神环境,缩小残疾人士事业与国民经济和社会发展水平的差距,使残疾人士参与机会增多,参与范围扩大,自身素质提高,生活状况改善。

《中国残疾人事业“九五”计划纲要(1996 年—2000 年)》的制定和实施形成了对残疾人士事业更有利的社会环境;法制建设、康复、就业、教育等方面有了很大的发展。但是残疾人士事业仍滞后于经济和社会的发展,此外地区间发展也不平衡;残疾人士状况与社会平均水平相比还存在不少的差距,有些方面甚至呈拉大趋势。例如在教育方面,接受教育的残疾人无论是在数量上还是受教育的程度上,与社会平均水平相去甚远。国家统计局的统计公报显示,2000 年,中国内地 31 个省、自治区、直辖市和现役军人的人口中,文盲人口(15 岁及 15 岁以上不识字或识字很少的人)为 8,507 万人,文盲率为 6.72% 。[②]而 2006 年第二次全国残疾人抽样调查中,5 岁及以上残疾人文盲人口(不识字或识字很少的人)为 3,591 万人,文盲率为

① “八五”期间指《中国残疾人事业“八五”纲要》的执行时间,即 1991 年到 1995 年,以下的“九五”、“十五”、“十一五”以此类推。

② 资料来源于中华人民共和国国家统计局网站:第五次全国人口普查公报(第 2 号),http://www.stats.gov.cn/tjgb/rkpcgb/qgrkpcgb/t20020331_15434.htm。

43.29%;此外,残疾人士参与社会生活的环境和条件有待于进一步改善。

《中国残疾人事业“十五”计划纲要(2001年—2005年)》的制定和实施使得残疾人士的康复服务受益面迅速扩大,有642万残疾人士得到不同程度的康复。残疾人士受教育的权利得到了更好的保障;残疾人士的就业状况得到改善;此外,残疾人士的扶贫工作也取得了新的进展,通过扶贫开发,“十五”期间,累计扶持贫困残疾人士1165.9万人,实际解决温饱699.7万人,实用技术培训454.5万人。其他方面,如无障碍建设,法律法规体系的完善、残疾人士的社会保障方面也有很大的进展。目前,我国正在执行《中国残疾人事业“十一五”计划纲要(2006年—2010年)》。其总目标包括主要有使残疾人士的基本生活初步达到小康水平;全面推进残疾人士“人人享有康复服务”的工作;帮助农村残疾人士摆脱贫困;完善社会保障体系,保障残疾人士的基本生活;发展残疾人士的教育事业,切实保障残疾人士接受教育的权利;指导和培训有就业需求的残疾人士,扩大残疾人士就业的规模,提高就业水平;加强残疾人士事业的法制建设、组织建设以及无障碍设施环境的建设。届时,残疾人士的社会福利状况将有很大程度的改善和提高。

残疾人士社会福利的内容

残疾人士的社会救济

社会救济是社会保障体系的重要组成部分,主要是指在公民不能维持最低限度生活水平时,由国家和社会按照法定标准向其提供满足最低生活要求的资金和实物援助的社会保障制度。《中华人民共和国残疾人保障法》规定，国家和社会对于生活确有困难的残疾人士，采取扶助、救济和其他社会福利措施，保障和改善残疾人士的生活。2005 年底，在已实行最低生活保障制度的城乡，共有近 390.9 万残疾人士得到最低生活保障，较“九五”末的 158 万有了较大幅度的提高，贫困残疾人士基本实现应保尽保；五年间共对 1189.8 万人提供临时救济救助和定期补助，保障了贫困残疾人士的基本生活；参加社会保险的残疾人士职工由“九五”末的不足 50 万增加到 125.2 万左右。①

（1）最低生活保障制度——1999 年 9 月 28 日国务院发布《城市居民最低生活保障条例》，规定持有非农业户口的城市居民，凡共同生活的家庭成员人均收入低于当地城市居民最低生活保障标准，均有从当地人民政府获得基本生活物质帮助的权利。根据十届人大五次会议通过的《政府工作报告》的要求，会议决定，2007 年在全国建立农村最低生活保障制度，将符合条件的农村贫困人口纳入保障范围，重点保障病残、年老体弱、丧失劳动能力等生活常年困难的农村居民。建立农村最低生活保障制度以地方人民政府为主，实行属地管理，中央财政对财政困难地区给予适当补助。

（2）农村五保供养——《农村五保供养工作条例》（国务院 1994 年第 141 号令）明确规定，“农村五保供养是指对村民中无法定扶养义务人，或者虽有法定扶养义务人，但扶养义务人无扶养能力的；无劳动能力的；无生活来源的老年人、残疾人士和未成年人，在吃、穿、

---

① 上述资料来源于中国残疾人联合会网站：http://www.cdpf.org.cn/shiye/sj-105.htm。

住、医、葬方面给予生活照顾和物质帮助的一项农村集体福利事业。”五保供养分集中供养和分散供养两种形式。五保供养的内容是：供给粮油和燃料；供给服装、被褥等用品和零用钱；提供符合基本条件的住房；及时治疗疾病，对生活不能自理者有人照料；妥善办理丧葬事宜。五保供养对象如果是未成年的人，则要保障其依法接受义务教育。五保供养的实际标准，不应低于当地村民的一般生活水平。

（3）扶贫计划—— 2007 年 5 月 28 日公布的第二次全国残疾人抽样调查二号公报表明，残疾人士家庭收入低，贫困问题仍然比较突出。全国有残疾人士的家庭户 2005 年人均全部收入，城镇为 4,864 元，农村为 2,260 元，而当年全国人均收入水平城镇为 11,321 元，农村为 4,631 元，残疾人士家庭人均收入不足全国人均水平的一半。12.95% 的农村残疾人士家庭户年人均全部收入低于 683 元，7.96% 的农村残疾人士家庭户年人均全部收入在 684 元至 944 元之间。城镇残疾人口占残疾人士总数的 24.96%，农村残疾人口占 75.04%，而全国人口中城镇人口占 42.99%，农村人口占 57.01%。这表明大多数残疾人士生活在农村，经济欠发达地区残疾比例高，残疾人口多。①

中国残疾人联合会提出残疾人士扶贫工作的目标是：尽快解决贫困残疾人士的温饱问题，帮助基本解决温饱的残疾人士经济收入稳定提高，逐步缩小与社会收入平均水平之间的差异；残疾人士扶贫必须实行开发式扶贫，坚持扶贫到户到人的方针。这是因为贫困残

---

① 以上数据来源于中国残疾人联合会网站：http://www.cdpf.org.cn/mrxx/2007-05/28/content_10144638.htm，2007 年 5 月 28 日。

疾人士受身体条件的限制和外界障碍，如出行时环境障碍的影响，加之他们居住分散、行动不便、生产生活条件差，脱贫难度大，需要因地制宜、就地就近、逐户给予具体帮扶。

全国70%的贫困人口生活在贫困县，国家为此投入大量扶贫资金，解决近千万贫困残疾人士的温饱问题，这个情况成为扶贫攻坚的薄弱点。贫困县之所以是一个薄弱点是因为这些地方的返贫[①]率高，以贵州省的麻山地区为例，全国的返贫率在9%左右，贵州高达15%，而麻山地区的返贫率达到了30%（杨军昌、杨益华、丁仁船，2002）。贫困地区的地域、气候劣势导致了脱贫困难，而残疾人士身体的残缺更是使脱贫难度加大。扶贫工作以直接扶贫为主，即通过小额信贷，推行上述的最低生活保障；此外，农村五保户供养制度等政策，对扶持贫困残疾人士从事有助于直接解决温饱的种植业、养殖业、手工业和家庭副业等，也有所贡献。

残疾人士的就业保障

残疾人士就业是指让达到法定劳动年龄，有劳动能力、有劳动要求的残疾人士获得劳动岗位，并取得劳动报酬或经营收入（钟越，1994）。残疾人士就业是使残疾人士参与社会生活，实现自我价值的重要前提。

就业方式

目前我国城市残疾人士的就业方式主要有三种：按比例就业，集

---

① 返贫是指由于生产、生活状况没有得到根本的改善，加之缺乏相应的社会保障机制，一旦遇到自然灾害等情况，一部分已脱离贫困状况的人又重新陷入贫困。

中就业和个体就业。

（1）按比例就业——是指依据《中华人民共和国残疾人保障法》的有关规定，国家机关、社会团体、企业事业单位、民办非企业单位应当按照一定比例[1]安排残疾人士就业，并为其选择适当的工种和岗位。省、自治区、直辖市人民政府可以根据实际情况规定具体比例。

（2）集中就业——是指残疾人士在各类福利企业、工疗机构和盲人按摩医疗等单位劳动就业。福利企业是一些具有福利性质，集中安排残疾人士就业的特殊生产单位，例如庇护工厂。

（3）个体就业——个体就业是指残疾人士从事独立的生产、经营活动而取得劳动报酬或经营收入。国家相关部门会在税收及其他方面给予政策优惠。

除了上述的三种主要就业方式之外，2003 年出现的残疾人士就业的新形式——小区就业，即在小区就地就近安排残疾人士就业。其原则是以小区为依托，开发小区岗位，鼓励残疾人士在小区实现就业。小区就业将成为今后残疾人士就业的新的增长点。

残疾人士的就业现状与问题

残疾人士的就业现状

第二次全国残疾人抽样调查二号公报显示：全国城镇残疾人口中，在业的残疾人士为 297 万人，不在业的残疾人士为 470 万人。城镇残疾人口中，有 275 万人享受到当地居民最低生活保障，占城镇

---

① 按照全国各省市公布的资料，就业的比例介于 1.5%—1.9% 之间，其中上海：1.5%，黑龙江：1.6%，福建：1.5%，江苏：1.6%。这些省市的经济发展差异相当大，但是安置残疾人就业的比例却如此接近，这也是一个需要反思的问题。

残疾人口总数的13.28%。9.75%的城镇残疾人士领取过定期或不定期的救济。农村残疾人口中，有319万人享受到当地居民最低生活保障，占农村残疾人口总数的5.12%。11.68%的农村残疾人士领取过定期或不定期的救济。

残疾人士面临的就业问题

与“九五”期间相比，残疾人士的就业率有了很大程度的提高。但是我国残疾人士的就业仍然面临以下问题：

(1)福利企业的萎缩——社会福利企业在经济体制改革以前一直是安置残疾人士就业的主要渠道。但是随着经济体制改革的不断深入以及市场经济的发展，一方面由于国家对投资主体的限制[①]，以致鼓励兴办福利企业的退税政策出现了变化；加之税收优惠政策在实际征管过程中出现的问题，挫伤了福利企业的积极性；另一方面福利企业由于自身的技术设备、生产经营方式等因素而导致在市场竞争中无法占有优势地位，令社会福利企业开始萎缩，继而使那些以集中就业方式安置残疾人士就业的福利企业也开始萎缩。

(2)残疾人士就业过程中城乡有别——从上述“残疾人士就业的现状”的统计数据中可以看到残疾人士就业过程中城乡分治的情况，从而导致残疾人士的就业城乡的差异很大。刚才提及的三种就业方式的统计对象是城镇残疾人士，以按比例就业一项为例，许多地

① 1994年国家税务总局下发《关于民政福利企业征收流转税的通知》，只有民政、乡镇、街道举办的福利企业才被认定为福利企业，享受退税政策。其他企业一律不被认定为福利企业；2003年的福利企业年检工作中，税务部门在对福利企业的认定上，强调必须有民政部门参股并占大股的情况下才可以享受退税政策。关于福利企业认定政策上的变化，增加了兴办福利企业的困难，影响了残疾人的集中就业率。

方存在差别对待。2003 年中国残疾人士就业问题研究课题组的研究发现,苏州、无锡等地虽然实施了按比例安排残疾人士就业,但是省政府令中却规定安置的对象仅限于城镇人口。这种城乡分治的情况不仅不利于残疾人士工作的开展,也不利于农村劳动力向城市的转移。

所谓农村残疾人士就业,是指农村残疾人士从事种植业、养殖业、家庭手工业等多种形式的劳动工作,以及在乡镇企事业单位工作,取得劳动报酬或经营收入。但从目前的状况来看,农村残疾人士就业存在着多重障碍。首先,生理缺陷和文化程度低限制了农村残疾劳动力向城镇转移,与农村健全劳动力相比,农村残疾劳动力的就业机会少;其次,信息的闭塞也是阻碍农村残疾人士实现就业的一个重要因素。例如湘西某农村的调查发现,全村 41 户残疾人士没有任何一户有残疾人证①,部分残疾人士及其家庭并不知道可以办理残疾人证;而那些知道可以办理的家庭却不知道通过何种途径去办理。

其次,村委会以及乡镇的工作人员,由于并未有专人负责残疾人证的办理工作经验,对其程序也并不清楚,因而无法为残疾人士办理残疾人证,所以农村残疾人士及其家庭也就无法享受到国家和地方给予残疾人士就业的优惠政策。

最后,农村残疾人士就业政策在执行过程中没有充分落实,影响了农村残疾人士的就业。我国政府对农村残疾人士实施的优惠照顾政策主要落实在:根据其残疾等级,提供不同程度减免土地承包费、

① 《中华人民共和国残疾人证》是经国家批准,由中国残疾人联合会统一制发的残疾人专用证件。凡符合《中国残疾人实用评定标准》的视力、听力、言语、智力、肢体、精神等残疾人均应发给残疾人证;那些身有残疾而尚未达到规定标准者,不能发给残疾人证。审核、发放和管理残疾人证是各级残联的职责。

义务工、乡统筹、村提留[①]和农业税等优惠，从而减轻他们的负担。然而，优惠政策的推行情况及效果并不令人乐观。一项针对农村残疾人士社会保障和社会支持现状的调查显示，在2005年全面取消农业税之前，陕西省曾经享受到的农业税减免的农村残疾人士仅占被调查的残疾人士的31.7%；曾经享受到村提留、乡统筹等方面的优惠政策的农村残疾人士，仅占被调查的残疾人士的16.4%。在残疾人士对优惠政策的主观认同(即“对政策的接受程度，认为政策是否有效”等感受)方面，认为作用很大的和作用较大的各占被调查对象的18.6%；认为有一点作用的占34.3%；认为作用很有限的占18.0%(许琳、王蓓、张晖，2006)。城乡差别的就业政策和农村残疾人士就业出现上述的障碍，增加了农村残疾人士就业的难度。事实上，在广大的中国农村残疾人口当中，大部分仍需要依靠家庭成员供养。

(3)就业过程中对智力残疾人士和精神残疾人士的排斥——尽管《残疾人保障法》和《社会福利企业管理暂行办法》(民福发[1991]21号)[②]明确规定智力残疾人士和其他类型的残疾人士一样享有就业的权利。事实上，智力残疾人士和精神残疾人士被排除在就业保护之外。1994年国家税务总局下发的有关税务减免的文件中，规定社会福利企业中安置的残疾人士为“四残”人员，即盲、聋、哑和肢体残疾人士，而智力残疾人士和精神残疾人士不被列入其中。2002年的税务专项检查工作中，此项被列入重点检查专项之一。智

① 村提留是村级集体经济组织按规定，从农民生产收入中提取的金额，用于村一级维持或扩大再生产、兴办公益事业和日常管理开支费用的总称。村提留金额共分三项，即公积金、公益金和管理费。公积金用于农田水利的基本建设、植树造林、购置生产性固定资产和兴办集体企业；公益金用于五保户供养、特困户补助、合作医疗保健以及其他集体福利事业；管理费用于村干部报酬和管理开支。

② 这是中华人民共和国民政部发文时的内部编号。

力残疾和精神残疾也是残疾的类型之一,忽略智力残疾人士和精神残疾人士的就业权利,不仅违背了国家的法律、法规;同时,由于社会人士对他们存在一些误解和偏见,例如认为智力残疾人士缺乏就业的能力,以及精神残疾人士有暴力倾向等,使他们被排斥于就业机会之外。就业的排斥不但无法让社会人士了解和认识他们的能力,反而加深了社会人士对他们的偏见和误解。直至 2007 年 6 月 20 日,财政部和国家税务总局发布的《关于促进残疾人士就业优惠政策的通知》(财税[2007]92 号)[①]中,才将智力残疾人士和精神残疾人士列入享受残疾人就业优惠政策的受益对象,然而在执行时是否能够切实落实该政策,仍然是任重而道远。

(4)个体就业或集中就业困难重重——从统计资料来看,个体就业的方式占了残疾人士就业的很大比重。但是此种就业方式最容易掩盖许多准就业[②]、临时就业、就业、待业等不易区别的现象。因此,表面上看残疾人士个体就业的比例很高,但事实上他们正处于很多待业状态、就业不稳定以及就业无保障等多种情况。此外,个体就业方式的鉴定标准也不容易掌握,如果根据在工商行政管理部门注册的个体经营[③]的数量加以判断,现行的统计资料应该"大打折扣"(卢尔德平,2004),因为在内地,如果残疾人到相关管理部门登记

---

① 具体规定请参见国家税务总局网站,关于促进残疾人就业优惠政策的通知(财税[2007]92 号),网址:http://www.chinatax.gov.cn/n480462/n480498/n575817/6055276.html,2007 年 6 月 15 日。该通知于 2007 年 7 月 1 日起开始实施。

② 试用合格并且与社会组织(企业)签订了正式劳动合同才算就业,只是试用还不应该算是就业,只能叫准就业。

③ 个体经营是生产数据(包括生产工具,它是人们从事物质数据生产所必需的一切物质条件,即劳动数据和劳动对象的总和)归个人所有,以个人劳动为基础,劳动所得归劳动者个人所有的一种经营形式。个体经营有个体工商户和个人合伙两种形式。

后，无论其从事什么行业、就业方式是否稳定，相关部门都视该残疾人为就业，而当其因各种因素失业后，相关部门的数据又未能作相应的修正，因而影响统计资料的准确度。尽管许多省市订立政策支持残疾人士个体就业或集中就业，例如在税务、场地、资金等方面给予优惠，但在推广这两种就业方式时也遇到一些问题。一是国家和地方的优惠政策在落实时出现状况，例如有些优惠政策缺乏硬性规定，随意性大，使政策在实际运作中未能收到效果；二是大部分残疾人士的文化程度偏低，很多时候会缺乏市场竞争中所需要的应变能力，因此即便有优惠政策的扶持，也较难取得市场回报。

综上所述，残疾人士的就业面临着许多障碍。从宏观层面来讲，我国经济结构的调整带来的普遍性的就业困难，对包括残疾人士在内的待业群体造成了很大的冲击；其次，社会对残疾人士的偏见也是造成他们就业的一个重要原因，福州市开展的一项关于残疾人失业原因的调查（赵瑜，2003）显示："因残疾，用人单位不予接受"成为仅次于"因身体不适应"工作之后，残疾人士得不到就业机会的第二大原因。最后，残疾人士教育程度以及职业培训内容等也是影响他们就业选择的原因。残疾人士的就业不仅关系到我国残疾人士劳动权利的实现，同时也关系到将近 2 亿残疾人士亲属的后顾之忧和社会经济发展。因此，保障残疾人士的就业权利，为残疾人士提供公平的就业机会，也是残疾人社会福利的一个重要组成部分。

残疾人士的教育保障

残疾人士教育是对视力、听力言语、智力和肢体有残疾的人实施的教育。它包括学前教育、基础教育、高等教育、职业技术教育和成人教育。特殊教育是对有特殊需求的残疾人士实施的教育，在教育过程中，需要有特殊的教学用具、学习用具和特殊的教学方式。目前，我国的特殊教育是指对视力、听力言语、智力有残疾的人和有多重残疾的人实施的教育（郭建模，2002，86 页）。残疾人士教育工作包括：

（1）将残疾儿童及少年的教育纳入义务教育体系，对那些有接受普通教育能力的残疾人士实施普通教育，对不具备接受普通教育能力的残疾人士实施特殊教育。

（2）大力推广随班就读[①]，发展高级中等以上（特别是高中阶段）特殊教育，形成从学前教育到高等教育相互衔接的残疾人士特殊教育体系。

（3）开展残疾人士职业教育，采取减免有关费用、提供助学金和教育贷款、动员社会力量等多种形式，资助贫困残疾学生。

残疾人士接受教育的现状

不同程度的残疾人士教育

（1）学前教育——从长远来看，残疾学生的学前教育对于残疾学生的康复有着重要的影响。国家对残疾儿童学前教育的要求是：大中城市和经济发达地区，要积极发展残疾儿童康复、教育事业；积极支持幼儿教育、特殊教育机构以及小区、家庭开展 3 岁以下残疾儿童早期康复、教育活动。已经普及九年义务教育的农村地区，要进一步发展残疾儿童学前康复、教育事业。但从目前的现状来看，我国残

① 随班就读是指特殊儿童在普通教育机构中和普通儿童一起接受教育的一种特有形式，如果残疾儿童不是在普通学校的普通班，而是特殊班里接受教育，不能称之为随班就读。

疾儿童的学前教育基本处于非系统性、非组织性的状态（卢尔德平，2004）。残疾儿童的学前教育基本由其父母承担，一般是在家中由父母教养，亦有少部分自费进入民办的或是由家长群体以自助形式举办的训练中心学习，而政府并无相应的干预措施。

（2）义务教育/基础教育——按照《残疾人教育条例》，要求普及残疾儿童与少年的义务教育，尽可能让所有的适龄残疾儿童少年入学，接受完整的九年义务教育，从根本上提高残疾人士的文化素质。根据教育部2007年5月公布的统计资料，2006年全国共有特殊教育学校1,605所，比上年增加12所；招收残疾儿童4.98万人，比上年增加0.06万人；在校残疾儿童36.29万人，比上年减少0.15万人。其中在盲人学校就读的学生4.15万人，在聋人学校就读的学生11.58万人，在弱智学校[①]及辅读班就读的学生20.56万人。在普通学校随班就读和附设特教班就读的残疾儿童招生数和在校生数，分别占特殊教育招生总数和在校生总数的59.38%和61.12%。残疾儿童毕业人数4.52万人，比上年增加0.2万人。[②]

第二次全国残疾人抽样调查公布的第二号公报公布了各类残疾儿童接受教育的情况：中国内地目前6－14岁学龄残疾儿童为246万人，占全部残疾人口的2.96%。其中视力残疾儿童13万人，听力残疾儿童11万人，言语残疾儿童17万人，肢体残疾儿童48万人，智力残疾儿童76万人，精神残疾儿童6万人，多重残疾儿童75万人。

---

① 现在中国内地有些地方是用弱智学校，有些地方用启智学校或者是其他的名称，由于这里是引用原文，故保留原文中的说法。

② 中华人民共和国教育部网站：http://www.moe.edu.cn/edoas/website18/info29052.htm。

学龄残疾儿童中,63.19%正在普通教育或特殊教育学校接受义务教育,各类别残疾儿童的相应比例为:视力残疾儿童 79.07%,听力残疾儿童 85.05%,言语残疾儿童 76.92%,肢体残疾儿童80.36%,智力残疾儿童 64.86%,精神残疾儿童 69.42%,多重残疾儿童 40.99%。各类残疾儿童接受教育的情况如下图表所示:

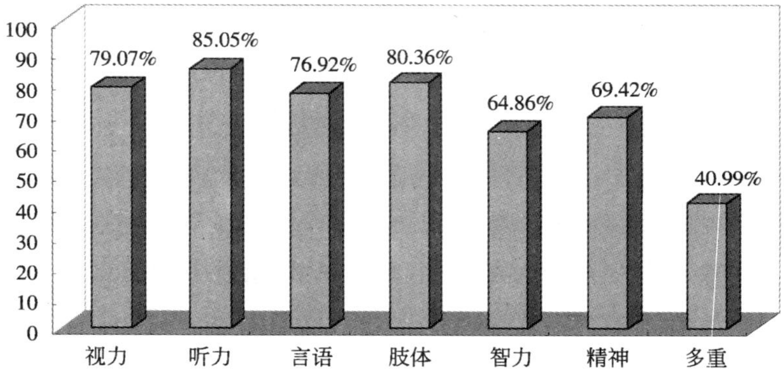

图 16-1　2006 年第二次全国残疾人抽样调查分类别
6-14 岁残疾儿童接受义务教育状况示意图

资料来源:第二次全国残疾人抽样调查主要资料(第 2 号),http://www.cdpf.org.cn/mrxx/2007-05/28/content_10144638.htm,2007 年 5 月 28 日。

(3)高中及职业教育——这个阶段主要面向接受过九年义务教育的残疾学生。其任务是进一步提高科学文化知识和学习一门专业技术,使其技能达到专业技术水准。对于大多数残疾青年来说,当前重点是发展初等和中等职业教育,以实用技术为主的中、短期培训。2005 年,全国省(自治区、直辖市)、地(市、州)、县(市、区)三级残疾人士职业教育培训机构已发展到 1,044 所。“十五”期间,累计有 259 万残疾人士接受了职业教育与培训。全国 110 所特教学校开办了中等职业教育，其中48所职业教育培训机构达到中等专业水平。城镇的残疾人士职业教育与培训要与就业相结合，向正规化、专业化和学历化方向发展；农村残疾人士职业教育与培训要与生产和扶贫结合，大力开展中短期培训。

与一般的职业训练相比，残疾人士的职业教育和培训项目需要扬长避短，针对不同残疾类型的人士有不同的内容。例如，针对盲人的听觉、触觉灵敏等特点，开展盲人按摩、钢琴调律等培训。同时还对少数优秀的听力残疾、视力残疾及肢残学生开办专门的高中或在普通高中就读。20世纪80年代，我国特殊教育基本上处于小学阶段和初中阶段，高中阶段的普通教育是空白。根据全国残联公布的统计资料，2005年，全国已开办66所特殊教育普通高中，在校生数达3,891人，较“九五”期间分别增加42所和2,082人。其中，盲高中17所，在校盲生数为704人，聋高中49所，在校聋生数为3,187人。“十一五”纲要中要求统筹规划高中阶段特殊教育学校建设，市（地）级以上城市要建立特殊教育高中或设立特殊教育高中班。

（4）高等教育——由于残疾人士高中教育尚未普及，能够进入高校的残疾学生很少。2005年进入高校的残疾学生为5,239人，而当年普通高等学校总共招生5,044,600人。残疾学生仅约占当年入学新生的1‰。能够接受高等教育的残疾学生类型仅限于盲、聋、肢残三类。残疾学生入学时不仅专业选择有很大的限制，而且入学层次也比较低，多在大专层次学习，本科和研究生层次极少。目前我国残疾人士接受高等教育主要有三种形式：

第一种是专门为残疾青年举办的高等院校或专门招收残疾青年的系（专业）。1985年成立的山东滨州医学院医疗二系开创了我国最早招收残疾大学生的先河。1978年成立的长春大学特殊教育学院则是我国第一所高等特殊教育学院。此外,上海美术学院、江苏金陵职业大学、湖北荆门大学等,都开办了招收残疾学生的系或班。天津理工学院聋人工学院、北京联合大学特殊教育学院等通过在普通高等学校中创办特殊教育学院招收残疾考生。

第二种方式是通过高考进入普通高等院校,在适宜的专业中接受高等教育,即招收残疾学生随班就读。1987 年北京大学首次招收了 21 名肢残生;2005 年,进入普通高等院校就读的残疾学生有 4,335名,904 名残疾学生进入特殊教育学院学习。

第三种方式则是通过国家认可的夜大、电大、函授教育[①]、高等教育自学考试等方式学习高等教育课程,经考核成绩合格者,取得大学专科或本科的学历。

学习活动 4 (20 分钟)

仔细阅读下面设有残疾人士高等教育院校的办学情况表格,试分析我国目前残疾人士高等教育存在的问题。

序号	学院名称	办学层次	办学规模	专业设置	培养方向	新建、合并时间
1	天津理工学院聋人工学院	本科	150 人	计算机应用、机械制造、工艺及设备、服装设计及工艺	残疾人士高级人才	1991 年成立

① 夜大、电大、函授大学的名称主要源于它们不同的学习形式。夜大是利用晚上的时间学习;电大是通过广播电视系统进行学习;函授大学以前主要是以信函的方式学习,随着信息技术网络的发展,其学习形式也有所改变。此外,三者在办学主体(包括国家、社会力量、民间机构及个人)、学历的认可、招生对象等方面都存在着差异。

（续表）

2	北京联合大学特殊教育学院（独立法人）	本科、专科	全日制学生330人	艺术设计、装潢广告设计、办公自动化、园林教育、针灸推拿学、中医按摩、钢琴调律、计算机应用与信息	残疾人士高等应用性人才	2000年新建
3	长春大学特殊教育学院	本科	436人	艺术设计、针灸推拿、音乐表演、会计、绘画学	残疾人士高级人才	1987年成立
4	河南中州大学特殊教育学院	专科	150人	装潢艺术设计、古建筑绘画、摄影	残疾人士高级人才	2000年成立
5	山东滨州医学院	本科、研究生	400人	医疗专业	医务工作者	1985年成立
6	南京金陵科技学院	专科	26人	计算机	残疾人士高级人才	1999年招生
7	上海应用技术学院	专科	20人	艺术设计	残疾人士高级人才	2000年招生
8	南京特殊教育职业技术学院（独立法人）	专科	49人	残疾人士高等职业教育	残疾人士高级人才	2002年升级①

① 南京特殊教育职业技术学院的前身南京特殊教育师范学校，是教育部于1982年创办的中国第一所特殊教育师范学校，是中国政府与联合国儿童基金会合作项目，主要承担为全国培养和培训高品质的特殊教育师资的任务。2002年6月，经江苏省人民政府批准，升格为南京特殊教育职业技术学院，成为我国唯一的一所独立设置的高等特殊教育学校。

（续表）

9	长沙特殊教育职业学院（独立法人）	专科	100人	广告艺术设计、园林、计算机、文秘、医疗按摩	残疾人士高级人才	2002年升级①

表16－9　设有残疾人高等教育院校的办学情况

资料来源：曲学利、吕淑惠，《我国高等特殊教育的现状及发展研究》，见《中国特殊教育》第6期（2004），7。

从对上述表格中9所院校的比较分析中可以看出，我国残疾人士高等教育目前存在的主要问题有：

（1）地区分布不平衡。上述9所大学均分布在大城市以及经济比较发达的地区，如北京、上海、南京等地。对于中小城市和经济欠发达地区的残疾学生来说，外出求学不仅受生理缺陷的限制，与就近入学相比，到大城市和经济比较发达地区求学还增加家庭的经济负担，因此许多残疾学生，尤其是家庭贫困的残疾学生接受高等教育的需求无法得到有效的满足。

（2）办学层次偏低。从办学层次来看，9所院校中只有山东滨州医学院具有研究生层次的办学条件。起步比较早的几所学校，如天津理工学院聋人工学院、北京联合大学特殊教育学院等4所院校具有本科层次的办学水平。而其余5所学校的办学层次均在专科水平。残疾人士高等教育的大部分院校也处在专科层次，且没有鼓励

① 长沙特殊教育职业学院的前身是湖南省浏阳师范学校，2002年经湖南省人民政府批准、教育部备案，在原湖南省浏阳师范学校基础上创建长沙特殊教育职业学院，开始招收残疾学生接受高等教育。

优秀学生可以继续学习的专科升本科乃至继续攻读研究生学位的政策和制度,导致残疾人士高等教育缺乏完整性和系统性。

(3)办学规模小。从办学规模来看,9所学校招收的残疾学生的数量并不多,9所院校总共能够容纳的全国的残疾学生仅有1,661人。这就意味着除了能够进入普通高校随班就读的极少数的残疾学生以外,其余的不能进入特殊教育院校但却有接受高等教育需求的残疾学生,只能选择放弃接受高等教育。

(4)专业设置传统、单一。从专业设置上来看,不同残疾类型的学生专业选择受到很大的限制,如针对盲生的主要是以按摩和调律等专业,聋生的专业选择相对于盲生来说比较大,但是与健全学生可选择的专业相比仍有很大的局限性。单一的专业设置将会影响残疾学生毕业后的就业选择。此外,过于单一的专业设置也不符合市场的需求。

(5)办学时间短,经验不足。上述大部分学校办学的时间比较短,基本是从2000年以后才开始办学,因此面临着经验不足等诸多问题。

不同形式的残疾人士教育

从教育形式上来看,目前针对残疾人士的教育主要有特殊教育和普通学校接收残疾学生随班就读两种形式:

(1)特殊教育

我国特殊教育的实施对象主要是视力残疾、听力残疾、言语残疾、智力残疾和多重残疾学生。1978年我国残疾儿童的在校生(义务教育阶段)的人数为31,000人;2005年为560,000人。仅仅从人数上看,2005年的残疾儿童在校生数就是1978年的18倍。但是特殊教育仍然面对特教机构不足,地区分布不均匀等问题,中西部地区尤为缺乏。以宁夏回族自治区为例,全自治区只有一所特教学校,每年招收几百名残疾学生,但该自治区适龄儿童的数字却是几万人。

此外,高额的特殊教育成本也将许多无力支付的残疾学生拒之门外。发展特殊教育的经费主要来源于中央经费和地方经费两部分。王辉(2006)在针对 135 名特殊学校的校长的调查中,关于"配额资金能否及时到位"(是否能拿到并使用配额资金)的问题,仅有 35.56% 的人作肯定回答;64.44% 的人表示不能及时到位(不能按时拿到配额资金);同时,92.59% 的校长认为学校的使用经费缺乏。因此,根据不同地方财政状况,各地的特殊学校需要缴纳的学费也有所不同。以贵阳市某特殊学校为例,该校的收费标准是参照普通小学收费标准收取,该校 2003 年哑部一年级的收费标准是每个学生每学期需要支付学费、杂费、书本费和住宿费用共计 260 元人民币。除此之外,学生还需要支付在校期间的生活费用。许多学生家庭因无力支付这笔教育开销而被迫让孩子退学,无法完成九年义务教育。而 2005 年福建省颁布了《关于切实加强扶助贫困残疾人工作的意见》的文件,对特殊教育学校的学生实施免费义务教育。

2007 年初,教育部制定并颁布了特殊教育改革标准,下发了聋校、盲校和弱智学校义务教育课程设置实验方案。三个课程方案特别强调以人为本和学生潜能的开发、素质教育以及各种能力的培养,在课程结构上突出了均衡性和特殊性相结合,统一性与选择性相结合,综合课程和分科课程相结合。

(2)随班就读

随班就读(learning in regular class)是指在普通教育机构中对特

殊学生实施教育的一种形式(朴永馨,1996,43 页)。从 1988 年开始,全国各地学校广泛地接受了各类残疾儿童随班就读。随班就读被认为是促进残健融合,避免残疾学生与非残疾学生接受隔离式教育。根据教育部公布的统计资料,2006 年在普通学校随班就读和附设特教班就读的残疾儿童招生数和在校生数,分别占特殊教育招生总数和在校生总数的 59.38% 和 61.12%。[①]

对于随班就读的利弊,残疾学生及其家长、教师、社会等多方的评价不一,讨论及争议的焦点主要集中在教师接受的特殊教育训练是否完善,残疾学生自身的适应能力,随班就读对其他学生学习质量的影响等问题。但是从目前随班就读的现状来看,却不如人意。"八五"、"九五"期间,国家《普及义务教育评估验收暂行办法》中,对残疾儿童少年入学率的规定是:地方各级政府进行义务教育评估验收时,必须考核残疾儿童少年入学率验收指标。具体指标是:各类适龄残疾儿童、少年,在城市和经济文化发达的县达到 80%,其他县达到 60% 左右(含在普通学校随班就读的学生)。未达到指标的地区,不得宣布实现"普九"。[②]

由于"普九"任务的完成成为考核地方政绩的标准,许多地区为了完成"普九"规定的任务,通过劝说、减免学杂费等各种形式让残疾儿童就近入学随班就读,完成评估指标所规定的比例。虽然残疾学生入学的数量有所提高,但学习质量却无法保障。加之普通学校对升学率的要求,教师对残疾学生随班就读的态度以及教学方式、设施的限制等因素,"随班混读"的现象比较严重,事实上残疾学生仅

---

① 以上数据来源于 2006 年全国教育事业发展统计公报,中华人民共和国教育部网站:http://www.moe.edu.cn/edoas/website18/info29052.htm,2007 年 5 月。

② 普九指普及九年制义务教育。

仅是和非残疾学生同样坐在一间教室学习，但是他们的特殊教育需求与此同时并未得到满足。

残疾人士教育保障面临的困难

- 经济困难　经济因素是阻碍制约残疾人士接受教育的最大的问题，使贫困与残疾处于一个恶性循环状态。一方面家庭的贫困状况限制了残疾成员获取各种康复资源的可能性，使残疾人士的残缺、残疾状况无法得到改善。而另一方面残疾又导致了家庭的贫困，许多残疾人士因身体的残缺和外界因素的限制无法接受教育，进而限制了残疾人士的就业选择。尤其是在广大的中国农村，许多残疾人士在经济和生活上需要家庭的长期照顾，使许多残疾人士的家庭成为“残疾家庭”。
- 态度问题　一般来说，父母对残疾子女抱较低的期望，认为读书对这些子女康复的作用不大。特别是在农村地区，父母觉得教残疾子女如何耕作、做农活等与接受教育相比的话，前者对其以后的生活帮助更大。此外，普通学校的教师对残疾学生随班就读态度，也是一些影响残疾学生受教育质量的因素。
- 环境障碍　许多普通学校，甚至是一些特殊学校，也缺乏无障碍设施，这特别对于那些盲生和肢体残疾学生的“自由”行走，带来很大的障碍。以贵州大学为例，学校的教学楼和学生宿舍均未有为肢体残疾人士设置专用的通道。因此，肢体残疾学生只有依靠父母以及同学的帮助才可以进入教室上课。就是在贵阳市盲聋哑学校，也没有无障碍设施，因此盲生要在学校中行走，只有依靠识别校内的典型建筑物来作导引，如栏杆等来判断行走方向，或是依靠弱视的学生以导盲[①]的方式帮助行走。

- 教学条件的障碍　这里主要是指普通学校教学条件的限制，无法满足不同类型残疾学生的学习需求，影响了残疾学生随班就读的质量。例如目前大多数普通高校招收随班就读的残疾学生仅限于肢体残疾学生，至于听力残疾、视力残疾、智力残疾等学生，因为普通高校教学条件无法满足其教育需求而被拒之门外。

残疾人士接受教育的保障形式

法律保障

以下是一些有关的法律保障：

(1)《中华人民共和国宪法》第二章第四十五条规定：国家和社会帮助安排盲、聋、哑和其他有残疾的公民的劳动、生活和教育。

(2)《中华人民共和国义务教育法》第十九条规定：地方各级人民政府为盲、聋哑和弱智的儿童、少年举办特殊教育学校(班)。

(3)《中华人民共和国教育法》第九条规定：中华人民共和国公民有受教育的权利和义务。公民不分民族、种族、性别、职业、财产状况、宗教信仰等，依法享有平等的受教育的机会。

第三十七条规定：国家、社会对符合入学条件、家庭经济困难的

① 一间聋哑学校的教师，让班上一些弱视同学的残余视力去辨别方向，让他们做领队，以团队的方式带领班上其他盲生行走。

儿童、少年、青年，提供各种形式的资助。

(4)《中华人民共和国残疾人保障法》第二十一条规定国家保障残疾人享有平等接受教育的权利。

各级人民政府对接受义务教育的残疾学生提供免费教科书，并给予寄宿生活费等费用补助；对接受义务教育以外其他教育的残疾学生、贫困残疾人家庭的学生按照国家有关规定给予资助。

(5)《中华人民共和国残疾人教育条例》则从学前教育、义务教育、职业教育、普通高级中等以上教育及成人教育等方面对残疾人士教育作出规定。

政策保障

(1)《中国残疾人事业"八五"计划纲要》：1988 年至 1990 年底，进入普通学校接受义务教育的残疾学生增加：初级中等以下特殊教育学校由 577 所发展到 820 所；普通学校附设的特殊教育班由 599 个发展到 2,651 个，在校学生由 57,000 人发展到 105,000 人；建立残疾人士职业培训中心 23 个，近 5,000 名残疾人士进入普通中等职业学校和高等学校学习。

(2)《中国残疾人事业"九五"计划纲要》：可以接受普通教育的残疾儿童少年入学率达到与当地其他儿童少年同等水平，视力、听力言语和智力残疾儿童少年义务教育入学率分别达到 80% 左右；残疾儿童学前教育有较大发展。可以就业的残疾人士基本得到职业教育或培训。符合国家录取标准的残疾考生能够进入普通高级中等以上学校学习；试办高级中等和高等特殊教育。

(3)《中国残疾人事业"十五"计划纲要》：切实将残疾儿童少年教育纳入义务教育体系，以随班就读为主体，使适龄残疾儿童少年义务教育入学率在已经通过普及九年义务教育验收的地区达到或接近当地健全儿童少年水平，尚未通过普及九年义务教育验收的地区，入学率要有大幅度提高。兴办特殊教育高中，稳步发展高中阶段教育；巩固提高残疾人士高等教育，鼓励在普通高等院校开设特教专业（班）；逐步形成学前教育、义务教育、高级中等教育、高等教育相互衔接的残疾人士特殊教育体系。进一步完善普通高等院校招收残疾考生的政策；充分发挥社会普通职业教育机构的作用，完善具有特殊教育手段的残疾人士职业教育机构，广泛开展残疾人士职业教育与培训；在城镇，与就业相结合，提高办学质量和层次；在农村，与生产和扶贫相结合，开展中短期实用技术培训；在特殊教育学校试行劳动预备制。各地进一步建立健全助学金制度。在残疾青壮年中扫除文盲。

(4)《中国残疾人事业“十一五”计划纲要》：基本普及残疾儿童少年义务教育，适应接受普通教育的残疾儿童少年入学率达到与当地健全儿童少年同等水平，[①]接受特殊教育的视力、听力、语言和智力残疾儿童少年义务教育入学率达到国家要求，大力发展残疾儿童学前教育。符合条件的残疾人士普遍得到职业教育或培训。保障符合国家录取标准的残疾考生接受高级中等以上教育。加快高级中等特殊教育发展，积极发展高等特殊教育。

经济保障

1998 年 2 月，原国家教委基础教育司[②]、民政部社会福利司和中

① 这里的意思是：适合接受义务教育的残疾儿童占残疾儿童的比例，跟当地接受义务教育的健全儿童占健全儿童（中国内地农村地区有许多健全儿童因为家庭贫困而处于辍学状态）的比例，应该一样。

② 中华人民共和国国家教育委员会，简称国家教委，是国务院主管教育的行政领导机关，1998 年被撤销，恢复设立中华人民共和国教育部。

国残疾人联合会教育就业部，联合印发《关于在部分地区开展资助残疾儿童少年接受义务教育试点的通知》，开展以减免家庭经济困难残疾学生的杂费、教材费，或对家庭经济困难的寄宿制残疾学生提供生活补贴为主要内容的资助活动（简称"两免一补"）。1996 年，中国残联和中国青少年发展基金会联合颁布《关于进一步做好救助因贫限额残疾儿童工作的通知》，将那些因贫失学的残疾儿童救助工作纳入全国"希望工程"的救助中。1998 年，中国残联和全国妇联共同颁布《关于进一步做好救助贫困失学女童工作的通知》，将那些因贫失学的残疾女童纳入"春蕾计划"。2000 年，香港李嘉诚先生同中国残联共同开展"长江新里程"计划，其中"中西部地区盲童入学项目"在 2001 年至 2005 年的五年时间里，资助河南、四川等 12 个中西部省、市、区的 19,800 名盲童接受义务教育计划。此外，上述的 4 个五年计划纲要中也包括了对贫困残疾学生的经济资助。

康复服务

康复的定义

康复是指采用医学的、工程的①、心理的、社会的和教育的各种手段，使残疾人的功能恢复，以便在身体、精神、社会活动、教育就业

① 工程的康复手段，是指康复工程学通过研究工程技术方法，以实物的形式——残疾人技术辅助器具，如肢体矫形器、生活自理及防护辅助器具等——尽可能地帮助残疾人消除生活中的障碍。

等方面的能力得到最高程度的发挥，从而最大限度地实现回归社会。在工作实践中，康复概念有广义和狭义之分。广义的康复也就是全面康复包括医学康复、教育康复、职业康复、社会康复；狭义康复则指医学康复（郭建模，2002，43 页）。

我国目前的康复工作很大程度上来说是以狭义康复（即医学康复）为主，“十五”期间，通过实施一批重点康复工程，使 642 万残疾人士得到不同程度的康复。其中包括：完成白内障复明手术 271.9 万例；为 15.4 万名低视力者配用助视器；培训低视力儿童家长 5.8 万名；对 9.5 万名聋儿进行听力语言康复训练；274 万名重症精神病人得到综合防治康复；为麻风畸残者实施矫治手术 1.9 万例；发放辅助用具 20.4 万件；对 4.6 万名麻风畸残者进行康复训练等。[①]

康复的基本途径

- 机构康复——是指利用先进的设备和较高的专业技术，对残疾人士开展身体功能、心理疏导、[②]社会适应等多方面的康复，一般在综合医院的康复科或专门康复机构（康复医院或康复中心）进行。
- 小区康复——主要利用基层小区内的卫生、民政、教育、残联等有关部门和一切可利用的人力、物力、设施等资源，为

① 上述资料来源于中国残疾人联合会网站：http://www.cdpf.org.cn/shiye/sj-105.htm。

② 心理疏导是官方文件里的用词。从目前残疾人服务的实践来看，心理辅导较心理疏导专业，从实务上来看，心理疏导可以由残疾人士的家人、朋友、邻居等一些非专业人士进行。

残疾人士提供就近便利的多种康复训练与服务。

➢ 上门服务——是介于机构训练和小区康复训练与服务之间的一种服务形式,指利用医疗或康复机构和小区的康复资源,为辖区残疾人士提供上门的康复训练与服务。

康复的主要环节

中国残疾人联合会网站内,关于“康复的基本环节和途径”的问题解答中认为康复的主要流程应包括以下环节:确定康复训练对象、进行初次评估、制定训练计划、实施康复训练、进行中期评估、继续康复训练,以及进行末期评估与总结等。[①] 虽然中国残疾人联合会并未详细阐述和说明康复流程中每一个环节的内容,但这一流程大体上与先进地区的康复模式相似。

中国内地残疾人康复服务

康复模式的变化

《中国残疾人事业“八五”计划纲要》——以医疗模式为主。中国残疾人事业“八五”计划纲要(1991 年 - 1995 年),在完成五年工作纲要规定的 83 万例三项康复任务的基础上,再完成 50 万例白内障复明手术、6 万例小儿麻痹后遗症矫治手术、2 万名聋儿听力语言

① 数据来源于中国残疾人联合会网站:http://www. cdpf. org. cn/cjrzy/wk - 003. htm。

训练。同时增加了为2万名低视力残疾者配用助视器的任务，使重点康复项目在1988年至1995年期间累计完成143万例。

《中国残疾人事业“九五”计划纲要》——以医疗模式为主，社会模式为辅。中国残疾人事业“九五”计划纲要(1999年－2000年)要求：建立社会化服务体系，其重点在于手术康复，以及开发残疾人士所需的特殊用品及辅助器具。

《中国残疾人事业“十五”计划纲要》——医疗模式与社会模式并重。康复训练与服务“十五”实施方案的主要措施有：完善社会化康复服务体系；摸清[①]残疾人士康复需求；通过小区康复训练服务网络，提供多种康复服务；根据各类残疾人士特点，开展康复训练；大力开展培训工作；普及康复知识及手术康复。

社区康复的定义及其发展

社区康复的定义

不少人认为对社区康复很难下一个完整的、清晰的定义，认为社区康复的概念是动态的、发展的，是随着不同国家、地域，甚至社区的社会、政治、经济、人口情况的不同而有所变动的。社区康复不仅仅是一种康复方法和手段，更是一种康复的理念和目标。2004年，联合国教科文组织、世界卫生组织、国际劳工组织联合发表了一份关于社区康复的意见书，对社区康复的定义如下：社区康复是属于社区发展范畴内的一项战略[②]性计划，其目的是促进所有残疾人得到康复服务，以实现机会均等、社会融合的目标。社区康复的实施，要依靠

① 摸清在这里的意思是通过各种方式，如访谈、问卷调查等，了解残疾人的康复需求。

② 即策略的意思。

残疾人及其亲友、有关组织和残疾人所在社区，以及卫生、教育、劳动就业和社会保障等相关政府与非政府部门的共同努力。[①] 该定义指出了社区康复的目标，同时也指出了社区康复过程中可使用的各种资源。

顾及到中国内地的社会经济发展现状和残疾人士的康复需求，政府采取社会化的工作方式来推动社区康复，将社区康复工作融于社区建设规划，纳入相关部门的范畴，以充分调动社区内可以动用的人力、物力、财力、文化等资源，并以街道、乡镇为执行单位，为残疾人士提供最便利的康复医疗、训练指导、心理支持、知识普及、用品用具以及康复咨询、转介、信息等多种服务(郭建模，2002，80 页)。

我国是发展中国家，经济基础薄弱，康复技术资源相对匮乏而且分布不均衡。尤其是在广大的农村地区，由于地域广、交通不便利、贫困残疾人口较多，以及医疗水平较低等因素，影响了残疾人士享有康复服务的机会。所以，要实现 2015 年"人人享有康复服务"的目标，必须探索一种适合我国实际状况的康复模式。在这个考虑之下，社区康复可以适应我国残疾人士数量大、分布广、经济条件有限的状况。因此，与机构康复相比，社区康复将会是一项能够满足残疾人士康复需求，提高残疾人士社会参与以及促进社会融合的康复模式。同时，城市社区管理体制和农村初级卫生保健体系的不断完善与发展，也为中国内地开展社区康复，奠定了基础。

---

① 有关定义的英文如下："CBR is a strategy within general community development for the rehabilitation, equalization of opportunities and social inclusion of all people with disabilities. CBR is implemented through the combined efforts of people with disabilities themselves, their families, organizations and communities, and the relevant governmental and non – governmental health, education, vocational, social and other services."中文由国内学者南登昆翻译，作为官方译本使用。

社区康复的发展阶段

中国的社区康复发展大致分为四个阶段：

（1）1986 年—1990 年起步阶段。我国的工作人员初次接受社区康复的培训。

（2）1991 年—1995 年，试点阶段。中国残联在实施《中国残疾人事业五年工作纲要（1988 年 - 1992 年）》时开始倡导社区康复，然后在实施《中国残疾人事业"八五"计划纲要》中成功地在全国 62 个县开展了社区康复工作试点。

（3）1996 年—2001 年，全面推广阶段。《中国残疾人事业"九五"计划纲要》拟订在全国普遍开展社区康复工作。

（4）2001 年至今，社区康复工作进入一个多元化、持续、快速发展的新阶段。2001 年《中国残疾人事业"十五"计划纲要》及其配套方案的实施，使社区康复工作进一步科学化、规范化和统一化（唐斌尧、丛晓峰，2003）。

社区康复的内容

"十五"期间按照"低水平，广覆盖"的原则，着重解决残疾人士的康复需求，其内容主要有：

（1）康复医疗服务——主要为残疾人士提供诊断、功能评定、康复治疗、康复护理、家庭康复病床和转诊服务等。

（2）训练指导服务——主要包括为有康复需求的残疾人士制定康复计划、传授训练方法、指导使用矫形器和制作简易训练器具、评估训练效果。

（3）心理疏导服务——通过了解、分析、劝说、鼓励和指导等方法，帮助残疾人士树立康复信心，正确面对自身残疾，鼓励残疾人士亲友理解、关心残疾人士，支持、配合康复训练。

(4)知识普及服务——为残疾人士及其亲友举办知识讲座,开展康复咨询活动,发放普及读物,传授残疾人士预防知识和康复训练方法。

(5)用品用具服务——根据残疾人士的需要,提供用品用具的信息、选购、租赁、使用指导和维修等服务。

(6)转介服务——掌握当地康复资源,根据残疾人士在康复医疗、康复训练、心理支持及用品用具等方面不同的康复需求,联系有关机构和人员,提供有针对性的转介,[1]做好登记,进行跟踪[2]服务。

社区康复的现状

城市社区康复工作——主要由社区卫生服务机构(社区卫生服务站及辖区内其他各级卫生服务机构)承担,其主要工作内容包括:掌握社区人群残疾发生情况及残疾人士的康复需求并建档立卡;组织指导残疾人士开展以家庭为基础的康复训练;普及康复知识和健康教育;开展残疾预防,建立并实行儿童残疾发生报告制度等。

同时,如果社区的现有资源无法满足残疾人士的康复需求,那么需要向设有康复科的上级综合医院或康复服务机构进行转介。做好社区康复工作不仅要依靠社区卫生服务机构,还要充分发挥社区内各有关组织(残疾人协会,工、青、妇组织等)、志愿人员、残疾人士自身及其亲友等人士的作用,以形成社区参与的良好工作机制。[3] 与开展农村社区康复相比,城市完善的基层组织以及丰富的社区资源

---

① 这里的意思是根据残疾人士不同的需求,转介给相关的机构,例如:如果残疾人士需要配置义肢的话,就为他们提供何处购置义肢的资料或转介有关部门处理。

② 跟踪服务类似于个案服务中的追踪服务或是回访,目的是及时掌握残疾人士的需求,从而为其提供相应的资源解决残疾人士的困难。

③ 上述资料来源于中国残疾人联合会网站:如何开展残疾人社区康复工作,http://www.cdpf.org.cn/cjrzy/ws-006.htm。

都是开展小区康复的有利因素。

农村的社区康复工作——是在扶贫的基础上，依托现行的三级卫生网络，为农村残疾人士提供上门服务。

2003 年 6 月 10 日、14 日，中国残联、嘉道理慈善基金会的社区康复服务合作项目，在河北省南皮县和内蒙古自治区宁城县开始推行。该项目选择了河北省南皮县、内蒙古自治区宁城县、青海省平安县、湖南省吉首市和甘肃省白银市等五个有一定工作基础的县(市)，使这些地区大多数有康复需求的残疾人士能够以较低的成本得到基本的康复服务，从而形成一个覆盖面广、服务量大，以县康复服务中心为核心、整合各部门和社会资源，并能起辐射作用的县级康复服务网络。农村社区康复的内容包括：

(1)建立康复需求档案——康复需求档案分为残疾人士的基本情况和康复需求两部分。所谓基本情况，是关于残疾人士的性别、年龄、致残原因、残疾类别、劳动能力、生活水平等数据；至于康复需求，则包括康复训练、康复医疗、用品用具、心理服务、普及教育、职业培训、适应社会[①]及转介服务等数据。这些数据是通过培训乡镇、村康复人员来进行入户调查，建立的残疾人士康复需求档案。

康复需求档案的建立，帮助政府部门和地方残疾人联合会及时掌握残疾人的数量、分布及康复需求，为开展残疾人士的工作和提供康复服务奠定基础。

(2)进行社会宣传——社会宣传旨在增进残疾人士及其家庭、社区成员对残疾以及康复的了解，培养关爱残疾人士的社会氛围。

---

① 适应社会一项包括残疾人能过正常的家庭生活，参与社区活动，自我保护能力，安全教育等各项目。

受益地区通过悬挂横额和张贴标语，例如“康复一人，解放一家，影响一片”等标语，以及发放各类残疾和康复知识的宣传数据，例如介绍什么是智力障碍、如何康复等来获取有关知识。

（3）为受益地区配备康复音像及文字数据——例如湘西吉首市2005年共出刊了24期宣传栏，印发3.5万份宣传资料，张贴1万余幅宣传画，发放康复知识手册1万余份，发放康复知识读本5,000余册，自制录音带100余盒，自编教材5,000余份。

（4）培训社区康复员——通过逐级培训，形成以县康复服务中心的技术人员为骨干、社区康复员为依托、残疾人士及其亲友积极参与的康复训练与服务队伍。通过培训县级康复中心的技术人员和社区康复员，让他们熟悉社区康复服务的内容、技术和要求；学习根据残疾人士康复需求制定个体康复服务计划；掌握聋儿、智障儿童、脑瘫儿童、肢体残疾的概念及其脑瘫、偏瘫的功能评估；学习聋儿、智残儿、脑瘫、偏瘫的实用性康复训练方法；了解简易康复训练器械制作和应用，推动这些已受训的社区康复员投身农村残疾人士康复服务事业。同时，社区康复员针对不同家庭残疾成员的具体情况，培训残疾人士亲友帮助实现康复的目标。

（5）为社区康复服务合作项目受益地区配备用品用具——以湘西吉首市为例，项目开展以来，市康复中心共购置用品用具200余件，其中有轮椅4辆、坐厕椅4个、腋拐90只、助视器100个、手拐4只、盲杖26根、自助具10套、分指板10具、脚踏车5辆。① 尽管这些用品用具仍不能充分满足当地残疾人士的康复需求，但是与社区康

① 上述资料来源于吉首市残疾人联合会：http://www.jsscl.com/readnews.asp? id = 122，2005年9月4日。

复服务合作项目之外的其他农村地区相比，受益地区残疾的康复用品用具经历了从无到有，由少到多的过程，仍是很大的进步。此外，各地区也因地制宜地开发一些自制的康复器具，如偏瘫人士利用家中的楼梯练习上肢力量等。

(6)为社区康复服务合作项目受益地区配备综合服务设施——中国残联和嘉道理慈善基金会的社区康复服务合作项目，还在受益地区投资建立康复中心，为康复中心配备康复器械，实现康复中心内无障碍设施建设等。

社区康复面临的问题

我国目前推行的社区康复主要面临以下问题：

(1)传统医疗康复模式和理念对社区康复的影响——传统医疗康复模式在很大程度上限制了人们对社区康复的理解与认识。长期以来，人们认为康复就是使残缺的身体恢复到一个健全的状态，即盲者能视，聋者能听等，却没有认识到残疾人士即使有残缺的限制，仍可尽量发挥其能力；或没有关注到他们也有其他多方面的需求，需要得到某种程度的满足才能够提高自立程度及参与社会。社区康复不仅是简单的医疗康复，它还可以帮助实现残疾人士的教育、就业等各方面的康复，是改善残疾人士生活质量，提高其社会参与的方式。因此，实施社区康复的重要前提是转变人们的传统医疗康复理念。

(2)社区康复资金来源不足——根据《全国社区服务示范城区标准》规定对社区服务的政策扶持和资金筹集，包括：对社区服务业的发展的计划立项、财政补贴、设施建设规划、土地划拨、房屋租购、减免税费以及用工①、分配制度等方面，全面落实国家有关的扶持保

---

① 用工制度是一个法律概念，它是指用人单位与劳动者之间建立、变更、终止和解除劳动关系的一种劳动法律制度。

护政策，结合本地实际制定具体的规范性措施，并认真贯彻实施。而市政府积极资助社区服务，对区、街道对社区服务业投入资金的平均年增长速度，要不低于区财政收入和街道收入的增长速度。此外，应把区、街道福利基金利息收入的50%以上、居委会所办经济年产值的2%以上，用于发展社区服务业。并且，应把区、街道、居委会所属的社区服务单位年产值6%以上，投入自身社区服务业的再发展。当地[①]社会福利有奖募捐对社区服务业的投入不断增加，区[②]有奖募捐自留福利资金的60%以上用于发展社区服务。此外，可以鼓励社会企事业单位、个人以及港澳台同胞、海外侨胞和国外人士、团体等以各种形式投资兴办社区服务设施，以及评审在周期内[③]的社会集资，不能少于全部社区服务发展资金的20%。还有，区、街道须按每千人不低于400元的比例，分别建立社区服务发展基金。资金来源合法，使用合理，并实现有偿使用，滚动增值。[④]

但在实际工作中，郭伟和(2004)提出社区康复的经费来源和资金投入没有稳定的保障。由于街道没有直接财政拨款，福利企业不会直接投资社区康复项目，其他的资金筹措渠道，如福利有奖募捐等资金来源并不稳定。因此街道兴办社区康复服务只有向服务对象收费，而服务对象又无力支付这笔费用。所以尽管在城市及社区内有

---

① 这是文件的用字，指推行社区服务的社区。

② 区是中国内地行政区域的一部分，根据中华人民共和国宪法，我国的行政区域划分如下：(一)全国分为省、自治区，直辖市；(二)省、自治区分为自治州、县、自治县、市；(三)县、自治县分为乡、民族乡、镇。直辖市和较大的市分为区、县。

③ 周期是指对社区开展服务的评审时间段，通常是年度评审、或半年、每季度一次评审。

④ 《全国社区服务示范城区标准》的具体内容请参见中华人民共和国民政部网站：http://www.mca.gov.cn/artical/content/WSQ_ZCWJ/20031229144750.htm。

良好开展社区康复项目的组织，但是经费问题成为开展服务的最大障碍。

在广大的农村地区，解决广大农村残疾人士的生存问题仍然是第一要义，而康复经费对于地方财政来讲无疑是捉襟见肘，所以康复经费匮乏更是一个影响社区康复服务发展的因素。目前我国开展的农村社区康复项目，基本上都是依靠外部的经费支持，例如1994年爱德基金会在江苏宜兴农村开展第一个中国农村社区康复项目，2003年香港嘉道理基金会与中国残疾人联合会的合作项目等。

（3）建立可持续社区康复的困难——伊·海宁达（E. Hellander）等社区康复的先驱，本来倡用“从下而上”的方法开展社区康复（Hellander，1992）。然而，中国内地的经验是把“自上而下”和“自下而上”结合起来，即把中央主导与社区为本结合起来（卓大宏，1997）。

中国内地的社区康复服务体系主要包括组织管理、技术指导和社区服务三个部分。“十一五”发展纲要中规定完善省、市、县（区）残疾人康复工作办公室，由街道、乡镇残联协调有关单位，以及统筹考虑残疾人士的康复需求和康复资源，因地制宜开展残疾人社区康复工作；并由社区居委会、村委会配备专职或兼职的社区康复员为残疾人士提供就近就便的康复服务。

至于技术指导方面，主要依靠社区康复技术指导组和省级、地（市）级残疾人康复中心提供技术指导和示范。在县（区）的层面，则建立康复技术指导中心和残疾人辅助器具供应服务站，为残疾人士提供康复服务。在社区服务方面，主要由社区卫生服务中心（站）和乡镇卫生院、村卫生室开展残疾人康复工作。

可是，这个“自上而下”的社区康复运行方式，即由政府部门提供组织保障,基层卫生组织提供技术保障的做法,并未把残疾人士及其家庭的社区参与充分体现出来。从原则上说,社区康复项目最终要实现的是由社区来接管康复项目,并自行运作。完善的组织管理和制度安排在一定程度上制约了社区参与的可能性,但在现实中,依托行政组织和医疗机构推行的社区康复项目中没有为社区参与预留出足够的空间,因此无法发挥社区的积极性、主动性,也就无法实现最终以社区为本(community - based)的康复目标。此外,由于目前社区康复项目很大程度上都是依靠外部的支持开展起来,包括资金的提供,人员培训以及技术指导等方面的支持,当这些外部力量撤走以后社区康复项目是否还能持续提供康复服务是一个很大的挑战。

综上所述,中国内地的康复服务无论是在立法、康复理念、各种康复服务以及社会福利方面都有待于完善和提高。城市和农村多个方面(如户籍管理、经济发展等方面)的差别影响了残疾人康复工作的不同模式与方向,贫困是农村残疾人士面临的最大问题,因此扶贫工作成为农村残疾人士康复工作的一个重点。社区康复也由于城乡基层组织以及资源等因素的影响出现较大差异。2007 年 5 月 28 日公布的第二次全国残疾人抽样调查 2 号公报表明,目前我国城市和农村残疾人士的康复需求与康复服务的提供之间仍存在着很大的差距:

面对有限的康复资源和我国残疾人口数目大、地域分布不平衡、城乡差异、康复需求大等特点,理论上社区康复是能够有效满足广大残疾人士,尤其是农村残疾人士康复需求的一种服务模式。但是,如何真正实践社区康复的理念,使社区能够积极参与、管理和运行社区康复项目,实现残疾人士真正的社区融合,实现 2015 年“人人享有康复服务”的目标——这不仅仅是在享有康复服务残疾人士的数量

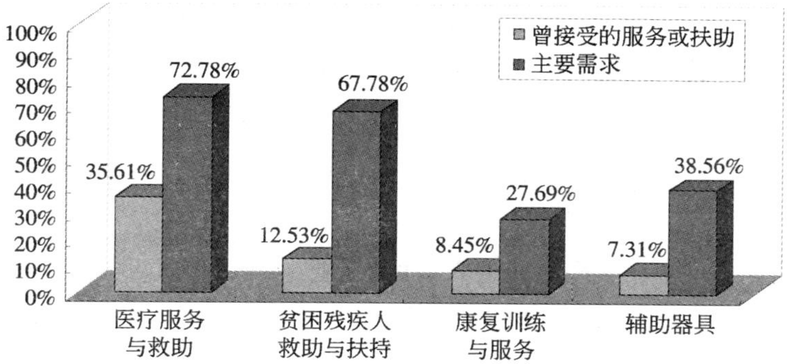

图 11　2006 年第二次全国残疾人抽样调查残疾人曾接受的服务扶助与需求情况示意图

数据来源：中国残疾人联合会网站，http://www.cdpf.org.cn/mrxx/2007－05/28/content_10144638.htm，2007 年 5 月 28 日。

上，而且要注重残疾人士享有的康复服务的质量，例如残疾人士经济状况的改善、参与社会生活的机会增加等方面，这个发展方向及工作实在是任重而道远，因为它关乎如何体现残疾人士的个人尊严及潜能的发展。

残疾人的组织

残疾人士的组织是代表残疾人士的利益，为残疾人士服务，由残疾人士自己或与健全人共同组成的群众组织。从性质上来看，残疾人士的组织分为官办的、半官半民以及民办的（奚从清，1993，239 页）。受长期的计划经济体制的影响，我国大部分残疾人组织都是在政府的推动下成立的。它们大多为官办或半官半民的性质。相形之下，民间残疾人组织的发展仍未成熟和完善。不过，由于官办和半官半民的残疾人组织，目前存在行政色彩浓厚、组织发展动力不足、组织功能薄弱等诸多问题（姜静芳，2003）；所以，随着社会福利社会化的发展趋势，许多民间残疾人士的组织应运而生，以满足残疾人士的多元需求。

本单元将在众多的残疾人自助、互助组织中选择两个重点介绍：一是北京汇天羽信息咨询中心（以下简称为汇天羽），另一个是山东济南市的绿星之家生态发展中心（以下简称为绿星之家）。在众多的残疾人士民间组织中选择这两个机构的原因是，它们在服务对象、服务手法以及活动方式等方面虽然不同，但是在发展的过程中却遇到一般民间组织也会面对的相同的困难和障碍。从它们的相似性和差异性的比较中，也许可以看到中国内地民间残疾人组织发展的面貌。

北京汇天羽信息咨询中心

机构的成立背景

上个世纪五六十年代小儿麻痹症在我国大规模地爆发，受当时医疗条件的限制，许多患病者成为肢体残疾人士。80 年代，这群人陆续走出学校踏入社会，需要许多支持和帮助，而当时并没有任何专门的肢体残疾人士的组织。于是，患上重症肌无力症的孙恂和其他残疾朋友于 1982 年 7 月 1 日以自己的家作为办公地点，成立了北京病残青年俱乐部（后称北京汇天羽信息咨询中心）。作为中国第一个残疾人民间组织，北京病残青年俱乐部拥有全国 27 个省、市、自治区的会员。

俱乐部宗旨是自立与互助:自立是指帮助会员正确认识自身现状与潜质,从而发挥优势与潜能,树立自立意识,实现较好的生存和发展;互助指的是帮助会员认识爱是健康人格与社会和谐发展的基础,互助是社会生活的基本要素。俱乐部认为帮助会员认识自立与互助是不可分离的整体理念,是适应社会、生存与发展的基础。该组织成立的二十多年间,主要以一种初级群体(primary group)的形式存在,即是一个相对较小,有多重目的的群体,成员间的互动亲密无间,并存在着一种强烈的群体认同感(波普诺,1999,174 页)。成员们尽其所能帮助其他有需要的成员,这种帮助不仅仅是物质上,也包括精神上的安慰和各种资源的提供。

机构的运行和发展

➢ 领导方式

北京病残青年俱乐部成立的初始阶段是由自然形成的核心小组领导,后改由会员大会选举产生的理事会进行决策。后来由于理事会出现人事变故,又恢复核心小组领导至今。俱乐部的核心组员均为义务参与,没有专职人员。其会员包括残疾人士和健全人士,这一会员招募原则,符合机构实践的残健融合的目标。

➢ 经费来源

北京病残青年俱乐部的经费来源是会员会费(有的只象征性地交一两角钱)、义演、义卖和社会捐助。20 年来机构得到的捐款共 13,000 多元(王燕斌,2006)。由于经费的限制,许多活动和服务已经超出了机构的能力范围而取消，例如成立之初创办的刊物《朋友之间》也是因为经费不足，已被迫中断近十年。

机构的活动

➢ 社会政策的倡导——无障碍环境建设及高等学校招收残疾学生

机构建立后，在社会政策的倡导方面扮演了重要的角色。北京病残青年俱乐部成员通过与国家领导人及有关决策人士座谈，对残疾人保障法、就业、生活保障、无障碍设施、职业教育和高等教育等重大问题提出重要建议。这些建议后来大部分被采纳，成为国家法律法规或北京市残（协）联的工作内容。例如王府井无障碍设施的建议、美术馆无障碍坡道的建立和对残疾人士免收入场费的做法等。另外，北京病残青年俱乐部也推动了北京大学录取残疾人考生，通过与北京大学残疾人基金会会长和残疾人学生座谈，提出可行办法。北京大学录取残疾人考生的做法推动了全国高校录取工作，并由此形成国家相应法规。

➢ 促进残健融合——残疾人士的自我实现与公众教育

北京病残青年俱乐部通过组织义务服务、义卖、义演、联欢，带领手摇车队到不同的社区进行表演、宣传，并帮助北京丰盛地区组建残疾人小乐队等活动。俱乐部的工作，一方面提升残疾人士的自我意识和能力，另一方面也改变公众对残疾人士的偏见和误解，认识到他们的能力，有助于残健融合。

➢ 直接服务——定期活动与非正规活动结合

机构定期举行一些活动，例如兴趣小组、康复指导小组，“红娘”小组等为成员提供服务。为了解决残疾青年阅读的问题，北京病残青年俱乐部在创办人孙恂家中成立了病残青年图书馆；就业方面，俱乐部开办了同心工艺店（集体经营，后归属市残联）及筱晓书亭（个体经营），期望以此安置残疾人士就业，并用盈利为俱乐部提供活动经费。这两项活动为10位重残人提供了就业。此外，机构还开展其他的一些零散的活动，如放风筝、春节聚餐等活动，都充分体现了机构的互助精神。

机构的发展契机——由残疾人士的自助组织转型为社会团体

随着社会的进步和机构自身的发展，北京病残青年俱乐部如果要继续发挥其作用，必须组织化和规范化。在很长一段时间里，由于无法实现注册，该机构都是以不合法的状态存在，这在很大程度上阻碍了机构的发展和服务的提供。直至2003年，机构才以北京汇天羽信息咨询中心为名实现工商注册。机构的名称寓意是“残疾人士是一只翅膀的天使，只有拥抱在一起才能飞翔”。中心由5名北京病残青年俱乐部核心骨干组成，他们分别具有经贸管理、市场营销、财务会计、心理学等专业学习背景和多年从事扶残助残公益事业的经验。注册后机构的发展迈上了一个新的台阶，但是也面临着很大的挑战。注册后的社会团体面临组织建设、资金来源、人力资源等若干问题，迫使机构必须加强其自身的能力建设。北京汇天羽信息咨询中心通过参加各种培训了解非政府组织的相关知识，同时也申请一些力所能及的项目实现自我能力的提升（何欣，2006）。在成立不到两年的时间里，该机构在固定的办公场所、组织管理、机构章程、志愿者队伍等方面都得以发展。

绿星之家生态发展中心

机构成立的背景

1999年,齐乾坤、冯茂泉两位肢体残疾人士萌发了建立残疾人组织的意向;三年后,他们与其他残疾人士一起建立了残疾人互助组,并于2003年1月成立了济南市长清区绿星之家生态发展中心(以下简称为绿星之家)。机构的名称寓意是“绿色代表希望,每个残疾人都是一颗星星,再微弱也会闪光”。机构以工商注册的形式建立,经营的范围是绿色生态农业以及产品来料加工。成立之初,机构由9位当地残疾人士和1位聋儿家长组成。而今绿星之家的成员中有乡村医生、修鞋师傅、白铁匠等,他们都是残疾人或残疾人士的家长。

机构的发展

➢ 金银花项目的引进

2003年3月,在北京农科专家于寒香女士的帮助下,绿星之家从河南省封丘县引进了自己的第一个项目——木本金银花,这种名为金丰1号的金银花质量好、产量高,每年可采花五次,丰产期每亩年采干花100-150公斤,一般农民的种植收入可达6,000元。绿色之家成员集资4,600元,加上封丘县农科中心赠送的2亩花苗,共引进10亩3,000多株,一部分发放给四五家残疾人士分散种植,另一部分作为基地的试验项目集中培育。可是,金银花种植的项目最终失败,原因是金银花的种植项目并不适合农村残疾人士,尤其是肢体残疾人士,因为肢残人无法下田劳动,只能把土地转给别人无偿种植,自己还要支出水、肥、看护等费用,以致成本过高,难以为继,最后只好分散给残疾人士的家人种植(齐乾坤,2006)。

➢ 刊物的创建与外部支持

绿星之家成立后创办了自己的刊物《绿星之友》,目的是呼吁社会、政府对农村残疾人士的关注。至于经济来源方面,当地残联给予绿星之家一些支持,而北京慧灵智障服务机构的孟维娜女士也给予绿星之家支持,并希望建立济南慧灵智障服务机构,但最终未实现这一目标。

➢ 绿星之家的发展危机

除了金银花项目的失败之外,绿星之家还经历过一次4.29① 危机。此事对绿星之家产生了不少的负面影响,包括:影响机构内部与外部关系,以及机构信任度等方面,给绿星之家的发展带来很大的困难。如何处理这一危机,并给公众一个合理的交代,成为机构在此危机后是否能平稳过渡与继续发展的关键。

➢ 注入社会工作的元素

2003 年 9 月至 12 月期间,该机构派出三人参加中国

① 2006 年 4 月 29 日,绿星之家的内部成员通过匿名发帖的方式,在机构的论坛上质疑机构负责人资金的使用是否恰当。

青年政治学院社会工作系承办的残疾人士领域 NPO① 与社会福利培训班，为该机构的社会实践提供了“社工”理论支持。2004 年 10 月起，该机构接纳济南大学法学院社会工作系的师生作为绿星之家的义工、机构的负责人，济南大学法学院的师生们运用社会工作的理论撰写了许多关于绿星之家的文章，将绿星之家的实务经验和理论反思结合起来，促进了该机构的发展。这是目前中国内地非政府组织 (Non - government organization ，NGO) 发展过程中一个难能可贵的经验。

中国内地残疾人士民间组织发展面临的困难及障碍

无论是地处中国政治、文化中心的北京汇天羽信息咨询中心，还是位于山东农村以农村残疾人士为服务对象的绿星之家生态发展中心，作为残疾人士的自助组织，两个机构在成长和发展的过程中都面临了一些共同的困难，也是中国残疾人自助组织发展的一个缩影。在比较上述两个机构的发展历程中可以看到，中国残疾人士的民间组织发展过程中共同存在的困难和障碍。这些障碍主要有：

---

① NPO 是英文 Non - profit organization 的缩写，中文翻译为非营利性组织；而 NGO 是英文 Non - government organization 的缩写，中文翻译为非政府组织。我国 1998 年发布的《社会团体管理登记条例》第二条的规定，社会团体是指中国公民自愿组成，为实现会员的共同意愿，按照其章程开展活动的非营利性组织。因此，NPO、NGO 以及社会团体三个概念有交叉的部分。NPO 主要强调民间组织与营利性企业的区别；而 NGO 则强调民间组织与政治性组织的区别，两者对组织界定的角度有所不同。

登记注册难

我国的非政府组织共同面对一个登记注册难的问题,是跟目前我国对非政府组织实行的双重管理体制[①]有关。在城市,几乎所有非政府组织都由街道和居委会管理;在农村,则主要由县和乡镇政府来负责成立、组织开展活动和管理。换言之,政府实际上成了非政府组织的主体。这样,非政府组织无法大量成长起来,也在一定程度上限制了公民社会的发展(何云峰、马凯,2004)。北京病残青年俱乐部早在1999年就已经意识到社团登记的必要性,但是到其正式注册,中间经历了近4年的时间。由于没有独立的法人资格,限制了俱乐部在经济领域为其成员提供服务的可能。绿星之家在寻求业务主管单位[②]时,受到了区残联的冷落,其后即使得到市残联的认可,但由于名义的归属问题,与区残联的关系一直处于僵持状态。在此情况下,绿星之家以企业法人的身份在工商部门注册,这也是目前中国内地大多数非政府组织寻求合法身份的最优选择。

资金筹措困难

据清华大学非营利组织研究所的调查显示,我国非政府组织

---

① 所谓的双重管理体制,是指对非政府组织的登记注册管理及日常管理的体制,即登记管理部门和业务主管部门双重负责。民政部门是非政府组织的法定登记机关,而非政府组织在向民政部门申请注册登记之前,必须得到主管单位的审查和批准。

② 登记注册由各级民政部门来管,而日常性管理则由业务主管单位来负责。在NGO成立时,机构的发起者需要向登记管理机关(即民政部门)提交业务主管单位的批准文件。这意味着在民政部门登记以前,NGO必须找到一个愿意作其主管单位的机构(中国内地俗称找婆家)。而这对许多NGO来说是很困难的事情,因此,许多NGO只能选择进行工商注册。

50%以上的收入,来自政府财政补贴和拨款;21.18%的收入来自会费收入;营业性收入平均占6% ;企业提供的赞助和项目经费占5.63%;其他收入比例均低于5%(侯江红,王红晓,2004)。

从上述数据可以看出,政府补贴和拨款是非政府组织资金筹措的主要渠道,但这部分的受益者,多为政府管理下的非政府组织,如残疾人联合会等,而像绿星之家这样以工商注册的草根非政府组织,它们的运转资金60%以上为海外基金会提供(齐乾坤,2006),其余的从社会捐赠等途径获得。

以绿星之家为例,其资金的来源及使用渠道主要如下:

筹款项目	项目简介	筹款额(元)	基金会或相关机构	备　注
绿星乡村图书馆	为残障人士提供自学、交流的需求和生产信息咨询,并向志愿者及农民朋友开放。	38,600	1)宋庆龄基金会 2)中国青少年发展基金会 3)中国儿童少年基金会 4)中华慈善总会	1)金额后修改为:人民币23,630元; 2)中国少儿基金会转赠图书46册。
农村残障人士才艺展	展示农村残障人士的才华艺术,推动、倡导残疾人事业与时俱进。	3,338	北京慧灵智障人士社区服务机构	为合作项目,已成功举办。
金银花栽培、管理、采摘及加工培训班	为残障朋友及亲属提供金银花的生产技术,促进农村残障人士的生产生活。	1,800	1)中国扶贫基金会 2)济南市残联	后得到济南市残联的资金支持。

（续表）

《绿星之友》策划书	为在中国残疾人领域，特别是农村工作的 NGO/NPO，提供资源汇聚的渠道，倡导助人自助的社会工作理念。	99,800	1）国际助残 2）中国残疾人联合会	因考虑到可操作性等原因而放弃。
绿星之家网站建设方案	宣传农村残疾人士的窗口，做农村残疾人草根组织的沟通平台。	4,800	1）济南慈善总会 2）美新路公益基金	后得到美新路公益基金的4,500元支持。

表 16－10　绿星之家申请项目及结果一览表

资料来源：齐乾坤，2005，《从“绿星”筹款看本土慈善机构对草根组织的支持》；数据来源：中国发展简报，http://www. chinadevelopmentbrief. org. cn/wzdd/wzdd. jsp? id＝189，更新时间：2005 年 12 月 6 日。

与绿星之家相比，汇天羽在 20 年间得到的外部捐赠仅为13,000元。但是，机构不可能长期依赖外部的支持和捐赠得以生存，而是要找到赖以生存和发展的资金筹措途径。这是因为一方面海外基金会以及中国内地的慈善捐赠方对项目捐助对象进行严格的资质审查程序，导致机构申请项目的难度增大；而另一方面，需要资助的草根非政府组织的蓬勃发展，各个机构间申请项目的竞争也在加大。在这样的情况下，许多机构都在寻求除外界资金支持以外的其他途径来维持机构的生存和发展，例如汇天羽和绿星之家都在尝试通过办经济项目获得机构得以运作的必要资金。

➢　监管不力与信任危机

项目资金的监管是非政府组织发展过程中一个非常敏感的问题，它直接关系到非政府组织服务对象的福利以及机构的公信度。

从目前中国内地的项目资金监管来看,主要有三种监管方式:

(1)双重管理监督。根据我国的社团管理条例,“社会团体和民办非企业单位接受登记管理机关和业务主管部门的双重管理监督。财务等状况通过年检上报,资产来源属于国家资助、社会捐赠、资助的并接受审计机关的监督。”但事实上,面对成千上万个非政府组织来说,数量有限的机关管理人员是无法通过年检的方式,对非政府组织实行有效监督的(毛红华、王瑞红,2006)。

(2)基金会或捐赠者的评估。第二种资金监管的方式是由提供项目资金的基金会或是捐赠者,通过一定的评估方式确保资金的正常使用。尽管许多基金会有其项目管理的机制,但在评估项目资金上仍潜在着很大的问题。许多基金会,尤其是海外的基金会,是无法在整个过程中直接参与和跟进项目,只能从项目的阶段性评估和终期评估报告来获知项目的进展状况,因此也无法在过程中确保项目资金的正常使用。

(3)机构自身的自律机制。目前 NGO 的项目资金越来越多来自于社会,包括国外的非营利性组织、民间的非营利性组织和个人捐赠(李恒光、汪婷、崔昕,2006)。在政府对非政府组织的资金监管机制尚未完善和社会捐赠的评估机制尚存局限的情况下,非政府组织应该加强自身的自律,在制度上加强财务透明,能提出合理的交代。然而,目前中国内地许多本土的非政府组织的财务机制并不完善,这不仅给机构发展带来障碍,还会出现一些机构公信力的问题。以绿星之家为例,曾发生过的两次危机都是在机构接受外界资金的时候,这些危机不仅关系到组织内部的信任问题,在社会信誉度上也造成了不同程度的损害。

事实上,上述的三种监管方式都不能有效地发挥其效用,形成残疾人士的自助组织的财政及运作方面缺乏有力监管的现象。由于缺乏专业人士或有公信的法定团体的监督，导致这些组织很容易产生资金滥用及信任危机，这正是此等机构的行政系统脆弱的一环。

学习活动 5　（15 分钟）

比较上述的北京汇天羽信息咨询中心和绿星之家生态发展中心的创立与发展历程，分析同样作为中国内地残疾人士的民间组织，两者有何不同，这种差异给它们带来什么优势和限制？

通过上面对两个机构的叙述，现将两者的差异列表如下：

机　构 比 较 项 目	汇天羽	绿星之家
地域	城市社区	农村社区
服务对象	主要是城市残疾人士	农村残疾人士
服务对象的文化素质	较高	较低①
服务方式	▶ 倡导宏观层面的政策； ▶ 残疾人士自我实现和公众教育； ▶ 提供具体直接的服务（多	引进项目及寻找农村残疾人士脱贫致富的方法。

① 绿星之家创立之初的一份调查报告显示，农村残疾人的文化素质令人忧虑。在调查的 52 人中，小学毕业、无文化者有 32 人，约占 62%，初中 12 人，占 23%，中专以上有 8 人，占 15%。中专以上的多有职业，或经商，或为职业医生。

（续表）

	为开展活动的形式）。	
与残联的关系	好	与市残联的关系好，但与区残联的关系僵持。
成立时间	1982 年	2003 年
人员流动	小	大
网络(internet)建设	滞后	好

表 16－11　汇天羽和绿星之家差异比较

以下从六方面比较汇天羽和绿星之家的差异，包括：

(1)地域——汇天羽地处国家的政治、文化中心，拥有许多得天独厚的资源，在有关残疾人士的社会政策的制定上有一定的影响力；而绿星之家地处乡村，交通不便和信息闭塞，故为机构的发展带来许多不便。

(2)服务的对象及其文化素质——两者出现很大的差异，汇天羽的核心成员及大多数的会员都拥有良好的教育背景，因此能提供灵活多样的活动，例如开展书画展、读书会、音乐会等。绿星之家的服务对象是农村的残疾人士，他们的文化素质一般较低，而文化素质低是影响残疾人士脱贫的一个重要因素，因此，无论在沟通及服务的方式上，绿星之家跟汇天羽也是不同的。

(3)服务方式——汇天羽的服务致力于改善城市残疾人士的生活状况，提高其生活质量，如无障碍环境建设和接受高等教育的机会等。而绿星之家的服务却是致力于解决农村残疾人士的基本生存问题，带领残疾人走出贫困。

(4)与残联的关系——之前曾提及，汇天羽同中国残疾人联合会和基层残联一直保持良好的关系;而绿星之家在寻求业务主管单位时,受到了区残联的冷落。其后得到市残联的认可,又因为归属的问题,即归市残联还是区残联管辖的问题上出现严重分歧,而导致绿星之家与区残联的关系一直处于僵持状态。汇天羽的负责人孙恂和吴润玲(2006)认同残联是代表、管理、服务各类残疾人士的统一组织,是中国残疾人事业的主导力量,而民间残疾人组织将在较长时间内担当残联的补充角色而存在。换言之,它们有接受残联指导,协助残联工作,反映残疾人问题的义务;也有接受残联支持服务的需求,以便在残联的指导下开展工作,不断加强自身建设和发展。因此,非政府组织如何协调与残联的关系,以及残联如何正确认识草根非政府组织,均是影响能否达到提高残疾人士福利这个目标的一个关键。

(5)机构的建立时间和人员流动情况——汇天羽建立至今已有近25年的时间,创办人孙恂一直是机构的核心成员,她不仅见证机构的产生和发展,还能够保持机构发展的一致性。不同的是,由于多种原因使绿星之家人员的流动相对比较大,包括由于地处农村的关系,它为员工提供的发展机会相对有限;其次,低廉的报酬等也是一些影响的因素。无论如何,机构员工的流动性过大或流失率过高对机构的发展来说是弊多于利。

(6)网络设备——值得一提的是,虽然地处农村,绿星之家却很好地利用网络作为传递信息的管道,弥补地域条件的不足。从机构建立至今,机构的网站已经经过三次改版。绿星之家的论坛作为一个交流的平台充分地发挥其效用,成为残疾人士和关注残疾人士的社会人士共同交流和畅所欲言的平台。反之,汇天羽的网络建设则有些滞后,论坛上充斥着老虎机的广告而不是会员交流的信息。作为一个在全国27个省市、自治区拥有会员的机构,充分利用网络平台为残疾人士服务是汇天羽的一个重要工作。

以上比较了两个残疾人士的自助、互助组织，作为残疾人士的非政府组织，它们和中国残疾人联合会及其地方残疾人联合会，究竟有何共性和差别呢？作为残疾人士的组织，它们都代表残疾人士的利益，为残疾人士争取权利以及提供各种服务以满足残疾人士的需求。但是它们之间有以下的差异：

(1)组织的性质——从组织的性质上来看，中国残疾人联合会及其地方组织，是经国务院批准和国家法律确认的各类残疾人士的统一组织，是一个将残疾人士自身代表组织、社会福利团体和事业管理机构融为一体的残疾人士事业团体。而民间的许多残疾人士自助或互助组织，则为社会福利团体。由于我国《社会团体登记管理条例》(中华人民共和国国务院令第250号，1998年)，对社会团体注册的要求严格，致使许多民间的残疾人自助、互助组织选择以工商注册方式来确认自己的合法身份。例如，登记条例要求如果有业务主管单位，“申请成立社会团体，应当经其业务主管单位审查同意，由发起人向登记管理机关申请筹备”。再者，政府还对社会团体的成员和资金有一些要求。[①]

(2)群体的性质——从它们所代表的群体来看，中国残疾人联合会及其地方组织，是“各类残疾人的统一组织”，代表和服务于各类残疾人士。而民间的残疾人士组织，则根据自己的成立初衷或机构的发展定位等，服务不同的残疾人士，例如绿星之家是以农村残疾人士为服务对象，而北京慧灵智障人士社区服务机构则是专门服务

① 具体的规定请参照《社会团体登记管理条例》(中华人民共和国国务院令第250号)，1998年10月25日发布施行。

于智障人士的非政府组织。

工作内容——从工作的内容来看，中国残疾人联合会及其地方组织，除了为残疾人士提供服务以外，还需要承担政府交办的其他工作，协助政府研究、制定和实施残疾人事业的法规、政策和计划等。这使它成为一个半官半民的机构。

服务的提供——从服务的提供上来看，中国残疾人联合会及其地方组织，更多在宏观及中观层面提供服务，如倡导与残疾人士权益相关的社会政策，协调与残疾人士相关的其他组织之间的工作，管理及协调与残疾人士相关的工作等。而其他的残疾人士自助或互助组织，更侧重于提供微观上的服务，包括情感支持、残疾人士能力的提升等。因此，中国残疾人联合会及其地方组织，和其他残疾人士自助或互助组织在满足残疾人士的需求上互为补充。

总结

与国际上其他国家和香港地区相比，中国内地对于残疾的分类及定义、认定标准与国际社会尚有一定差距，以自闭症为例，尽管实际上这些患者面对许多功能上的障碍而无法融入社会，自闭症过去一直未被认定为残疾。直至中国残疾人联合会制定《中国残疾人事业“十一五”计划纲要（2006 - 2010）》时，才将自闭症纳入残疾人的范围。

虽然，在中国内地两次全国残疾人抽样调查中，反映了中国医疗卫生水平和残疾人事业的进步，但是残疾人士的生存和发展状况，跟社会平均水平比较，仍有不少的差距。所以，残疾人的社会福利服务有待完善和提高。

此外,法律法规是残疾人士享受各项权利的有力保障,也是维护残疾人士权益的依据。然而,我国与残疾人士相关的法律法规,还需要不断完善,与此同时,也要提高法律法规的可操作性,切实保障残疾人士的合法权益。

残疾人士的社会福利服务是改善残疾人士的生活质量,真正实现残疾人士平等参与社会、共享社会成果的途径。在残疾人士的社会救济、就业、教育、康复等方面,政府与非政府组织都需要共同努力,全面改善残疾人士的生活现状,消除残疾人士社会参与的障碍。值得一提的是,社区康复模式符合中国内地人多地广、康复需求大而资源相对短缺的情况,但是作为一个西方概念,在实践时必须努力考虑本土化的问题,探索一个切合中国文化,适合中国不同地区,尤其是农村地区的社区康复模式。

参考文献

Hellander, E. (1992). *Preudice and Dignity : An Introduction to Community - based Rehabilitation.* New York: UNDP, pp. 91 - 93.

毛红华、王瑞红(2006),《非政府组织资金来源的一个保障问题》,《西昌学院学报》(社会科学版)第 18 期第 2 卷,95 - 98。

王辉(2006),《中国特殊儿童义务教育发展过程中的问题调查报告》,《中国特殊教育》第 10 期,3 - 9。

孙喜斌、李兴启、张华(2006),《中国第二次残疾人抽样调查听力残疾标准介绍》,《听力学及言语疾病杂志》第 14 卷第 6 期,447 -

448。

卢尔德平,《城市残疾人青少年社会保障问题评估报告》,见陆士桢主编(2004),《中国城市青少年弱势群体现状与社会保护政策》,北京:社会科学文献出版社,123－167。

老末(2004),《〈残疾人保障法〉修改工作正式启动》,《中国残疾人》第12期,5。

朴永馨(1996),《特殊教育辞典》,北京:华夏出版社。

刘继同(2003),《社会福利与社会保障界定的"国际惯例"及其中国版涵义》,《学术界》(双月刊)第99期。

何云峰、马凯(2004),《当前我国非政府组织发展面临的主要问题》,《上海师范大学学报》(哲社版)第2期。

杨军昌、杨益华、丁仁船(2002),《略论贵州的贫困与反贫困问题》,《农村经济》第10期。

何欣(2006),《中国城市残疾人自助组织的能力建设——以一个北京的个案为例》,《法制与社会》第3期。

李恒光、汪婷、崔昕(2006),《福利第三部门发展中的自律与他律》,《东方论坛》第1期。

陈银娥(2004),《社会福利》,北京:中国人民大学出版社。

许琳、王蓓、张晖(2006),《关于农村残疾人的社会保障与社会支持现状研究》,南京:南京社会科学。

余慧云、韦小满(2006),《我国高等特殊教育研究综述》,《中国特殊教育》第4期。

卓大宏(1997)《关于正确处理小区康复工作中的几个关系》,《现代康复》第1卷第6期。

尚晓援(2001),《"社会福利"与"社会保障"再认识》,《中国社会科学》第3期。

波普诺著,李强等译(1999),《社会学》(第十版),北京:中国人民大学出版社。

侯江红,王红晓(2004),《论我国非政府组织的筹资举措》,《求实》第6期。

赵行良(1998),《中国残疾人社会保障问题研究》,《上海社会科学院学术季刊》第1期。

郭伟和(2004),《残疾人社区康复状况与评价》,《中国康复理论与实践》第4期。

钟越(1994),《残疾人就业问题研究》,《浙江社会科学》第4期。

姜静芳(2003),《我国残疾人组织社会化刍议》,《东北大学学报》(社会科学版)第5卷第5期。

奚从清(1993),《残疾人社会学》,北京:华夏出版社。

唐斌尧、丛晓峰(2003),《国内CBR事业的现状、问题及其对策研究》,《德州学院学报》第19卷第1期。

董清,李超英(2005),《对残疾人"无障碍环境"的法律思考》,《中国康复理论与实践》第11卷第2期。

网络数据

中国残疾人联合会,《中国残疾人事业"十五"计划纲要执行情况统计公报(残联发[2006]11号)》,http://www.cdpf.org.cn/shiye/sj-105.htm。

王燕斌(2006),《北京病残青年访谈录》,北京国际志愿者协会网站,http://www.civa.org.cn/rcvw-magazine/01/24.htm,网络更

新时间:2006 年 9 月 7 日。

孙恂、吴润玲(2006),《浅释残疾人民间组织现状定位与发展》,资料来源,残疾人在线 http://www.1203.org/showarticle.asp? articleid=5552,更新时间:2006 年 10 月 24 日。

齐乾坤(2006),《社会工作助残与小芳的自立之路——以社会工作本土化的视角管窥农村助残工作》,资料来源:残疾人在线,http://www.1203.org/ShowArticle.asp? ArticleID=5551,更新时间:2006 年 10 月 24 日。

赵小瑜(2003),《福州城市小区残疾人生活状况调查与分析》,资料来源:残疾人在线:http://www.1203.org/ShowArticle.asp? ArticleID=638。更新时间:2003 年 10 月 29 日。

陈丽平(2004),《残疾人保障法修改工作启动》,《法制日报》,数据来源:中国知网:http://ckra149.cnki.net/trig20/detail.aspx? QueryID=26&CurRec=1,2004 年 11 月 10 日。